Andrea Abele, Peter Becker (Hrsg.)
Wohlbefinden

Andrea Abele, Peter Becker (Hrsg.)

Wohlbefinden

Theorie – Empirie – Diagnostik

Juventa Verlag Weinheim und München 1991

CIP-Titelaufnahme der Deutschen Bibliothek

Wohlbefinden : Theorie, Empirie, Diagnostik / Andrea Abele ; Peter Becker (Hrsg.). - Weinheim ; München : Juventa-Verl., 1991
(Juventa-Materialien)
ISBN 3-7799-0823-9
NE: Abele, Andrea [Hrsg.]

Umschlaggestaltung: Atelier Warminski, 6470 Büdingen 8
Umschlagabbildung: Luke Golobitsch, Bonn
Printed in Germany

ISBN 3-7799-0823-9

Inhalt

Korrelate und Förderung des Wohlbefinden

Vorwort

„Willst Du immer weiterschweifen,
sieh, das Gute liegt so nah,
lerne nur das Glück ergreifen,
denn das Glück ist immer da.“ (J.W. Goethe)

Das Streben nach Glück und Wohlbefinden ist von zentraler Bedeutung im Leben eines Menschen; jeder Mensch möchte gern möglichst umfassend und möglichst immer glücklich sein und sich wohlfühlen. Verschieden sind die Vorstellungen über die konkrete Ausgestaltung dessen, was Glück und Wohlbefinden für den Einzelnen bedeuten; und verschieden sind die Vorstellungen über die Wege zum Glück. Über diese unterschiedlichen Auffassungen von Glück und Wohlbefinden, über die Erreichbarkeit und Förderbarkeit dieser erstrebten Zustände, sowie über ihre Auswirkungen handelt dieses Buch.

Goethe erinnert in obigem Zitat daran, daß „Glück“ – auch – eine Frage der Betrachtungsweise ist, die Verse könnten als frühes Beispiel für „positives Denken“ gewertet werden. Positives Denken als der Versuch, die positiven Aspekte der jeweiligen Situation, des Ereignisses, der Erfahrung bevorzugt zu beachten, ist zwar keine Erfindung der heutigen Zeit, wird heute jedoch besonders häufig propagiert und hat neben der traditionellen philosophischen Diskussion auch Eingang in empirisch-wissenschaftliche Forschungsbemühungen gefunden. Einige Beispiele: In der Psychologie gibt es neben der „klinischen“ mittlerweile die „Gesundheitspsychologie“; während in ersterer der kurative Gedanke und die Analyse von vielfältigsten Beeinträchtigungen im Fokus stehen, wird bei letzterer gefragt, wie Gesundheit als positives Gut umfassend gefördert und bewahrt werden kann. In der Medizin spielt der Gedanke der Prävention eine zunehmend wichtigere Rolle, und Krankenkassen benennen sich um in „Gesundheitskassen“; Soziologie und Pädagogik liefern Beiträge zu „Gesundheitswissenschaften“; die Sportwissenschaft beschäftigt sich mit der Gesundheit und dem Wohlbefinden der Sporttreibenden; die Ratgeberliteratur hat das „Wohlbefinden“ und die „Lebensqualität“ entdeckt und versorgt den Markt mit einer Fülle von Publikationen; galt vor nicht allzu langer Zeit noch uneingeschränkt, daß man in der Psychologie sehr viel Literatur über Krankheiten und Störungen, aber fast nichts über Gesundheit und Wohlbefinden finden könne, so hat letzterer Bereich zwar nicht gleichgezogen, jedoch quantitativ und qualitativ zugelegt, wie u.a. auch die Literaturverzeichnisse in diesem Buch zeigen.

Über die Ursachen der Aktualität dieses Themas ließe sich auf dem Hintergrund einer historischen Analyse verschiedener Wohlbefindensbewegungen oder im Zusammenhang mit gegenwärtigen gesellschaftlichen Prozessen viel spekulieren. Eine Hypothese könnte z.B. lauten, daß die durch Wohlstand und relative Sicherheit gekennzeichneten Lebensbedingungen in westlichen Industrienationen eine notwendige Voraussetzung für diese Entwicklung darstellen, d.h. daß die Beschäftigung mit positiven Aspekten des Lebens erst ab einem gewissen Niveau der Bedürfnisbefriedigung relevant wird. Eine entgegengesetzte Spekulation könnte beinhalten, daß heutzutage – zumindest subjektiv – Wohlbefinden im umfassenden Sinn des Wortes zwar vehement erstrebt, jedoch relativ selten erlebt wird, d.h. die Beschäftigung mit diesem Thema einen Mangelzustand reflektiert. Für beide Thesen ließen sich Belege und Gegenbelege finden, und man befindet sich in diesem Zusammenhang schnell mitten in der Diskussion dessen, was Wohlbefinden ist, und welcher Basis es bedarf.

Für empirisch orientierte Forscher stellt sich insbesondere die Frage nach der Eigenständigkeit und der Eigenwertigkeit der Untersuchung von Wohlbefinden. Handelt es sich bei der Beschäftigung mit Wohlbefinden um mehr als um die Kehrseite der Beschäftigung mit „Mißbefinden" in seinen vielfältigsten Ausprägungen? Ist Wohlbefinden etwas anderes als das Fehlen von Mißbefinden? Ist Wohlbefinden ein punktueller Zustand, ist es eine relativ stabile Eigenschaft, ist es überhaupt zeitinvariant zu betrachten oder ist eine prozessuale Betrachtungsweise vorzuziehen? Sind die Determinanten und Konsequenzen von Wohlbefinden andere als die mit umgekehrtem Vorzeichen versehenen Determinanten und Konsequenzen von Mißbefinden? Beschränken sich die Förderungsmöglichkeiten von Wohlbefinden auf die Beseitigung „mißlicher" und „krankmachender" Bedingungen? Lassen sich Glück und Wohlbefinden überhaupt gezielt „herstellen"? Wenn es im Bereich der Wohlbefindensforschung auch noch viele weiße Flecken und ungeklärte Probleme gibt, so konvergieren die Annahmen und Befunde aller Wohlbefindensforscher u.E. doch dahingegend, daß es sich um einen eigenständigen und insbesondere auch eigenwertigen Bereich handelt. So finden sich z.B. in diesem Buch viele Belege für die These, daß sowohl die Auslösebedingungen als auch die Effekte von Wohlbefinden in vielen Fällen asymmetrisch zu denen von Mißbefinden sind.

Die Idee zu diesem Band entstand, als die Herausgeber an einem Symposium der Deutschen Forschungsgemeinschaft zum Thema Gesundheitspsychologie teilnahmen. Wir hatten uns bei dieser Gelegenheit vorgenommen, in Zusammenarbeit mit Experten einen im deutschsprachigen Raum bisher nicht vorliegenden Überblick über die einschlägige, insbesondere psychologische Forschung zu geben, theoretische Entwicklungen zu präsentieren, Methodenprobleme zu diskutieren, Forschungslücken aufzuweisen und Anwendungsperspektiven zu skizzieren. Hierbei wollten wir uns – in Abhebung von einem teilweise engeren Verständnis in der Gesundheitspsychologie – explizit auf das *Wohlbefinden als umfassende und als subjektive Kategorie* beziehen.

Die Gliederung umfaßt vier Bereiche, in die die insgesamt 14 Originalbeiträge eingeordnet sind:

Das erste Hauptkapitel von *Peter Becker* behandelt die *theoretischen Grundlagen* der Thematik, Konzeptualisierungen und Definitionsansätze für Wohlbefinden sowie Theorien des Wohlbefindens. Becker schlägt zur Strukturierung des Forschungsgebiets vor, zwischen aktuellem und habituellem Wohlbefinden zu unterscheiden und Wohlbefinden auch als Prozeß zu analysieren. Als bedingungsanalytische Leitvorstellung habituellen Wohlbefindens besitzt nach seiner Auffassung eine Person-Umwelt Theorie integrative Kraft, die von der Notwendigkeit einer ausgewogenen Bewältigung externer und interner Anforderungen ausgeht, wobei die differentielle Perspektive, d.h. die Berücksichtigung individueller Unterschiede in den Vorstellungen zu und den Determinanten von Wohlbefinden konstitutiver Bestandteil der Theoriebildung sein muß.

Das zweite Hauptkapitel beschäftigt sich mit der *Konzeptualisierung und Diagnostik von Wohlbefindens. Philipp Mayring* gibt einen Überblick über vorhandene qualitative und quantitative Ansätze zur Erfassung von verschiedenen Aspekten des aktuellen und des habituellen Wohlbefindens und betont hierbei seine Präferenz für qualitative Ansätze. *Renate Frank* berichtet über die Entwicklung und Validierung einer Skala zum körperlichen Wohlbefinden, einem häufig vernachlässigten Bereich des Wohlbefindens. *Hans-Dietrich Dann* plädiert auf dem Hintergrund des Forschungsprogramms „subjektive Theorien" für eine subjektzentrierte Erfassung des Wohlbefindenskonstrukts und schildert erste Befunde zu subjektiven Theorien des Wohlbefindens.

Das dritte Hauptkapitel ist das umfangreichste dieses Buches und umfaßt neun Beiträge zu individuellen, sozialen und kontextualen *Korrelaten und Förderungsmöglichkeiten von Wohlbefinden. Peter Schwenkmezger* zeigt in seinem Beitrag zu „Persönlichkeit und Wohlbefinden", daß Wohlbefinden partiell Eigenschaftsqualität hat, d.h. sowohl quantitativ als auch qualitativ von der individuellen Persönlichkeitsstruktur beeinflußt ist. *Hannelore Weber und Lothar Laux* verweisen ebenfalls darauf, daß Wohlbefinden – auch – eine Frage des individuellen Umgangs mit positiven wie negativen Lebensereignissen ist. Von der Bewältigungsforschung ausgehend, betonen sie die Bedeutung der Erfahrung von erfolgreich gemeisterten Belastungssituationen als eine Quelle von Wohlbefinden. Die Beiträge von Stroebe und Stroebe sowie Schwarzer und Leppin beleuchten aus zwei verschiedenen Blickwinkeln die Bedeutung sozialer Beziehungen für individuelles Wohlbefinden. *Margret und Wolfgang Stroebe* diskutieren vorliegende Befunde zu Ehe, Partnerschaft und Elternschaft als Korrelate bzw. Determinanten von Wohlbefinden, *Ralf Schwarzer und Anja Leppin* beschäftigen sich mit dem Zusammenhang zwischen erhaltener und erlebter sozialer Unterstützung und Wohlbefinden. Die Beiträge von Brandstätter, Zapf und Fischer diskutieren unterschiedliche Umweltdeterminanten des Wohlbefindens. Neben einer inhaltlichen Analyse des Zusammenhangs zwischen Alltagsereignissen und Wohlbefinden diskutiert *Hermann Brandstätter* methodische Fragen der Definition und Messung dieser Konstrukte. *Dieter Zapf* beschäftigt sich mit der Arbeitswelt und gibt einen Überblick über die Bedingungen am Arbeitsplatz, die sich günstig oder ungünstig auf die Arbeits- und Lebenszufriedenheit, die Persönlichkeitsentwicklung, das Selbstwertgefühl sowie das aktuelle Wohlbefinden auswirken. *Manfred Fischer* setzt Theorien und Befunde der Ökopsychologie zur vorliegenden Thematik in Beziehung. Besondere Aufmerksamkeit finden das Zuhause, die Stadt und die Natur als Voraussetzungen eines glücklichen Lebens. *Ursula Diebschlag* gibt einen Überblick über die bisherigen Erkenntnisse zum Zusammenhang von Ernährung und Wohlbefinden. *Andrea Abele, Walter Brehm und Thomas Gall* kommentieren die Befundlage zu sportlicher Aktivität und verschiedenen Facetten des aktuellen und habituellen Wohlbefindens, diskutieren mögliche Ursachen dieser Zusammenhänge und leiten hieraus u.a. auch anwendungsbezogene Folgerungen ab.

Das vierte und letzte Kapitel ist den potentiellen *Auswirkungen von Wohlbefinden* gewidmet. Auf dem Hintergrund eines handlungstheoretischen Modells, das neben einem kognitiven und einem motorischen auch ein emotionales Handlungsregulationssystem postuliert, diskutiert *Andrea Abele* vielfältige Befunde zu den Auswirkungen hauptsächlich des aktuellen Wohlbefindens auf kognitive und behaviorale Prozesse. Unter anderem geht es um die Schädlichkeit versus Nützlichkeit der berühmten „rosa Brille“ bei der Weltsicht in guter Laune.

Abschließend wollen wir uns ganz herzlich bei den Beitragsautorinnen und -autoren dieses Bandes bedanken, ohne die das Buch in dieser Form nicht hätte entstehen können. Die Zusammenarbeit war aus unserer Sicht erfreulich konstruktiv. Bedanken möchten wir uns auch bei Herrn Lothar Schweim vom Juventa Verlag, der uns bei der Umsetzung dieses Buchprojekts hilfreich unterstützt hat. Wir würden uns freuen, wenn dieses Buch das Interesse an der Wohlbefindensforschung stärken und zum Wohlbefinden der Leser beitragen würde.

Erlangen und Trier, im Mai 1990

Andrea Abele und Peter Becker

Peter Becker

Theoretische Grundlagen

Das vorliegende Kapitel hat zum Ziel, einen Überblick über einige zentrale Fragestellungen und Ergebnisse der noch recht jungen Wohlbefindensforschung zu geben. Neben der Erörterung terminologischer und meßmethodischer Probleme und einem knappen Einblick in philosophische Beiträge stehen vor allem theoretische Ansätze im Mittelpunkt der Darstellung. Das Kapitel schließt mit einigen Überlegungen zur funktionalen Analyse des Wohlbefindens und mit einem Ausblick auf künftige Forschungsaufgaben.

1. Terminologie und Struktur des Wohlbefindens

Der Begriff des Wohlbefindens sowie eine Reihe eng verwandter Konzepte, wie Glück oder Lebenszufriedenheit, werden in der Fachliteratur nicht einheitlich und häufig ohne Bemühung um definitorische Präzision verwendet, woraus sich Unklarheiten und scheinbare Widersprüche bzw. Paradoxien in empirischen Studien ergeben. Zur Überwindung einiger derartiger Schwierigkeiten schlagen wir die Unterscheidung in aktuelles Wohlbefinden (AW), das die augenblickliche Befindlichkeit charakterisiert, und habituelles Wohlbefinden (HW) als relativ stabile Eigenschaft vor. Kombiniert man diesen Einteilungsgesichtspunkt mit der davon unabhängigen Unterscheidung von psychischem und physischem Wohlbefinden, so resultiert die in Abbildung 1 wiedergegebene Struktur des Wohlbefindens. Diese Abbildung soll zugleich wichtige empirische Befunde integrieren.

1.1 Aktuelles Wohlbefinden (AW)

Unter AW verstehen wir einen Oberbegriff zur Charakterisierung des *momentanen* Erlebens einer Person, der positiv getönte Gefühle, Stimmungen und körperliche Empfindungen sowie das Fehlen von Beschwerden umfaßt. Gefühle haben einen „Einsatz“, sind im allgemeinen von kurzer Dauer und beziehen sich in der Regel auf bestimmte Personen, Situationen oder Erlebnisse. Im Zusammenhang mit AW werden intensive, positiv getönte Gefühlszustände als Glücksgefühle oder Höhepunkterfahrungen (peak experiences; vgl. Maslow, 1975) bezeichnet.

Stimmungen unterscheiden sich von Gefühlen durch ihre fehlende Intentionalität, längere Erstreckung und meist schwächere Intensität. Wohlbefinden im Sinne einer Stimmung wäre mit dem Konzept der „positiven Stimmung“ gleichzusetzen. Von Becker (1989b) wurde ein dreidimensionales, sphärisches Strukturmodell der emotionalen Befindlichkeit (Stimmungen) vorgeschlagen, das eine Differenzierung verschiedener Formen von positiver Stimmung ermöglicht. Hierauf sowie auf die Komponenten des aktuellen physischen Wohlbefindens wird im Abschnitt „Formen von AW“ sowie in dem Beitrag von Frank näher eingegangen.

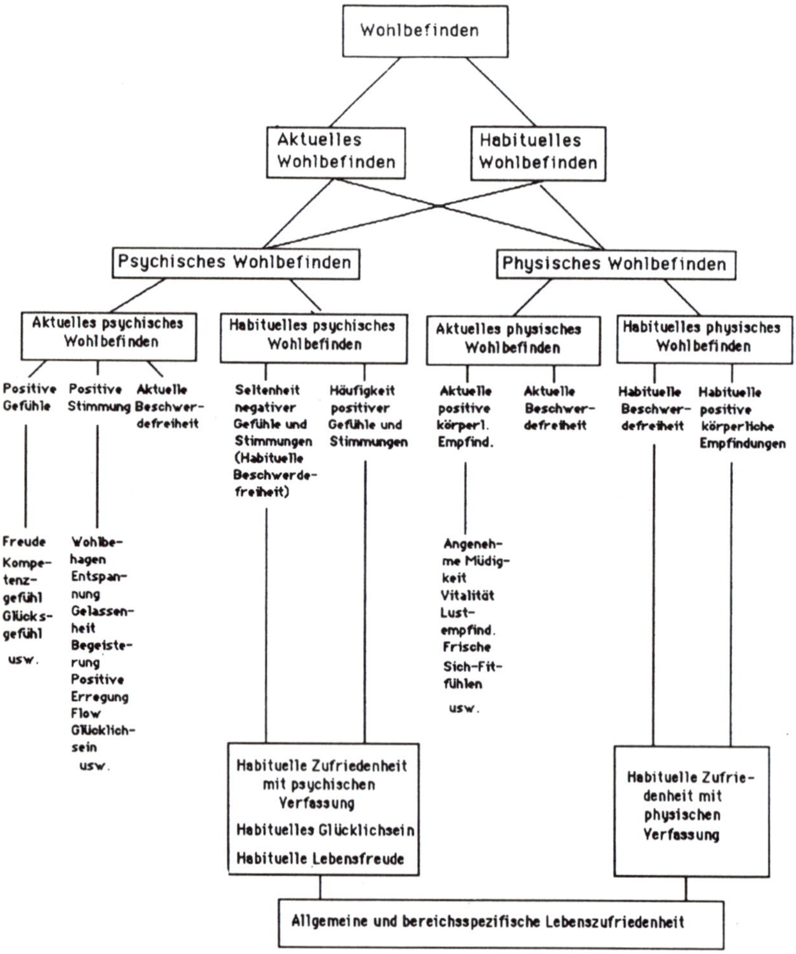

Abbildung 1: Strukturmodell des Wohlbefindens

1.2 Habituelles Wohlbefinden (HW)

Im Gegensatz zu AW handelt es sich bei HW um Aussagen über das für eine Person typische Wohlbefinden, d.h. um *Urteile* über *aggregierte* emotionale Erfahrungen. Durch das Wort „Urteile" soll zum Ausdruck gebracht werden, daß Aussagen über HW (z.B. Aussagen zur allgemeinen Lebenszufriedenheit) primär durch kognitive Prozesse zustande kommen (vgl. in diesem Zusammenhang auch die Urteilstheorie des Wohlbefindens von Schwarz & Strack, 1990). Eine Person mit stark ausgeprägtem HW befindet sich relativ häufig (bzw. im allgemeinen) in einem Zustand des Wohlbefindens. Ähnlich wie bei der Angstneigung ist auch bei HW mit einer gewissen Bereichsspezifität zu rechnen; abgesehen von Forschungen zur bereichsspezifischen Lebenszufriedenheit wurden dieser Frage jedoch bisher kaum Untersuchungen gewidmet.

In der einschlägigen Forschung beziehen sich Urteile über das habituelle Wohlbefinden meist auf Zeiträume von einigen Wochen bis zu mehreren Monaten; gelegentlich wird auch das gesamte bisherige Leben einbezogen. In mehreren Untersuchungen konnte gezeigt werden, daß Urteile über das allgemeine Wohlbefinden während der vergangenen Wochen eine relativ hohe Stabilität aufweisen, so daß sich das Konzept des habituellen Wohlbefindens als relativ stabile Eigenschaft rechtfertigen läßt (Diener & Larsen, 1984; Headey & Wearing, 1989; Stones & Kozma, 1986). Diese wichtige Tatsache darf bei der Interpretation von Ergebnissen nicht übersehen werden, die besagen, daß durch experimentelle Bedingungen kurzfristige Beeinflussungen von HW-Urteilen möglich sind (vgl. Strack, Schwarz & Gschneidinger, 1985). Von Schwarz (1987) liegt ein sehr informativer Forschungsbericht vor, in dem – gestützt auf experimentelle Studien – herausgearbeitet wird, welche Prozesse an der Urteilsbildung über die allgemeine oder spezifische Lebenszufriedenheit beteiligt sein können. Exemplarisch genannt seien die aktuelle Stimmung zum Zeitpunkt der Urteilsabgabe, die Aufforderung zur Erinnerung an zurückliegende positive oder negative Lebensereignisse, die Form der Befragung (bei mündlicher Befragung wird eine höhere Zufriedenheit berichtet als bei schriftlicher) sowie der Wertebereich der vorgegebenen Antwortkategorien. Diese Arbeit belegt, welche Sorgfalt der methodisch adäquaten Erhebung von Informationen zum Wohlbefinden – insbesondere in der Sozialindikatorenforschung – gewidmet werden muß, um zu vergleichbaren und wissenschaftlich aussagekräftigen Ergebnissen zu gelangen.

Wir wollen im folgenden die unterschiedlichen Auffassungen und Operationalisierungen von HW in eindimensionale und höherdimensionale Modelle einteilen.

Eindimensionale Modelle. Weiss (1980) ließ sich bei der Entwicklung eines faktorenanalytisch konzipierten, eindimensionalen Fragebogens zum Wohlbefinden von der Idee der Grundbefindlichkeit leiten, worunter er einen Begriff versteht, der zwischen einem „state“ und einem „trait“ angesiedelt ist. In zahlreichen Untersuchungen wurde Wohlbefinden im Sinne des allgemeinen Glücklichseins bzw. der allgemeinen Lebenszufriedenheit erfaßt. Während die meisten Autoren auf eine Differenzierung dieser beiden Begriffe verzichten, hält Michalos (1980) eine Unterscheidung für sinnvoll, da Glück und Zufriedenheit nicht notwendigerweise gleichzeitig bei einer Person vorhanden sein müssen. Ferner gibt es Formen der resignativen Zufriedenheit, die nicht mit Glück in Verbindung gebracht werden sollten.

Zweidimensionale Modelle. Unter den zweidimensionalen Konzeptionen von psychischem Wohlbefinden dürfte der Ansatz von Bradburn (1969) am bekanntesten sein. Bradburn faßte HW als Bilanz aus *aggregierten* positiven und negativen Gefühlszuständen auf. Jemand fühlt sich mit anderen Worten dann am wohlsten, wenn er in letzter Zeit häufig positive und selten oder nie negative Gefühlszustände erlebte. Bei Aggregation über mehrere Wochen, nicht jedoch bei der Einstufung der Intensität der aktuellen Befindlichkeit, erweisen sich positive und negative Gefühlszustände als unabhängig. Dies besagt, daß eine Person, über einen längeren Zeitraum betrachtet, durchaus sowohl (wiederholt) positive als auch negative Gefühlszustände erlebt haben kann, daß jedoch zu einem bestimmten, aktuellen Zeitpunkt intensive positive und negative Gefühle sich weitgehend gegenseitig ausschließen. (Zur näheren Diskussion der Frage der Unabhängigkeit von positivem und negativem Erleben siehe Becker, 1988; Becker, Krieger, Kamm & Schoerer, 1989; Diener, 1984; Diener, Larsen, Levine & Emmons, 1985; Watson & Tellegen, 1985, sowie das Kapitel von Brandstätter in diesem Band).

Eine andere, in Abbildung 1 aufgegriffene Differenzierung betrifft die Unterscheidung in psychisches und physisches Wohlbefinden, die eine aspektivische, keine totale Unterscheidung ist. Wie Becker (1986a) herausarbeitete, bestehen zahlreiche Entsprechungen zwischen Indikatoren des psychischen und physischen Wohlbefindens, so daß die in verschiedenen Untersuchungen gefundenen, mittelhohen Korrelationen zwischen Maßen des psychischen und physischen Wohlbefindens nicht überraschen (Becker, 1989a; Eastwood, 1977).

Drei- und höherdimensionale Modelle. Von Abele und Brehm (1989) wurde in Anlehnung an die bekannte WHO-Gesundheitsdefinition die Unterscheidung zwischen psychischem, physischem und sozialem Wohlbefinden vorgeschlagen, wobei jedes dieser Konzepte in weitere Komponenten untergliedert wird. Psychisches Wohlbefinden umfaßt u.a. sich ausgeglichen und sich sich kompetent fühlen. Teilkomponenten des physischen Wohlbefindens sind: sich gesund fühlen und sich fit fühlen. Soziales Wohlbefinden beinhaltet: sich geliebt und sich gebraucht fühlen.

Becker (1989a) ermittelte bei der faktorenanalytischen Überprüfung des von ihm entwickelten Trierer Persönlichkeitsfragebogens drei Faktoren aus dem Bereich der seelischen Gesundheit (als Eigenschaft): seelisch-körperliches Wohlbefinden, Selbstaktualisierung und selbst- und fremdbezogene Wertschätzung. Seelisch-körperliches Wohlbefinden umfaßt dabei die drei Komponenten „Sinnerfülltheit vs. Depressivität", „Selbstvergessenheit vs. Selbstzentrierung" und „Beschwerdefreiheit vs. Nervosität". Nach diesem Ergebnis beinhaltet seelisch-körperliches Wohlbefinden nur eine von mehreren Komponenten eines breit gefaßten Konstruktes der seelischen Gesundheit, verstanden als Fähigkeit zur Bewältigung externer und interner Anforderungen (siehe Abschnitt „Theorie der seelischen Gesundheit"). Beachtung verdient ein von Fahrenberg, Myrtek, Wilk und Kreutel (1986) entwickeltes Instrument zur multimodalen Erfassung der Lebenszufriedenheit, das insgesamt acht Zufriedenheitsbereiche (darunter Gesundheit, Arbeit/Beruf, Ehe/Partnerschaft) abdeckt.

Weitere Ausführungen zur Struktur des Wohlbefindens findet der Leser in den Beiträgen von Brandstätter, Mayring und Frank in diesem Band.

2. Philosophische Beiträge

Orientiert am Leitbegriff des *Glücks* verfügt die Philosophie über eine lange Tradition der Reflexion über psychisches Wohlbefinden (im Sinne der obigen Bedeutung von HW) (Tatarkiewicz, 1984). In der vorphilosophischen Epoche des alten Griechenlands wurde Glück als wohlwollendes, günstiges Schicksal aufgefaßt. Demokrit verwies als erster Philosoph darauf, daß Glück darüber hinaus und in stärkerem Maße von der inneren Verfassung des Menschen abhängt. Glück bewegt sich mithin aus philosophischer Sicht . . . „zwischen fortuna und felicitas" (Hinske, 1986). Aristoteles faßte das Glück als Endziel des Handelns, als etwas, das wir um seiner selbst willen anstreben, bzw. als „oberstes Gut" auf. Dieses oberste Gut sah er in der Vollendung der für den Menschen spezifischen Tätigkeit des „geistigen Schauens". Der Glückliche ist mithin der Weise, der Lust, Erfüllung und „sich selbst genügende Unabhängigkeit" bei der Verwirklichung des geistigen Schauens sowie in einem von Vernunft geleiteten Leben findet. Dazu gehört unter anderem das Einhalten der „rechten Mitte".

Von Epikur und von den Stoikern wurden Glückskonzeptionen entworfen, die auf eine streng geordnete Lebensführung, die Kontrolle aller Affekte (Apathie) – insbesondere die Befreiung von Unlust (Angst, Furcht) – bzw. auf die „Seelenruhe" (Ataraxie) hinauslaufen. Wege zum Glück führen über die Selbstbescheidung sowie den Rückzug in ein „Leben im Verborgenen".

Thomas von Aquin, der in seinem Denken stark durch Aristoteles beeinflußt wurde, gelangte nach einer kritischen Prüfung der verschiedenen Glücksmöglichkeiten zu der Erkenntnis, daß „das letzte Glück des Menschen in diesem Leben nicht zu finden sei". Glücklich sei vielmehr nur derjenige, der „Gott besitzt". Eine ebenfalls eher pessimistische Einschätzung der Glücksmöglichkeiten des Menschen wurde von Kant vertreten. Er hob hervor, daß es keine allgemein gültigen Prinzipien des Handelns gibt, die Glück garantieren. Der Philosoph könne bestenfalls empirische Ratschläge, z.B. der Diät, der Sparsamkeit, der Höflichkeit oder der Zurückhaltung formulieren, von welchen die Erfahrung lehrt, daß sie das Wohlbefinden im Durchschnitt am meisten fördern. Hinske (1986, S. 72) drückte diesen Gedanken wie folgt aus: „Der Versuch, auf dem Wege philosophischer Überlegungen zu gesicherten Aussagen über das Glück zu gelangen, scheint ein halsbrecherisches Unternehmen." In diesem Zusammenhang verdienen zwei häufig vertretene philosophische Positionen der Erwähnung: Erstens, Glück ist nicht auf direktem Wege erreichbar. Zweitens, Menschen, die sich in ihren persönlichen Voraussetzungen und äußeren Lebensbedingungen unterscheiden, eröffnen sich unterschiedliche Wege zum Glück (Tatarkiewicz, 1984).

Von einer Reihe Philosophen der Gegenwart wurde Glück als Ergebnis gelungener Selbstverwirklichung thematisiert (u.a. Höffe, 1978; Kambartel, 1978). Selbstverwirklichung meint dabei die Befriedigung der „wahren" Bedürfnisse und Wünsche sowie die Aktualisierung der eigenen Möglichkeiten, wobei Selbstverwirklichung nicht einseitig individualistisch, sondern auf das gemeinsame gute Leben ausgerichtet ist. Der Wiener Nervenarzt und Philosoph Frankl (1976) setzt sich mit der Leitidee der Selbstverwirklichung kritisch auseinander. Seines Erachtens ist der Mensch weniger am Glück als am Sinn interessiert. Diesen findet er durch Selbsttranszendenz, indem er über sich selbst hinauslangt und sich Personen und Aufgaben widmet. Nach Haeffner (1987, S. 219) erschließt sich der Mensch dem Sinn des Lebens in dem Maße, wie er der leisen Stimme seines Gewissens immer konsequenter Gehör schenkt. Diese These greift einen von zahlreichen Philosophen formulierten Gedanken eines Zusammenhangs von Tugend bzw. Moralität und Glück auf (Tatarkiewicz, 1984).

Zusammenfassend läßt sich bereits diesen knappen und notwendigerweise vereinfachenden Ausführungen entnehmen, daß die Kerngedanken der meisten im folgenden dargestellten psychologischen Theorien zum Wohlbefinden in einer bis in die klassische Antike zurückreichenden philosophischen Tradition gründen. Diese Einsicht mag zu einer realistischeren Beurteilung der Originalität neuzeitlicher psychologischer Theorien führen, sie belegt jedoch nicht die Überflüssigkeit genuin psychologischer Theorienbildung und empirischen Forschens. Denn erstens widersprechen Philosophen nicht gerade selten einander, und zweitens erweisen sich bestimmte philosophische Aussagen als schlichtweg unvereinbar mit empirischen Befunden (z.B. die These des Aristoteles, daß im Grunde kein Kind „glücklich" ist; vgl. Hinske, 1986).

3. Theorien zum habituellen Wohlbefinden (HW)

Unter Wohlbefindenstheoretikern besteht Konsens darüber, daß HW sowohl von relativ stabilen Person- als auch Umweltbedingungen abhängt. Die Auffassungsunterschiede betreffen vor allem folgende Fragen: Welcher der beiden Bedingungskomplexe, Person oder Umwelt, klärt mehr Varianz in HW auf? Bestehen engere Zusammenhänge des Wohlbefindens zu objektiven oder subjektiv wahrgenommenen Umweltbedingungen? Soll man – varianzanalytisch gesprochen – von Person- und Umweltbedingungen als Haupteffekten ausgehen, oder müssen auch Interaktionen in Betracht gezogen werden? Rechnet man mit solchen Interaktionen, so werden passungstheoretische Modellvorstellungen nahegelegt. Im folgenden geben wir einen Überblick über personzentrierte, umweltzentrierte und passungstheoretische Konzeptionen. Da in anderen Kapiteln des Bandes gerade die Umweltbedingungen ausführlich zur Sprache kommen, legen wir in diesem Abschnitt ein besonderes Gewicht auf personzentrierte Ansätze.

3.1 Personzentrierte Ansätze

Motivationstheoretische Ansätze

Motivationstheoretiker vertreten die Grundannahme, daß Wohlbefinden aus der Befriedigung von Bedürfnissen bzw. Motiven resultiert. Umstritten sind vor allem drei Fragenkomplexe: 1. Von wie vielen und welchen Motiven soll man ausgehen? 2. Welchen Motiven kommt im Zusammenhang mit dem Wohlbefinden die größte Bedeutung zu? Auf die ersten beiden Fragen versuchen inhaltliche Motivationstheorien, eine Antwort zu geben. 3. Welche Vergleichsmaßstäbe bzw. Bezugsnormen zieht eine Person heran, um über eine erfolgreiche Motivbefriedigung zu entscheiden, und wie hoch sind die motivspezifischen individuellen Normen? Mit diesen Fragen befassen sich Vergleichsniveautheorien (zum allgemeinen Überblick über derartige Theorien, vor allem die Adaptationsniveau-Theorie sowie die Perspektiven-Theorie siehe Stahlberg, 1987).

Wir gehen im folgenden zunächst auf *inhaltliche Motivationstheorien* ein. Dabei ist zu berücksichtigen, daß unterschiedlichen Motivationstheorien meist auch unterschiedliche „Menschenbilder" zugrunde liegen (zum Überblick siehe Becker, 1982).

Nach Freud (1978) richtet sich das menschliche Glücksstreben einerseits auf die Abwesenheit von Schmerz und Unlust, andererseits auf das Erleben starker Lustgefühle. Letztere lassen sich durch eine ungezügelte Triebbefriedigung (vor allem des Eros) und damit verbundene Spannungsreduktion erreichen. Da eine ausschließliche Orientierung am Lustprinzip für den Menschen gefährlich wäre, bedarf es der Ergänzung durch das Realitätsprinzip. Häufig angewandte, eher defensive Glücksstrategien bestehen im Vermeiden von Unlust, in der Beherrschung des Trieblebens sowie in der Entwicklung sublimierter Formen der Triebbefriedigung. Dem ursprünglichen Glücksverlangen kommt ein Leben am nächsten, welches die Liebe (Lieben und Geliebtwerden) in den Mittelpunkt rückt. Allerdings ist der Mensch im Zustand der Liebe besonders ungeschützt gegen Leiden.

Gegen das von Freud vertretene homöostatische Modell der Spannungsreduktion und der vom Organismus angestrebten Zustände geringer Erregung wurde von seiten der Selbstaktualisierungs- und Sinnfindungstheoretiker Kritik vorgetragen (vgl. Becker, 1982). *Selbstaktualisierungstheoretiker* (Rogers; Maslow; Jourard) betonen das Streben des Menschen nach Entfaltung seiner Anlagen (Fähigkeiten, Neigungen, Temperamentseigenschaften) sowie nach Reifung. Außer homöostatischen werden heterostatische Prozesse, im Sinne des Aufsuchens von Spannungs- und Erregungszuständen sowie von Gelegenheiten zur persönlichen Weiterentwicklung, für relevant erachtet. Lehr (1985) verwies auf die große Bedeutung einer aktiven Grundhaltung, die sehr zum „erfolgreichen Altwerden" bzw. Wohlbefinden im Alter beiträgt. Aus der Arbeitsforschung ist bekannt, daß berufliche Tätigkeiten mit hohem Dispositionsspielraum und hinreichenden Gelegenheiten zum Einsatz und zur Weiterentwicklung der eigenen Fähigkeiten die Arbeitszufriedenheit fördern (siehe unten).

Sinnfindungstheoretiker (u.a. Allport; Frankl; Klinger) stehen den Selbstaktualisierungstheoretikern nahe. Sie heben jedoch in stärkerem Maße das Streben des Menschen nach Sinn (Wille zum Sinn) hervor. Frankl (1976), der wohl einflußreichste Repräsentant dieser theoretischen Richtung, verweist auf gewisse „Paradoxien des Glücks". Deren wichtigste besagt, daß das Glück sich uns genau und gerade in dem Maße entzieht, in dem wir es intendieren. Primäres Ziel des Menschen ist mithin nicht Glück, sondern Sinn. Glück stellt sich gewissermaßen als erfreuliches Nebenprodukt beim Erfüllen selbst bejahter Aufgaben ein. Sinn läßt sich auf wenigstens drei Wegen finden: im Schöpferisch-Sein, in der Hinwendung zu Menschen sowie im Ertragen von Schicksalsschlägen, das anderen Betroffenen Mut macht. Ihnen gemeinsam ist das Prinzip der Selbsttranszendenz. Zu ähnlichen Ergebnissen gelangten auch Schmitz (1930/31) und Bühler (1970). Diese Autoren brachten Glück mit „Lebenskunst" in Verbindung, worunter sie vor allem die Hingabe an sinnvolle Aufgaben verstanden. In jüngerer Zeit wurden mehrere Untersuchungen durchgeführt, die einen empirischen Zusammenhang zwischen dem Verfolgen persönlich bedeutsamer Aufgaben oder Projekte und Wohlbefinden nachweisen konnten (Emmons, 1986; Palys & Little, 1983; Ruehlman & Wolchik, 1988; Wiener, Muczyk & Gable, 1987).

Da auch der Religion eine wichtige sinnstiftende Funktion zukommt, stellt sich die Frage, ob sie zu HW beiträgt. Empirische Studien geben hierauf keine einfache, eindeutige Antwort. Verzichtet man auf eine Differenzierung nach verschiedenen Indikatoren für Religiosität (vgl. Bekker & Weißer, 1988) und nach Personengruppen, so läßt sich im allgemeinen kein signifikanter oder nur ein sehr schwacher Zusammenhang nachweisen (Freedman, 1978; Becker & Weißer, 1988), der im Verlaufe der letzten Jahre mit einer veränderten Bedeutung der Religion eher abgenommen zu haben scheint (Veenhoven, 1984). Diesem Globalbefund widerspricht jedoch nicht, daß Religion für bestimmte Menschen – und dies gilt sicherlich in besonderem Maße für ältere Personen – eine zentrale Bedeutung hat, ihr Leben mit Sinn erfüllt und ihr Wohlbefinden fördert (Grom et al., 1987).

Handelte es sich bei den bisher erwähnten Motivationstheorien um monistische Ansätze, so werden im folgenden zwei pluralistische Konzeptionen vorgestellt. Campbell (1981), der in einer Monographie die wichtigsten Ergebnisse einer Serie von Untersuchungen des „Institute for Social Research“ in den USA zusammenstellte, ließ sich von der Grundidee leiten, daß das Wohlbefinden primär von der Befriedigung folgender drei Bedürfnisse abhängt: Bedürfnis zu Haben, Bedürfnis nach Beziehungen und Bedürfnis zu Sein. Das Bedürfnis zu Haben bezieht sich auf die materiellen Lebensnotwendigkeiten. Zwar gibt es Hinweise darauf, daß sich Menschen in reichen Ländern im allgemeinen wohler fühlen als Menschen in Entwicklungsländern mit sehr niedrigem Pro-Kopf-Einkommen, und darauf, daß innerhalb einer Gesellschaft ein positiver Zusammenhang zwischen Einkommen und Lebenszufriedenheit besteht, jedoch sind die Beziehungen schwächer als man gemeinhin annimmt. Nach Campbell tragen materielle Bedingungen in westlichen Gesellschaften vergleichsweise wenig zum Wohlbefinden bei. Das Bedürfnis nach Beziehungen äußert sich unter anderem in dem Wunsch nach Eheschließung. Untersuchungen weisen in der Tat nach, daß verheiratete Personen im allgemeinen glücklicher sind als unverheiratete (vgl. die Beiträge von Abele sowie von Stroebe und Stroebe in diesem Band; wie Abele ausführt, ist der Zusammenhang nicht nur in einer Richtung zu interpretieren). Das Bedürfnis zu Sein umfaßt vor allem die Konstrukte Selbstverwirklichung, Selbstachtung und internale Kontrollüberzeugung. In Übereinstimmung mit anderen Untersuchern fand Campbell, daß die Zufriedenheit mit dem Selbst einer der besten Prädiktoren der allgemeinen Lebenszufriedenheit ist.

Eine der im Zusammenhang mit Wohlbefinden und seelischer Gesundheit einflußreichsten Motivationstheorien wurde von Maslow (1977) entwickelt. Sie ist unter der Bezeichnung „Hierarchie der Motive" bekannt und wird meist in Pyramidenform abgebildet (z.B. Becker, 1982). An der Basis der Pyramide sind die physiologischen Bedürfnisse angeordnet. Es folgen auf jeweils höherer Ebene die Sicherheitsbedürfnisse, das Bedürfnis nach sozialer Zugehörigkeit und Liebe, die Selbstwertbedürfnisse sowie das Bedürfnis nach Selbstverwirklichung. Letzteres unterscheidet sich als Wachstumsmotiv fundamental von den anderen vier Bedürfnissen, die als Defizitmotive charakterisiert werden. Defizitmotive erlöschen nach ihrer Befriedigung vorübergehend, während Wachstumsmotive durch Befriedigung gesteigert werden. Das Hierarchische an dieser Motivationskonzeption bezieht sich zum einen darauf, daß in der Regel zuerst die fundamentaleren, für das Überleben wichtigen Bedürfnisse befriedigt werden, bevor sich eine Person den höheren Motiven zuwendet. Darüber hinaus besteht auch ein Zusammenhang zum Lebensalter. Viele Menschen räumen erst im mittleren und fortgeschrittenen Alter der Selbstverwirklichung einen höheren Stellenwert ein, andere erreichen diese Stufe überhaupt nicht. Aus der Maslowschen Theorie läßt sich unter anderem ableiten, daß Menschen in gewissem Sinne „unersättlich" sind: Verbessern sich die Bedingungen zur Befriedigung elementarer Bedürfnisse, wächst das Verlangen nach Befriedigung der höheren Bedürfnisse. Die besten Chancen zu dauerhaftem Wohlbefinden und tiefem Glück eröffnen die Wachstumsbedürfnisse. Diese Überlegungen Maslows wurden von Herzberg (1966) aufgegriffen, der daraus ableitete, welche Bedingungen am Arbeitsplatz in besonderem Maße geeignet sind, die Arbeitszufriedenheit zu fördern (zur Kritik und näheren Einzelheiten siehe auch Becker, 1986 c, sowie das Kapitel von Zapf in diesem Band).

Wir kommen im folgenden auf *Vergleichsniveautheorien* zu sprechen. Wohlbefinden und Zufriedenheit einer Person hängen nicht nur von bestimmten Befriedigungserfahrungen in einem absoluten Sinn, sondern von Vergleichen mit Bezugsnormen ab. Vergleichsniveautheorien handeln von derartigen Vergleichsprozessen und Bezugsnormen. *Soziale Vergleichstheorien* gründen auf der Annahme, daß der Vergleich mit anderen Menschen eine der wichtigsten Quellen der Zufriedenheit darstellt: Jemand ist in dem Maße zufrieden, in dem es ihm gleich gut oder besser als anderen geht. Easterlin (1973) und Duncan (1975) lieferten empirische Belege am Beispiel der Zufriedenheit mit dem Einkommen. Dermer et al. (1979) konnten experimentell nachweisen, daß der Vergleich mit Menschen früherer Generationen die eigenen Zufriedenheitsurteile beeinflußt. Strack et al. (1990) zeigten in einem Experiment, daß die Konfrontation mit einer Person in schlechter gesundheitlicher Verfassung das aktuelle Urteil über die eigene allgemeine Lebenszufriedenheit (vorübergehend) in positive Richtung verändert (vgl. auch

Schwarz & Strack, 1990). In diesem Zusammenhang verdient eine von Wills (1981) formulierte, empirisch sehr gut gestützte Theorie des „abwärtsgerichteten Vergleichs“ (downward comparison) Beachtung. Ihr Kerngedanke besagt, daß Personen, insbesondere solche, die unter einer negativen Befindlichkeit oder einem geringen Selbstwertgefühl leiden, ihr Wohlbefinden dadurch verbessern können, daß sie sich mit anderen vergleichen, denen es noch schlechter geht. Eine analoge Strategie besteht darin, sich angesichts eigenen Unglücks mit dem Gedanken zu trösten (und mithin das eigene Wohlbefinden zu verbessern), daß alles hätte noch viel schlimmer kommen können. (Zur Bedeutung sozialer Vergleichsprozesse für das Gesundheitsverhalten siehe Haisch und Haisch, 1990). Wie Argyle (1987) hervorhebt, zeigen sich die Grenzen sozialer Vergleichstheorien, wenn es um die Befriedigung biologischer Bedürfnisse geht. Das Ausmaß sexueller Lust oder das Leiden unter Schmerzen werden wenig durch Vorstellungen darüber beeinflußt, welche Erfahrungen andere Personen in entsprechenden Situationen sammeln.

Außer fremden Erfahrungen wird man Zufriedenheitsurteilen auch die bisherigen eigenen Erfahrungen zugrunde legen. Hierauf beziehen sich *Adaptationsniveautheorien.* Diese Ansätze fördern das Verständnis für zunächst verblüffende Befunde, wie zum Beispiel das Ergebnis einer Studie von Brickman, Coates und Janoff-Bulman (1978). Diese Autoren verglichen Lotteriegewinner mit querschnittgelähmten Patienten sowie normalen Kontrollpersonen. Lotteriegewinner waren zum Untersuchungszeitpunkt nicht glücklicher als Kontrollpersonen. Querschnittgelähmte stuften zwar ihr augenblickliches, nicht jedoch ihr künftiges Glück niedriger ein als Kontrollpersonen. Erklären lassen sich derartige Phänomene, wenn man davon ausgeht, daß eine Veränderung der Lebenssituation zwar zunächst einen Kontrasteffekt hervoruft, der bewirkt, daß ein Lotteriegewinner sich besser und ein Querschnittgelähmter sich schlechter fühlt als zuvor (zu empirischen Belegen für Kontrasteffekte siehe Strack, Schwarz & Gschneidinger, 1985; zu Effekten der Erinnerung an positive und negative Lebensereignisse siehe Abele, 1990; Schwarz, 1987). Mit der Zeit tritt jedoch ein Gewöhnungseffekt auf, der im Sinne einer veränderten Bezugsnorm zu einer Abschwächung der Wirkung führt. Infolge dieser Normverschiebung verändern sich frühere Bewertungen; für den Lotteriegewinner verlieren vergangene Aktivitäten und Erfahrungen an Wert, während es sich bei Querschnittgelähmten genau umgekehrt verhält: Aktivitäten und Erfahrungen, die vor der Querschnittslähmung noch möglich waren, erfahren in der Retrospektive eine nostalgische Aufwertung. Sprechen die Befunde von Brickman et al. (1978) für eine relativ rasche Adaptation des Menschen an kritische Lebensereignisse, verweisen Daten aus einer Längsschnittstudie von Headey & Wearing (1989) darauf, daß zurückliegende günstige und ungünstige Lebensereignisse neben stabilen Persönlichkeitseigenschaften einen eigenständigen Erklärungsbeitrag für das spätere Wohlbefinden besitzen.

Bemerkenswert erscheint eine Hypothese von Parducci (1968), die präzise Aussagen über die Auswirkungen unterschiedlicher Intensitätsverteilungen zurückliegender positiver Erfahrungen macht. Nach Parducci stützen sich Zufriedenheitsurteile nicht nur auf den Mittelwert der zurückliegenden eigenen Erfahrungen, sondern auch auf deren Median. Aus dieser Hypothese läßt sich folgendes ableiten: Wenn die beste Erfahrung im Leben einer Person nur äußerst selten auftreten kann, empfiehlt es sich, sie überhaupt nicht in den eigenen Erwartungshorizont einzuplanen. Das durchschnittliche Wohlbefinden einer Person kann erhöht werden, wenn der gewählte Lebensstil häufig mittelhohe Zufriedenheit hervorruft, selbst wenn dies den Verzicht auf überwältigende, jedoch äußerst seltene Erfahrungen bedeutet.

Eine enge Verwandtschaft zu den oben dargestellten Vergleichstheorien besitzen *Anspruchsniveautheorien.* In ihrem Kern besagen sie, daß Zufriedenheit und Glück eine Funktion des individuellen Anspruchsniveaus bzw. genauer: der Diskrepanz zwischen Anspruchsniveau und erzieltem Resultat sind. Ein relativ elaboriertes derartiges Modell wurde von Hofstätter (1986) entwickelt. Diesem Ansatz zufolge ist es empfehlenswert, kein überhöhtes Anspruchsniveau zu wählen (Thomsen, 1943). Ob bzw. unter welchen Umständen ein eher bescheidenes Anspruchsniveau Wohlbefinden fördert, bedarf genauerer theoretischer und empirischer Analysen (vgl. Houston, 1981). Einerseits schützt es vor Mißerfolgen und Enttäuschungen, andererseits nimmt es dem Leben einen Teil seiner Würze. Vermutlich sind in diesem Zusammenhang interindividuelle Differenzen in Persönlichkeitseigenschaften (wie Risikobereitschaft und Verhaltenskontrolle) zu berücksichtigen. Zusammenfassend ist Wohlbefinden am ehesten zu erwarten, wenn eine Person sich Ziele setzt, die sie auch mit hinreichender Sicherheit erreichen kann.

Einen hohen integrativen Wert besitzt ein von Michalos (1980) vorgeschlagenes und empirisch gestütztes Modell. Es besagt, daß die Zufriedenheit eine Funktion der wahrgenommenen Diskrepanz zwischen Zielaspiration und tatsächlich Erreichtem ist und die Zielaspiration vom Vergleich mit anderen Personen sowie eigenen zurückliegenden Erfahrungen abhängt.

Auf den Mathematiker Daniel Bernoulli geht eine These zurück, die eine alte menschliche Erfahrung im Sinne des Fechnerschen Gesetzes zu quantifizieren versucht: Das Mehr an Zufriedenheit, das ein bestimmter „Gewinn“ vermittelt, richtet sich nach dem bisherigen Besitz; je mehr man bereits von einem bestimmten Gut zur Verfügung hat, desto mehr muß man hinzugewinnen, um einen bestimmten Befriedigungszuwachs zu erreichen.

Temperamentstheoretische Ansätze
Temperamentsvariablen verdienen im Zusammenhang mit HW aus zwei Gründen Beachtung: Zum einen scheint es bestimmte Temperamentstypen zu geben, die habituell zu stärkerem bzw. geringerem Wohlbefinden neigen; zum anderen favorisieren verschiedene Temperamentstypen unterschiedliche Strategien zur Erreichung von Wohlbefinden. Zu den empirisch am besten abgesicherten Ergebnissen gehört ein negativer Zusammenhang zwischen *Neurotizismus* und HW (Argyle, 1987; Becker, 1989 a; Costa, McCrae & Norris, 1981; Emmons & Diener, 1985). Dieser läßt sich wie folgt interpretieren: 1.) Personen mit hohem Neurotizismus verfügen über wenig effiziente Bewältigungsmechanismen (McCrae & Costa, 1986) oder führen selbst aversive Lebensereignisse herbei (Headey & Wearing, 1989) und erleben daher selten positive und häufig negative Gefühle. 2.) Ein hoher Neurotizismusscore als Indikator einer konstitutionellen Disposition (Labilität des autonomen Nervensystems, niedrige Erregungsschwelle des limbischen Systems) begünstigt das Auftreten negativ getönter, affektiver Reaktionen. 3.) Die Korrelation ist teilweise artifiziell, da zahlreiche Items in Neurotizismusskalen (bzw. Skalen der emotionalen Labilität) unmittelbar auf habituelle negative Emotionen (Ängste, Ärger, Schuldgefühle, Gereiztheit) abheben.

In der Literatur findet man ferner wiederholte Hinweise auf einen positiven Zusammenhang zwischen *Extraversion* und HW (Argyle, 1987; Costa et al. 1981; Emmons & Diener, 1985). Dieser scheint primär die Soziabilitätskomponente der Extraversion und das Erleben positiver Emotionen zu betreffen (Warr, Barter & Brownbridge, 1983). Zu globalen Extraversionsmaßen bestehen nur niedrige, positive Korrelationen (Bekker, 1989 a; Fahrenberg, Hampel & Selg, 1984; Headey & Wearing, 1989). Als Erklärungen bieten sich an: 1.) Extravertierte pflegen häufigere und bessere Sozialbeziehungen als Introvertierte und haben damit mehr Gelegenheiten zu positiven Erfahrungen im Kontakt mit anderen. Sie leiden auch seltener unter Einsamkeit. 2.) Extravertierte sind durchsetzungsfähiger und weniger gehemmt und besorgen sich aktiv mehr „Belohnungen". 3.) Extravertierte sprechen besonders stark auf Belohnungen an. 4.) Extravertierte haben ein höheres Selbstwertgefühl.

Bestand bei den beiden oben besprochenen Temperamentseigenschaften ein unmittelbarer Zusammenhang zur Größe des HW, so handelt es sich bei der *Verhaltenskontrolle* (Becker, 1988, 1989 a) um ein Persönlichkeitsmerkmal, das die von einer Person gewählte Grundstrategie des Strebens nach Wohlbefinden und Glück moderiert. Tatarkiewicz (1984) unterscheidet zwei derartige Grundstrategien. Die erste hat eher defensiven Charakter. Wer diese Glücksphilosophie vertritt, trachtet in erster Linie danach, durch ein maßvolles, risikoarmes Leben Unlust zu vermeiden. Wir vermuten, daß es sich dabei um stark verhaltenskontrollierte Menschen handelt. Solche Personen neigen zu Ordnungsstreben,

Pflichtbewußtsein, Vorsicht, Selbstkontrolle und einer präventiven Einstellung gegenüber Erkrankungen (Becker, 1989 a). Demgegenüber verfolgen wenig Verhaltenskontrollierte eine eher risikofreudige, auf Abwechslung und intensive Glückserlebnisse ausgerichtete, offensive Strategie. Sie sind begeisterungsfähig, impulsiv, unkonventionell und begegnen dem Leben häufig mit einer spielerischen Grundhaltung (Becker, 1990).

Unsere Hypothese lautet, daß beide Grundstrategien prinzipiell geeignet sind, HW zu erreichen, wobei stark Verhaltenskontrollierte bevorzugt auf dem ersten Wege, wenig Verhaltenskontrollierte auf dem zweiten Wege ihr Glück suchen.

Kompetenztheoretische Ansätze
Im Rahmen dieser Ansätze wird Wohlbefinden als Resultat erfolgreicher Bewältigung externer Anforderungen aufgefaßt. Solche Erfolge stärken das Selbstwertgefühl und wirken Gefühlen der Hilflosigkeit, Angst und Depressivität entgegen. In unterschiedlichen Lebensphasen verändern sich dabei die Art der Anforderungen und die jeweils optimalen Bewältigungsstrategien (Lowenthal, Thurnher & Chiriboga, 1976). Argyle (1987) hebt vor allem die soziale Kompetenz im privaten und beruflichen Bereich hervor. Hierzu zählen unter anderem die Selbstbehauptung sowie die Liebes- und Kontaktfähigkeit, von denen Becker (1989 a; Tabellen 9.4 und 11.14) nachweisen konnte, daß sie mit HW positiv korrelieren. Perrez (1988) und McCrae & Costa (1986) fanden ebenfalls, daß reifes bzw. effizientes Bewältigungsverhalten mit HW einhergeht. Interessante Ergebnisse zum effizienten Bewältigen von Krankheit ermittelten Filipp, Klauer, Ferring & Freudenberg (1988), wobei die kausale Richtung des Zusammenhangs zum Wohlbefinden von der Art des Bewältigungsverhaltens abzuhängen scheint. Während ruminierende Auseinandersetzungsreaktionen mit der eigenen Krankheit eher von einer negativen emotionalen Befindlichkeit abzuhängen scheinen, sprechen die Ergebnisse dafür, daß die Bewältigungsform „Bedrohungsabwehr“ (positives Denken, Bagatellisierung, kämpferische Haltung gegenüber der Krankheit) die Befindlichkeit der Kranken positiv beeinflußt.

Kompetenzerlebnisse stehen in enger inhaltlicher Beziehung zu Kontrollüberzeugungen. Internale Kontrollüberzeugungen, d.h. das Vertrauen in die eigenen Möglichkeiten, Erwünschtes zu erreichen und Unerwünschtes zu vermeiden, korrelieren positiv mit HW (Campbell, 1981; Krampen, 1982). Wie Brandtstädter, Krampen & Baltes-Götz (1989) zeigten, gilt Analoges für entwicklungsbezogene Kontrollüberzeugungen.

Theorie der seelischen Gesundheit
Von Becker (1986 a) wurde eine Theorie der seelischen Gesundheit formuliert, mit deren Hilfe eine zumindest teilweise Integration der oben

genannten Ansätze gelingt und die darüber hinaus weitere Verknüpfungen zu HW herzustellen erlaubt. Der sehr allgemein gehaltene Grundgedanke besagt, daß der seelischen Gesundheit die Fähigkeit zur Bewältigung externer und interner Anforderungen zugrunde liegt. In der Berücksichtigung externer Anforderungen stimmt die Theorie mit den kompetenztheoretischen Ansätzen überein. Durch die gleichgewichtige Beachtung interner Anforderungen (Anforderungen des biologischen Motivationssystems und des internen Kontrollsystems) werden auch die motivations- und temperamentstheoretischen Gesichtspunkte einbezogen. Becker (1986 b) lieferte eine Reihe empirischer Belege für diese Theorie der seelischen Gesundheit sowie den engen Zusammenhang zwischen der Fähigkeit zur Bewältigung externer und interner Anforderungen und HW (zum Zusammenhang von seelischer Gesundheit und HW siehe auch Fordyce, 1983; Tatarkiewicz, 1984; Wessman, 1979).

Aufbauend auf der Theorie der seelischen Gesundheit und unter Verwendung der Faktorenanalyse wurde von Becker (1989 a) der Trierer Persönlichkeitsfragebogen (TPF) zur Messung von Verhaltenskontrolle und seelischer Gesundheit als Superfaktoren der Persönlichkeit sowie wichtiger Teilkomponenten der seelischen Gesundheit entwickelt. Neben drei Skalen zur Messung des habituellen seelisch-körperlichen Wohlbefindens (Sinnerfülltheit, Selbstvergessenheit, Beschwerdefreiheit) verfügt der Test über je zwei Skalen zur Messung von Selbstaktualisierung (Expansivität und Autonomie) sowie Wertschätzung (Selbstwertgefühl, Liebesfähigkeit). Sowohl die Selbstaktualisierungs- als auch die Wertschätzungsskalen korrelieren positiv mit HW. Während der Zusammenhang von Selbstaktualisierung und HW bereits oben diskutiert wurde, verdient die enge positive Beziehung von fremd- und selbstbezogener Wertschätzung zu HW besondere Aufmerksamkeit. Ausgehend von diesen mit dem TPF gewonnenen Ergebnissen führen wir das Konzept der *„positiven Triade“* ein. Darunter verstehen wir eine positive Einstellung zur eigenen Person (Selbstachtung, hohes Selbstwertgefühl), zur Umwelt (Bejahung der Umwelt, Liebesfähigkeit) sowie zur Zukunft (Optimismus; vgl. auch Bray & Howard, 1980; Reker & Wong, 1985). Festzuhalten ist, daß Personen mit ausgeprägter positiver Triade sich häufig wohlfühlen. Die emotionale Qualität dieser Form des habituellen Wohlbefindens läßt sich am treffendsten als *Lebensfreude* charakterisieren.

In diesem Kontext ist ein Beitrag von Taylor und Brown (1988) einschlägig. Diese Autoren verweisen in ihrer sozialpsychologischen Theorie der seelischen Gesundheit auf einen Zusammenhang zwischen einer „illusionären“ (übertrieben positiven) Sicht der eigenen Person und der eigenen Zukunft einerseits sowie Wohlbefinden und seelischer Gesundheit andererseits (vgl. auch den Beitrag von Abele in diesem Band.) Es scheint also, als sei es psychohygienisch besser, im Zweifelsfall eine etwas zu positive Sicht der Dinge als eine ausgesprochen „realistische“ oder gar negative Perspektive zu haben.

3.2 Umweltzentrierte Ansätze

Dieses Thema wird hier nur sehr knapp dargestellt, da ihm mehrere Beiträge des vorliegenden Bandes gewidmet sind (siehe vor allem das Kapitel von Fischer). Bei der Beantwortung der Frage, welche Umweltbedingungen besonders eng mit HW zusammenhängen, ist es erforderlich, zwischen objektiven und subjektiv perzipierten Lebensbedingungen zu unterscheiden. Letztere klären mehr Varianz in HW auf, weil sei eine größere Nähe in der Kausalkette und gemeinsame Methodenvarianz aufweisen. Wie eng der Zusammenhang zwischen bestimmten Umweltbedingungen und HW ausfällt, hängt im Einzelfall davon ab, welche persönliche Wichtigkeit diesen Bedingungen beigemessen wird, wobei dies wiederum eine Frage der individuellen Motivationsstruktur ist. Grundsätzlich ist anzumerken, daß viele Menschen dazu neigen, die Bedeutung äußerer Bedingungen (z.B. eines höheren Einkommens) für das eigene Wohlbefinden zu überschätzen (Tatarkiewicz, 1984; Kamman & Campbell, 1982).

Versucht man dennoch, eine allgemeine Rangreihe der empirisch ermittelten, relevantesten Umweltfaktoren aufzustellen, so stehen soziale Beziehungen an der Spitze, gefolgt vom allgemeinen Lebensstandard und Arbeitsbedingungen (Campbell, 1981; Freedman, 1978; Glatzer & Zapf, 1984, sowie Beitrag von Zapf in diesem Band). Die Bedeutung sozialer Beziehungen (Ehe, Partnerschaft, Familie, Freundschaften) ergibt sich aus der Tatsache, daß die meisten Bedürfnisse nur in der Interaktion mit anderen, insbesondere nahestehenden Personen befriedigt werden können. In diesem Zusammenhang sei auch auf Mitmenschen als Quellen sozialer Unterstützung hingewiesen (siehe auch den Abschnitt „AW durch soziale Zuwendung und Nähe“ sowie die Beiträge von Frank, Schwarzer und Leppin sowie Stroebe und Stroebe in diesem Band).

Am Arbeitsplatz tragen gute Beziehungen zu Arbeitskollegen und Vorgesetzten zum Wohlbefinden bei. Daneben hängt die Arbeitszufriedenheit stark von bestimmten „Satisfaktoren“ (Herzberg, 1966), wie interessante Arbeitsinhalte, Verantwortung und hinreichender Dispositionsspielraum, ab. Umgekehrt beeinträchtigt unfreiwillige Arbeitslosigkeit das Wohlbefinden der weitaus meisten davon Betroffenen in einem ganz erheblichen Ausmaß (Becker, 1986 c).

Effekte des Einkommens auf HW wurden vor allem innerhalb der eigenen Kultur, weniger im Vergleich mit anderen Ländern mit höherem oder niedrigerem durchschnittlichem Lebensstandard, nachgewiesen (Campbell, 1981; Hofstätter, 1986). Veränderungen im allgemeinen Lebensstandard der Bevölkerung wirken sich weniger aus als relative Verbesserungen oder Verschlechterungen einer Person im Hinblick auf relevante Bezugsgruppen. Diese Ergebnisse lassen sich mit Hilfe der oben dargestellten Vergleichsniveautheorien erklären. Wesentlich für die eigenen Zufriedenheit scheint im übrigen die perzipierte Gerechtigkeit des eigenen Einkommens zu sein (Argyle, 1987).

Interessant mit Blick auf subjektive Glückstheorien erscheint die Betrachtung der in verschiedenen Kulturen entwickelten Paradiesvorstellungen, die Hahn (1976) als „kollektive Glücksvorstellungen" bezeichnet (vgl. auch Tatarkiewicz, 1984). Solche Paradiesvorstellungen unterscheiden sich erheblich voneinander. Dies läßt sich unter anderem damit erklären, daß jeweils jene erstrebenswerten, externen Bedingungen mit dem Paradies in Verbindung gebracht werden, die innerhalb der betreffenden Kultur selten anzutreffen bzw. schwer zu realisieren sind (vgl. z.B. das Paradies als Lustgarten und Schlaraffenland.)

3.3 Passungstheoretische Ansätze

Wurde in person- und umweltzentrierten Theorien jeweils ein Bedingungskomplex des Wohlbefindens weitgehend isoliert betrachtet, so rücken die im folgenden zu besprechenden Ansätze die „optimale Passung" zwischen Person und Umwelt in den Mittelpunkt (Pervin, 1968). Tatarkiewicz (1984, S. 186) hat den Grundgedanken wie folgt formuliert: „Damit die Glücksfaktoren jemandem wirklich das Glück bringen, ist vor allem notwendig, daß sie bei ihm auf Dispositionen treffen, die es ihm erlauben, diese Faktoren zu nutzen." Ein sehr bekanntes derartiges Passungsmodell aus dem Arbeitsbereich wurde von French, Rodgers und Cobb (1974) entwickelt. Es besagt, daß eine optimale Passung und damit günstige Voraussetzungen für HW gegeben sind, wenn die Bedingungen am Arbeitsplatz (Anforderungen und Angebote) gut mit den Eigenschaften des Beschäftigten (Fähigkeiten und Bedürfnisse) übereinstimmen. Zur Überprüfung der Güte der Passung ist es erforderlich, Personen und Umwelten auf kommensurablen Dimensionen zu messen (Kiyak, 1978). Der Ansatz von French et al. (1974) und seine empirische Überprüfung wurden ausführlich von Becker (1986 c) abgehandelt und kommentiert.

Wir stellen im folgenden exemplarisch einige Arbeiten vor, die die Fruchtbarkeit des passungstheoretischen Ansatzes belegen. Mc Elwain (1982) fand, daß geistig Behinderte, die in einer beschützenden Werkstatt arbeiteten, mit ihren Arbeitsbedingungen und ihrem Leben als ganzem recht zufrieden waren. Eine Übertragung dieser Arbeitsbedingungen auf Akademiker dürfte zu wesentlich anderen Zufriedenheitsurteilen führen. In verschiedenen Untersuchungen wurde ermittelt, daß von Frauen dem Familienleben und von Männern dem Beruf eine größere Bedeutung für die allgemeine Lebenszufriedenheit zugesprochen wird (Hofstätter, 1986). Dieses Ergebnis hat selbstverständlich nur deskriptiven, keinen normativen Charakter. Es reflektiert bestimmte Lebensverhältnisse und gesellschaftliche Wertvorstellungen, keine naturhaften Gesetzmäßigkeiten. Freedman (1978) fand, daß physische Attraktivität bei Frauen mehr zum HW beiträgt als bei Männern. Nach Untersuchungen von Benin und Nienstedt (1985) sowie Medley (1980) variiert die Bedeutung verschiedener Prädiktoren von HW als Funktion des Lebensalters und des Geschlechts.

Zusammenfassend ergibt sich aus passungstheoretischen Modellvorstellungen die Notwendigkeit, bei der Untersuchung der Bedingungen des HW und bei der Planung von Maßnahmen zur Förderung von HW von komplexen Zusammenhängen bzw. – varianzanalytisch gesprochen – von Person-Umwelt-Interaktionen auszugehen.

4. Theorien zum aktuellen Wohlbefinden (AW)

4.1 Formen von AW

Angesichts der Vielfalt positiv getönter emotionaler Zustände und des Reichtums der dazu vorliegenden Begriffe in der Umgangssprache überrascht es kaum, daß bezüglich der Klassifikation von Formen des AW in der wissenschaftlichen Literatur keine Einigkeit besteht. Zustände des Wohlbefindens unterscheiden sich in der Intensität sowie der Qualität bzw. den Inhalten des Erlebens. So lassen sich – ausgehend von den Inhalten des Erlebens – beispielsweise Zustände des psychischen, physischen und sozialen Wohlbefindens unterscheiden (vgl. Kapitel von Abele, Brehm und Gall in diesem Band.) Eine andere Möglichkeit bestünde in einer inhaltlichen Klassifikation, die sich an den zugrunde liegenden Motiven, deren Befriedigung Wohlbefinden erzeugt, orientiert. Wir stellen im folgenden eine Klassifikation vor, die auf empirisch gewonnenen Daten basiert.

Gestützt auf Längsschnittstudien und faktorenanalytische Auswertungen wurde von Becker (1989 b) ein dreidimensionales, sphärisches Strukturmodell der emotionalen Befindlichkeit vorgeschlagen. Es eignet sich als Orientierungsrahmen, wenn man berücksichtigt, daß AW neben Gefühlen vor allem länger andauernde Stimmungen umfaßt. Der varianzstärkste Befindlichkeitsfaktor wurde „positive vs. negative Stimmung“ benannt. Diese Dimension wurde auch von anderen Untersuchern am häufigsten empirisch ermittelt. Die beiden anderen Faktoren erhielten die Interpretationen „Aktiviertheit“ und „Erregungsniveau“. Mit Hilfe der zuletzt genannten Faktoren lassen sich im Bereich der positiven Stimmung vier Formen unterscheiden, zwischen denen fließende Übergänge bestehen: positive Stimmung in Verbindung mit hoher bzw. niedriger Aktiviertheit und positive Stimmung in Kombination mit hoher bzw. niedriger Erregung. Zur Charakterisierung einer positiven Befindlichkeit verbunden mit hoher Aktiviertheit eignen sich Begriffe wie „beschwingt“ oder „begeistert“. Von Csikszentmihalyi (1985) wurde für eine spezifische Subform derartiger Zustände der Begriff des „flow-Erlebnisses" vorgeschlagen, auf den wir unten näher eingehen. Positive Befindlichkeit in Verbindung mit niedriger Aktivierung wurde von Bekker (1989 b) als „Gelassenheit" bezeichnet. Apter (1984) verwendete für positiv getönte emotionale Zustände mit niedrigem Erregungsniveau den Begriff „Entspannung" (relaxation) und für solche mit hohem Erregungsniveau den Begriff „Erregung" (excitement). Auch Maslow (1975), der den Begriff der Grenz- oder Höhepunkterfahrungen (peak experiences) prägte, worunter er besonders intensive Gefühle des Glücks, der Erfüllung und der Ergriffenheit verstand, machte die Beobachtung, daß sie in zwei Grundformen, nämlich in Verbindung mit Erregung oder Entspannung, auftreten (vgl. in diesem Zusammenhang Ergebnisse sportpsychologischer Studien, auf die Abele et al. in diesem Band eingehen).

Zusammenfassend läßt sich festhalten, daß es ein breites Spektrum von Zuständen des Wohlbefindens gibt, die sich einerseits im Intensitätsgrad sowie der inhaltlichen Färbung, andererseits hinsichtlich der damit verbundenen Grade der Erregung und Aktiviertheit voneinander unterscheiden. Wichtige Formen von AW, auf die in diesem Band an verschiedenen Stellen näher eingegangen wird, sind in der oben angeführten Abbildung 1 wiedergegeben.

4.2 Bedingungen von AW

Im Gegensatz zu den eher stabilen Bedingungen von HW hängt AW von relativ kurzfristig wirksamen (d.h. sich über Sekunden bis Stunden erstreckenden) Faktoren ab. Wir schlagen im folgenden ein allgemeines Rahmenmodell vor, innerhalb dessen sich die Bedingungen von AW und die dazu vorliegenden Theorien einordnen lassen. AW kann auf zwei grundsätzlichen Wegen erreicht werden: auf direktem Wege über Erfahrungen, die in sich positiv, belohnend oder lustvoll sind (z.B. angenehme sensorische Reize oder Erfolgserlebnisse), und indirekt durch die Beseitigung oder Reduktion aversiver Zustände (z.B. Schmerz, Müdigkeit, Angst oder Hilflosigkeit). Unter den direkten Möglichkeiten sind vier Bedingungskomplexe zu unterscheiden: angenehme sensorische Erfahrungen, erfolgreiche Handlungen, soziale Zuwendung und Nähe sowie glückliche Umstände. In vielen Fällen beinhalten bestimmte Erfahrungen Kombinationen aus diesen vier Komplexen. Neben realen Erfahrungen verdienen auch Phantasietätigkeiten als Quellen von AW Beachtung.

AW durch sensorische Erfahrungen

AW kann durch eine Vielzahl von Sinneseindrücken hervorgerufen werden, die der Mensch aufgrund angeborener oder erlernter Mechanismen als angenehm empfindet, z.B. Geschmacksreize, Gerüche, Töne, Musik, Farben, Hautempfindungen oder kinästhetische Sensationen.

So kann jemand beispielsweise durch den Geruch eines Parfums, den Genuß einer wohlschmeckenden Speise, eine zärtliche Berührung oder motorische Aktivität (z.B. Tanzen) AW verspüren. Auch durch die Einnahme psychoaktiver Substanzen (Drogen, Medikamente, Alkohol) lassen sich angenehme sensorische Effekte hervorrufen. Von einigem theoretischen Interesse ist die Tatsache, daß bestimmte Sinnesreize (z.B. der Duft von Parfum oder bestimmter Speisen oder Getränke) bei einer bestimmten Person P keinesfalls automatisch und unter allen Bedingungen AW auslösen. So kann beispielsweise ein unter normalen Bedingungen von P als lustvoll (sinnlich, attraktiv) empfundenes Parfum im Zustand einer sensorischen Überempfindlichkeit für bestimmte Gerüche (etwa nach einer Operation) ausgesprochenen Ekel und Widerwillen auslösen. Es bestehen mithin keine einfachen Eins-zu-Eins-Relationen zwischen Reizen und ausgelösten Empfindungen. Wir wollen im folgenden auf Theorien zu den Auswirkungen sensorischer Erfahrungen auf AW eingehen.

Von Triebtheoretikern (u.a. Freud, Hull, Lorenz) wurde die Auffassung vertreten, daß Wohlbefinden aus der Reduktion aversiv empfundener Triebspannung (insbesondere sexueller und aggressiver Erregung) resultiert. Auf diesem Weg läßt sich das Anstreben von Zuständen, die mit niedrigem Erregungsniveau verbunden sind, nicht jedoch das Aufsuchen von erregenden Stimulationen erklären. Dem zuletzt genannten Phänomen schenkte unter anderem Berlyne (1976) besondere Beachtung. Während Triebtheoretiker von einem negativen Zusammenhang von Erregungsniveau und hedonischem Tonus ausgingen, besteht nach Berlyne eine umgekehrt u-förmige Beziehung zwischen Erregungspotential und hedonischem Tonus. Das Erregungspotential hängt von quantitativen und qualitativen Merkmalen der Reizkonstellation ab. Neuartige, überraschende, komplexe und mehrdeutige Reize bewirken ein erhöhtes Erregungspotential. Extrem niedrige und extrem hohe Erregungsgrade werden als aversiv (als Langeweile bzw. Angst), mittlere Erregungsniveaus als angenehm erlebt. Es existiert mit anderen Worten eine Art *Reizoptimum* bzw. Optimum der Gewißheit/Ungewißheit, das normalerweise von Menschen angestrebt wird. Bei einem sehr niedrigen Erregungspotential, resultierend zum Beispiel aus monotonen Situationen, sucht der Mensch bewußt nach Reizen (Reizhunger, Erregungssteigerung). Bei einem sehr hohen Erregungspotential wird hingegen eine Reizreduktion angestrebt. Berlyne erklärte den umgekehrt u-förmigen Kurvenverlauf unter Rückgriff auf zwei hypothetische, antagonistische Systeme: ein primäres Belohnungssystem, das auf einen Anstieg des Erregungsniveaus mit positiven Emotionen anspricht, und ein Aversionssystem, das bei höheren Erregungsniveaus auf den Plan tritt, zunehmend wirksamer wird und die Affektbilanz ins Negative wendet.

Ergänzend ist darauf hinzuweisen, daß nach Zuckerman (1971) biologisch bedingte, interindividuelle Unterschiede in der Suche nach erregenden Reizen bestehen (sensation seeking). Bei Personen mit stark ausgeprägtem sensation seeking ist die von Berlyne beschriebene Kurve nach rechts in Richtung stärkerer Erregungsniveaus verschoben; sie haben mit anderen Worten ein besonders großes Bedürfnis nach erregenden Erfahrungen, bzw. solche Situationen sind bei ihnen bevorzugt geeignet, AW auszulösen.

Kritisch ist zu den Theorien von Berlyne und Zuckerman anzumerken, daß durch fernöstliche Techniken der Meditation Zustände intensiven Wohlbefindens, im Sinne tiefer innerer Ruhe und Versenkung, herbeigeführt werden können, die kaum mit den oben genannten Modellannahmen über ein Reizoptimum in Einklang zu bringen sind.

Auch Apter (1984) hält die soeben dargestellten Theorien zwar bereits für einen Fortschritt gegenüber den homöostatischen Triebtheorien, aber dennoch für zu vereinfacht. Während nach Berlyne lediglich mittlere Erregungsniveaus zu AW führen, vertritt Apter in seiner *Umschwungtheorie* (reversal theory) die Auffassung, daß es auch bei niedrigem und hohem Erregungsniveau zu bestimmten Zuständen des Wohlbefindens kommen kann. AW bei niedrigem Erregungsniveau wird von ihm als Entspannung, AW bei hohem Erregungsniveau als (positive) Erregung bezeichnet. Statt einer einzigen Kurve verwendet Apter zwei Kurven, die den Zusammenhang von Erregungsgrad und hedonischem Tonus beschreiben. Diese beziehen sich auf zwei unterschiedliche metamotivationale Zustände: einen telischen und einen paratelischen Modus.

Befindet sich eine Person im *telischen Modus,* so handelt sie zielorientiert, planvoll und zukunftsorientiert. Ihre emotionale Befindlichkeit bewegt sich dann auf einer Kurve von Entspannung (bei niedrigem Erregungsniveau) zu Angst (bei hohem Erregungsniveau). Im telischen Modus ist eine Person bestrebt, ein eher niedriges Erregungsniveau aufrechtzuerhalten (arousal avoidance). Größere Erregungsanstiege lösen Angst aus.

Im *paratelischen Modus* liegen die Verhältnisse genau umgekehrt. Es handelt sich im Gegensatz zu einem zielorientierten um einen aktivitätsorientierten Zustand. Die Person hat eine eher spielerische Grundhaltung und bewegt sich primär im Hier und Jetzt. Ihre emotionale Befindlichkeit liegt auf einer Kurve, die sich von Langeweile zu (positiver) Erregung erstreckt. Im paratelischen Modus erlebt eine Person hohe Erregung als ausgesprochen angenehm, und sie unternimmt aktive Schritte, um den Erregungsgrad zu steigern. Ein Beispiel wäre eine Intensivierung sexueller Erregung.

Apter geht davon aus, daß jeder Mensch sowohl telische als auch paratelische Zustände realisiert und daß es zu einem plötzlichen Umschlagen von dem einen in den anderen Zustand kommen kann (z.B. kann starke sexuelle Erregung in starke Angst umschlagen). Solche Veränderungen führt Apter vor allem auf drei Bedingungen zurück: kontingente Ereignisse, Frustrationen sowie Sättigungen. Menschen unterscheiden sich darin, ob bei ihnen der telische oder der paratelische Modus dominiert. Apter spricht von *„telischer Dominanz"*. Wir vermuten, daß telische Dominanz ein Charakteristikum von Personen mit starker Verhaltenskontrolle, paratelische Dominanz ein Charakteristikum von Personen mit geringer Verhaltenskontrolle ist (vgl. Becker, 1989 a, 1990).

Kritisch ist zu der von Apter vertretenen Umschwungtheorie anzumerken, daß sie insofern vereinfacht, als auch im telischen Modus Zustände hoher Erregung und im paratelischen Modus Zustände niedriger Erregung unter bestimmten Bedingungen als angenehm erlebt werden können.

Der bisher vermittelte Überblick über einflußreiche Theorien zur Bedeutung sensorischer Erfahrungen für AW läßt ein weiteres Defizit auf der theoretischen und empirischen Analyseebene erkennen. Der Verfasser ist mit Lutz (1983) der Auffassung, daß AW – z.B. in Gestalt des Genießens aktuell vorhandener Quellen des Wohlbefindens – durch bestimmte Bedingungen intensiviert oder abgeschwächt werden kann. Wohlbefindenssteigernd wirken das Vorhandensein von hinreichend viel Zeit sowie eine gezielte *Fokussierung der Aufmerksamkeit* auf die Genußquelle unter Ausblendung ablenkender Außenreize. Wohlbefindensbeeinträchtigend sind hingegen Schuldgefühle, die ein genußvolles Erleben als moralisch bedenklich disqualifizieren.

Auf die von der Psychologie bisher wenig beachteten Möglichkeiten einer Förderung des Wohlbefindens durch positiv bewertete sensorische Erfahrungen, die aus motorischer Aktivität resultieren, gehen Abele et al. in diesem Band näher ein.

AW durch erfolgreiche Handlungen

Wurde bei dem soeben besprochenen Bedingungskomplex AW über sensorische Erfahrungen vermittelt, so kommt im vorliegenden Fall erfolgsinduzierten Wohlbefindens kognitiven, symbolischen Prozessen eine zentrale Bedeutung zu. Als erfolgreich wollen wir Handlungen bezeichnen, bei denen eine Person ein angestrebtes Ziel erreicht oder übertrifft oder sich diesem zumindest deutlich nähert.

Boesch (1975) analysierte im Rahmen der von ihm konzipierten ichpsychologischen Handlungstheorie emotionale Regulationsprozesse, die sich auf einem Kontinuum von Angst zu Triumph bewegen. Während des Handelns überprüft eine Person durch Sollwert-Istwert-Vergleiche ständig, ob es erfolgreich verläuft. Gelungene Handlungen bestätigen und stärken das Ich und werden von positiven Emotionen begleitet. Triumphgefühle, also besonders intensive Glücksgefühle, treten auf, wenn eine Person Erfolg bei einer persönlich sehr bedeutsamen Handlung hat, deren Ausgang ungewiß war, wo sie mit anderen Worten ernsthaft mit einem Mißerfolg rechnen mußte. Solche Erfolge können zu einer Erweiterung der subjektiv wahrgenommenen Handlungsmöglichkeiten führen. „Die Erweiterung von Handlungsmöglichkeiten muß dem Menschen ein äußerst belohnendes Erlebnis sein.“ (Boesch, 1975, S. 34). Um solche Bewährungslust zu erleben, suchen Menschen gezielt reale oder symbolische Bewährungssituationen auf.

Csikszentmihalyi (1985) befaßte sich in seinen empirischen und theoretischen Analysen mit einer spezifischen Form von AW, die er als *„flow-Erlebnisse“* bezeichnete. Diese treten bei intrinsisch motivierten, autotelischen Aktivitäten auf, die er unter anderem bei Schachspielern, Bergsteigern, Rocktänzern und Chirurgen studierte. Flow wird erlebt, wenn eine Person bei einer herausfordernden Tätigkeit völlig in dieser aufgeht, wenn sie den Handlungsablauf beherrscht, so daß eine Handlung wie nach einer inneren Logik auf die vorangehende folgt. Csikszentmihalyi benannte folgende Elemente eines flow-Erlebnisses: Das vielleicht deutlichste Anzeichen ist das Verschmelzen von Handlung und Bewußtsein. Die Aufmerksamkeit ist auf ein beschränktes Stimulusfeld zentriert. Es tritt ein Verlust des Selbst, eine Selbstvergessenheit auf. Die Person hat ihre Handlungen und die Umwelt unter Kontrolle und erhält klare Rückmeldungen über den Erfolg des Handelns. Die Tätigkeit hat autotelischen Charakter, d.h. sie scheint keine Ziele oder Belohnungen zu benötigen, die außerhalb ihrer selbst liegen.

Flow-Erlebnisse lassen sich auf einem Kontinuum einordnen, welches von repetitiven, beinahe automatischen Handlungen bis zu komplexen Aktivitäten reicht, die den vollen Einsatz der physischen und intellektuellen Fähigkeiten einer Person verlangen. Eine entscheidende Voraussetzung für das Auftreten von flow ist eine Korrespondenz von Handlungsanforderungen und Handlungsfähigkeiten, wobei zugleich sowohl die Anforderungen als auch die eingesetzten Fähigkeiten über dem für die betreffende Person charakteristischen mittleren Niveau liegen (Csikszentmihalyi & Csikszentmihalyi, 1988). Eine Korrespondenz bei geringen Herausforderungen und niedrigen eingesetzten Fähigkeiten ist eher von Apathie begleitet. Sind die Anforderungen höher als die Fähigkeiten, erlebt die Person zunächst Sorge, die mit steigender Diskrepanz in Angst übergeht. Dominieren hingegen die Fähigkeiten, verspürt die Person Langeweile. Empirische Belege für diese theoretischen Annahmen lieferten Massimini und Carli (1988). Für flow-Erlebnisse muß man einen Preis zahlen, nämlich die Aneignung hinreichender, und je nach Anforderungsgrad sogar sehr hoher Fertigkeiten, sowie eine mögliche Erschöpfung infolge der hohen Anstrengung und Konzentration. Andererseits können flow-Erlebnisse eine solche Faszination auf bestimmte Personen ausüben, daß die Gefahr einer „Abhängigkeit“ besteht. So kann bekanntlich die Arbeit zur Sucht werden („workaholicism“), was auf die Künstlichkeit einer scharfen Trennung von Arbeit und Spiel hinweist, und auch bestimmte autotelische Freizeitaktivitäten (wie z.B. das Ausüben bestimmter Sportarten) bergen das Risiko einer Überbetonung gegenüber anderen Aufgaben und Lebensinhalten in sich, so daß sie zum Problem werden können.

Csikszentmihalyi (1985, S. 226) gelangte nach Abschluß seiner Studien zu folgenden Überlegungen, die wir wörtlich zitieren möchten: „Unsere Untersuchungen brachten uns dazu, die Elemente der Freiheit, des Könnens, des Wachstums und der Selbsttranszendenz in den Vordergrund zu rücken. Freude ist nicht synonym mit Lust. Die Befriedigung von Grundbedürfnissen mag eine Voraussetzung für das Erleben von Freude sein, verschafft aber selber noch kein Gefühl der Erfüllung. Wir müssen ständig wachsen, neue Fähigkeiten entwickeln und neue Herausforderungen annehmen, um ein Selbstkonzept als voll funktionierende menschliche Wesen aufrechterhalten zu können. Werden Fähigkeiten unterdrückt und Handlungsmöglichkeiten reduziert, werden sich die Menschen der Lust als einzig erreichbarem sinnvollem Erlebnis zuwenden."

Empirische Belege für einen positiven Zusammenhang von Erfolgserlebnissen und gehobener Stimmung wurden unter anderem von Becker (1986 b) und Becker, Krieger, Kamm und Schoerer (1989) vorgelegt.

AW durch soziale Zuwendung und Nähe
Wegen der zentralen Bedeutung von Mitmenschen (Eltern, Kinder, Ehepartner, Freunde, Arbeitskollegen etc.) für die Bedürfnisbefriedigung kommt der sozialen Zuwendung und Nähe (bzw. sozialen Unterstützung, social support) ein hoher Stellenwert für AW zu. Dabei kann soziale Zuwendung und Nähe auf direktem Wege – etwa bei gemeinsamen sozialen Freizeitaktivitäten – oder indirekt durch die Überwindung negativer Gefühlszustände Wohlbefinden fördern. Zur Theorie, Empirie und Diagnostik sozialer Unterstützung siehe Sommer und Fydrich (1989).

Schwarzer und Leppin (1989) unterscheiden fünf Formen des sozialen Rückhalts: 1) Bei der *emotionalen Unterstützung* handelt es sich um solche Tätigkeiten bzw. Einstellungen wie das Äußern von Wertschätzung und Sympathie oder das Trostspenden in Problemsituationen. 2) *Zusammensein, positiver sozialer Kontakt:* Hier geht es primär um gemeinsame Aktivitäten wie Sport, Kino, Theater, Feste, Essen. Aber auch die bloße Anwesenheit von vertrauten und geliebten Personen kann Wohlbefinden hervorrufen, während umgekehrt soziale Isolierung und Einsamkeit dysphorische Zustände begünstigen. Aus der sozialpsychologischen Forschung ist bekannt, daß in bedrohlichen Situationen die bloße Anwesenheit anderer Menschen, die sich in der gleichen Lage befinden, beruhigend wirken kann und die Nähe dieser Personen gesucht wird. 3) *Instrumentelle Unterstützung:* Schwarzer und Leppin verstehen darunter verschiedene Formen konkreter Hilfe bei der Lebensbewältigung, wie z.B. Geld leihen, beim Umzug helfen oder im Krankheitsfalle zur Verfügung stehen. Wir wollen neben kleinen Aufmerksamkeiten und Gefälligkeiten darunter auch Geschenke subsumieren, die fraglos sehr zum AW beitragen können und denen im menschlichen Zusammenleben eine nicht zu unterschätzende Bedeutung zukommen dürfte. 4) *Informationelle Unterstützung* besteht in Hinweisen oder Ratschlägen, die einer Person bei der Lösung eines Problems nützlich sind. Aber auch der bloße Austausch persönlicher Sichtweisen kann zur Stärkung der eigenen Identität und zur Festigung der eigenen Weltsicht beitragen. 5) Als Spezialfall informationeller Hilfe fassen wir die *Bewertungs/Einschätzungs-Unterstützung* auf. Sie umfaßt Informationen, die einer Person dabei helfen, sich selbst, die eigenen Fähigkeiten, Interessen und Bedürfnisse realistischer zu beurteilen.

Ruehlman und Wolchik (1988) konnten an einer studentischen Stichprobe zeigen, daß die Unterstützung persönlich bedeutsamer Projekte durch die am nächsten stehende Person (in der Regel ein Familienmitglied) signifikant zum Wohlbefinden beiträgt.

Im Zusammenhang mit AW ist ferner auf einen Ansteckungseffekt hinzuweisen. Wie u.a. Tatarkiewicz (1984) bemerkt, ist die gute oder schlechte Laune von Mitmenschen ansteckend. Empirische Hinweise dafür lieferten Becker et al. (1989). Nähere Einzelheiten zum Thema AW durch soziale Zuwendung und Nähe sind mehreren Kapiteln des vorliegenden Bandes zu entnehmen.

AW durch glückliche Umstände

Unter glücklichen Umständen, die in der philosophischen Tradition als „fortuna" bezeichnet werden, verstehen wir erwünschte Ereignisse, die (weitgehend) ohne eigenes Zutun, also primär aufgrund von Zufällen, eintreten. Auf diesem Weg kann eine Person entweder vor Unheil bewahrt werden (wenn sie zum Beispiel ein Unglück oder eine Katastrophe unversehrt übersteht) oder etwas für sie sehr Anstrebenswertes (z.B. einen Lottogewinn) erhalten. Zwar ist eine scharfe Abgrenzung gegenüber den vorausgehenden drei Bedingungskomplexen nicht in jedem Fall möglich, doch wäre ein Überblick über Bedingungen von AW unvollständig, würde man diese Kategorie übersehen. Da uns zu diesem Thema kaum einschlägige psychologische Darstellungen bekannt sind, wollen wir es bei dem Hinweis bewenden lassen, daß solche glücklichen Fügungen sich langfristig gesehen keinesfalls immer für die Person als vorteilhaft erweisen müssen. Es gehört ferner zur Natur der Sache, daß eine auf „fortuna" ausgerichtete Strategie des Wohlbefindens angesichts der Launenhaftigkeit dieser Göttin erhebliche Risiken in sich birgt.

AW durch Phantasietätigkeit

Hierbei handelt es sich ebenfalls um ein in der psychologischen Literatur zum Wohlbefinden stark vernachlässigtes Gebiet. Es zeichnet den

Menschen aus, daß er – auch unter desolaten äußeren Umständen – die Möglichkeit hat, sich durch Phantasietätigkeit diesen Situationen zu entziehen und die oben genannten vier Bedingungskomplexe des Wohlbefindens in der Vorstellung zu realisieren. Insbesondere hat der Mensch die Freiheit, die Grenzen von Zeit und Raum zu überwinden und sich beispielsweise in Situationen aus der Vergangenheit zurückzuversetzen – eine Strategie, die nicht wenige ältere Menschen verwenden – oder sich künftige, lustbetonte Ereignisse auszumalen. Auch dabei tritt, wenn auch meist in abgeschwächter Form, AW auf. Abele (1990) konnte mit der von ihr verwendeten „Memoriermethode", d.h. der Aufforderung zur Erinnerung an positive und negative Lebensereignisse, bei weiblichen Versuchspersonen Stimmungsveränderungen induzieren, die etwa 15 Minuten anhielten. Die Erinnerung an positive Ereignisse verbesserte die Befindlichkeit, während die Erinnerung an negative Ereignisse die Stimmung verschlechterte. Es zeigte sich ferner, daß die Anschaulichkeit und Detailliertheit der Schilderungen den jeweiligen Stimmungseffekt verstärkten (vgl. auch Strack et al., 1985).

Eine bekannte Form derartiger Tätigkeit ist das Tagträumen. Durch Abschirmung störender Außenreize und eine Konzentration der Aufmerksamkeit auf bestimmte bildhafte Vorstellungen – eventuell im Zustand einer meditativen Versenkung – lassen sich selbstinduzierte angenehme bildhafte Vorstellungen intensiver hedonischer Tönung hervorrufen. Aber auch durch Lektüre, Rundfunk- oder Fernsehkonsum oder Theaterbesuch kann sich eine Person, vermittelt über Phantasietätigkeit und Identifikationsprozesse, Quellen des Wohlbefindens erschließen. Es erscheint lohnend, diese Thematik genauer zu erforschen und auch theoretisch aufzuarbeiten. Wahrscheinlich ist davon auszugehen, daß die Trennung zwischen realen und vorgestellten Ereignissen oftmals künstlich ist, da sich beim Erleben von Situationen Realität und Wunschdenken häufig mehr oder weniger miteinander vermischen. Extreme Formen derartiger Überlagerungen sind bei psychotischen Patienten zu beobachten. Solche psychischen Störungen lassen sich zu einem gewissen Teil auch als verzweifelte Versuche zur Aufrechterhaltung von AW verstehen.

5. Wohlbefinden als Prozeß (WP)

Die Gemeinsamkeit der im folgenden dargestellten Hypothesen besteht darin, daß sie sich auf den zeitlichen Verlauf von Wohlbefinden bzw. auf emotionale Regulationsprozesse beziehen. Von Solomon (1980) wurde eine *„Theorie entgegengesetzer Prozesse"* (opponent process theory) vorgelegt, die sich mit „den Kosten von Vergnügen und dem Nutzen von Schmerz" befaßt. Es handelt sich dabei um eine Theorie emotionaler und motivationaler Prozesse, der ein hoher integrativer Wert zukommt und die empirisch recht gut gestützt ist. Zentrale Konzepte sind: hedonischer Kontrast, hedonische Habituation und hedonische Entzugs- oder Abstinenzsyndrome.

Unter einem affektiven oder *hedonischen Kontrast* versteht Solomon eine Sequenz, die wie folgt abläuft: Ausgangszustand, hedonischer Zustand A, entgegengesetzter hedonischer Zustand B, Rückkehr zum Ausgangszustand. Im Falle eines positiven Verstärkers (z.B. eines Opiates) sähe die Sequenz so aus, daß auf die Einnahme der Droge zunächst ein lustvoller Zustand A erfolgt, der nach Abklingen der Drogenwirksamkeit von einem negativ getönten Zustand des Verlangens abgelöst wird, auf den dann der Ausgangszustand vor der Drogeneinnahme folgt. Der erste Besuch einer Sauna wäre ein Beispiel für eine Abfolge, die mit einem negativ getönten Zustand A (Schmerz, Unlust, eventuell Angst aufgrund der heißen Luft) beginnt, auf den nach Verlassen der Sauna ein angenehmer Zustand B (Erleichterung) folgt, der schließlich von einem neutralen Endzustand abgelöst wird. Entscheidend ist nach Solomon das Phänomen des unvermeidlichen Kontrastes von Lust und Unlust, auf das bereits in der Vergangenheit Philosophen, darunter Platon, Schopenhauer und Tatarkiewicz, sowie Psychologen, darunter Freud, hinwiesen.

Interessant ist nun, daß sich bei wiederholter Erfahrung mit einer bestimmten Situation eine affektive oder *hedonische Habituation* einstellt. Diese äußert sich in einer Abschwächung des Zustands A (z.B. einem verringerten Lustgefühl nach wiederholter Einnahme einer Droge) und in einer Intensivierung des Zustands B (z.B. stärkere Ausprägung dysphorischer Verstimmung und psychovegetativer Symptome nach Abklingen der Drogenwirkung). Diese Intensivierung umfaßt eine stärkere emotionale Abweichung vom Ausgangsniveau sowie eine verlängerte Dauer bis zum völligen Abklingen. Solomon spricht hier von einem *hedonischen Entzugssyndrom*. Mit wiederholter Drogeneinnahme und Dosissteigerung verändert sich der Charakter der Handlung von einer positiv motivierten zu einer negativ motivierten Aktivität. Auf das Kennenlernen einer neuen Lustquelle folgt unvermeidlich die Erfahrung einer neuen Leidensquelle. Umgekehrt verhält es sich z.B. beim Saunabesuch oder Fallschirmspringen: Hier erschließt sich die Person nach anfänglichem Leiden eine neue Lustquelle. In diesem Sinne bezeichnet Solomon seine Theorie als „puritanisch“.

Zur Erklärung der oben genannten Phänomene vertritt Solomon die Hypothese eines Affektkontrollsystems mit einer negativen Feedbackschleife. Seines Erachtens ist das Gehirn von Säugetieren so geartet, daß es automatisch Prozesse starker emotionaler Erregung, ob sie angenehmer oder aversiver Natur sind, abschwächt und durch entgegengesetzte Prozesse ablöst. Den primären Prozeß nennt Solomon a-Prozeß. Dieser setzt unwillkürlich einen b-Prozeß in Gang, der mit zunehmender Wiederholung sich allmählich verstärkt und nur langsam abklingt. Die sogenannte Zustandsregel besagt nun, daß der hedonische Tonus jeweils aus der Differenz der Ausprägungsgrade von a- und b-Prozessen resultiert. Habituationseffekte werden nach Solomon damit erklärt, daß sich b-Prozesse durch häufiges Auftreten verstärken.

Bezieht sich Solomons Theorie auf emotionale Regulationsprozesse, die innerhalb weniger Minuten oder Stunden an ein und demselben Tage ablaufen, so untersuchten Becker et al. (1989) Veränderungen der Befindlichkeit sowie die damit in Verbindung stehenden alltäglichen Ereignisse über einen Zeitraum von drei Monaten. Das Wohlbefinden am jeweiligen Abend konnte mit Hilfe bestimmter Ereignisprädiktoren des betreffenden Tages relativ gut vorhergesagt werden, wobei interindividuelle Differenzen in den varianzaufklärenden Bedingungsvariablen zu beobachten waren. In den verschiedenen Befindlichkeitsindikatoren, darunter eine Skala zur Messung von gehobener vs. gedrückter Stimmung, ergaben sich durch zeitreihenanalytische Auswertungen ebenfalls deutliche Hinweise auf kompensatorische Ausgleichsprozesse: Anstiege im Wohlbefinden wurden in der Regel durch entgegengesetzte Veränderungen am darauffolgenden Tag wieder teilweise aufgehoben, so daß sich die emotionale Befindlichkeit immer wieder auf ein für die betreffende Person charakteristisches mittleres Niveau einpendelte. Dabei traten nicht selten emotionale Kontrastphänomene auf. Aus der Persönlichkeitspsychologie, respektive der klinischen Psychologie, ist bekannt, daß Menschen mit einer zyklothymen Persönlichkeitsstruktur bzw. einer bipolaren affektiven Psychose in besonderem Maße zu starken Schwankungen in der Befindlichkeit neigen und damit extreme Formen emotionaler Kontrastphänomene erleben. Auch in diesem Bereich sind weitere Forschungen und genauere theoretische Modellvorstellungen vonnöten.

Überträgt man den Grundgedanken der großen Bedeutung von Kontrastphänomenen für das Erleben von Wohlbefinden auf länger ausgedehnte Zeitintervalle, so stößt man in der Literatur auf die Hypothese, daß bestimmte Phasen des Leidens im menschlichen Leben nicht nur unvermeidlich sind, sondern in nicht unerheblichem Maße dazu beitragen, späteres Wohlbefinden und tieferes Glück zu fördern. So berichten nicht wenige Menschen, die infolge einer schweren Krankheit längere Phasen starker körperlicher Schmerzen (z.B. nach Operationen) oder Unsicherheiten über die eigenen Heilungschancen durchstehen mußten, nach deren Überwindung über ein intensiviertes Lebensgefühl mit neu gewonnenen Glücksmöglichkeiten, die frühere Formen des Wohlbefindens in den Schatten stellen.

6. Funktionale Analyse des Wohlbefindens

Handelten die vorangehenden Ausführungen von der Struktur, den Bedingungen und dem zeitlichen Verlauf des Wohlbefindens, interessiert im folgenden die Frage nach der Funktion und Bedeutung von Wohlbefinden im menschlichen Leben (zu den Auswirkungen von Wohlbefinden siehe den Beitrag von Abele). Diese Thematik ist in den übergeordneten Fragenkomplex der Funktion von Emotionen eingebettet.

Eine funktionale Analyse von Emotionen ist die zur Zeit dominierende wissenschaftliche Betrachtungsweise (vgl. Plutchik & Kellerman, 1980; Scherer, 1984), wobei kritische Stimmen nicht zu überhören sind (vgl. Ulich, 1989). Die große Mehrzahl der in dem von Plutchik und Kellerman (1980) herausgegebenen Band vertretenen Autoren ist der Auffassung, daß Emotionen in der Regel eine adaptive Funktion haben, wobei Izard und Buechler (1980) die motivationale und die expressive (kommunikative) Funktion von zehn fundamentalen Emotionen hervorheben. Auch auf die handlungsregulative Bedeutung von Emotionen ist wiederholt hingewiesen worden (Boesch, 1976; Lantermann, 1983). Lazarus, Kanner und Folkman (1980) beklagen zu Recht, daß traditionelle Emotionstheorien den Bereich der positiven Emotionen und des Wohlbefindens weitgehend vernachlässigt haben. Es stellt sich daher die Frage, ob man auch AW eine adaptive Funktion zusprechen kann. Lazarus et al. (1980) betonen die Bedeutung positiv getönter Gefühle im Zusammenhang mit der Bewältigung von Anforderungen (coping) und unterscheiden dabei drei Funktionen: positive Gefühle als Atempausen bei Streß (breathers), als Stabilisatoren von Bewältigungsbemühungen (sustainers; vor allem in Gestalt von Hoffnung) und als Wiederhersteller (restorers) in den Endphasen der Bewältigung.

Aber nicht nur im Kontext belastender Erfahrungen haben positive Emotionen Bedeutung. Aus psychoanalytischer Sicht (vgl. Brenner, 1980) verfügt der Mensch über einen angeborenen *Lust-Unlust-Mechanismus,* dem bereits beim Neugeborenen eine elementare verhaltenssteuernde Funktion im Sinne der Einschätzung biologisch nützlicher und schädlicher Reizbedingungen zukommt. Reize oder Aktivitäten, die von AW begleitet werden, finden verstärkte Aufmerksamkeit und werden nach Möglichkeit aufgesucht bzw. beibehalten. Analoges gilt für Bedingungen, die über den Mechanismus der Spannungs- und Unlustreduktion AW herbeiführen. In diesem Sinne verfügt der Mensch von Geburt an über Bewertungsmaßstäbe, die nicht erlernt zu werden brauchen. Sie bilden die Grundlage für komplexere Formen der Anpassung an Umweltbedingungen, die über Lern- und Denkprozesse vermittelt werden.

Handelt es sich um biologisch bedeutsame Erfahrungen, werden diese in der Regel von starken Emotionen begleitet. Beispiele wären etwa heftige Schmerzen bei physischer Verletzung oder intensive Lustgefühle im Zusammenhang mit sexuellen Aktivitäten. Solche intensiven Emotionen erzwingen gewissermaßen eine Hinwendung zu den entsprechenden Erfahrungsquellen (z.B. eine Hinwendung zu der schmerzenden Wunde, die behandelt werden sollte). Im Hinblick auf die zeitliche Dauer intensiver Gefühle sowie die Aufmerksamkeitszentrierung scheint eine *Lust-Unlust-Asymmetrie* zu bestehen: Intensive Gefühle des Wohlbefindens sind nur von kurzer Dauer, während starke Unlustgefühle (z.B. Angst, Schmerz, Einsamkeitsgefühle) über längere Zeiträume fortbestehen können. Auch diese Asymmetrie dürfte adaptiv sein: Die dauerhafte Zentrierung der Aufmerksamkeit auf die Ursachen negativer Befindlichkeit beschleunigt den Prozeß der Beseitigung entsprechender Störfaktoren. Das relativ rasche Abklingen von Zuständen intensiven Wohlbefindens im Zusammenhang mit der Befriedigung primärer Bedürfnisse verhindert als Sättigungsphänomen biologische Fehlregulationen (z.B. Aufnahme von zuviel Nahrung oder Verhinderung körperlicher Erschöpfung) und dient mithin der Aufrechterhaltung der Homöostase. Bei lang anhaltenden Glücksgefühlen bestünde die Gefahr, daß der betreffende Mensch sich ausschließlich den betreffenden Erfahrungen hingäbe und dabei für drohende existentielle Gefahren blind würde. Wie in dem Abschnitt „AW durch erfolgreiche Handlungen" ausgeführt wurde, verbleibt dem Menschen jedoch die Möglichkeit, schwächere Grade des Wohlbefindens über längere Zeit aufrechtzuerhalten, wenn er z.B. flow-Erlebnisse herbeiführt. Auch das positiv getönte Gefühl des Interesses an bestimmten Erfahrungen und Erkenntnissen kann beinahe ununterbrochen aufrechterhalten werden.

In einem erweiterten Sinn läßt sich auch folgendes Phänomen als Variante der Lust-Unlust-Asymmetrie interpretieren: Es kommt relativ häufig vor, daß Menschen übersehen, daß es ihnen „eigentlich gut geht" und sie allen Grund zur Zufriedenheit hätten. Hingegen fällt es viel schwerer, die Aufmerksamkeit von Quellen der Unlust und Unzufriedenheit abzuwenden. Bevor man diese menschliche Eigenart als Undankbarkeit beklagt, ist zu bedenken, daß Unzufriedenheit nicht selten wichtige Antriebskräfte zur Verbesserung individueller und kollektiver Lebensbedingungen freisetzt.

Bleibt zum Abschluß die Frage zu stellen, ob Wohlbefinden stets eine verläßliche Richtschnur des Handelns bietet? Es bedarf keines großen Nachdenkens, um hierauf mit Nein zu antworten. Ein Gegenbeispiel wäre etwa das angenehme, rauschähnliche Gefühl des Wohlbehagens, das bei Piloten ohne Sauerstoffgerät in größeren Höhen auftritt und tödliche Folgen haben kann. Steht also das Lustprinzip in vielen Fällen im Dienste der Adaptation des Menschen an seine Umwelt, bedarf es doch der Korrektur durch ein zweites Prinzip, das Freud als Realitätsprinzip bezeichnete. Es versetzt den Menschen in die Lage, aus eigenen und fremden Erfahrungen und aus den Ergebnissen gedanklicher Analysen zu lernen und sich auf diesem Wege im Vergleich zu allen anderen Lebewesen noch flexibler und effizienter an unterschiedliche Umweltbedingungen anzupassen. Der vielleicht bedeutsamste Regulator im Dienste des Realitätsprinzips ist der Schmerzmechanismus. Während Lust in ihren verschiedenen Spielarten langfristig zu negativen Ergebnissen führen kann, ist intensiver Schmerz in jedem Fall ein verläßlicher Lehrmeister des Menschen. Intensiver Schmerz erzwingt die Aufmerksamkeit des Menschen und richtet sie auf ein bestehendes Problem in der Person-Umwelt-Interaktion, das der mehr oder weniger dringenden Lösung bedarf. Schmerz bietet nicht selten den Anlaß zu einer Neuorientierung des Verhaltens sowie der zugrundeliegenden Ziele, Werte, Strategien und Lebensstile. Auch in dieser Hinsicht bestätigt sich die oben erwähnte Lust-Unlust-Asymmetrie.

7. Schlußfolgerungen und Ausblick

Welche Schlüsse lassen sich aus den vorangehenden Ausführungen ziehen? Die wissenschaftliche Erforschung des Wohlbefindens kann zwar auf Fortschritte verweisen, befindet sich aber erst am Anfang eines langen Weges. Mit der Unterscheidung von aktuellem Wohlbefinden (AW), habituellem Wohlbefinden (HW) und Wohlbefinden als Prozeß (WP) liegen Ansätze zu einer terminologischen Klärung und Systematisierung von Forschungsfragestellungen vor. Innerhalb der Wohlbefindensforschung dominiert zur Zeit die Untersuchung des psychischen Wohlbefindens; um so wichtiger erscheint es, das physische Wohlbefinden nicht aus dem Blick zu verlieren, und künftig auch dessen Bedingungen sowie die Wechselbeziehungen von psychischem und physischem Wohlbefinden zu studieren.

Versucht man, aus der Vielfalt der empirischen Befunde auf die Fruchtbarkeit der oben dargestellten Wohlbefindenstheorien rückzuschließen, finden jene Ansätze eine besondere Stützung, die HW auf die Befriedigung der „höheren“ Bedürfnisse des Menschen zurückführen. HW scheint Ausdruck eines „gelungenen“ Lebens bzw. der Fähigkeit zur ausgewogenen Bewältigung externer und interner Anforderungen (Becker, 1986 a) zu sein (vgl. auch das „dynamische Gleichgewichtsmodell“ von Headey & Wearing, 1989, sowie Veenhoven, 1984). Neben der Bewältigung bedeutsamer Lebensanforderungen kommt dabei der Fähigkeit, die „kleinen Freuden des Alltags“ genießen zu können, eine nicht unerhebliche Bedeutung zu (Lutz, 1983). Und bedenkenswert erscheint das empirisch sehr gut abgesicherte Ergebnis der zentralen Bedeutung eines stabilen, positiven Selbstwertgefühls, das seinerseits eng an die Wertschätzung durch andere Menschen, das Erfüllen sinnvoller Aufgaben und die feste Verankerung in einem tragfähigen Wertsystem gebunden scheint. Das hohe Selbstwertgefühl bildet dabei den Kern einer „positiven Triade.“

Die Wege zu einem gelungenen Leben verlaufen interindividuell unterschiedlich, und es gehört zu den Herausforderungen an die künftige Wohlbefindensforschung, dieser differentiellen Perspektive gebührend Rechnung zu tragen. Analoges gilt für die entwicklungspsychologische bzw. längsschnittliche Analyse des Wohlbefindens. Dabei handelt es sich zum einen um die Erforschung langfristiger Veränderungen des Wohlbefindens und seiner Bedingungen als Funktion des Lebensalters, zum anderen um das Studium emotionaler Regulationsprozesse in Zeiträumen von Stunden, Tagen bis Monaten. Es fehlt bislang an differenzierten Modellvorstellungen und empirischen Befunden zu der Frage, inwieweit HW eine Funktion des richtigen Verhältnisses und der optimalen Sequenz verschiedener Aktivitäten ist. Gibt es Rhythmen von Anstrengung und Erholung, Anspannung und Entspannung, Hinwendung zur Umwelt und Rückzug, die sich als besonders förderlich für Wohlbefinden erweisen?

Unter inhaltlichen Gesichtspunkten fiel dem Autor dieses Beitrages auf, daß Quellen des Wohlbefindens, die für bestimmte Menschen sehr bedeutsam sind, in der einschlägigen Literatur kaum beachtet werden. Dies gilt unter anderem für den Bereich des ästhetischen Erlebens. Zweifelsohne erfährt menschliches Leben durch die „ästhetische Emotion“ (Boesch, 1975) eine wesentliche Bereicherung. Analoges gilt für die von Aristoteles hervorgehobene Freude des Menschen am „geistigen Schauen“. Es bleibt künftiger Forschung vorbehalten, den Stellenwert und die psychische Funktion dieser spezifisch menschlichen Dimensionen des Wohlbefindens genauer zu bestimmen.

Literatur

Abele, A. (1990). Die Erinnerung an positive und negative Lebensereignisse. Untersuchungen zur stimmungsinduzierenden Wirkung und zur Gestaltung der Texte. *Zeitschrift für experimentelle und angewandte Psychologie.* (in Druck).

Abele, A. & Brehm, W. (1989). *Wohlbefinden bei sportlicher Aktivierung. Überlegungen zu einer erlebnisorientierten Konzeptualisierung von Gesundheit.* Beitrag zum Symposium „Tübinger Gespräche zu Sport und Sportwissenschaft“ (Mai 1989).

Apter, M.J. (1984). Reversal theory and personality: A review. *Journal of Research in Personality, 18,* 265-288.

Argyle, M. (1987). *The psychology of happiness.* London: Methuen.

Becker, P. (1982). *Psychologie der seelischen Gesundheit.* Band 1: *Theorien, Modelle, Diagnostik.* Göttingen: Hogrefe.

Becker, P. (1986 a). Theoretischer Rahmen. In P. Becker & B. Minsel, *Psychologie der seelischen Gesundheit.* Band 2. (S. 1-90). Göttingen: Hogrefe.

Becker, P. (1986 b). Erste Überprüfungen der Theorie der seelischen Gesundheit. In P. Becker & B. Minsel, *Psychologie der seelischen Gesundheit.* Band 2. (S. 91-183). Göttingen: Hogrefe.

Becker, P. (1986 c). Arbeit und seelische Gesundheit. In P. Becker & B. Minsel, *Psychologie der seelischen Gesundheit.* Band 2. (S. 184-285). Göttingen: Hogrefe.

Becker, P. (1988). Seelische Gesundheit und Verhaltenskontrolle: zwei replizierbare, varianzstarke Persönlichkeitsfaktoren. *Zeitschrift für Differentielle und Diagnostische Psychologie, 9,* 13-38.

Becker, P. (1989 a). *Der Trierer Persönlichkeitsfragebogen (TPF), Handanweisung.* Göttingen: Hogrefe

Becker, P. (1989 b). Ein Strukturmodell der emotionalen Befindlichkeit. *Psychologische Beiträge* (in Druck).

Becker, P. (1990). *Das Trierer Inventar zur Verhaltenskontrolle (TIV).* Trierer Psychologische Berichte, Band 17, Heft 5. Universität Trier. Fachbereich I – Psychologie.

Becker, P. & Weißer, S. (1988). *Religiosität, Wertvorstellungen und seelische Gesundheit: Eine Untersuchung männlicher und weiblicher katholischer Gymnasiasten der Oberstufe.* Trierer Psychologische Berichte, Band 15, Heft 6. Universität Trier. Fachbereich I – Psychologie.

Becker, P., Krieger, W., Kamm, U. & Schoerer, S. (1989). *Alltagskorrelate und -verläufe der emotionalen Befindlichkeit: Literaturüberblick sowie zeitreihenanalytische Studie an fünf Paaren über 100 Zeitpunkte.* Trierer Psychologische Berichte, Band 16, Heft 3. Universität Trier. Fachbereich I – Psychologie.

Benin, M.H. & Nienstedt, B.C. (1985). Happiness in single- and dual-earner families: The effects of marital happiness, job satisfaction, and life cycle. *Journal of Marriage and the Family, 47,* 975-984.

Berlyne, D.E. (1976). The affective significance of uncertainty. In G. Serban (Ed.), *Psychopathology of human adaption* (pp. 319-341). New York: Plenum Press.

Boesch, E.E. (1975). *Zwischen Angst und Triumph. Über das Ich und seine Bestätigung.* Bern: Huber.

Boesch, E.E. (1976). *Psychopathologie des Alltags.* Bern: Huber.

Bradburn, N.M. (1969). *The structure of psychological well-being.* Chicago: Aldine.

Brandtstädter, J., Krampen, G. & Baltes-Götz, B. (1989). Kontrollüberzeugungen im Kontext persönlicher Entwicklung. In G. Krampen (Hrsg.), *Diagnostik von Attributionen und Kontrollüberzeugungen* (S. 155-171). Göttingen: Hogrefe.

Bray, D. W. & Howard, A. (1980). Career success and life satisfactions of middle-aged managers. In L.A. Bond & J.C. Rosen (Eds.), *Competence and coping during adulthood* (pp. 258-287). Hanover, N.H.: University Press of New England.

Brenner, C. (1980): A psychoanalytic theory of affects. In R. Plutchik & H. Kellerman (Eds.), *Emotion. Theory, research, and experience* (pp. 341-348). New York: Academic Press.

Brickman, P., Coates, D. & Janoff-Bulman, R. (1978). Lottery winners and accident victims: Is happiness relative? *Journal of Personality and Social Psychology, 36,* 917-927.

Bühler, Ch. (1970). Vorstellungen vom Glück in unterschiedlichen Altersstufen. *Psychologische Beiträge, 12,* 173-185.

Campbell, A. (1981). *The sense of well-being in America: Recent patterns and trends.* New York: McGraw-Hill.

Costa, P.T., McCrae, R.R. & Norris, A.H. (1981). Personal adjustment to aging: Longitudinal prediction from neuroticism and extraversion. *Journal of Gerontology, 36,* 78-85.
Csikszentmihalyi, M. (1985). *Das flow-Erlebnis: Jenseits von Angst und Langeweile: im Tun aufgehen.* Stuttgart: Klett-Cotta.
Csikszentmihalyi, M. & Csikszentmihalyi, I.S. (Eds.) (1988). *Optimal experience. Psychological studies of flow in consciousness.* New York: Cambridge University Press.

Dermer, M., Cohen, S.J., Jacobsen, E. & Anderson, E.A. (1979). Evaluative judgements of aspects of life as a function of vicarious exposure to hedonic extremes. *Journal of Personality and Social Psychology, 37,* 247-260.
Diener, E. (1984). Subjective well-being. *Psychological Bulletin, 95,* 542-575.
Diener, E. & Larsen, R.J. (1984). Temporal stability and cross-situational consistency of affective, behavioral, and cognitive responses. *Journal of Personality and Social Psychology, 47,* 871-883.
Diener, E., Larsen, R.J., Levine, S. & Emmons, R.A. (1985). Intensity and frequency: Dimensions underlying positive and negative affect. *Journal of Personality and Social Psychology, 48,* 1253-1265.
Duncan, O.D. (1975). Does money buy satisfaction? *Social Indicators Research, 2,* 267-274.

Easterlin, R. (1973). Does money buy happiness? *The Public Interest, 30,* 3-10.
Eastwood, M.R. (1977). *The relation between physical and mental illness.* Toronto: University of Toronto Press.
Emmons, R.A. (1986). Personal strivings: An approach to personality and subjective well-being. *Journal of Personality and Social Psychology, 51,* 1058-1068.
Emmons, R.A. & Diener, E. (1985). Personality correlates of subjective wellbeing. *Personality and Social Psychology Bulletin, 11,* 89-97.

Fahrenberg, J., Hampel, R. & Selg, H. (1984). *Das Freiburger Persönlichkeitsinventar FPI, Revidierte Fassung FPI-R. Handanweisung.* Göttingen: Hogrefe.
Fahrenberg, J., Myrtek, M., Wilk, D. & Kreutel, K. (1986). Multimodale Erfassung der Lebenszufriedenheit: Eine Untersuchung an Herz-Kreislauf-Patienten. *Psychotherapie, Psychosomatik, Medizinische Psychologie, 36,* 347-354.
Filipp, S.-H., Klauer, Th., Ferring, D. & Freudenberg, E. (1988). *Wohlbefinden durch Krankheitsbewältigung? Untersuchungen zur „Effektivität" von Bewältigungsverhalten bei Krebspatienten.* (= Forschungsberichte aus dem Projekt „Psychologie der Krankheitsbewältigung" Nr. 20). Universität Trier. Fachbereich I – Psychologie.
Fordyce, M.W. (1983). A program to increase happiness: Further studies. *Journal of Counseling Psychology, 30,* 483-498.
Frankl, V.E. (1976). Paradoxien des Glücks. In U. Hommes (Hrsg.), *Was ist Glück? Ein Symposium* (S. 108-126). München: Deutscher Taschenbuch Verlag.
Freedman, J. (1978). *Happy people: What happiness is who has it and why.* New York: Harcourt Brace Jovanovich.
French, J.R.P.Jr., Rodgers, W. & Cobb, S. (1974). Adjustment as person-environment fit. In G.V. Coelho, D.A. Hamburg & J.E. Adams (Eds.), *Coping and adaptation* (pp. 316-333). New York: Basic Books.

Freud, S. (1978), Das Unbehagen in der Kultur. In E. Martens (Hrsg.), *Was heißt Glück?* (S. 38-42). Hannover: Schroedel.

Glatzer, W. & Zapf, W. (Hrsg.) (1984). *Lebensqualität in der Bundesrepublik.* Frankfurt: Campus.

Grom, B., Brieskorn, N. & Haeffner, G. (Hrsg.). (1987). *Glück – auf der Suche nach dem „guten Leben".* Frankfurt: Ullstein.

Haeffner, G. (1987). Positiverfahrungen – ein Problem der Philosophie. In B. Grow, N. Brieskorn & G. Haeffner (Hrsg.), *Glück – auf der Suche nach dem „guten Leben"* (S. 207-220). Frankfurt: Ullstein.

Haisch, J. & Haisch, I. (1990). Gesundheitspsychologie als Sozialpsychologie: Das Beispiel der Theorie sozialer Vergleichsprozesse. *Psychologische Rundschaü, 41,* 25-36.

Hahn, A. (1976). *Soziologie der Paradiesvorstellungen.* (= Trierer Universitätsreden. Band 7). Trier: NCO-Verlag.

Headey, B. & Waering, A. (1989). Personality, life events, and subjective wellbeing: Toward a dynamic equilibrium model. *Journal of Personality and Social Psychology, 57,* 731-739.

Herzberg, F. (1966). *Work and the nature of man.* New York: Mentor Books.

Hinske, N. (1986). *Lebenserfahrung und Philosophie.* Stuttgart: Fromman.

Höffe, O. (1978). Strategien der Humanität. In E. Martens (Hrsg.), *Was heißt Glück?* (S. 24-26). Hannover: Schroedel.

Hofstätter, P.R. (1986). *Bedingungen der Zufriedenheit.* Zürich: Edition Interfrom.

Houston, J.G. (1981). *The pursuit of happiness.* Glenview: Scott.

Izard, C.E. & Buechler, S. (1980). Aspects of consciousness and personality in terms of differential emotions theory. In R. Plutchik & H. Kellerman (Eds.), *Emotion. Theory, research, and experience* (pp. 165-187). New York: Academic Press.

Kambartel, F. (1978). Universalität als Lebensform. In E. Martens (Hrsg.), *Was heißt Glück?* (S. 32-36). Hannover: Schroedel.

Kammann, R. & Campbell, K. (1982). Illusory correlation in popular beliefs about the causes of happiness. *New Zealand Psychologist, 11,* 52-63.

Kiyak, H.A. (1978). Person-environment congruence models as determinants of environmental satisfaction and well-being in institutions for the elderly. *Dissertation Abstracts International, 39,* (3-B), 1543-1544.

Krampen, G. (1982). *Differentialpsychologie der Kontrollüberzeugungen (Locus of control).* Göttingen: Hogrefe.

Lantermann, E.D. (1983). Handlung und Emotion. In H.A. Euler & H. Mandl (Hrsg.), *Emotionspsychologie* (S. 273-282). München: Urban & Schwarzenberg.

Lazarus, R.S., Kanner, A.D. & Folkman, S. (1980). Emotions: A cognitive-phenomenological analysis. In R. Plutchik & H. Kellerman (Eds.), *Emotion. Theory, research, and experience* (pp. 189-217). New York: Academic Press.

Lehr, U. (1985). Erfolgreiches Altwerden als Thema von Entwicklungsberatung. In J. Brandstädter & H. Gräser (Hrsg.), *Entwicklungsberatung unter dem Aspekt der Lebensspanne* (S. 150-173). Göttingen: Hogrefe.

Lowenthal, M.F., Thurnher, M. & Chiriboga, D. (1976). *Four stages of life.* San Francisco: Jossey-Bass.
Lutz, R. (Hrsg.) (1983). *Genuß und Genießen.* Weinheim: Beltz.

Maslow, A.H. (1975). Lessons from the peak-experiences. In A. Arkoff (Ed.), *Psychology and personal growth* (pp. 210-216). Boston: Allyn & Bacon.
Maslow, A.H. (1977). *Motivation und Persönlichkeit.* Olten: Walter.
Massimini, F. & Carli, M. (1988). The systematic assessment of flow in daily experience. In M. Csikszentmihalyi & I.S. Csikszentmihalyi (Eds.), *Optimal experience, Psychological studies of flow in consciousness* (pp. 266-287). New York: Cambridge University Press.
McCrae, R.R. & Costa, P.T.Jr. (1986). Personality, coping, and coping effectiveness in an adult sample. *Journal of Personality, 54,* 385-405.
McElwain, D.C. (1982). An investigation into the subjective well-being of mildly and moderately retarded adults. *Dissertation Abstracts International, 43,* 234-B.
Medley, M.L. (1980). Life satisfaction across four stages of adult life. *International Journal of Aging and Human Development, 11,* 193-209.
Michalos, A.L. (1980). Satisfaction and happiness. *Social Indicators Research, 8,* 385-422.

Palys, T.S. & Little, B.R. (1983). Perceived life satisfaction and the organization of personal project systems. *Journal of Personality and Social Psychologie, 44,* 1221-1230.
Parducci, A. (1968). The relativism of absolute judgements. *Scientific American, 219,* 84-90.
Perrez, M. (1988). Bewältigung von Alltagsbelastungen und seelische Gesundheit. *Zeitschrift für Klinische Psychologie, 17,* 292-306.
Pervin, L.A. (1968). Performance and satisfaction as a function of individual-environment fit. *Psychological Bulletin, 69,* 56-68.
Plutchik, R. & Kellerman, H. (Eds.) (1980). *Emotion. Theory, research, and experience.* Vol 1. *Theories of emotion.* New York: Academic Press.

Reker, G.T. & Wong, P.T.P. (1985). Personal optimism, physical and mental health: The triumph of successful aging. In J.E. Birren & J. Livingston (Eds.), *Cognition, stress and aging* (pp. 134-173). Englewood Cliffs, N.J.: Prentice-Hall.
Ruehlman, L.S. & Wolchik, S.A. (1988). Personal goals and interpersonal support and hindrance as factors in psychological distress and well-being. *Journal of Personality and Social Psychology, 55,* 293-301.

Scherer, K.R. (1984). On the nature and function of emotion: A component process approach. In K.R. Scherer & P. Ekman (Eds.), *Approaches to emotion* (pp. 293-317). London: Erlbaum.
Schmitz, O.A.H. (1930/31). Glück und Lebenskunst. *Psychologische Rundschau, 2,* 233-238.
Schwarz, N. (1987). *Stimmung als Information: Untersuchungen zum Einfluß von Stimmungen auf die Bewertung des eigenen Lebens.* Heidelberg: Springer.
Schwarz, N. & Strack, F. (1990). Evatluating one's life: A judgment model of subjective well-being. In F. Strack, M. Argyle & N. Schwarz (Eds.), *Subjective well-being.* Oxford: Pergamon Press (in Druck).

Schwarzer, R. & Leppin, A. (1989). *Sozialer Rückhalt und Gesundheit.* Göttingen: Hogrefe.
Solomon, R.L. (1980). The opponent-process theory of acquired motivation. The costs of pleasure and the benefits of pain. *American Psychologist, 35,* 691-712.
Sommer, G. & Fydrich, T. (1989). *Soziale Unterstützung. Diagnostik, Konzepte, F.-SOZU.* Tübingen: Deutsche Gesellschaft für Verhaltenstherapie.
Stahlberg, D. (1987). Assimilation und Kontrast. In D. Frey & S. Greif (Hrsg.), *Sozialpsychologie. Ein Handbuch in Schlüsselbegriffen.* 2. Auflage (S. 111-121). München: Psychologie Verlags Union.
Stones, M.J. & Kozma, A. (1986). Happiness and activities as propensities. *Journal of Gerontology, 40,* 85-90.
Strack, F., Schwarz, N., Chassein, B., Kern, D. & Wagner, D. (1990).*The salience of comparison standards and the activation of social norms: Consequences for judgments of happiness and their communication . . .* (in Druck).
Strack, F., Schwarz, N. & Gschneidinger, E. (1985). Happiness and reminiscing: The role of time perspective, affect, and mode of thinking. *Journal of Personality and Social Psychology, 49,* 1460-1469.

Tartarkiewicz, W. (1984). *Über das Glück.* Stuttgart: Klett-Cotta.
Taylor, S. & Brown, J. (1988). Illusion and well-being: A social-psychological perspective on mental health. *Psychological Bulletin, 103,* 193-210.
Thomsen, A. (1943). Expectation in relation to achievement and happiness. *Journal of Abnormal and Social Psychology, 38,* 58-73.

Ulich, D. (1989). *Das Gefühl. Eine Einführung in die Emotionspsychologie.* München: Psychologie Verlags Union.

Veenhoven, R. (1984). *Conditions of happiness.* Dordrecht: Reidel.

Warr, P., Barter, J. & Brownbridge, G. (1983). On the independence of positive and negative affect. *Journal of Personality and Social Psychology, 44,* 644-651.
Watson, D. & Tellegen, A. (1985). Toward a consensual structure of mood. *Psychological Bulletin, 98,* 219-235.
Weiss, C. (1980). *Wohlbefinden: Theorieentwurf und Testkontruktion.* Bielefeld: Kleine.
Wessman, A.E. (1979). Moods: Their personal dynamics and significance. In C.E. Izard (Ed.), *Emotions in personality and psychopathology* (pp. 73-102). New York: Plenum Press.
Wiener, Y., Muczyk, J.P. & Gable, M. (1987). Relationships between work commitments and experience of personal well-being. *Psychological Reports, 60,* 459-466.
Wills, T.A. (1981). Downward comparison principles in social psychology. *Psychological Bulletin, 90,* 245-271.

Zuckerman, M. (1971). Dimensions of sensation seeking. *Journal of Consulting and Clinical Psychology, 36,* 45-52.

Philipp Mayring

Die Erfassung subjektiven Wohlbefindens

Wohl das gravierendste Problem der heutigen Wohlbefindensforschung sind die adäquaten Erhebungsmethoden. Ein fast unübersehbares Feld von Instrumenten, oft einseitig simplifizierend oder theoretisch dubios, stellt sich dar. So soll hier versucht werden, einen kritischen Überblick über die Erfassungsmethoden subjektiven Wohlbefindens zu geben. Dazu ist es jedoch notwendig, eine theoretische Klärung des Begriffs vorzunehmen.

1. Das Begriffsfeld ‚Subjektives Wohlbefinden'

Das Chaos der Definitionen von Variablen subjektiven Wohlbefindens ist groß. So wird subjektives Wohlbefinden als Glück (Campbell, 1976), Glück als subjektives Wohlbefinden (Argyle, 1987), Glück als Lebensqualität (Shin & Johnson, 1978), Glück als Freude (Hoffmann, 1984), positive Stimmung als Glück (Cameron, 1975), Glück als Zufriedenheit (Thomsen, 1943) konzipiert.

Nun gibt es aber eine Reihe von empirischen Studien zur Faktorenstruktur subjektiven Wohlbefindens, bei denen Faktorenanalysen über einen Pool von Wohlbefindensindikatoren berechnete wurden (vgl. zum Überblick Mayring, 1987). Sie legen nahe, zu unterscheiden zwischen

- einer negativen (Freiheit von subjektiver Belastung) und einer positiven (Freude, Glück) Komponente und
- einer kognitiven (Zufriedenheit) und einer affektiven (Gefühl des Wohlbefindens) Komponente.

Dies führt uns dazu, zumindest zwischen vier Faktoren subjektiven Wohlbefindens zu unterscheiden, die auch theoretisch gut zu begründen sind (vgl. auch Lawton, 1982; 1983; Liang, 1985): einem negativen Befindensfaktor (Freiheit von subjektiver Belastung), einem positiven kurzfristigen (Freude) und langfristigem (Glück) und schließlich einem kognitiven (Zufriedenheit) Faktor:

– *Freiheit von subjektiver Belastung* als eigenständiger Wohlbefindensfaktor begründet sich auch durch den klassischen Zweikomponentenansatz (Bradburn & Caplovitz, 1965; neuere Forschungen dazu bei Larsen & Diener, 1987). Hier wird Wohlbefinden als Balance zwischen positivem und negativem Befinden konzipiert, die beide relativ unabhängig voneinander variieren können.

– *Freude* meint den Wohlbefindensfaktor, der kurzfristige, situationsspezifische (aktuelle) positive Gefühle umfaßt (vgl. Tunner, 1983; Argyle, 1987). Solche Emotionen sind auch als das Ergebnis ‚autotelischer' (ohne äußeren Zweck) Aktivitäten beschrieben worden (Csikszentmihaly, 1985; vgl. auch Becker in diesem Band), können aber ebenso aus zweckbezogenen Tätigkeiten resultieren.

– *Zufriedenheit* wird in der Wohlbefindensforschung in der Regel als kognitiver Faktor konzipiert (Michalos, 1985; Mayring, i. Vorb.). Solche kognitiven Prozesse bei der Entstehung von Zufriedenheit sind (vgl. auch Becker in diesem Band): Die kognitive Einschätzung des eigenen Lebens, das Abwägen Positiven und Negativens, das Vergleichen von Lebenszielen und dem davon bereits Erreichten, das Messen des eigenen Lebens an internen oder sozialen Vergleichsnormen.

– *Glück* wurde von den Faktorenanalysen zum Wohlbefinden zunächst als langfristige, umfassende emotionale Wohlbefindenskomponente konzipiert (z.B. Lawton, 1983; Liang, 1985). Dies ist allerdings eine einseitige Glücksdefinition. Es muß hier zumindest zwischen einer ‚state'-Komponente (aktuelles, intensivstes und tiefes, die ganze Persönlichkeit umfassendes emotionales Glückserleben) und einer ‚trait'-Komponente (langfristiges, auf Glückserleben aufgebautes, im Lebenslauf entwickeltes Lebensglück) unterschieden werden (vgl. Mayring, 1990 b). Glücksgefühle sind dabei auch oft an soziale Situationen gebunden.

Die zuletzt angesprochene ‚state-trait'-Differenzierung, in der Angstforschung bewährt und heute wieder neu propagiert (z.B. Chaplin, John & Goldberg, 1988) wurde auch auf das Wohlbefinden allgemein angewandt (Becker in diesem Band), greift aber nicht bei allen Wohlbefindensfaktoren gleichermaßen. Beim Belastungsfaktor kann man gut unterscheiden, ob jemand im Moment frei von subjektiver Belastung ist (state) oder ob jemand in letzter Zeit einen relativ belastungsfreien Lebensstil verwirklichen konnte. Freuden jedoch sind eindeutig aktuell (state), während Zufriedenheit situationsübergreifender konzipiert ist (trait). Daraus ergibt sich nun folgendes Modell (Abb. 1).

Von hier aus lassen sich nun auch weitere Konstrukte klären. So ist *Lebensqualität* zu verstehen als eine Kombination von subjektivem Wohl-

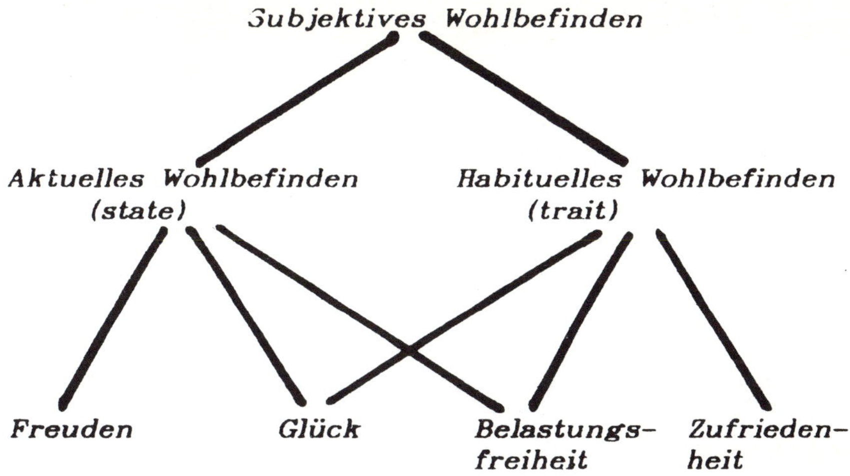

Abb. 1: Vier-Faktoren-Ansatz des Subjektiven Wohlbefindens

befinden und positiven objektiven Lebensbedingungen (vgl. z.B. Zapf, 1984), so ist *psychische Gesundheit* zu verstehen als Zusammentreffen von subjektivem Wohlbefinden und individuellen Kompetenzen (vgl. Becker, 1982). Da dies aber beides Begriffe sind, die über subjektives Wohlbefinden hinausweisen, werden dazu hier keine Instrumente besprochen.

Auch wird bei der Vorstellung von Meßinstrumenten (nächster Abschnitt) auf Belastungsfreiheit nicht weiter eingegangen. Sie wird durch Maße subjektiver Belastung erhoben, wie sie in der Streßforschung diskutiert werden (vgl. Goldberger & Breznitz, 1982; Brüderl, 1988). Dabei hat es sich bewährt, zwischen belastenden Lebensereignissen, Dauerbelastungen und alltäglichen Kümmernissen weiter zu differenzieren (vgl. Eckenrode, 1984).

Generell läßt sich zeigen, daß die oft theorielose Wohlbefindensforschung viel von der Belastungsforschung profitieren kann (vgl. dazu Mayring, 1987; 1990 b). Zentral sind dabei:

- ein *transaktionaler* Ansatz (Lazarus & Launier, 1981), nach dem auch Wohlbefinden nur als wechselseitiges Einwirken von objektiven Lebensbedingungen und Voraussetzungen auf seiten der Person zu verstehen ist;
- ein *kognitiver* Ansatz (Lazarus & Folkman, 1984; Michalos, 1985), der die Aufmerksamkeit auf die befindensrelevanten Einschätzungsprozesse lenkt;
- ein *Handlungsmodell* (in der Streßforschung der Bewältigungsansatz, vgl. Brüderl, 1988), das auch nach den auf das Befinden bezogenen Handlungen fragt.

2. Meßinstrumente subjektiven Wohlbefindens

Das Angebot an Meßinstrumenten zum subjektiven Wohlbefinden ist sehr groß und vielfältig. So sollen hier die wichtigsten Meßansätze kurz vorgestellt werden. Sie wurden dabei nach den im letzten Abschnitt getroffenen Differenzierungen geordnet. Die Zuordnung zu den Wohlbefindenskategorien (subjektives Wohlbefinden allgemein, Glück, Zufriedenheit, Freude) erfolgte dabei nach den hier vorgelegten Definitionen, *nicht* nach der Benennung des Instruments.

Dabei werden die Methoden zunächst sehr kurz beschrieben und nur zu den wichtigsten Ansätzen ausführlichere Angaben gemacht. Da das Feld subjektiven Wohlbefindens noch so unstrukturiert ist, soll es hier vor allem darum gehen, einen Überblick über die Methodenvielfalt zu geben, die dem Wohlbefindensforscher das Weitersuchen erleichtert.

Hier zunächst zu den Instrumenten, die *allgemeines subjektives Wohlbefinden* messen:

1. *Delightful-Terrible-Skala (D-T-Skala)* (Andrews & Withey, 1976); siebenstufige Selbsteinschätzung globalen Wohlbefindens;
2. *Lachende und weinende Gesichter* (Andrews & Withey, 1976); eines von sieben Gesichtern mit unterschiedlicher Mundstellung kann zur Kennzeichnung allgemeinen Wohlbefindens angekreuzt werden;
3. *Daily Mood Diary* (Eckenrode, 1984); auf den ganzen Tag bezogener generalisierter Gefühlszustand des Wohlbefindens.

Dies sind Maße, die nur aus einer einzigen Frage bestehen (Ein-Item-Form). Sie sind sehr beliebt, sollten aber nur im Ausnahmefall angewandt werden, da sie der Komplexität des Wohlbefindens nicht gerecht werden. Trotzdem berichten Andrews & Withey (1976) anhand von Daten aus der Umfrageforschung über sehr gute Validitätskennwerte (Konstruktvalidität 0,70 bis 0,80).

4. *Grundbefindlichkeitsfragebogen (GBF)* (Weiss, 1980); aus 28 Items bestehend (in 4 Parallelformen), mit den Faktoren Grundbefindlichkeit, Arbeitsbelastung, Reizbarkeit, Mißlingen, Weinen, Lärmempfindlichkeit;
5. *Index of General Affect* (Campbell, Converse & Rodgers, 1976); affektive Lebensqualität; semantisches Differential (8 Adjektivpaarungen);
6. *Affect Balance Scale (ABS)* (Bradburn & Caplovitz, 1965; Bradburn, 1969); Selbstrating von positiven und negativen Affekten auf das gegenwärtige Leben bezogen; Glück, Wohlbefinden als Differenz der beiden, 10 Items;
7. *Perceived Well-Being Scale (PWB)* (Reker & Wong, 1984); Maß für selbsteingeschätztes psychisches und physisches Wohlbefinden; 14 Items;

8. *General Well-Being Schedule* (Dupuy, 1978); Aspekte des Wohlbefindens (Lebenszufriedenheit, Gesundheit, Depressivität, Umweltanpassung, Bewältigung, Energielevel, Streß), 18 Items;
9. *Skalen zum beruflichen Wohlbefinden* (Warr, Cook & Wall, 1979); 68 Items zur Wohlbefindenserfassung bei Arbeitern mit acht Unterskalen: Engagement in der Arbeit, intrinsische Berufsmotivation, höhere Bedürfnisse in der Arbeit, wahrgenommene intrinsische Berufsmerkmale, Arbeitszufriedenheit, Lebenszufriedenheit, Glück und Angst;
10. *Berner Fragebogen zur Zufriedenheit für Jugendliche (BFZ)* (Grob, Lüthi & Flammer, 1986); geschlossener Fragebogen zur möglichst umfassenden Zufriedenheitsmessung bei Jugendlichen; 39 Items; Faktoren: Positive Lebenseinstellung, Problembewußtsein, körperliche Beschwerden/Reaktionen, Selbstwert, depressive Stimmung, Lebensfreude.

Der GBF (4) ist ein bisher noch nicht ausführlich erprobtes Instrument mit einem etwas zweifelhaften theoretischen Hintergrund (Maharisha Yogi, vedische Philosophie). Die nächsten vier Instrumente sind für große Stichproben in der Umfrageforschung entwickelt worden. Am bekanntesten darunter ist wohl die ABS (6). Sie besteht aus 10 Fragen zum positiven Affekt (erfreut darüber, etwas geleistet zu haben?) und negativen Affekt (ärgerlich, weil Sie jemand kritisiert hat?), bezogen auf das gegenwärtige Leben der Person. Bradburn (1969) berichtet über Test-Retest-Reliabilitätswerte zwischen 0.80 und 0.97; die über Korrelationen mit anderen Wohlbefindensmaßen gemessene Validität ist eher mäßig (vgl. Adrews & Withey, 1976). Die ABS ist auch geeignet für Stichproben älterer Menschen (Moriwaki, 1974), hier sind aber auch speziellere Verfahren vorgeschlagen worden (s.u.). Der Berner Fragebogen (10) (seine Faktoren zeigen, daß er über Zufriedenheit hinausgeht!) ist aus einem größeren Itempool (aus Affectometer (27), ABS (6) und anderen Items) zusammengestellt und faktorenanalytisch auf 30 Items gekürzt.

11. *Morale Scale* (Clark & Anderson, 1967, zit. nach Sauer & Warland, 1982); Affektive Erfahrungsdimension, 37 Items im Interview und Interviewerrating;
12. *Fragebogen zur Lebenszufriedenheit* (Closs & Kempe, 1986); breite Erfassung subjektiven Wohlbefindens bei Alten mit den Faktoren: soziale Integration, Zufriedenheit mit Lebenssituation im Alter, subjektive körperliche Beschwerden, Gelassenheit, positiver Lebensrückblick, zerebrale Beeinträchtigung, körperliche Funktionseinbußen, 49 Items;
13. *Memorial University of Newfoundland Scale of Happiness (MUNSH)* (Kozma & Stones, 1980; 1983), Skala aus 24 Items, aus PGC (43), ABS (6), LSI (15) und eigenen Items bestehend, mit den Faktoren: positiver Affekt, negativer Affekt, generelle positive Lebenserfahrungen, generelle negative Lebenserfahrungen;

14. *Salamon-Conte Life Satisfaction in the Elderly Scale (SCLSES)* (Conte & Salamon, 1982; Salamon, 1985); 40 Items, 8 Indikatoren (alltägliche Freuden, Sinnhaftigkeit des Lebens, Verwirklichung der eigenen Ziele, Grundstimmung, Selbstkonzept, subjektiver Gesundheitszustand, finanzielle Sicherheit, Sozialkontakte);
15. *Life Satisfaction Index (LSI)* (Neugarten u.a., 1961); Skala mit 22 bzw. 13 (Kurzfassung) Items mit den Faktoren: Lebensfreude, Entschlossenheit und Lebensmut, Verwirklichung der eigenen Ziele, positives Selbstkonzept, Grundstimmung.

Dies sind nun Skalen, die speziell für alte Menschen entwickelt wurden. Zum Teil wurden dazu Items aus älteren Instrumenten zusammengemischt. Das deutschsprachige Instrument (12) setzt sich beispielsweise aus LSI (15), PGC (43) und weiteren Beschwerden- und Einsamkeitsfragen zusammen und geht damit über eine Zufriedenheitserfassung hinaus. Vor allem die ersten zwei bis drei Faktoren dieses Fragebogens zeigen sehr gute Reliabilitäts- (Homogenität) und Validitätswerte (Vergleich mit Tageslaufanalysen und Lebensumfeld). Der SCLSES (14) versteht sich dagegen nicht als Selbsteinschätzung des Wohlbefindens, sondern versucht eine Erfassung objektiver Wohlbefindensindikatoren, wobei jedoch diese Indikatoren noch diskussionswürdig sind. Am bekanntesten und am häufigsten angewandt in dieser Gruppe ist aber der LSI, von dem auch eine deutschsprachige Version existiert (Wiendieck, 1970). An diesem Instrument werden allerdings auch die Probleme deutlich. So haben verschiedene Faktorenanalysen völlig unterschiedliche und von den ursprünglichen Faktoren abweichende Faktorenstrukturen des LSI ergeben (z.B. Hoyt & Creech, 1983; Liang, 1984). Auch die deutsche Fassung ist einer vehementen Kritik unterzogen worden (Schreiner & Heemskerk, 1972).

16. *Sense of Wellbeing Scale (Wb) aus California Psychological Inventory (CPI)* (Gough, 1964; 1968); 44 Items, Gefühl des Wohlbefindens als Gefühl von Gesundsein und den Anforderungen des Alltags gewachsen sein;
17. *Frankfurter Skala zur Emotionalität und Gestimmtheit (FSEG aus FSKN)* (Deusinger, 1985), 6 Items, globales subjektives Wohlbefinden umfassend.

Hier handelt es sich um zwei Wohlbefindensinstrumente, die Skalen innerhalb eines umfassenden Instrumentariums sind und deshalb in dazu passenden Untersuchungszusammenhängen durchaus Sinn machen. Auch sind sie hinreichend erprobt und nach Gütekriterien ausgewiesen.

18. *Aspekte positiven Erlebens aus der Bonner Längsschnittuntersuchung zum Altern (BOLSA;* Lehr, 1982); positive Gestimmtheit, psychophysisches Wohlbefinden, explorative Interviewprotokolle; Ratingsskalen (Positives Erleben, Öffnung, Selbstbestimmung, Veränderbarkeit, Antizipation, Kongruenz, Zustimmung durch Umwelt.);

In den folgenden Instrumenten wird nun von der Selbsteinschätzung ganz abgerückt, um die Vergleichbarkeit der Ergebnisse zu verbessern. Das Vorgehen der BOLSA (18) besteht in einem halbstrukturierten offenen Interview, das anschließend von Experten auf acht Kategorien eingeschätzt wird. Bei Unklarheiten einigen sich die Experten (‚Rater') in einer Raterkonferenz. Zwar ist dieses Verfahren viel intensiver, subjektbezogener und damit fundierter als die Wohlbefindensskalen, allerdings fehlen bis heute eine schlüssige theoretische Begründung der ausgewählten Kategorien, eine Fixierung von Kodierregeln und ausreichende Angaben über Gütekriterien.

19. *Allensbacher Ausdruckstest Glück* (Noelle-Neumann, 1977; 1978); Interviewerrating der Mimik und Gestik während des Interviews nach Gesamteindruck des Gesichts, Augenpartie, Mundpartie, Haltung, Bewegung, Gebärden.

Dieser interessante Versuch der Wohlbefindensmessung über Gestik und Mimik stammt aus der Umfrageforschung. Aber auch hier muß eine ähnliche Kritik vorgebracht werden: Die Auswahl der Indikatoren und die genauen Kodierregeln bleiben unklar.

20. *Pleasant Event Schedule (PES)* (McPhillamy & Lewinsohn, 1971; 1982); Häufigkeit und subjektive Erfreulichkeit von positiven Lebensereignissen im letzten Monat; Liste mit 320 Ereignissen, Selbstrating von Häufigkeit und Erfreulichkeit. Unterskalen: soziale Ereignisse, Generalität, Geschlechtsrollenbezogenheit, Extraversion, Natur/Handwerk, Sex, Stimmung;
21. *Münchner Ereignisliste MEL (positive Ereignisse)* (Maier-Diewald u.a., 1983; v.Zerssen & Hecht, 1987); Glückserfassung durch Identifikation von positiven Lebensereignissen und Dauerbelastung der letzten 6 Monate und Klassifikation nach subjektiv positiv – negativ, subjektiver Belastungsgrad; vorgegebene Ereignisliste, standardisierte Fragen dazu im Interview.

Dieser Zugang zum Wohlbefinden über die Erfassung von positiven Lebensereignissen wiederum ist sehr indirekt und nicht in jedem Untersuchungszusammenhang sinnvoll.

22. *Hamburger Wohlbefindlichkeitsskala* (Bruhn & Koch, 1986); Sprachinhaltsanalyse aufgrund eines durch Sprachprobenerhebung gewonnenen Textes nach positiven Inhalten, 4 inhaltsanalytische Kategorien: positives psychisch/physisches Wohlbefinden und Erleben; Hoffnung auf optimistische Gefühle; Interesse an Aktivitäten; positive Einstellungen, Haltungen, Bewertungen und Handlungen.

Dies ist ein noch indirekterer Weg, denn die Probanden werden hier aufgefordert, fünf Minuten „über irgendetwas Interessantes oder Aufregendes aus Ihrem Leben" zu berichten. Diese ‚Sprachprobe' wird dann inhaltsanalytisch bearbeitet (Gottschalk-Gleser-Methode). Es werden hier zwar gute Reliabilitätswerte (Interraterreliabilität über 0.80) berichtet, die Validität bleibt aber fraglich.

Wir kommen nun zu den spezifischen Wohlbefindensinstrumenten. Beginnen wir mit den *Glücksmaßen* (auch hier wieder erst Selbsteinschätzung, dann Skalen, Interviewformen und schließlich indirekte Methoden).

23. *Selbsteinschätzung Glück* (Gurin, Veroff & Feld, 1960; ähnlich: Veroff u.a., 1981; Andrews & Withey, 1976; Schwarz & Clore, 1983); Selbsteinschätzung Glück, 1 Item;
24. *Selbsteinschätzung Glück* (Hartmann, 1934); Sozialer Vergleich; 1 Item;
25. *Elation-Depression-Skala als Glücksmaß* (Wessmann & Ricks, 1966); Glück als hedonistischer Stimmungslevel über mehrere Tage; 1 Item mit 10 Ausprägungen von völliger Hochstimmung bis tiefste Depression.

Das Glücksitem (23) wird in der Umfrageforschung jährlich bei Zehntausenden von Versuchspersonen erhoben (vgl. z.B. Veenhoven, 1984), ist aber für die Psychologie wohl zu simpel. Hartmann (24) versuchte hier immerhin eine Standardisierung der Selbsteinschätzung durch den sozialen Vergleich und Wessmann und Ricks (25) legen die Daten mehrerer Tage für die Glücksbestimmung zugrunde.

26. *Euphorimeter* (Hart, 1940); Allgemeines, aktuelles und bereichsspezifisches Wohlbefinden als Glücksmaß; mehrere Skalen und Adjektivliste; drei Teile: long run euphorimeter; at the moment euphorimeter; diagnostic euphorimeter (bereichsspezifisch);
27. *Affektometer 2* (Kamman & Flett, 1983); „General happiness or sense of well-being“ Skala, 40 Items, Balance der Häufigkeiten positiver und negativer Affekte, 10 Dimensionen;
28. *Mood Survey* (Underwood & Froming, 1980); Skala aus 34 Items zur glücklichen und traurigen Stimmung als Persönlichkeitszug (trait), mit den Hauptfaktoren Stimmungslevel und generelle Reaktivität auf stimmungsrelevante Ereignisse;
29. *Psychology of happiness (Psychap) Inventory PHI* (Fordyce, 1986); breite Glücksselbsteinschätzung, 4 Variablen repräsentierend: generelle persönliche Erfüllung, glückliche Persönlichkeit, Glückseinstellung; glücklicher Lebensstil; 80 Items (mit Parallelformen);
30. *Happiness Measure* (Fordyce, 1988); Kombinationsscore aus ausformulierter 10-stufiger Glücksfrage und Selbsteinschätzung des Prozentsatzes glücklicher, neutraler und unglücklicher Gefühle im Leben.

Der Euphorimeter (26) ist vor allem historisch interessant, da sein Autor überzeugt war, mit diesem Instrument einen neuen Wissenschaftszweig begründet zu haben (wie das Thermometer in der Physik) – und doch geriet es in Vergessenheit. Der Affektometer baut zum Teil auf der ABS (6) auf und erweitert sie auf je 4 Items zu 10 ‚Glücksqualitäten'. Die Autoren berichten zwar über gute Reliabilitätswerte, aber ebenso wie bei der Mood Survey (28) bleibt die theoretische Fundierung der ausgewählten Glücksindikatoren im Unklaren. In der theoretischen Fundierung liegt die Stärke des PHI (29), wenn auch eine sehr breite Glücksdefinition zugrundegelegt wird. Da dies ein sehr umfangreiches Instrument ist (80 Items), hat M. Fordyce auch ein Kurzinstrument vorgelegt (30), das den Vorteil des PHI aber wieder preisgibt.

31. *Tiefeninterview Glück* (Wlodarek-Küppers, 1987); Nondirektives Interview, Kategorien aus dem Material (Transkription) entwickelt: Voraussetzungen von Glück; Glücklichsein im täglichen Leben; Glücklichsein durch innere Einstellung;
32. *Compositive Overall Happiness Score (COHS)* (Yensen, 1975); Summe der Glückserfahrungen in subjektiv bedeutsamen und gewichteten Lebensbereichen; offenes Tiefeninterview; subjektiv bedeutsame Lebensbereiche, subjektive Gewichtung der Lebensbereiche; Glücksgrad darin.

Bei diesen Interviewmethoden wird versucht, durch einen offenen Dialog an das subjektive Glücksverständnis heranzukommen. Der Mangel jedoch ist hier wieder das Fehlen von Auswertungsregeln und Gütekriterien.

33. *Life chart* (Pressey & Kuhlen, 1957); Proband zeichnet Grad des Glücks in seinem bisherigen Leben als Kurve entlang einer Zeitachse.

Diese graphische Methode, bei der der Proband seine individuelle Lebenskurve zeichnet, kann eine interessante Ergänzung in der Wohlbefindensforschung sein. So kann man im Interview von solchen Kurven aus sehr gut weiterfragen.

Nun zu den Zufriedenheitsinstrumenten:

34. *Selbstanker-Leiter* (Cantril, 1965); 9-stufige Skala; oberster und unterster Rang wird durch Vp inhaltlich definiert; 1 Item.

Diese Ein-Item-Form aus der Survey-Forschung hat den Vorteil, daß der Proband die Extrempunkte der 9-stufigen Skala selbst inhaltlich definiert, auf sein eigenes Leben bezieht.

35. *Social Well-Being Scale* (Reed & Washington, 1984); Zufriedenheitsselbsteinschätzung auf soziale Bedürfnisse bezogen (für ältere Heimbewohner), 11 Items. Zufriedenheit mit: sozialen Erholungsaktivitäten, finanziellen Ressourcen, therapeutischer Qualität der Umwelt, persönlichem Raum, medizinischer Versorgung und Sicherheit;
36. *Skala zur Erfassung der subjektiven Lebenszufriedenheit im Alter (LZ-Skala)* (Löhr & Walter, 1974); Zufriedenheit als subjektive Bewer-

tung von Situationen hinsichtlich der Realisierbarkeit intendierter Zustände, 22 Items; Faktoren: positive Selbsteinschätzung, optimistische Einstellung zum gegenwärtigen Lebensabschnitt, Befriedigung bei alltäglichen Beschäftigungen;

37. *Fragebogen zu Lebenszielen und Lebenszufriedenheit (FLL)* (Kraak & Nord-Rüdiger, 1989); fragt jeweils 5 Aspekte von 33 zentralen Lebenszielen ab: subjektive Bedeutsamkeit, subjektives Gegebensein, subjektive Handlungsmacht, Zukunftsbewertung, Zufriedenheit;
38. *Fragebogen zur Lebenszufriedenheit FLZ* (Fahrenberg, Myrtek, Wiek & Krentel, 1986); Multimodale, breite Zufriedenheitserfassung mit den Dimensionen: Stimmung, globale Zufriedenheit, bereichsspezifische Zufriedenheit, Zufriedenheitstyp (Gewichtung), Serie von Selbsteinstufungen und Skalen;
39. *Freiburger Persönlichkeitsinventar FPI-R, Skala Lebenszufriedenheit* (Fahrenberg, Hampel & Selg, 1984); allgemeine Lebenszufriedenheit, gelassenes Selbstvertrauen, rückblickend und zukunftsbezogen, Skala mit 12 Items (ja – nein).

Solche Skalen sind in jedem Fall der Ein-Item-Form vorzuziehen. Die ersten beiden Instrumente (35 und 36) sind dabei für das Alter entwickelt, die erste davon (35) speziell auf die Lebenssituation von Heimbewohnern bezogen. Der FLL wurde motivationstheoretisch, handlungs- und entscheidungstheoretisch begründet und stellt einen interessanten, wenn auch aufwendigen Operationalisierungsversuch mit mittleren bis guten Gütekriterienkennwerten dar. Der FLZ (38) geht eigentlich bereits über die reine Zufriedenheitsmessung hinaus, indem er auch die Stimmung erhebt. Das letzte Instrument dieser Gruppe (39) ist wieder Teil einer umfassenden Erhebungsmethode (FPI); es gibt dazu gute Reliabilitätswerte und erste Hinweise auf gute Validität.

40. *Kuttner Morale Scale* (Kuttner u.a., 1956); Gefühl von Glück und Zufriedenheit im Alter;
41. *Dean Morale Index* (Cumming, Dean & Newell, 1958; zit.nach Cumming & Henry, 1961); Fragen nach „erfolgreichem“ Altern; 4 geschlossene Items im Interview gefragt;
42. *Cornell Personal Adjustment Scale* (Thompson, Streib & Kosa, 1960; zit. nach Sauer & Waarland, 1982); Anpassung als Kontinuum zwischen Zufriedenheit und Hoffnungslosigkeit, 9 Items, Lebenszufriedenheit, Niedergeschlagenheit, Hoffnungslosigkeit;
43. *Philadelphia Geriatric Center-Morale-Scale PGC* (Lawton, 1972; 1975); „Haltung“, verstanden als Optimismus, Gegenwartsakzeptierung, psychische Gesundheit, positive Umweltbewertungen; 22 Items, Revision: 17 Items. Faktoren: nervöse Unruhe, Einstellung zum Altern, einsame Unzufriedenheit.

Diese gerontologischen Instrumente wollen ‚morale‘ messen, verstanden als positive Grundhaltung, als Zufriedenheit mit dem Älterwerden trotz Verschlechterung der Lebensbedingungen (z.B. Gesundheit), als ‚Haltung bewahren' im Alter. Sie passen also am ehesten zur Zufriedenheit. Die PGC (43) ist darunter wohl am verbreitesten, obwohl auch sie nicht unumstritten ist, denn auch hier sind die Herkunft der Items und die Faktorenstruktur unklar.

44. *Social Interview Schedule SIS* (Clare & Cairns, 1978; zit. nach Faltermaier, 1983); Psychosoziale Situation in 13 Lebensbereichen erfragt, dazu Zufriedenheit (als Maß für Einstellung des Pb gegenüber den verschiedenen Aspekten seiner Lebenssituation); halbstrukturiertes psychiatrisches Interview (Katamnese).

Diese standardisierte Interviewform bezieht Zufriedenheit auf das Zurechtkommen mit objektiven Bedingungen in einzelnen Lebensbereichen. Hier existieren auch genaue Interview- und Kodieranweisungen.

45. *Life Satisfaction Chart* (Runyan, 1980; ähnlich Schroots, 1984; Bourque & Back, 1985); Selbsteinschätzung der Lebenszufriedenheit (rock bottom vs. absolute tops) (Ordinate) über gesamte Lebensspanne (Abszisse) durch eine Kurve.

Dies ist wieder eine graphische Methode, für die gleiches gilt wie bei der Glückserhebung (vgl. 33).

Die letzte Gruppe von Instrumenten bezieht sich nun auf Freude und aktuelle positive Stimmung.

46. *Selbsteinschätzung Glück* (Cameron, 1975); Stimmungsselbsteinschätzung der letzten halbe Stunde, 1 Item;
47. *Time-Sampling Diary* (Brandstätter, 1977); Stimmung (Wohlbefinden vs. Unbehagen) im Alltagsleben; Zufallszeitsignalgeber fordert mehrmals am Tag zu Befindlichkeitsprotokoll auf (Wo? Was tue ich? Stimmung, Gefühl? Warum?).

Auch hier gibt es also wieder die simple Ein-Item-Form, interessant wird sie aber wohl nur beim Vergleich vieler Meßwerte.

48. *Eigenschaftswörterliste EWL Bereich ‚Allgemeines Wohlbehagen'* (Janke & Debus, 1984); momentanes aktuelles Befinden („Befindlichkeit"), Stimmungsitems zum Bereich Allgemeines Wohlbehagen; 24 Items zu Selbstsicherheit und gehobener Stimmung;
49. *Befindlichkeitsskalen* (Abele-Brehm & Brehm, 1986); momentane Stimmung; 40 Items Adjektivliste von Befindlichkeiten; Skalen: Aktivität, Gehobene Stimmung, Erregtheit, Ärger, Deprimiertheit, Energielosigkeit, Besinnlichkeit, Ruhe;
50. *Positive and Negative Affect Schedule (PANAS)* (Watson, Clark & Tellegen, 1988); Stimmungsselbsteinschätzung, 20 Emotionseigenschaftswörter zu positivem und negativem Affekt;
51. *Joy of life Scale* (Hallaq, 1977); Vorgabe von 13 Höhepunktserlebnissen, Rating der Erlebnisintensität, 13 Items.

Die Skalen und Adjektivlisten sind jedoch sehr heterogen. Die EWL (48) hat aus rund 2.000 Eigenschaftswörtern empirisch und theoretisch (allerdings nicht völlig klar) ihre Items selegiert. Für die gehobene Stimmung sind das: froh, blendend, glücklich, ausgezeichnet, angenehm, befriedigt, heiter, beschwingt, lustig, frohgemut, übermütig, freudig, gut gelaunt, fröhlich, zufrieden und überschwänglich. Der Proband kreuzt an, ob diese Bezeichnungen für sein augenblickliches Befinden zutreffen oder nicht. Angaben zu Reliabilität und Validität sind insgesamt gut. Die Befindlichkeitsskalen (49) beruhen auf einem zweidimensionalen Befindlichkeitsmodell (positive vs. negative Bewertung; Spannung vs. Lösung) und bestehen zur gehobenen Stimmung aus fünf Eigenschaftswörtern: ausgezeichnet, angenehm, gut gelaunt, freudig, unbeschwert. Auch hier liegen gute Ergebnisse zu den Gütekriterien vor. Auch PANAS (50) stellt ein kürzeres Instrument dar. Hier wurden solche Stimmungseigenschaften ausgewählt, die eindeutig positiv oder negativ sind und die hohe Ladungen in dieser Faktorenanalyse aufwiesen. Danach kennzeichnen positive Stimmung: aufmerksam, interessiert, munter, erregt, enthusiastisch, angeregt, stolz, entschlossen, stark, aktiv. Hier kann auch ein weiterer zeitlicher Rahmen (heutiger Tag, die letzten Tage, . . .) als Bezugspunkt vorgegeben werden. Auch dazu liegen gute Reliabilitäts- und Validitätsdaten vor, obwohl doch ganz andere Eigenschaftswörter auftauchen. Das letzte Instrument ist am stärksten theoriegeleitet entstanden. Aufgrund der Selbstaktualisierungstheorie von Maslow und Voruntersuchungen werden hier die folgenden Höhepunktserlebnisse vorgegeben: angenehmste Empfindung, lustvolles sexuelles Erlebnis, Liebeserlebnis, Euphorie, Humorempfindung, Erfolg im Verstehen und Entdecken, kreative Leistung, Freude im Sich-Entwickeln, Sich-selbst-Finden, Altern, Selbstkontrolle/Höchstleistung, Selbstliebe und -respekt, Leichtigkeit im Sich-selbst-Verändern, letzte Erfahrungen/Naturkontakt, Erfolg in geistigen Krisen/Stärke im Unglück. Allerdings liegen hierzu noch wenig Untersuchungen vor.

52. *Facial Action Coding System (FACS)* (Ekman & Friesen, 1978; Ekman, Friesen & O'Sullivan, 1988); objektive Messung des Ausdrucksverhaltens im Gesicht (Mimik) z.B. glückliches Lächeln; Kodierungssystem mit 46 Muskelbewegungen im Gesicht; Expertenrating.

In diesem Instrument wird Glück und Freude als eine von 6 Basisemotionen aus dem Gesichtsausdruck über die zugrundeliegenden Gesichtsmuskelbewegungen erschlossen. Bei Glück und Freude sind dies: Mundwinkelanhebung (zycomatic major) und Backenanhebung/Straffung der unteren Augenpartie (orbicularis oculi lateralis). Die Autoren können so echtes von aufgesetztem, falschem Lächeln unterschieden (Ekman, Friesen & O'Sullivan, 1988). Allerdings liegt hier im Schluß vom Ausdrucksverhalten auf das Befinden eine Fehlerquelle, da das Ausdrucksverhalten willkürlich verändert werden kann.

3. Probleme bei der Erfassung subjektiven Wohlbefindens

Nun könnten 52 Instrumente eigentlich ein ausreichendes Spektrum diagnostischer Vorgehensweisen darstellen, wenn nicht – wie bereits angedeutet – viele davon sehr problematisch wären. Die Ein-Item-Formen greifen in der Regel zu kurz. Sowohl in amerikanischen (Smith, 1979) als auch deutschen (Mohr, 1987) Repräsentativumfragen, die damit arbeiten, zeigt sich, daß die Befragungssituation, die konkrete Formulierung und auch die Plazierung im Interview signifikante Unterschiede in den Antworten bedingen. Bei den Skalen wurde immer wieder auf die mangelhafte theoretische Begründung der Itemauswahl hingewiesen. Meist wird ein größerer Wohlbefindensitempool auf eine Stichprobe angewandt und dann durch Itemanalyse und Faktorenanalyse gekürzt und interpretiert. Linda George (1981) wendet darauf mit Recht das Sprichwort an: Der Karren zieht das Pferd. Denn eigentlich sollte ja aus der Theorie die Operationalisierung abgeleitet werden und nicht umgekehrt. Auch ist der Einfluß sozialer Erwünschtheit oft nachgewiesen worden (Carstensen & Cone, 1983; Kozma & Stones, 1987), was allerdings z.T. auch daran liegt, daß die Wohlbefindensskalen und die Maße sozialer Erwünschtheit ähnliche Inhalte haben (Kozma & Stones, 1988; McCrae, 1986). Der Einfluß sozialer Erwünschtheit scheint bei offenen Verfahren geringer zu sein, weshalb hier die durchschnittlichen Wohlbefindenswerte meist geringer ausfallen (vgl. auch Huber, 1983).

Ein noch gravierenderer Mangel vieler Wohlbefindensmeßinstrumente ist die Vermischung von Indikatoren und Korrelaten. Aus den vielen Korrelationsuntersuchungen zum Wohlbefinden (zum Überblick z.B. Mayring, 1987) werden Indikatoren in die Instrumente aufgenommen, obwohl die Korrelationen meist sehr gering sind. Geselligkeit als Indikator für Wohlbefinden (Kammann & Flett, 1983), positives Selbstbild als Indikator für Glück (Fordyce, 1986), guter Appetit als Indikator für Lebenszufriedenheit (Oswald & Fleischmann, 1986), dies läßt keine exakte Wohlbefindensdiagnose zu.

4. Für eine qualitative Wohlbefindensforschung

Welche Forderungen lassen sich daraus an eine gegenstandsadäquate Wohlbefindenserfassung stellen? Vier Punkte scheinen hier wichtig zu sein:

– Die Erfassung sollte multidimensional sein (außer es geht nur um einen isolierten, theoretisch begründeten Wohlbefindensaspekt). Subjektives Wohlbefinden ist zu komplex, als daß man es mit einem einzelnen Item oder nur auf einer einzelnen Dimension erheben könnte.

- Das Instrument in seinen Dimensionen muß möglichst theoriegeleitet entwickelt sein und in seinem Theoriehintergrund in den konkreten Untersuchungszusammenhang eingebunden sein. Die subjektiven Wohlbefindensdefinitionen (vor allem bei Glück) sind so individuell unterschiedlich (vgl. Dann, in diesem Band), daß sich das offene Interview als Methode anbietet. In einem offenen Gespräch kann der Einzelne sein subjektives Wohlbefindensverständnis am ehesten formulieren, kann man sich auf Definitionen einigen. Auch treten Effekte sozialer Erwünschtheit zurück.
- Auch dürfte eine Kombination unterschiedlicher methodischer Zugänge (z.B. Selbsteinschätzung, Interview, graphische Methoden) zu präziseren Ergebnissen führen.

Solche Forderungen nach Gegenstandsadäquatheit, Theoriegeleitetheit, Offenheit und Komplexität in der Methodik stehen auch in der qualitativen Forschung (Jüttemann, 1985; Mayring, 1990a) an zentraler Stelle. So soll zum Abschluß hier ein Ansatz qualitativer Wohlbefindensforschung vorgestellt werden (Mayring, 1990b). Es handelt sich dabei um ein halbstrukturiertes, offenes Interview, das mit einem graphischen Ansatz kombiniert ist. Die vier zentralen Wohlbefindensvariablen (vgl. Kap. 1), Glück, Zufriedenheit, Freude und Belastungsfreiheit, sollen damit erfaßt werden. Sie werden theoriegeleitet differenziert und definiert (vgl. erster Abschnitt dieses Kapitels) und in Leitfragen umgesetzt, die in einem Interviewleitfaden zusammengestellt werden. Danach wird zunächst nach positiven und negativen Lebensereignissen und Lebensbedingungen bereichsspezifisch gefragt und mit einer graphischen Methode (Lebenslinien über die letzten 2 Jahre) nachgehakt. Schließlich wird Zufriedenheit bereichsspezifisch und global daraus abgeleitet und auf Alltagsfreuden und Alltagsbelastungen eingegangen. Bei der Glückserfassung werden nach theoriegeleitet entwickelten Dimensionen aktuelles Glückserleben und habituelles Lebensglück abgefragt. Dieses Interview, das rund eine halbe Stunde dauert, wird aufgezeichnet, transkribiert und mit qualitativer strukturierender Inhaltsanalyse (Mayring, 1988) ausgewertet. Dazu wird ein Kodierleitfaden verwendet, der Definitionen, typische Beispiele und Kodierregeln für Zweifelsfälle für jeden Auswertungsaspekt enthält. Dieses Vorgehen einer qualitativ orientierten Wohlbefindenserfassung hat sich in verschiedenen Studien bewährt (Mayring, 1990b). Es ermöglicht eine theoriegeleitete, differenzierte und subjektbezogene Wohlbefindensdiagnose.

Literatur

Abele-Brehm, A. & Brehm, W. (1986). Zur Konzeptualisierung und Messung von Befindlichkeit. Die Entwicklung der ‚Befindlichkeitsskalen' (BFS). *Diagnostica,* 32, 209-228.

Andrews, F.M. & Withey, S.B. (1976). *Social indicators of well-being. Americans's perception of life quality.* New York: Plenum.

Argyle, M. (1987). *The psychology of happines.* London: Methuen.

Becker, P. (1982). *Psychologie der seelischen Gesundheit.* Band 1: *Theorien, Modelle, Diagnostik.* Göttingen: Hogrefe.

Bourque, L.B. & Back, K.W. (1985). Life graphs and life events. In E. Palmore et al. (Eds.), *Normal Aging III,* (pp. 282-290) Durham: Duke University Press.

Bradburn, N.M. (1969). *The structure of psychological well-being.* Chicago: Aldine.

Bradburn, N. & Caplovitz, D. (1965). *Reports on happiness: A pilot study of behavior related to mental health.* Chicago: Aldine.

Brandstätter, H. (1977). Wohlbefinden und Unbehagen. Entwurf eines Verfahrens zur Messung situationsabhängiger Stimmungen. In W. Tack (Hrsg.), *Bericht über den 30. Kongreß der Deutsche Gesellschaft für Psychologie* (S. 60-62). Göttingen: Hogrefe.

Brüderl, L. (Hrsg.) (1988). *Theorien und Methoden der Bewältigungsforschung.* München: Juventa.

Bruhn, M. & Koch, U. (1986). Die Hamburger Wohlbefindensskala – ein Entwurf einer neuen mehrdimensionalen inhaltsanalytischen Skala zur Messung positiver Erlebenszustände. In U. Koch & G. Schöfer (Hrsg.), *Sprachinhaltsanalyse in der psychiatrischen und psychosomatischen Forschung* (S. 250-256). Weinheim: Psychologie Verlags Union.

Cameron, P. (1975). Mood as an indicant of happiness: Age, sex, social class, and situation differences. *Journal of Gerontology,* 30, 216-224.

Campbell, A. (1976). Subjective measures of well-being. *American Psychologist,* 2, 117-124.

Campbell, A., Converse, P.E. & Rodgers, W.L. (1976). *The quality of American life. Perceptions, evaluations, and satisfactions.* New York: Russel Sage Foundation.

Cantril, H. (1965). *The pattern of human concerns.* New Brunswick, N.J.: Rutgers University Press.

Carstensen, L.L. & Cone, J.D. (1983). Social desirability and the measurement of psychological well-being in elderly persons. *Journal of Gerontology,* 38, 713-715.

Chaplin, W.F., John, O.P. & Goldberg, L.R. (1988). Conceptions of states and traits – dimensional attributes with ideals as prototypes. *Journal of Personality and Social Psychology, 54,* 541-557.

Closs, Ch. & Kempe, P. (1986). Eine differenzierende Betrachtung und Validierung des Konstruktes Lebenszufriedenheit: Analyse bewährter Verfahren und Vorschläge für ein methodisch fundiertes Vorgehen bei der Messung der Dimensionen dieses Konstruktes. *Zeitschrift für Gerontologie, 19,* 47-55.

Conte, V.A. & Salamon, M.J. (1982). An objective approach to the measurement and use of life satisfaction with older persons. *Measurement and Evaluation in Guidance, 15,* 194-200.

Cumming, E. & Henry, W.H. (1961). *Growing old: The process of disengagement.* New York: Basic Books.
Csikszentmihaly, M. (1985). *Das Flow-Erlebnis: Jenseits von Angst und Langeweile: Im Tun aufgehen.* Stuttgart: Klett-Cotta.

Deusinger, J.M. (1985). *Die Frankfurter Selbstkonzeptskalen.* Göttingen: Hogrefe.
Dupuy, H.J. (1978). *The research edition of the general psychological well-being schedule.* Unpublished Manuscript.

Eckenrode, J. (1984). Impact of chronic and acute stressors on daily reports of mood. *Journal of Personality and Social Psychology 46,* 907-918.
Ekman, P. (1988). *Gesichtsausdruck und Gefühl.* Paderborn: Jungfermann.
Ekman, P. & Friesen, W.V. (1978). *Facial action coding system.* Palo Alto, Cal.: Consulting Psychologist Press.
Ekman, P., Friesen, W.V. & O'Sullivan, M. (1988). Smiles when rying. *Journal of Personality and Social Psychology, 54,* 414-420.

Fahrenberg, J., Myrtek, M., Wiek, D.B. & Krentel, K. (1986). Multimodale Erfassung der Lebenszufriedenheit: Eine Untersuchung an Herz-Kreislauf-Patienten. *Psychotherapie, Psychosomatik, Medizinische Psychologie, 11,* 347-355.
Fahrenberg, J., Hampel, R. & Selg, H. (1984). *Das Freiburger Persönlichkeitsinventar FPI.* (4. revidierte Auflage). Göttingen: Hogrefe.
Faltermaier, T. (1983). Zusammenhänge zwischen sozialen Faktoren und psychischer Morbidität. In D. Kommer & B. Röhrle (Hrsg.), *Ökologie und Lebenslagen* (S. 125-137). Tübingen: DGVT.
Fordyce, M. (1986). The psychap inventory: A multiscale test to measure happiness and it's concomitants. *Social Indicators Research, 18,* 1-33.
Fordyce, M. (1988). A review of research on the happiness measure: A sixty seconds index of happiness and neutral health. *Social Indicators Research, 33,* 355-382.

George, L.K. (1981). Subjective well-being: conceptual and methodological issues. *Annual Review of Gerontology and Geriatrics, 2,* 345-382.
Goldberger, L. & Breznitz, S. (Eds.) (1982). *Handbook of stress. Theoretical and Clinical aspects* (pp. 212-231). New York: Free Press.
Gough, G. (1964). *Mannual for the California Psychological Inventory.* Palo Alto, Cal.; Consulting Psychologist Press (rev.ed.).
Gough, G. (1968). An interpreter's syllabus for the CPI. In P. McReynolds (Ed.): *Advances in psychological assessment, 1,* (pp. 55-79). Palo Alto Cal.: Science and Behavior Books.
Grob, A., Lüthi, R. & Flammer, A. (1986). Neues Instrument zur Erfassung der Zufriedenheit. Poster. In M. Amelang (Hrsg.): *Bericht über den 35. Kongreß der Deutschen Gesellschaft für Psychologie in Heidelberg.* Band 1. (S. 242) Göttingen: Hogrefe.
Gurin, G., Veroff, J. & Feld, S. (1960). *Americans view their mental health.* New York: Basic Books.

Hallaq, J.H. (1977). Scaling and factor analyzing peak experiences. *Journal of Clinical Psychology, 33,* 77-82.
Hart, H. (1940). *Chart for happiness.* New York: McMillan.

Hartmann, G.W. (1934). Personality traits associated with variations in happiness. *Journal of Abnormal and Social Psychology, 29,* 202-212.
Hoffmann, R. (1984). Erleben von Glück – eine empirische Untersuchung. *Psychologische Beiträge, 26,* 516-532.
Hoyt, D.R. & Creech, J.C. (1983). The life satisfaction index: A methodological and theoretical critique. *Journal of Gerontology, 38,* 111-116.
Huber, S. (1983). *Zum psychologischen Konstrukt der Zufriedenheit. Meßansätze und Modellanalyse.* Dissertation. Mannheim: Universität Mannheim.

Janke, W. & Debus, G. (1984). *Die Eigenschaftswörterliste: EWL. Eine mehrdimensionale Methode zur Beschreibung von Aspekten des Befindens.* Göttingen: Hogrefe.
Jüttemann G. (Hrsg.) (1985). *Qualitative Forschung in der Psychologie. Grundfragen, Verfahrensweisen, Anwendungsfelder.* Weinheim: Beltz.

Kammann, R. & Flett, R. (1983). Affectometer 2: A scale to measure current level of general happiness. *Australian Journal of Psychology, 35,* 259-265.
Kozma, A. & Stones, M.J. (1980). The measurement of happiness: Development of the Memorial University of Newfoundland scale of happiness (MUNSH). *Journal of Gerontology, 35,* 906-912.
Kozma, A. & Stones, M.J. (1983). Re-validation of the Memorial University of Newfoundland scale of happiness. *Canadian Journal on Aging, 2,* 27-29.
Kozma, A. & Stones, M.J. (1987). Social desirability in measures of subjective well-being – A systematic evaluation. *Journal of Gerontology, 42,* 56-59.
Kozma, A. & Stones, M.J. (1988). Social desirability in measures of subjective well-being: age comparisons. *Social Indicators Research, 20,* 1-14.
Kraak, B. & Rüdiger, R.D. (1989). *Fragebogen zu Lebenszielen und zur Lebenszufriedenheit.* Göttingen: Hogrefe.
Kuttner, B., Faushel, D., Togo, A. & Langner, T.S. (1956). *Five hundred over sixty.* New York: Russell Sage Foundation.

Larsen, R.L. & Diener, E. (1987). Affect intensity as an individual difference characteristic: A review. *Journal of Research in Personality, 21,* 1-39.
Lawton, M.P. (1972). The dimensions of morale. In D. Kent, R. Kastenbaum & S. Sherwood (Eds.), *Research, planning and action for the elderly* (pp. 144-165). New York: Behavioral Publications.
Lawton, M.P. (1975). The Philadelphia Geriatric Center morale scale: A revision. *Journal of Gerontology, 30,* 85-89.
Lawton, M.P. (1982). The well-being and mental health of the aged. In T. Field et al. (Eds.), *Review of human development* (pp. 614-628). New York: Wiley.
Lawton, M.P. (1983). Environment and other factors of wellbeing in the aged. *The Gerontologist, 23,* 349-357.
Lazarus, R.S. & Launier, R. (1981). Streßbezogene Transaktionen zwischen Person und Umwelt (S. 213-260). In J.R. Nitsch (Hrsg.), *Stress.* Bern: Huber.
Lazarus, R.S. & Folkman, S. (1984). *Stress, appraisal, and coping.* New York: Springer.
Lehr, U.M. (1982). Depression und ‚Lebensqualität' im Alter – Korrelate negativer und positiver Gestimmtheit. *Zeitschrift für Gerontologie, 15,* 241-249.
Liang, J. (1984). Dimensions of the life satisfaction index A: A structural formulation. *Journal of Gerontology, 39,* 613-622.

Liang, J. (1985). A structural integration of the affect balance scale and the life satisfaction index A. *Journal of Gerontology, 40,* 552-561.
Löhr, G. & Walter, A. (1974). Die LZ-Skala. Zur Erfassung der subjektiven Lebenszufriedenheit im Alter. *Diagnostica, 20,* 83-91.

Maier-Diewald, W., Wittchen, H.-U., Hecht, H. & Werner-Eilert, K. (1983). *Die Münchner Ereignisliste (MEL). Anwendungsmanual.* München: Max-Planck Institut für Psychiatrie (unveröff. Manuskript).
Mayring, Ph. (1987). Subjektives Wohlbefinden im Alter. Stand der Forschung und theoretische Weiterentwicklung. *Zeitschrift für Gerontologie, 20,* 367-376.
Mayring, Ph. (1988). *Qualitative Inhaltsanalyse. Grundlagen und Techniken.* Weinheim: Deutscher Studien Verlag (Erstausgabe 1983).
Mayring, Ph. (1990a). *Einführung in die qualitative Sozialforschung.* München: Psychologie Verlags Union.
Mayring, Ph. (1990b). *Psychologie des Glücks. Theorieentwicklung, empirische Studien und Praxisrelevanz.* Habilitationsschrift. Augsburg: Universität.
McCrae, R.R. (1986). Well-being scales do not measure social desirability. *Journal of Gerontology, 41,* 390-392.
McPhillamy, D.J. & Lewinsohn, P.M. (1971). *Pleasant events schedule.* University of Oregon (Mimeo).
McPhillamy, D.J. & Lewinsohn, P.M. (1982). The pleasant event schedule: Studies on reliability, validity, and scale intercorrelation. *Journal of Consulting and Clinical Psychology, 50,* 363-380.
Michalos, A.C. (1985). Multiple discrepancies theory (MDT). *Social Indicators Research, 16,* 347-413.
Mohr, H.-M. (1987). Analysen zur Vergleichbarkeit von Zufriedenheitsmessungen. *Zeitschrift für Sozialpsychologie, 18,* 160-168.
Moriwaki, S.Y. (1974). The affect balance scale: A validity study with aged samples. *Journal of Gerontology, 29,* 73-78.

Neugarten, B.L., Havighurst, R.J. & Tobin, S.S. (1961). The measurement of life satisfaction. *Journal of Gerontology, 16,* 134-143.
Noelle-Neumann, E. (1977). Politik und Glück. In H. Baier (Hrsg.), *Freiheit und Sachzwang* (S. 208-262). Opladen: Westdeutscher Verlag.
Noelle-Neumann, E. (1978). Glück – was ist das eigentlich? *Bild der Wissenschaft, 15,* No 8, 61-71.

Oswald, W.D. & Fleischmann, U.M. (1986). *Nürnberger- Alters- Inventar. NAI.* Wesentlich erweiterte und revidierte Fassung. Erlangen-Nürnberg: Universität.

Pressey, S. & Kuhlen, R. (1957). *Psychological development through the life span.* New York: Harper & Row.

Reed, W.L. & Washington, B.B. (1984). Social well-being of institutionalized elderly persons. *International Journal of Aging and Human Development, 19,* 311-318.
Reker, G.T. & Wong, P.T.P. (1984). Psychological and physical well-being in the elderly: The perceived well-being scale (PWB). *Canadian Journal on Aging, 3,* 23-32.

Runyan, W.M. (1980). The life satisfaction chart: perceptions of the course of subjective experience. *International Journal of Aging and Human Development, 11,* 45-64.

Salamon, M.J. (1985). Sociocultural role theories in the elderly. A replication and extension. *Activities, Adaptation & Aging, 7,* 111-122.

Sauer, W. & Warland, R. (1982). Morale and life satisfaction. In D.J. Mange & W.A. Peterson (Eds.), *Research Instruments in Social Gerontology.* Vol 1: Clinical and Social Psychology (pp. 195-240). Minneapolis: University of Minnesota Press.

Shin, D.C. & Johnson, D.M. (1978). Avowed happiness as an overall assessment of the quality of life. *Social Indicators Research, 5,* 475-492.

Smith, T.W. (1979). Happiness: time trends, seasonal variations, intersurvey differences,and other mysteries. *Social Psychology Quarterly, 42,* 18-30.

Schreiner, M. & Heemskerk, J.J. (1972). Probleme der Messung der Lebenszufriedenheit im höheren Lebensalter mit Hilfe des LSI-A. *Zeitschrift für Gerontologie, 6,* 424-441.

Schroots, J.J.F. (1984). The affective consequences of technological change for older persons. In P.K. Robinson, J. Livingston & J.E. Birren (Eds.), *Aging and technological advances.* (pp. 195-240). New York: Plenum.

Schwarz, N. & Clore, G.L. (1983). Mood, misattribution, and judgements of well-being: Informative and directive functions of affective states. *Journal of Personality and Social Psychology, 45,* 513-523.

Thomsen, A. (1943). Expectation in relation to achievement and happiness. *Journal of Abnormal and Social Psychology, 38,* 58-73.

Tunner, W. (1983). Freude und Glück. In H.A. Euler & H. Mandl (Hrsg.), *Emotionspsychologie* (S. 164-168). München: Urban & Schwarzenberg.

Underwood, B. & Froming, W.J. (1980). The mood survey: A personality measure of happy and sad moods. *Journal of Personality Assessment, 44,* 404-414.

Veenhoven, R. (1984). *Databook of happiness.* Dordrecht/NL: Reidel.

Veroff, J., Douvan, E. & Kukla, R.A. (1981). *The inner American. A self-portrait from 1957-1976.* New York: Basic Books.

Warr, P., Cook, J. & Wall, T. (1979). Scales for the measurement of some work attitudes and aspects of psychological well-being. *Journal of Occupational Psychology, 52,* 129-148.

Watson, D., Clark, L.A. & Tellegen, A. (1988). Development and validation of a brief measure of positive and negative affect: The PANAS Scales. *Journal of Personality and Social Psychology, 54,* 1063-1070.

Weiss, C. (1980). *Wohlbefinden. Theorieentwurf und Testkonstruktion.* Bielefeld: Kleine.

Wessmann, A.E. & Ricks (1966). *Mood and Personality.* New York: Holt.

Wiendieck, C. (1970). Entwicklung einer Skala zur Messung der Lebenszufriedenheit im höheren Lebensalter. *Zeitschrift für Gerontologie, 3,* 215-224.

Wlodarek-Küppers, E. (1987). *Glücklichsein. Eine empirische Studie auf der Basis von persönlichen Gesprächen.* Dissertation. Hamburg: Universität Hamburg.

Yensen, R. (1975). On the measurement of happiness and its implications for welfare. In L. Levi (Ed.), *Emotions. Their parameters and measurement* (pp. 627-644). New York: Raven.

Zapf, W. (1984). Individuelle Wohlfahrt: Lebensbedingungen und wahrgenommene Lebensqualität. In W. Glatzer & W. Zapf (Hrsg.), *Lebensqualität in der Bundesrepublik* (S. 13-26). Frankfurt: Campus.

Zerssen v.D. & Hecht, H. (1987). Gesundheit, Glück, Zufriedenheit im Lichte einer katamnestischen Erhebung an psychiatrischen Patienten und gesunden Probanden. *Psychotherapie, Psychosomatik, Medizinische Psychologie, 37,* 83-96.

Renate Frank

Körperliches Wohlbefinden

1. Erfassung der angenehmen Seiten körperlichen Befindens

Noch ist Diagnostik von Wohlbefinden eine eher ungewöhnliche Aufgabe. Galt es doch bislang in der Medizin und auch der Psychologie vor allem, auf Anzeichen von Mißbehagen, Beschwerden und Störungen zu achten, die auf Erkrankungen und psychische Auffälligkeiten hinweisen. Wie wichtig es daneben jedoch auch ist, den ungestörten, *positiven* Anteilen Aufmerksamkeit zu widmen, ist erst in jüngster Zeit erkannt worden.

In der Medizin ist dies auf eine Beschäftigung mit Fragen der *Lebensqualität* zurückzuführen, die große Aktualität erlangt haben (z.B. Najman & Levine, 1981). Wohlbefinden ist ein Teil innerhalb dieses vielschichtigen und komplexen Konzeptes. Welche Bedeutung diesem Teilbereich zukommt, zeigt eine repräsentative Befragung von 2012 Personen zur Lebensqualität in der Bundesrepublik (Glatzer & Zapf, 1984). Unter zweiundzwanzig Lebensaspekten wurde Gesundheit als das wichtigste menschliche Anliegen bewertet. Hier geht es nicht nur um Schmerzfreiheit und fehlende, körperliche Beeinträchtigungen. Vielmehr geht es um *körperliches Wohlbefinden,* das nicht nur als Nullpunkt auf einer Mißbehagens-Skala angesehen werden kann. Es handelt sich um eine eigenständige Befindensqualität, die noch weitgehend unerforscht ist.

Oftmals ist körperliches Wohlbefinden gerade durch ein völlig reibungsloses Funktionieren des Körpers gekennzeichnet. Es kann demnach ein Zustand sein, bei dem der Körper gänzlich in Vergessenheit gerät (Grupe, 1982; Plügge, 1962). Muß dies aber bedeuten, daß es eine informationslose Befindensqualität ist, die sich nicht diagnostizieren läßt?

Andererseits kann der Körper im Zustand spürbaren Behagens auch ganz ins Zentrum der Aufmerksamkeit rücken. Beispielsweise ist dies der Fall, wenn aus Freude an körperlicher Betätigung ganz bewußt eine körperliche Kraftanstrengung vollzogen wird. Daneben gibt es vielfältige andere, auch passivere Formen körperlichen Wohlbehagens.

2. Was kennzeichnet Körperliches Wohlbefinden (KW)?

Bevor wir uns der Diagnostik körperlichen Wohlbefindens näher zuwenden, soll eine Begriffsklärung und -abgrenzung vorgenommen werden. KW wird, ebenso wie psychisches Wohlbefinden (vgl. Diener, 1984), als ein *subjektives* Phänomen verstanden. Dabei geht es bei KW ausschließlich um das Verhältnis des Menschen zu seinem *Körper*. Im Mittelpunkt stehen körperliche Zustände, die von dem betroffenen Individuum in *positiver* Weise wahrgenommen, erlebt und bewertet werden. Gosztonyi (1972) unterscheidet bei der Wahrnehmung des eigenen Körpers Reize der Leiblichkeit von Sinnesreizen, je nachdem, ob diese Reize innerhalb des Leibes oder in den Sinnesorganen auftreten. Als Sinnesreize sind Wahrnehmungen des eigenen Körpers als etwas, das man sehen, hören, tasten, riechen und schmecken kann, zu verstehen. In beiden Fällen handelt es sich um Empfindungen vorübergehender Art, die mit einem *bewußten,* als lebendig und genußvoll erlebten Bezug zum eigenen Körper verbunden sind. Plügge (1962, 1970) spricht hier von einem *Zustand des Behagens,* der mit einem verbleibenden Gefühl von Frische verbunden ist.

Aus verschiedenen Gründen kann KW nicht mit *physischer Gesundheit* oder deren instrumentalisierter Form, nämlich *körperlicher Fitneß* (z.B. Kurz, 1977; Rittner & Mrazek, 1986) gleichgesetzt werden. Körperliche Gesundheit stellt zwar eine elementare Bedingung für uneingeschränktes Erleben von körperlicher Funktions- und Leistungsfähigkeit dar. Doch bietet sie allein keine Garantie dafür, daß tatsächlich KW erlebt werden kann. Beispielsweise können auch Körperbehinderte mit Freude und Genuß körperliche Bewegung erleben, auch wenn sie nur über ein Minimum an körperlicher Funktionsfähigkeit verfügen. In jedem Fall muß eine Bereitschaft und Fähigkeit zu Positiverfahrungen hinzukommen, sowie eine Fähigkeit, wohlbefindensförderliche Bedingungen herstellen und auch nutzen zu können (vgl. Wechselwirkungsmodell von Dispositions-und Situationsfaktoren: Grom, 1987). KW ist in seiner subjektiven Erlebnisqualität nicht auf das Erleben von Funktionstüchtigkeit und Fitneß beschränkt.

Im übrigen ist darauf hinzuweisen, daß KW mit objektiven Gesundheitskriterien (z. B. körperlichen Funktionsprüfungen, Arzturteil) oft nur mäßig übereinstimmt (Argyle, 1987). Auch körperlich kranke Menschen können sich partiell wohlfühlen, sofern die Intensität und das

Ausmaß ihrer Beschwerden nicht vollends bewußtseinsbestimmend sind. Erstmals hat Bradburn (1969) den Blick darauf gelenkt, daß Wohlbefinden neben Mißbefinden und Beschwerden auftreten kann (zu den verschiedenen Strukturmodellen des Befindens vgl. Becker, 1988a + b und in diesem Band). In jüngster Zeit wird auf die *Unabhängigkeit* von positiven und negativen Affekten und deren unterschiedliche Bedeutung bei psychosomatischen und gesundheitspsychologischen Fragestellungen erneut mit Nachdruck hingewiesen (Emmons, 1986; Watson, 1988 a + b; Watson & Pennebaker, 1989; Watson & Tellegen, 1985). Noch ist empirisch zu klären, ob für KW eine entsprechende Unabhängigkeit von körperlichen Beschwerden belegt werden kann und insbesondere, ob dies auch für *aktuelles* Befinden zutrifft. Dies hängt entscheidend davon ab, ob bei der Abfrage des Befindens ein *ereignisbezogener* Antwortstil begünstigt wird, bei dem die Aufmerksamkeit auf eine konkrete Situation gerichtet ist (vgl. Lutz, 1989).

Eine strikte Trennung von *emotionalem* und *körperlichem* Befinden ist nicht möglich und auch nicht sinnvoll (vgl. Becker, 1986; Seeman, 1989). Psychisches Wohlbefinden ist eng mit physiologischen und neurochemischen Vorgängen verbunden (z.B. Tiger, 1979). Es handelt sich hierbei immer um *psychophysisches Wohlbefinden.* Doch kann die körperliche Seite als „vollkommene Selbstverständlichkeit" (Plügge & Kohn, 1958/59) erlebt werden, was eine uneingeschränkte Zuwendung des Bewußtseins auf die Umwelt erlaubt. Wohlbefinden wird in diesem Fall als geglückte Abstimmung zwischen Körper, Ich (Selbst) und Umwelt erlebt. Dabei spielen, wie empirische Befunde von Veit und Ware (1983) zeigen, emotionale Bindungen, die mit Gefühlen von Wertschätzung und Liebe seitens anderer Menschen zusammenhängen, eine wichtige Rolle.

Daß andererseits psychisches Wohlbefinden auch in hohem Maße intensiv und bewußt erlebte *körperliche* Anteile beinhalten kann, zeigen empirische Analysen zum Glücklichsein. In diesem Zusammenhang werden u. a. Wärme, ausstrahlende Energie, erhöhte Empfindungsbereitschaft, Entspanntheit und spontane körperliche Ausdrucksbereitschaft genannt (Hoffmann, 1981). Hier zeigt sich deutlich, daß körperliches und emotionales Erleben zwei Seiten desselben Geschehens sind. Sie ergänzen sich und können sich wechselseitig beeinflussen. Letzteres belegen auch sportpsychologische Untersuchungen zum positiven Einfluß körperlicher Aktivität auf das psychische Befinden. Gesteigerte Lebensfreude, erhöhtes Selbstvertrauen, Reizoffenheit und erhöhte Genußfähigkeit können durch körperliche Aktivität erzielt werden (z.B. Abele & Brehm, 1984; Brackhane & Würz, 1984; Mrazek, 1984a). Allerdings muß zur Entfaltung dieses emotionalen Erlebens eine physische Belastungsschwelle überschritten werden, die bei einer Herzfrequenz von etwa 130 Schlägen pro Minute anzusetzen ist (Abele & Brehm, 1989). Dies fördert die Ausschüttung von Endorphinen

(Grossman, 1984), erhöht die Produktion von Noradrenalin (Howley, 1976), führt zur Abnahme an Beta-Adrenorezeptoren (Butler et al., 1982) und verbessert die Hirndurchblutung, was eine gehobene Stimmung, Aufgeschlossenheit, innere Ruhe und Frische zur Folge hat.

3. Diagnostika zur Erfassung positiver Körperaspekte

Geht es um eine *Bewertung des eigenen Körpers,* so sind nach Mrazek (1983) drei unabhängige, zeitstabile Aspekte wichtig: Zufriedenheit mit dem Körperbau, dem manipulierbaren Aussehen und der Gesundheit/Fitneß (vgl. auch Tucker, 1981). Sie sind mit dem Fragebogen zur Erfassung von Körper- und Selbstzufriedenheit (KSZ, vgl. Mrazek, 1983) diagnostizierbar. Demgegenüber erfaßt der Fragebogen von Strauß und Appelt (1983) körperbezogene, positive Aspekte, nämlich „Attraktivität und Selbstvertrauen" sowie körperbezogene Probleme, nämlich: „Unsicherheit/Mißempfinden", und „Akzentuierung des eigenen Körpers/Sensibilität". Ein weiterer Fragebogen zur Erfassung der Einstellung zum eigenen Körper wurde von Paulus (1982) entwickelt. Er umfaßt vier faktoriell begründete Skalen: (1) Akzeptieren des eigenen Körpers und dessen Integration ins Selbsterleben, (2) Ausrichtung des eigenen Körpers auf Schönheit und Attraktivität, (3) körperliche Leistungsfähigkeit und Gesundheit und (4) körperliche Attraktivität und Ästhetik. Wieweit sich die genannten Skalen überschneiden und entsprechen, wurde bislang nicht überprüft.

Zur Diagnostik eines weiteren kognitiven Aspektes kann die Skala zur Erfassung körperbezogener Kontrollüberzeugungen (KLC, vgl. Mrazek, 1989) herangezogen werden. Sie erfaßt die globale wie auch bereichsspezifisch nach Aussehen, Gesundheit und Leistungsfähigkeit differenzierte Einschätzung externaler und internaler *körperbezogener Kontrollüberzeugungen.* Internale Kontrollüberzeugungen hängen zusammen mit Wissen über Krankheiten (Wallston et al., 1976), Befolgen ärztlicher Anweisungen (Lewis, Morisky & Flynn, 1978) und gesundheitsförderlichen Verhaltensweisen (z. B. der Fähigkeit, abzunehmen; vgl. Balch & Ross, 1975). Sie werden nicht durch aktuelle Krankheiten beeinflußt und sind als unabhängig von externalen, körperbezogenen Kontrollüberzeugungen zu betrachten (Mrazek, 1986).

Neben diesen Verfahren gibt es auch Diagnostika zur Erfassung unbewußter Einstellungen und Wahrnehmungen des Körperbildes und der Körpergrenzen (zusfd. Paulus, 1982).

Zur Erfassung körperlichen *Erlebens* gibt es zwar eine Vielzahl von Verfahren (z.B. Brähler & Scheer, 1983; Fahrenberg, 1975; v. Kerekjarto et al., 1972), doch beschränken sie sich überwiegend auf eine *Abfrage von*

Beschwerden. Die positive Seite wird allenfalls global (Krampen & Delius, 1981; v. Zerssen, 1976) oder ausschnitthaft erfaßt. Letzteres trifft auf die Hedonismus-Skala im Freiburger Fragebogen zur Krankheitsverarbeitung (Muthny, 1989) sowie einige EWL-Skalen (Janke & Debus, 1978) zu. Folglich lassen sich mit diesen Instrumentarien nur sehr allgemeine Aussagen über das körperliche *Wohl*-Befinden und den Zustand des Gesundfühlens machen, und es bleibt offen, welche Aspekte unberücksichtigt bleiben, solange die *Struktur körperlichen Wohlbefindens* nicht bekannt ist. Hier setzen unsere empirischen Studien an, die zur Entwicklung eines Fragebogens zur Erfassung des aktuellen körperlichen Wohlbefindens (FAW) geführt haben. Sie werden in den folgenden Abschnitten näher beschrieben.

4. Struktur Körperlichen Wohlbefindens

4.1 Welche Merkmale verbinden Menschen mit körperlichem Wohlbefinden?

Eine Sammlung von Tagebuchaufzeichnungen[1] über positives, körperliches Befinden zeigte uns, daß Menschen KW differenziert beschreiben können. In einem zweiten Schritt wurden nun weitere Personen aufgefordert, sich jeweils eine Situation von KW, an die sie sich gut erinnern konnten, intensiv vorzustellen. Anschließend sollten sie beschreiben, was ihr Wohlbehagen auslöste und welche Empfindungen dabei auftraten. Es handelte sich um insgesamt 111 Personen (53 % Frauen und 47 % Männer im Alter von 16 – 63 Jahren, mittleres Alter: 29 Jahre). Zur Hälfte setzten sie sich aus einer Zufallstichprobe aus der Normalbevölkerung zusammen, zur anderen Hälfte aus Patienten der Universitäts-Hautklinik.

Die inhaltsanalytische Auswertung ihrer Beschreibungen erbrachte fünfzehn Erlebnisformen von KW. Sie ließen sich zu fünf Grunddimensionen zusammenfassen: (1) freudige Erregung vs. angenehme Müdigkeit, Entspannung, (2) Spüren des Körpers, angenehme Erschöpfung, Wärme, (3) Ausgeglichenheit, Ruhe, (4) Frische, Beweglichkeit, Vitalität und (5) Zufriedenheit (Holocher, 1987). Diese fünf Bereiche bildeten die empirische Ausgangsbasis für die dann folgende Entwicklung eines Fragebogens zum aktuellen körperlichen Wohlbefinden (FAW).

Im FAW geht es um eine Momentaufnahme der zum Zeitpunkt der Befragung feststellbaren, positiven Körperempfindungen. Orientiert an den Formulierungen aus den Vorstudien wurden sie in Ich-Form als Feststellungen formuliert.[2] Die Beantwortung erfolgt auf einer fünfstu-

---

1 Wir danken Frau Heidelore Lang für die Durchführung dieser Studie.
2 Wir danken Frau Astrid Schnelle und Frau Karin Radtke für ihre Mitarbeit.

figen Likert-Skala. Die Fragebögen wurden zur anonymen Beantwortung an Freunde und Bekannte, Universitätsangestellte sowie zufällig aus Telefonbüchern ausgewählte Bürger in der gesamten BRD versandt. Es antworteten 279 Personen (Rücklaufquote: 58 %), 47 % Männer und 53 % Frauen im Alter von 17 bis 77 Jahren (mittleres Alter: 39 Jahre). Die obere Bildungsschicht war überrepräsentiert (58 % mit Schulabschluß Abitur). Ihren Gesundheitszustand beurteilten 26 % der Stichprobe als „körperlich beeinträchtigt", die übrigen 74 % stuften sich als „gesund" ein.

Eine faktorenanalytische Überprüfung der *Struktur des körperlichen Wohlbefindens* ergab bei einer Aufklärung von 46 % der Gesamtvarianz sieben Faktoren. Sie wurden mit „Zufriedenheit mit dem momentanen Körperzustand" (ZU), „Gefühle von Ruhe und Muße" (RM), „Vitalität und Lebensfreude" (VL), „Nachlassende Anspannung/angenehme Müdigkeit" (NA), „Genußfreude und Lustempfinden" (G), „Konzentrations- und Reaktionsfähigkeit" (KR) und „Gepflegtheit, Frische, angenehmes Körperempfinden" (GFK) umschrieben. Die gefundenen Faktoren stimmen gut mit den Ergebnissen aus der Vorstudie (Holocher, 1987) überein, enthalten aber noch zwei zusätzliche Aspekte: „Genußfreude" sowie „Konzentrations- und Reaktionsfähigkeit".

In einer *Replikationsstudie* mit 143 Personen (43 % Männer, 57 % Frauen) im Alter von 19 – 67 Jahren (mittleres Alter: 35 Jahre) wurde der FAW später erneut bezüglich seiner Dimensionalität überprüft. Dabei wurde eine überarbeitete Fragebogenform (Version 5 mit erweiterten Skalen NA, G, KR und GFK, insgesamt 58 Items) in der Halbform A eingesetzt. Wie Tabelle 1 zeigt, ließ sich die ursprüngliche faktorielle Struktur gut replizieren.

Tab. 1: *Komponentenstruktur körperlichen Wohlbefindens; varimax-rotierte Muster der Sieben-Faktoren-Lösungen*

A: Analysestichprobe (N=234; 83 Items/Gesamtform); R: Replikation (N=143; 58 Items/Form A).

% übereinstimmende Items: prozentuale Übereinstimmung bei der Itemzuordnung zu den jeweiligen Faktoren; berücksichtigt sind die insgesamt 45 Items, die in beiden Analysen identisch sind.

F5: Zuordnung zu Faktor 5; *F3:* Zuordnung zu Faktor 3.

Gesamtvarianzaufklärung:	Eigenwertsverläufe
A: 46 %	A: 19.9. - 4.2 - 2.9 - 2.8 - 2.5 - 2.2/ 1.7 - 1.6 - 1.6 - 1.6 . . .
R: 48 %	R: 11.7 - 5.1 - 3.9 - 3.1 - 2.5 - 2.0 - 1.7/ 1.5 - 1.4 - 1.4 - 1.4 . . .

Faktor	Bezeichnung/ Itembeispiele	Ladung A	Ladung R	h^2 A	h^2 R	% übereinstimmende Items	% der aufgeklärten Varianz A	% der aufgeklärten Varianz R
1	*Zufriedenheit mit dem momentanen Körperzustand (ZU)*					72	22	21
	– mit körperlichem Zustand einverstanden	.74	-.68	.70	.53			
	– fühle mich körperlich gesund	.73	-.62	.60	.44			
	– kann meinen Körperzustand genießen	.52	-.73	.67	.68			
2	*Gefühl von Ruhe und Muße (RM)*					46	21	10
	– genieße die beschauliche Ruhe um mich herum	.68	.51	.52	.48			
	– habe das Gefühl, Zeit zu haben	.56	.52	.35	.46			
	– spüre, daß körperliche Erholung einsetzt	.44	.51	.42	.42			
3	*Vitalität und Lebensfreude (VL)*					72	20	15
	– spüre nachwirkende freudige Erregung	-.64	F5	.56	F5			
	– verspüre Tatendrang	-.62	.70	.56	.64			
	– habe das Gefühl, durchstarten zu können	-.52	.62	.54	.50			

4	*Nachlassende Anspannung, angenehme Müdigkeit (NA)*					75	9	10
	– fühle mich angenehm schläfrig	.68	.59	.52	.56			
	– bin rechtschaffen müde	.67	.65	.57	.52			
	– bin angenehm erschöpft	.55	.53	.33	.43			
5	*Genußfreude / Lustempfinden (G)*					33	12	10
	– spüre, daß eine angenehme Berührung nachwirkt	.58	-.60	.51	.52			
	– Lust, meine körperlichen Grenzen auszutesten	.55	F3	.49	F3			
	– habe mir Wohlgenüsse verschafft (neu)	-	-.60	-	.42			
6	*Konzentrations- und Reaktionsfähigkeit (KR)*					100	8	17
	– kann mich gut konzentrieren	-.48	.66	.47	.55			
	– bin zu konzentrierten Bewegungen fähig	.39	.60	.36	.47			
	– kann mich auf das Wesentliche konzentrieren (neu)	-	.73	-	.62			
7	*Gepflegtheit, Frische, angenehmes Körperempfinden (GFK)*					67	9	17
	– fühle mich sauber und frisch	-.67	.78	.58	.71			
	– fühle mich gepflegt	-.67	.76	.54	.64			
	– habe ein angenehmes Hautgefühl	-.51	.56	.52	.59			

Zusammenfassend ist festzustellen, daß KW durch sieben Dimensionen differenziert beschrieben werden kann und daß sich diese Struktur nach bisherigen Befunden als weitgehend stabil erwiesen hat.

4.2 Wodurch wird körperliches Wohlbefinden ausgelöst?

Bei der inhaltsanalytischen Auswertung der Situationen und Aktivitäten, die mit KW verbunden waren, ermittelten wir dreißig verschiedene Aspekte, die sich zu den folgenden sieben *Auslösekategorien* zusammenfassen ließen: (1) Bewegungsaktivitäten (z. B. Spazierengehen, Schwimmen), (2) Entspannungsmaßnahmen nach körperlichen und psychischen Anstrengungen (z. B. Baden, Hinlegen), (3) Ungestörtheit/Ruhe (z. B. Natur genießen, Lesen), (4) besondere Ereignisse (z. B. wichtige Entscheidungen getroffen, Erfolg erzielt), (5) Urlaub (z. B. Meer, Sonne), (6) Partnerschaft (z. B. Zweisamkeit, Erotik), (7) Geselligkeit (z.B. Feiern, Essen). Die Reihenfolge spiegelt die Häufigkeit der Nennungen in der Gesamtgruppe wider (Holocher, 1987); sie variiert mit dem Geschlecht und dem Gesundheitszustand.

Bezüglich der beiden ersten Auslösekategorien, die Holocher (1987) ermittelte, gibt es Entsprechungen bei Brackhane und Würz (1984), die zwischen positivem Erleben *während* der Ausübung von Sport und anschließender Entspannung *nach* körperlicher Anstrengung unterscheiden. Insgesamt stimmen die gefundenen Kategorien weitgehend mit den Ergebnissen von Schneider (1983) überein; doch ging es in dieser Studie um eine Analyse *euthymen Erlebens und Verhaltens* („alles, was der Seele gut tut“, vgl. Lutz, 1983). Allerdings fehlt bei Schneider (1983) die zweite Kategorie, bei der angenehmes Körperempfinden im Wechsel von Anspannung zu bewußt erlebter Entspannung ausgelöst wird, was offensichtlich nur für KW bedeutsam ist. Die gefundenen Auslösebedingungen überschneiden sich auch mit denen für *Glück,* wie sie Hoffmann (1981) ermittelte.

Das wirft die Frage auf, ob es überhaupt möglich und sinnvoll ist, nach Auslösern zu suchen, die ausschließlich KW hervorrufen. Was ändert sich, wenn die spezifische Eingrenzung auf *körperliches* Wohlbefinden aufgegeben wird? Wir gingen dieser Frage in einer weiteren Untersuchung nach und berücksichtigten dabei auch den Aspekt einer aktiven Wohlbefindensgestaltung. Alle dreißig Einzelaspekte, die Holocher (1987) ermittelte, wurden dabei in Form von Selbstaussagen mit der Frage vorgelegt: „Was tun Sie, um sich etwas zu gönnen, sich selbst zu verwöhnen, sich zu entspannen und körperlich wohlzufühlen“? Auf einer 5-stufigen Skala war anzukreuzen, wie häufig die Befragten die vorgegebenen Möglichkeiten nutzten. Die Stichprobengewinnung erfolgte in gleicher Weise, wie es beim FAW beschrieben ist. Es antworteten 172 Personen (Rücklaufquote: 61 %); 47 % Männer, 53 % Frauen im Alter von 16 – 87 Jahren (mittleres Alter: 41 Jahre).

Die faktorenanalytische Auswertung der 30-Item-Liste ergab in diesem Fall neun Dimensionen, die insgesamt 61 % der Gesamtvarianz aufklärten (vgl. Tab. 2). Bei einer Splittung der Gesamtstichprobe in zwei Teilstichproben konnte diese Struktur mit hoher Übereinstimmung abgesichert werden.

Tab. 2: Komponentenstruktur der 30 Bedingungen, die mit Wohlbefinden verbunden sind. Varimax-rotierte Neun-Faktoren-Lösung; (N=172, 16-87 Jahre)

Faktor	Bezeichnung	% aufgeklärte gemeinsame Varianz
1	Partnerschaft	31
2	Anregung/Geselligkeit	13
3	Entspannung/Rückzug	11
4	Konsumgenuß	10
5	Freizeit/Familie	8
6	Aktiver körperlicher Ausgleich	7
7	Intellektuelle/kulturelle Aktivitäten	7
8	Fernsehen	7
9	Körperbezogene Maßnahmen	6

Gesamtvarianzaufklärung: 61 %;
Eigenwerte: 5.7 – 2.4 – 2.0 – 1.9 – 1.5 – 1.4 – 1.4 – 1.2 – 1.1/.9 – .9 – .9 – .8 ....

Bei weitgehenden Entsprechungen sind gegenüber der von Holocher (1987) ermittelten Struktur einige zusätzliche Aspekte enthalten und einige Bedingungen stärker ausdifferenziert. Als zusätzliche Stimulationsbedingungen für Wohlbefinden waren Konsumgenuß, Freizeitaktivitäten, kulturelle/intellektuelle Aktivitäten, Fernsehen, aber auch spezielle körperbezogene Maßnahmen festzustellen. Offenbar ist der Spielraum größer, wenn es nicht primär um KW geht.

Insgesamt können diese neun Situationstypen als wesentliche Auslösebedingungen für *psychophysisches* Wohlbefinden aufgefaßt und bei weiteren Analysen als Situationstaxonomie herangezogen werden.

Die weitere Auswertung zeigte, daß am häufigsten eine Unterhaltung mit einer vertrauten Person gewählt wird, wenn es um die aktive Herstellung von psychophysischem Wohlbefinden geht (vgl. auch Schneider, 1983). Doch machen Personen, die sich gesundheitsbeeinträchtigt fühlen, weniger davon Gebrauch. Da das eigene Wohlbefinden an die Fähigkeit gebunden ist, Gunst bei anderen Menschen zu erlangen und anderen Gunst zu bezeugen (Stäkker, 1983), stellt sich die Frage, ob Gesundheitsbeeinträchtigte diese Fähigkeiten unter den gegebenen Umständen nicht in ausreichendem Maße ausüben können und sich stärker auf sich selbst zurückziehen müssen.

Erwähnt werden soll, daß sportliche Aktivitäten, von denen empirisch gut belegt ist, daß sie sich positiv auf das psychische Befinden auswirken (z. B. Abele & Brehm, 1984), im Durchschnitt eher selten gewählt werden, wenn es darum geht, sich etwas Gutes zu tun und auch das körperliche Befinden positiv zu beeinflussen. Schneider (1983) stellte außerdem fest, daß die Befragten zwar um die wohlbefindensförderliche Wirkung wissen, sportliche Aktivitäten aber dennoch selten zu diesem Zwecke ausüben (vgl. hierzu aber Abele & Brehm, 1990).

Insgesamt wurde deutlich, daß die einzelnen Auslöser größtenteils *altersabhängig* sind. Ausnahmen bilden hier lediglich Entspannung/Rückzug, Freizeit/Familie und körperbezogene Maßnahmen.

Geschlechtsspezifische Effekte konnten wir bezüglich Entspannung/Rückzug feststellen. Frauen wählen diese Möglichkeit häufiger als Männer. Darüber hinaus greifen Frauen auch häufiger auf Konsumgenuß und körperbezogene Maßnahmen (Sauna, Massage, Kosmetikbehandlung) zurück, um ihr Wohlbefinden gezielt zu fördern.

Zwischen Gesunden und in ihrer körperlichen Gesundheit beeinträchtigten Personen ergaben sich nach Ausschluß von altersbedingten Einflüssen folgende Unterschiede: *Gesundheitsbeeinträchtigte* versuchen seltener, durch Sport ihr Wohlbefinden zu beeinflussen. Sie nehmen auch seltener intellektuelle oder kulturelle Anregungen wahr. Darüber hinaus baden oder duschen sie seltener, um ihr Wohlbefinden zu steigern (vgl. auch Lotz, 1990). Im Gegensatz zu Gesunden versuchen sie aber häufiger, ihr Befinden durch langes Ausschlafen zu verbessern. Insgesamt ist die Zahl der überhaupt genutzen Möglichkeiten bei ihnen geringer als bei Gesunden. Zu klären bleibt, ob diese Einschränkung von Gesundheitsbeeinträchtigten als etwas Negatives erlebt wird und ob sie zwangsläufig zu Wohlbefindenseinbußen führt. Auf der anderen Seite bleibt zu prüfen, ob eine Vielzahl verfügbarer Einflußmöglichkeiten bereits Wohlbefinden garantiert und wie sich demgegenüber eine nur begrenzte Anzahl von sinnvoll nutzbaren Alternativen auswirkt.

5. Konstruktion eines Fragebogens zur Erfassung des aktuellen körperlichen Wohlbefindens (FAW)

Mit den sieben faktoriell begründeten Skalen (vgl. Abschnitt 4.1) wurden Itemanalysen nach den Prinzipien der klassischen Testtheorie durchgeführt. Für ZU, RM und VL konnten jeweils Parallelskalen erstellt werden. In den Halbformen umfaßt der FAW (Version 2) 48 Items, in der Gesamtform 71 Items. Alle sieben Skalen weisen bei guter mittlerer Trennschärfe auch eine befriedigende *innere Konsistenz* auf ($r_{tt} = .73$ bis .92; vgl. Frank, Vaitl & Walter, 1990).

Für die neue, in den Skalen 4-7 erweiterte Form des FAW (Version 5) wurden auch die *Retest-Reliabilitäten* überprüft. Da der FAW ein Verfahren zur Messung aktuellen Befindens ist, sollten sich situative Einflüsse deutlich auswirken. Demgemäß werden nur niedrige bis mittelhohe Korrelationen erwartet. Unsere Überprüfungen an 49 Personen mit Bluthochdruck (27 Männer, 22 Frauen; mittleres Alter: 51 Jahre; überwiegend Hauptschulabschluß), die den FAW während eines Arztbesuches und einen Tag später zu Hause ausfüllten, ergaben Werte von $r_{tt} = .62$ (ZU), $r_{tt} = .47$ (RM), $r_{tt} = .32$ (VL), $r_{tt} = .25$ (NA), $r_{tt} = .23$ (G), $r_{tt} = .42$ (KR) und $r_{tt} = .54$ (GFK). Sie liegen durchgängig niedriger als die ermittelten inneren Konsistenzen.

6. Zur Validität des FAW

6.1 Differentielle Validität

Die FAW-Skalen RM, KR, G, GFK sind *altersabhängig* (vgl. Frank, Walter & Vaitl, 1989). *Geschlechtsspezifische Einflüsse* waren, entgegen anderen Befunden (vgl. Brähler & Möhring, 1986; Mrazek, 1983, 1984a), lediglich bei einer Skala festzustellen: Gepflegtheit, Frische und angenehmes Körperempfinden wurde von Frauen in höherem Maße berichtet als von Männern.

Unterschiedliche *situative Einflüsse* wirken sich deutlich auf das KW aus. Während der Freizeit ist KW im Gegensatz zur Arbeitszeit durch ausgeprägte Gefühle von Ruhe und Muße (RM) sowie durch nachlassende Anspannung (NA) und eine höhere Genußfreude (G) gekennzeichnet. Das Ausmaß an Zufriedenheit mit dem momentanen Körperzustand (ZU), an Vitalität und Lebensfreude (VL) sowie an Konzentrations- und Reaktionsfähigkeit (KR) fiel dagegen unter Arbeits- wie Freizeitbedingungen nahezu identisch hoch aus.

Die *Tageszeit* spielte keine wesentliche Rolle. Lediglich Gefühle nachlassender Anspannung und angenehmer Müdigkeit (NA) werden, wie zu vermuten, nach 17.00 Uhr weitaus stärker erlebt als zu anderen Tageszeiten.

Gesunde unterscheiden sich im FAW von *gesundheitsbeeinträchtigten* Menschen. Dies konnten wir bei dem Vergleich von 165 Personen, die sich beim Ausfüllen des FAW subjektiv gesund fühlten, und 58 Personen, die sich körperlich *beeinträchtigt* erlebten, feststellen. Danach bilden, bis auf die Skala „Genußfreude" (G), alle übrigen FAW-Skalen signifikante Unterschiede im KW ab, die (nach Ausschluß von Alterseffekten) eindeutig zu Lasten einer subjektiv erlebten Gesundheitsbeeinträchtigung gehen. Gesundheitsbeeinträchtigte stuften sich gegenüber Gesunden als weniger zufrieden, weniger ruhig, weniger vital, weniger konzentrations-und reaktionsfähig sowie weniger gepflegt und frisch ein. „Nachlassende Anspannung/angenehme Müdigkeit" (NA) wurde von Gesundheitsbeeinträchtigten dagegen *ausgeprägter* erlebt als dies bei Gesunden der Fall war. Dafür lassen sich verschiedene Erklärungen finden. Es kann damit zusammenhängen, daß sie, bedingt durch ihre schwankende Gesundheit, Übergänge von Anspannung zu Entspannung häufiger erleben und deshalb bewußter wahrnehmen. Es kann auch ein Hinweis darauf sein, daß sie körperliche Anspannung vorwiegend in ihrer negativen Form erleben und deshalb gerade das Nachlassen von Anspannung als erstrebenswert und positiv empfinden.

6.2 Persönlichkeitsmerkmale und körperliches Wohlbefinden

Bei vier der FAW-Skalen (ZU, VL, KR, RM) sind bedeutsame Zusammenhänge zu habituellen Persönlichkeitsmerkmalen festzustellen, die durch den FPI-R (Fahrenberg et al., 1984) erfaßt wurden (vgl. Lotz, 1990). Zwei Skalen (G, GFK) sind demgegenüber weniger stark mit persönlichkeitsspezifischen Einflüssen verbunden. Bei der Skala „Nachlassende Anspannung/angenehme Müdigkeit" (NA) konnten keine Zusammenhänge mit habituellen Persönlichkeitsvariablen festgestellt werden. Dies weist darauf hin, daß es sich hier um Befindensmerkmale handelt, die eindeutiger als alle anderen vom situativen Kontext bestimmt werden.

Bei habitueller Lebenszufriedenheit, Extraversion und Offenheit ist auch die Zufriedenheit mit dem momentanen körperlichen Befinden (ZU) hoch. Liegt dagegen eine Tendenz zu körperlichen Beschwerden, Gesundheitssorgen, Beanspruchung, sowie Gehemmtheit, Erregbarkeit und Neurotizismus vor, dann sind die Befragten mit ihrem aktuellen Körperzustand weniger zufrieden. Ein ähnliches Zusammenhangsbild wie für ZU zeigt sich auch für Vitalität und Lebensfreude (VL); hier kommt allerdings noch ein Aspekt hinzu: bei habitueller Leistungsorientierung ist die momentane Vitalität und Lebensfreude ebenfalls hoch ausgeprägt. Auch Gefühle von Ruhe und Muße (RM) sind bei habitueller Lebenszufriedenheit eher gegeben und bei habitueller Beanspruchung, Tendenz zu körperlichen Beschwerden, Erregbarkeit und

Neurotizismus geringer ausgeprägt. Darüber hinaus hängt auch eine gute Konzentrations- und Reaktionsfähigkeit (KR) mit habitueller Lebenszufriedenheit, sowie mit Leistungsorientierung zusammen. Bei ausgeprägtem Neurotizismus, einer Tendenz zu körperlichen Beschwerden, Gehemmtheit, Erregbarkeit und Beanspruchung fällt sie dagegen eher niedrig aus. Schließlich kovariieren auch Gefühle von Gepflegtheit, Frische und angenehmem Körperempfinden (GFK) positiv mit Lebenszufriedenheit und negativ mit Neurotizismus. Genußfreude (G) steht lediglich mit Extraversion und Leistungsorientierung in positivem Zusammenhang und korreliert negativ mit Erregbarkeit.

Der engste Zusammenhang wurde mit r(135) = -.54 zwischen körperlichen Beschwerden (FPI-R, Skala 8) und der Zufriedenheit mit dem aktuellen Körperzustand (ZU) ermittelt. Demnach werden bis zu 29 % der Varianz des aktuellen körperlichen Wohlbefindens von *negativen, habituellen Persönlichkeitseinflüssen* mitbestimmt. Bei den positiven Einflüssen ist die habituelle Lebenszufriedenheit (FPI-R, Skala 1) dasjenige Merkmal, das am engsten mit KW kovariiert (Korrelation von r(135) = .42 mit ZU; r(135) = .41 mit VL). Demnach werden bis zu 18 % der Varianz des aktuellen körperlichen Wohlbefindens von *positiven, habituellen Persönlichkeitseinflüssen* mitbestimmt.

Strauß und Appelt (1983) fanden für ihre Skala „Attraktivität/Selbstsicherheit" ebenfalls positive Bezüge zu Persönlichkeitsmerkmalen (*Extraversion*), allerdings nur bei Männern. Dagegen korreliert ihre Skala „Akzentuierung des eigenen Körpers/Sensibilität", die u. a. eine *hypochondrisch-depressive* Auseinandersetzung mit dem eigenen Körper erfaßt, bei Männern wie auch bei Frauen positiv mit Nervosität, Erregbarkeit, Depressivität, Gehemmtheit und *Neurotizismus*. Der Anteil an gemeinsamer Varianz liegt hier mit bis zu 40 % deutlich höher, was darauf zurückzuführen ist, daß in beiden Fällen relativ zeitstabile Merkmale erfragt werden.

Costa und McCrae (1980) stellten fest, daß *Extraversion*, bedingt durch die damit verbundene soziale Aufgeschlossenheit, ein prädisponierender Faktor für freundliche Zuwendung, Bekräftigung und positive Affekte ist, während *Neurotizismus* aufgrund der damit verbundenen emotionalen Erregbarkeit und Angstneigung eher sozialen Rückzug, aber auch negative Affekte nach sich zieht. Dies kann im einen Fall förderliche, im anderen Fall dagegen störende Auswirkungen auf das aktuelle körperliche Wohlbefinden haben.

6.3 Körperbeschwerden und körperliches Wohlbefinden

Wie wirkt es sich auf das aktuelle KW aus, wenn Menschen zu körperlicher Klagsamkeit neigen? Wir prüften dies in einer Extremgruppenanalyse (oberes vs unteres Quartil der Stichprobe von 97 Frauen und 38

Männern). Um alters- und geschlechtsspezifische Einflüsse auszuschließen, die bei der Beantwortung des FAW eine Rolle spielen, wurden Kovarianzanalysen berechnet. Alle feststellbaren Wohlbefindens-Unterschiede können nun eindeutiger auf die Wahrnehmung und das Erleben situativer Einflüsse bei habituell hoher vs. niedriger körperlicher Klagsamkeit zurückgeführt werden. Es zeigte sich folgendes: Menschen, die gewöhnlich vermehrt über körperliche Beschwerden klagen (FPI-Skala 8), sind auch bei einer Momentaufnahme ihres Wohlbefindens weniger mit ihrem körperlichen Zustand (ZU) zufrieden, erleben in geringerem Maße Gefühle von Ruhe und Muße (RM) sowie Vitalität und Lebensfreude (VL) und empfinden sich als weniger konzentrations- und reaktionsfähig (KR) als solche Menschen, die gewöhnlich wenig klagsam sind (Lotz, 1990). Diese Ergebnisse decken sich im wesentlichen mit denen, die wir bei Personen gefunden haben, die sich zum Zeitpunkt des Ausfüllens des FAW in ihrer körperlichen Gesundheit beeinträchtigt gefühlt haben. Doch sind bei Vorliegen von *aktuellen* Gesundheitsbeeinträchtigungen zusätzlich auch verminderte Gefühle von „Gepflegtheit, Frische und angenehmem Körperempfinden" (GFK) sowie ausgeprägtere Gefühle „nachlassender Anspannung" (NA) festzustellen.

Zur Analyse des korrelativen Zusammenhangs zwischen *momentanen* Beschwerden und KW verwendeten wir eine selbsterstellte Liste mit 19 Beschwerden, die sich, faktoriell begründet, zu körperlichen und psychischen Beschwerden zusammenfassen lassen. Bei einer Befragung von 53 Kurpatienten (18 Männer, 35 Frauen) konnte ein enger negativer Zusammenhang zwischen KW und psychischen Beschwerden festgestellt werden (Lotz, 1990). Ist eine hohe Zufriedenheit mit dem momentanen Körperzustand (ZU), ein hohes Maß an Vitalität/Lebensfreude (VL) und Ruhe/Muße (RM) sowie eine gute subjektive Konzentrations- und Reaktionsfähigkeit (KR) und ein hohes Maß an Gepflegtheit/Frische/angenehmem Körperempfinden (GFK) gegeben, dann sind zum gleichen Zeitpunkt kaum *psychische Beschwerden* (Ärger, Angst, Enttäuschung, Deprimiertheit und Gereiztheit) festzustellen. Zu prüfen bleibt, ob dies damit zusammenhängt, daß KW eine offene, entspannte Zuwendung zur Umwelt (z.B. Plügge, 1962) begünstigt und eine erhöhte Konfliktfähigkeit ermöglicht. *Physische* Beschwerden kovariieren dagegen weitgehend unabhängig von KW. Es bestehen lediglich bei drei der sieben FAW-Skalen bedeutsame Zusammenhänge. Danach klagen Menschen, die eine ausgeprägte Vitalität und Lebensfreude (VL), hohe Zufriedenheit mit dem momentanen Körperzustand (ZU) und hohe Genußfreude (G) erleben, zum gleichen Zeitpunkt über nur wenige oder gar keine Körperbeschwerden. Zu klären bleibt, ob insbesondere Vitalität und Lebensfreude, sowie Genußfreude und Lustempfinden aufgrund einer Art Impfwirkung die Schwelle für die Wahrnehmung von körperlichen Beschwerden anheben oder aber in direkter Weise negativem Körperempfinden entgegen wirken (vgl. Swearingen & Cohen, 1985).

6.4 Stimmung und körperliches Wohlbefinden

Wie stark sind die verschiedenen Aspekte körperlichen Befindens, wie sie mit dem FAW erfaßt werden, mit der psychischen Stimmung verquickt? Wir konnten feststellen, daß die aktuelle *psychische Gestimmtheit* (erfaßt durch die Delighted-Terrible-Scale von Andrews & Withèy, 1976) durch Gefühle von Vitalität und Lebensfreude (VL), ergänzt durch Gefühle von Ruhe und Muße (RM) relativ gut vorhergesagt wird. Doch beschränken sich die Bezüge zwischen KW und der aktuellen Stimmungslage auf diese beiden FAW-Skalen.

6.5 Körperliches Wohlbefinden und Zufriedenheit mit sich selbst

Mrazek (1983, 1984b, 1987) verweist darauf, daß das Körperkonzept eine sehr wichtige Funktion als Bestandteil des Selbstkonzepts erfüllt und daß die habituelle Körperzufriedenheit hoch mit *Selbstzufriedenheit* korreliert.

Wir überprüften, wie eng die aktuelle Selbstzufriedenheit mit dem *aktuellen* KW zusammenhängt. Dabei war festzustellen, daß die Konzentrations- und Reaktionsfähigkeit (KR) am besten zur Vorhersage von Selbst-Zufriedenheit geeignet war. Ergänzt durch Gefühle von Vitalität und Lebensfreude (VL) und Gefühle von Ruhe und Muße (RM) werden 54 % der Varianz der *aktuellen* Selbstzufriedenheit vorhergesagt. Es überrascht, daß die Zufriedenheit mit dem momentanen körperlichen Zustand (ZU) bei dieser Vorhersage keine maßgebliche Bedeutung hat. Daß demgegenüber gerade die subjektive Konzentrations- und Reaktionsfähigkeit in starkem Maße Selbstzufriedenheit widerspiegelt, kann mit der von uns untersuchten Stichprobe zusammenhängen. Sie wies einen hohen Anteil an „Kopfarbeitern" auf, für die dieser Aspekt neben Vitalität als erfolgsbestimmend angesehen werden kann. Bei körperlich erkrankten Personen wäre dagegen zu erwarten, daß ihre Selbstzufriedenheit auch von ihrer Zufriedenheit über ihren momentanen Körperzustand mitbestimmt wird.

6.6 Soziale Kontakte und körperliches Wohlbefinden

Die vielfältigen *Einflüsse des sozialen Netzwerks* und sozialer Unterstützung auf das Wohlbefinden sind umfangreich untersucht worden (z. B. Blöschl, 1987; Reis, 1984; Schwarzer & Leppin, 1989). Dabei zeigt sich in der Mehrheit der Untersuchungen, daß Unterstützungsdefizite mit herabgesetztem Wohlbefinden einhergehen. Von positiven sozialen Einflüssen kann generell eine Verbesserung des Wohlbefindens erwartet werden. Dabei kann es sich um indirekte Effekte, z. B. in Form von Unterstützung gesundheits- und wohlbefindensförderlicher Verhaltensweisen handeln oder auch ganz direkte Auswirkungen in Form von angenehmer Zuwendung, Vermittlung von Geborgenheit und Schutz bei Belastungen. Welche Zusammenhänge zum KW bestehen, wurde anhand einiger ausgewählter Aspekte untersucht.

Waren die Befragten in den letzten Wochen mit ihren *Kontakten zu Freunden, Verwandten und Bekannten* zufrieden, dann fiel auch die aktuelle Zufriedenheit mit dem momentanen Körperzustand (ZU) hoch aus, und es waren ausgeprägte Gefühle von Ruhe und Muße (RM), Vitalität und Lebensfreude (VL), Konzentrations- und Reaktionsfähigkeit (KR) sowie Gefühle von Gepflegtheit, Frische und angenehmem Körperempfinden (GFK) festzustellen. Werden soziale Beziehungen *häufig* zur Stimulation von Wohlbefinden genutzt, fällt auch das aktuelle KW besser aus; dies gilt für alle FAW-Skalen bis auf „Nachlassende Anspannung" (NA).

Soziale Kontakte fördern das Wohlbefinden. Doch auch quantitative Aspekte spielen eine Rolle. Je mehr der dreißig vorgegebenen Bedingungen zur Wohlbefindens-Stimulation genutzt werden, umso positiver wirkt sich das in nahezu allen Bereichen des aktuellen KW aus (vgl. hierzu auch Watson 1988a; Watson & Pennebaker, 1989). Dabei stellt eine breite Palette auch sicher, daß solche Bedingungen hergestellt werden können, die mit Gefühlen von nachlassender Anspannung/angenehmer Müdigkeit (NA) einhergehen.

6.7 Lebenszufriedenheit und körperliches Wohlbefinden

Betrachtet man KW als einen Teilaspekt von Lebensqualität, dann sind auch verschiedene andere *Kontextbedingungen des Lebens,* wie z. B. die Wohnverhältnisse, der Lebensstandard, die finanzielle oder die berufliche Situation in ihrem Zusammenhang zum KW zu untersuchen. Dabei ist von entscheidender Bedeutung, wie diese Bedingungen subjektiv bewertet werden. Ist die allgemeine Zufriedenheit mit den gegebenen Lebensbedingungen niedrig, dann kann das zur Folge haben, daß tägliche Lebensabläufe besonders kritisch betrachtet werden. Dies kann sich negativ im aktuellen KW niederschlagen.

Wir fanden dazu in unseren Untersuchungen folgendes: Waren die Befragten in den letzten Wochen mit dem eigenen Lebensstandard, den Wohnverhältnissen und der beruflichen Situation zufrieden, dann war eine hohe Zufriedenheit mit dem momentanen Körperzustand (ZU) festzustellen, und es wurden ausgeprägte Gefühle von Ruhe und Muße (RM) sowie von Vitalität und Lebensfreude (VL) berichtet. Viele Aspekte der Lebenszufriedenheit stehen auch mit der subjektiven Konzentrations- und Reaktionsfähigkeit (KR) sowie Genußfreude (G) in positivem Zusammenhang.

Dagegen haben Gefühle von Gepflegtheit, Frische, angenehmem Körperempfinden (GFK) lediglich einen Bezug zur Zufriedenheit mit sozialen Kontakten und dem Lebensstandard. Gefühle nachlassender Anspannung (NA) kovariieren gänzlich unabhängig von der Lebenszufriedenheit.

6.8 Kontrollüberzeugungen und körperliches Wohlbefinden

Ein weiterer Aspekt, der Wohlbefinden mit determinieren kann, sind *Kontrollüberzeugungen*. Hier sind vor allem internale Kontrollüberzeugungen von Interesse, weil KW, gepflegtes Aussehen und körperliche Fitneß zunehmend mehr als Ergebnis eines aktiven Gestaltungsprozesses verstanden werden (Mrazek, 1989). Wir prüften die Bedeutung von Kontrollüberzeugungen, indem 49 Hypertonie-Patienten zu folgender Aussage Stellung nahmen: „In den letzten Wochen hatte ich meine Gedanken, Gefühle und körperlichen Empfindungen gut im Griff". Bis auf das Empfinden von nachlassender Anspannung/angenehmer Müdigkeit (NA) hängen alle übrigen Aspekte von KW zum Teil sehr eng damit zusammen, daß man glaubt, sich selbst gut im Griff zu haben.

In diesem Zusammenhang ist die fehlende Beziehung zwischen tatsächlicher Konzentrationsfähigkeit, gemessen mit dem d2 von Brickenkamp (1972[4]), und der Selbstbeurteilung der Konzentrations- und Reaktionsfähigkeit (KR), wie sie der FAW mißt, zu erwähnen. Die Skala KR sagt demnach zwar etwas darüber aus, ob die Befragten glauben, sich konzentrative Leistungen zutrauen zu können, und kann als Indikator für Leistungsbereitschaft betrachtet werden. Doch garantiert das nicht, daß tatsächlich eine gute Konzentrations- und Reaktionsleistung erbracht wird. Hier kann auf eine ergänzende, objektive Überprüfung nicht verzichtet werden.

6.9 Sensibilität des FAW für entspannungsbedingte Veränderungen

Ein Instrument, das aktuelles Befinden messen will, muß *situationssensibel* sein. Wir überprüften dies, indem wir den FAW zur Untersuchung der Wirkung zweier Entspannungsverfahren einsetzten (Wüstefeld, 1989). In vier Einzelsitzungen, verteilt über 14 Tage, wurde entweder progressive Muskelentspannung nach Jacobson (Echelmeyer & Zimmer, 1980) eingeübt oder eine „Stereotiefensuggestion" (Stein, 1986) durchgeführt. Während die progressive Muskelrelaxation ein körperorientiertes Entspannungsverfahren ist, handelt es sich bei der Stereotiefensuggestion um ein hypnotherapeutisches Verfahren, das auf suggestiv-mentalem Wege Entspannung induziert.

Es zeigte sich, daß der FAW zur Erfassung entspannungsbedingter Veränderungen sinnvoll einsetzbar ist und differentielle Informationen liefern kann. Die Halbformen A und B des FAW (ZU, RM, VL) sind gleichermaßen gut geeignet sind, Befindensveränderungen abzubilden, wie sie durch Entspannungsverfahren hervorgerufen werden. Es zeigte sich im weiteren, daß sich Entspannung auf verschiedene Aspekte des KW in unterschiedlicher Weise auswirkt. Beide Verfahren bewirkten deutliche Gefühle nachlassender Anspannung (NA) und verhalfen zu verstärkten Gefühlen von Ruhe und Muße (RM). Auch die Genußfreude (G) wurde angehoben, und das Erleben von Gepflegtheit, Frische und angenehmem Körperempfinden (GFK) verstärkte sich. Körperliche und psychische Beschwerden nahmen ab, während sich die allgemeine Stimmungslage nicht veränderte. Gut kenntlich wird hier, daß KW mehr ist als lediglich Abwesenheit von Beschwerden und Mißempfindungen.

Verfahrensspezifische Entspannungs-Effekte zeigten sich in drei FAW-Skalen: Gefühle von Vitalität und Lebensfreude (VL) und Genußfreude (G) wurden durch Stereotiefensuggestion stärker angehoben als durch progressive Muskelrelaxation. Zusätzlich wurde auch die subjektive Konzentrations-und Reaktionsfähigkeit (KR) durch die Stereotiefensuggestion deutlicher verbessert. Bedeutsame Verlaufseffekte waren mit den Skalen NA, G und GFK nachweisbar.

7. Diagnostik des körperlichen Wohlbefindens: Ein erstes Resümee

Die positive Seite körperlichen Befindens kann in *differenzierter* Weise aufgeschlüsselt werden. Sieben Teilbereiche kennzeichnen, welche verschiedenen Qualitäten KW umfassen kann: Zufriedenheit mit dem momentanen Körperzustand, Gefühle von Ruhe und Muße, Empfindungen von Vitalität und Lebensfreude, Gefühle nachlassender Anspannung und angenehmer Müdigkeit, Genußfreude und Lustempfinden, Konzentrations- und Reaktionsbereitschaft und Gefühle von Gepflegtheit, Frische und angenehmem Körperempfinden.

Diagnostisch sind diese sieben Merkmalsaspekte durch den Fragebogen zur Erfassung des aktuellen, körperlichen Wohlbefindens (FAW) ökonomisch und in zuverlässiger Weise zu ermitteln. Dabei ist zu beachten, daß altersspezifische Einflüsse eine Rolle spielen und in begrenztem Ausmaß auch geschlechtsspezifische Effekte berücksichtigt werden müssen.

Erste Ergebnisse belegen, daß der FAW *situationssensibel* ist. Er bildet z.B. die unterschiedlichen Einflüsse von Arbeit und Freizeit sowie entspannungsbedingte Veränderungen erwartungsgemäß ab. Er kann als ein *aussagekräftiges klinisches Instrument* betrachtet werden, indem er zu diagnostizieren vermag, welche Bereiche des KW affiziert sind, wenn sich Menschen krank fühlen, und worin sie sich von Gesunden unterscheiden. Im Rahmen differential-diagnostischer Forschungsfragen zum KW kann er folglich bereits gut eingesetzt werden.

Erste Längsschnittbefunde geben Auskunft über behandlungsbedingte, *intraindividuelle Wohlbefindensschwankungen.* Hier wurde ein Aspekt aus der von uns empirisch ermittelten Taxonomie von Situationen untersucht, die Wohlbefinden stimulieren können. Untersuchungen zu weiteren situativen Einflüssen sind erforderlich. Geht es um die Brauchbarkeit des FAW zur Erfassung von intraindividuellen Wohlbefindensverläufen stellt sich die Frage nach der Zuverlässigkeit des FAW in neuer Weise (z. B. Köhler, 1985; Tack, 1985). Es bleibt zu zeigen, daß die einzelnen Items Veränderungen zwischen zwei oder mehr Testzeitpunkten ausreichend sensibel erfassen können (z. B. Krauth, 1983; Renn, 1973; Zielke, 1982). Es wird auch zu klären sein, ob wiederholte Selbstbeurteilungen qualitative Bewertungsänderungen mit sich bringen (vgl. Baumann et al., 1980; Fleishman & Hempel, 1953).

Wir stellten bei sechs FAW-Skalen niedrige bis mittelhohe negative Zusammenhänge zu psychischen und physischen Beschwerden fest. Wir fanden negative Zusammenhänge zu Neurotizismus-Tendenzen und habitueller Erregbarkeit, wogegen verschiedene Aspekte der Lebenszufriedenheit, Leistungsorientierung, Extraversion sowie Kontrollüberzeugungen positiv mit KW korrelieren. Es bestehen darüber hinaus positive Beziehungen zu Merkmalen sozialer Aktivität. Dies ist ein Muster von Zusammenhängen, das dem von Watson (1988a) und Watson und Pennebaker (1989) entspricht. Sie folgern aus ihren Befunden, daß bei subjektiven Messungen des psychophysischen Befindens zwei grundlegende Dimensionen eine Rolle spielen: die Dimension *„somatopsychische Beschwerden“,* die state- und trait-Messungen negativer Gefühle, subjektiver Beschwerden und täglicher Belastungen umfaßt, sowie die davon unabhängige *„biopsychosoziale Dimension“,* die state- und trait-Messungen positiver Affektivität umfaßt (vgl. aber auch hierarchisches Modell von Veit & Ware, 1983). Eine dritte Dimension, die nach ihrer Auffassung im Feld von Persönlichkeitsaspekten, Stimmung, Streß und Gesundheit bedeutsam ist, umfaßt gesundheitsbezogene *Verhaltensweisen* (z.B. Arztbesuche, Krankheitstage, Fitness-Aktivitäten). Als wichtiges Ergebnis stellen Watson und Pennebaker heraus, daß Menschen mit hoher negativer Affektivität zwar über eine Vielzahl körperlicher Beschwerden klagen, ohne daß jedoch ihr objektiver Gesundheitszustand tatsächlich sehr schlecht ist. Für die hohe Klagsamkeit wird eine nach innen gerichtete, übersensible Körperaufmerksamkeit und Symptomwahrnehmung verantwortlich gemacht (vgl. auch Strauß & Appelt, 1983).

Muß nun gefolgert werden, daß alle *subjektiven* Diagnostika, wie z. B. Beschwerdelisten, Mißbehagens- und Belastungsskalen aufgrund ihres zweifelhaften Aussagegehaltes in Bezug auf den objektiven Gesundheitszustand wertlos und überflüssig geworden sind? Die gerontologische Forschung (Lehr, 1987) gibt hierzu eine empirische Antwort: Subjektive Angaben zum Gesundheitszustand sind ebenso wichtig wie das objektive Arzturteil. Doch sie haben beide einen unterschiedlichen Aussagegehalt. Während die subjektiven Maße indizieren, in welchem Ausmaß mit einer eigenständigen, selbstsicheren und aktiven Lebensführung zu rechnen ist, gestattet das objektive Maß Vorhersagen über das gegebene Leistungspotential (Intelligenz, Psychomotorik).

Wie ist der klinische Aussagegehalt *positiver* Affektivität zu beurteilen, wozu auch das körperliche Wohlbefinden zu rechnen ist? Hier sind empirische Hinweise zu finden, daß die Entstehung von Krebserkrankungen begünstigt wird, wenn das Ausmaß an positiver Affektivität (Wohlbefinden, Glück, Zufriedenheit) reduziert ist (Reynolds, Kaplan & Cohen, 1988). Dies zeigt, wie wichtig es ist, die weitere Erforschung gerade von *positiven* Befindensmerkmalen im Rahmen psychosomatischer Fragestellungen voranzutreiben.

Ein grundsätzliches therapeutisches Ziel besteht darin, einen positiven Dialog mit dem eigenen Körper zu erreichen (vgl. Mrazek & Rittner, 1986; Lowen, 1977). Daß gerade dies psychosomatisch gestörten Personen kaum gelingt, da sie ihre körperlichen Funktionen und Bedürfnisse zu wenig oder verzerrt wahrnehmen und ihrem gesunden Körpererleben oft nur geringe Beachtung schenken, zeigen verschiedene Untersuchungen sehr anschaulich (z. B. Strauß & Appelt, 1983; Pearlson et al., 1981). Diese Menschen brauchen eine gezielte Anleitung zu angemessenerer Körperaufmerksamkeit und positivem, genußvollem Körpererleben. Auf dem Hintergrund präziserer Kenntnisse über die Struktur körperlichen Wohlbefindens kann dies besser gelingen.

Literatur

Abele, A. & Brehm, W. (1984). Befindlichkeits-Veränderungen im Sport. Hypothesen, Modellbildung und empirische Befunde. Sportwissenschaft, 14, 252-275.

Abele, A. & Brehm, W. (1990). „Gesundheit“ als Anreiz für freizeitsportliche Aktivität im Erwachsenenalter? In W. Lutter & A. Thomas (Hrsg.). Der Beitrag der Sportpsychologie zur Zielbestimmung einer modernen Erziehung und Ausbildung im Sport. Köln: BPS Verlag (in Druck).

Abele, A. & Brehm, W. (1989). Exercise induced changes in the state of being dependent on work load and rhythm. International Journal of Physical Education, 26, 11-18.

Andrews, F.M. & Withey, S.B. (1976). Social Indicators of Well-Being. American's Perceptions of Life Quality. New York: Plenum Press.

Argyle, M. (1987). The Psychology of Happiness. London: Methuen.

Balch, P. & Ross, A.W. (1975). Predicting success in weight reduction as a function of locus of control: A unidimensional and multidimensional approach. Journal of Consulting and Clinical Psychology, 43, 119.

Baumann, U., Sodemann, U. & Tobien, H. (1980). Direkte versus indirekte Veränderungsdiagnostik. Zeitschrift für Differentielle und Diagnostische Psychologie, 1, 201-216.

Becker, P. (1986). Theoretischer Rahmen. In P. Becker & B. Minsel (Hrsg.). Psychologie der seelischen Gesundheit. Band 2 (S. 1-90). Göttingen: Hogrefe.

Becker, P. (1988a). Seelische Gesundheit und Verhaltenskontrolle: zwei replizierbare, varianzstarke Persönlichkeitsfaktoren. Zeitschrift für Differentielle und Diagnostische Psychologie, 9, 13-38.

Becker, P. (1988b). Ein Strukturmodell der emotionalen Befindlichkeit. Psychologische Beiträge, 30 (in Druck).

Blöschl, L. (1987). Soziales Netzwerk/Soziale Unterstützung, Lebensbelastung und Befindlichkeit. Zeitschrift für Klinische Psychologie, 16, 311-320.

Brackhane, R. & Würz, M. (1984). Emotionales Erleben im Freizeitsport. Sportwissenschaft, 14, 166-174.

Bradburn, N.M. (1969). The structure of psychological well-being. Chicago: Aldine.

Brähler, E. & Scheer, J. (1983). Der Gießener Beschwerdebogen. Bern: Huber.

Brähler, E. & Möhring, P. (1986). Der Körper im Beschwerdebild – Erfahrungen mit dem Gießener Beschwerdebogen. In E. Brähler (Hrsg.). Körpererleben – ein subjektiver Ausdruck von Leib und Seele. (S. 232-252). Heidelberg: Springer.

Brickenkamp, R. (19724). Test d2, Aufmerksamkeits-Belastungstest. Göttingen: Hogrefe.

Butler, J., O'Brian, M., O'Malley, K. & Kelly, J. (1982). Relationship of beta-adrenoreceptor density to fitness in athletes. Nature, 298, 60-62.

Costa, P.T. & McCrae, R.R. (1980). Influence of extraversion and neuroticism on subjective well-being: Happy and unhappy people. Journal of Personality and Social Psychology, 38, 668-678.

Diener, E. (1984). Subjective well-being. Psychological Bulletin, 95, 542-575.

Echelmeyer, L. & Zimmer, D. (1980). Entspannungstraining auf der Basis der progressiven Muskelrelaxation. München: Pfeiffer Tonkassetten-Programm.

Emmons, R.A. (1986). Personal strivings: An approach to personality and subjective well-being. Journal of Personality and Social Psychology, 51, 1058-1068.

Fahrenberg, J. (1975). Die Freiburger Beschwerdeliste FBL. Zeitschrift für Klinische Psychologie, 4, 78-100.

Fahrenberg, J., Hampel, R. & Selg, H. (1984). Das Freiburger Persönlichkeitsinventar, FPI. Göttingen: Hogrefe.

Fleishman, E.A. & Hempel, W.E. (1953). Changes in factor structure of a complex psychomotoric test as a function of practice. USAF Human Resources Research Center Research Bulletin, No. 53-68.

Frank, R., Vaitl, D. & Walter, B. (1990). Zur Diagnostik körperlichen Wohlbefindens. Diagnostica, 36, 33-37.

Frank, R., Walter, B. & Vaitl, D. (1989). Mehr Wohlbefinden und Genußfreude im Alter. Zeitschrift für Gerontopsychologie & -psychiatrie, 4, 351-365.

Glatzer, W. & Zapf, W. (Hrsg.) (1984). Lebensqualität in der BRD. Frankfurt: Campus.

Gosztonyi, A. (1972). Grundlagen der Erkenntnis. München: Beck.

Grom, B. (1987). Positiverfahrungen – Ein Forschungsgegenstand der Sozial- und der Persönlichkeitspsychologie. In B. Grom, N. Brieskorn, & G. Haeffner (Hrsg.). Glück. (S.-190). Frankfurt: Ullstein.

Grossman, A. (1984). Endorphins and exercise. Clinical Cardiology, 7, 255-260.

Grupe, O. (1982). Bewegung, Spiel und Leistung im Sport. Schorndorf: Hofmann.

Hoffmann, R. (1981). Zur Psychologie des Glücks: Eine empirische Untersuchung. Unveröff. Dissertation, München: Ludwig-Maximilians-Universität.

Holocher, H. (1987). Körperliches Wohlbefinden. Inhaltsanalytische und differentielle Untersuchung des Phänomens und seiner Wahrnehmung durch Hautkranke und Gesunde. Unveröff. Diplomarbeit, Universität Gießen: Fachbereich Psychologie.

Howley, E.T. (1976). The affect of different intensities of exercise on the excretion of epinephrine and norepinephrine. Medicine and Science in Sports, 8, 219-222.

Janke, W. & Debus, G. (1978). Die Eigenschaftswörterliste EWL. Göttingen: Hogrefe.

v. Kerekjarto, M., Meyer, A.-E., & v. Zerssen, D. (1972). Die HHM-Beschwerdeliste bei Patienten einer internistischen Ambulanz. Zeitschrift für Psychosomatische Medizin und Psychoanalyse, 18, 1-16.

Köhler, T. (1985). Teststatistische Anforderungen an ein state-Meßinstrument. Diagnostica, 32, 64-75.

Krampen, D. & Delius, A. (1981). Zur direkten Messung subjektiv erlebter gesundheitlicher Veränderungen. Medizinische Psychologie, 7, 166-174.

Krauth, J. (1983). Bewertung der Änderungssensitivität von Items. Zeitschrift für Differentielle und Diagnostische Psychologie, 4, 7-28.

Kurz, D. (1977). Elemente des Schulsports. Schorndorf: Hofmann.

Lehr, U. (1987). Subjektiver und objektiver Gesundheitszustand im Lichte von Längsschnittstudien. In U. Lehr & H. Thomae (Hrsg.). Formen seelischen Alterns (S. 153-159). Stuttgart: Enke.

Lewis, F.M., Morisky, D.E. & Flynn, B.S. (1978). A test of construct validity of health locus of control: Effects of self-reported compliance for hypertensive patients. Health Education Monographs, 6, 138-148.

Lotz, H. (1990). Zur Konstruktvalidierung von Fragebögen zum körperlichen Wohlbefinden.Unveröff. Diplomarbeit, Universität Gießen: Fachbereich Psychologie.

Lowen, A. (1977). Bioenergetische Analyse: Eine Weiterentwicklung der Reich'schen Therapie. In H. Petzold (Hrsg.). Die neuen Körpertherapien (S. 51-61). Paderborn: Junfermann.

Lutz, R. (Hrsg.) (1983). Genuß und Genießen. Zur Psychologie des genußvollen Erlebens und Handelns. Weinheim: Beltz.

Lutz, R. (1989). Zur Vorhersagbarkeit von Skalen-Interkorrelationen. Bericht aus dem Fachbereich Psychologie der Philipps-Universität Marburg, Nr. 98.

Mrazek, J. (1983). Zufriedenheit mit dem eigenen Körper. Kölner Beiträge zur Sportwissenschaft 12, Jahrbuch der Deutschen Sporthochschule Köln, (S. 155-174). St. Augustin: Richarz.

Mrazek, J. (1984a). Die Verkörperung des Selbst. Psychologie heute, 2, 50-58.

Mrazek, J. (1984b). Selbstkonzept und Körperkonzept. Kölner Beiträge zur Sportwissenschaft, 13, Jahrbuch der Deutschen Sporthochschule Köln (S. 107-129), St. Augustin: Richarz.

Mrazek, J. (1986). Körperbezogene Kontrollüberzeugungen. Kölner Beiträge zur Sportwissenschaft, 15, Jahrbuch der Deutschen Sporthochschule Köln (S. 99-116), St. Augustin: Richarz.

Mrazek, J. (1987). Struktur und Entwicklung des Körperkonzepts im Jugendalter. Zeitschrift für Entwicklungspsychologie und Pädagogische Psychologie, 19, 1-13.

Mrazek, J. (1989). Die Erfassung körperbezogener Kontrollüberzeugungen. In G. Krampen (Hrsg.). Diagnostik von Attributionen und Kontrollüberzeugungen (S. 112-118). Göttingen: Hogrefe.

Mrazek, J. & Rittner, V. (1986). Wunschobjekt Körper. Psychologie heute, 12, 62-68.

Muthny, F.A. (1989). Freiburger Fragebogen zur Krankheitsverarbeitung. Weinheim: Beltz.

Najman, J.M. & Levine, S. (1981). Evaluating the impact of medical care and technologies on the quality of life: A review and critique. Social Science and Medicine, 15F, 107-115.

Paulus, P. (1982). Zur Erfahrung des eigenen Körpers. Weinheim: Beltz.

Pearlson, G.D., Flournoy, L.H., Simonson, M. & Slavney, P.R. (1981). Body image in obese adults. Psychological Medicine, 11, 147-154.

Plügge, H. & Kohn, R. (1958/59). Wohlbefinden und Mißbefinden. Eine phänomenologische Studie. Psyche, 12, 33-49.

Plügge, H. (1962). Wohlbefinden und Mißbefinden. Beiträge zu einer medizinischen Anthropologie. Tübingen: Niemeyer.

Plügge, H. (1970). Vom Spielraum des Leibes. Salzburg: Otto Müller.

Reis, H.T. (1984). Social interaction and well-being. In S. Duck (Ed.). Personal relationships 5: Repairing personal relationships. (pp. 21-45). London: Academic Press.

Renn, H. (1973). Die Messung von Sozialisationswirkungen. München: Oldenbourg.

Reynolds, P., Kaplan, G.A. & Cohen, R.D. (1988). Psychological well-being and cancer risk: Prospective evidence from the Alameda County Study. Manuscript submitted for publication.

Rittner, V. & Mrazek, J. (1986). Neues Glück aus dem Körper. Psychologie heute, 11, 54-63.

Schneider, A. (1983). Euthymes Verhalten und Erleben: Eine Pilotstudie – Zusammenhänge mit Merkmalen sozialer Integration. Unveröff. Diplomarbeit, Marburg: Fachbereich Psychologie.

Schwarzer, R. & Leppin, A. (1989). Sozialer Rückhalt und Gesundheit. Göttingen: Hogrefe.

Seeman, J. (1989). Toward a model of positive health. American Psychologist, 44, 1099-1109.
Stäcker, K.-H. (1983). Gunst und Genuß. In R. Lutz (Hrsg). Genuß und Genießen. Zur Psychologie des genußvollen Erlebens und Handelns (S. 64-69). Weinheim: Beltz.
Stein, A. (1986). Ruhig und zufrieden leben. Entspannung und Selbsthilfe durch Stereo-Tiefensuggestion. München: Kösel.
Strauß, B. & Appelt, H. (1983). Ein Fragebogen zum Beurteilung des eigenen Körpers. Diagnostica, 24, 145-164.
Swearingen, E.M. & Cohen, L.H. (1985). Life events and psychological distress: A prospective study of young adolescents. Developmental Psychology, 21, 1045-1054.

Tack, W.H. (1985). Reliabilitäts- und Effektfunktionen – ein Ansatz zur Zuverlässigkeit von Meßwertveränderungen. Diagnostica, 32, 48-63.
Tiger, L. (1979). Optimism: The Biology of Hope. New York: Simon & Schuster.
Tucker, L.A. (1981). Internal structure, factor satisfaction, and reliability of the body cathexis scale. Perceptual and Motor Skills, 53, 891-896.

Veit, C.T. & Ware, J.E. (1983). The structure of psychological distress and wellbeing in general populations. Journal of Consulting and Clinical Psychology, 51, 730-742.

Wallston, B.S., Wallston, K.A., Kaplan, G.D. & Maides, S.A. (1976). Development and validation of the health locus of control (HLC) scale. Journal of Consulting and Clinical Psychology, 44, 580-585.
Watson, D. (1988a). Intraindividual and interindividual analyses of positive and negative affect: Their relation to health complaints, perceived stress, and daily activities. Journal of Personality and Social Psychology, 54, 1020-1030.
Watson, D. (1988b). The vicissitudes of mood measurement: Effects of varying descriptors, time frames, and response formats on measures of positive and negative affect. Journal of Personality and Social Psychology, 55, 128-141.
Watson, D. & Tellegen, A. (1985). Toward a consensual structure of mood. Psychological Bulletin, 98, 219-235.
Watson, D. & Pennebaker, J.W. (1989). Health complaints, stress and distress: Exploring the central role of negative affectivity. Psychological Bulletin, 96, 234-254.
Wüstefeld, R. (1989). Entspannung und Wohlbefinden. Unveröff. Diplomarbeit, Universität Gießen: Fachbereich Psychologie.

v. Zerssen, D. (1976). Die Beschwerden-Liste. Weinheim: Beltz.
Zielke, M. (1982). Probleme und Ergebnisse der Veränderungsmessung. In M. Zielke (Hrsg.). Diagnostik in der Psychotherapie. (S. 41-59). Stuttgart: Kohlhammer.

Hanns-Dietrich Dann

Subjektive Theorien zum Wohlbefinden

So folge nun meinem Rat und sieh dich vor gegen die Gunst des Glücks, indem du also tust: Sinne nach, was dir das Teuerste sei, um dessen Verlust deine Seele sich am meisten betrüben würde, und hast du es gefunden, so wirf es fort, so weit, daß es nimmer wieder in Menschenhand gelange. Und so fortan. Wenn zu deinem Glück nicht abwechselnd auch Mißgeschick dich trifft, dann bessere es mit solchem Mittel.

Lehre des Amasis (Ägypten, 570-526 v.Chr.)

Freude, Vorfreude, Hoffnung, Heiterkeit, Zuversicht, Liebe, Dankbarkeit, Befriedigung, Stolz, Wohlbehagen, Lust, Verzückung, Geborgenheit, Vertrauen, Entspanntheit, Sicherheit, Ausgeruhtheit, Ausgeglichenheit, Zufriedenheit, Gesundheit, Sinn, Erfüllung, Glück ... Die Alltagssprache enthält eine Fülle von Bezeichnungen für Erlebnisse des Wohlbefindens. Angesichts der Reflexivität und Konstruktivität des menschlichen Geistes ist davon auszugehen, daß Menschen im Alltag über solche Positiverfahrungen auch nachdenken, so wie dies Amasis vor zweieinhalb Jahrtausenden im alten Ägypten getan hat. Die Erfahrung, daß Wohlbefinden nichts Selbstverständliches und Immerwährendes ist, sondern mehr oder minder häufig und intensiv von Erfahrungen des Mißbehagens abgelöst wird, mag immer wieder Anlaß zum Nachdenken darüber geben, warum das so ist, ob es sich beeinflussen läßt, oder ob nicht gar beides in einem notwendigen Zusammenhang steht. Nicht nur die altägyptischen Weisheitslehren, sondern auch westliche wie östliche Lebensphilosophien, Dichtung und Sprichwörter legen ein beredtes Zeugnis von diesem Nachdenken ab.

Die theoretischen und empirischen Versuche der Psychologie in den letzten Jahrzehnten, Phänomene des Wohlbefindens systematisch zu klären, stellen so gesehen nur ein sehr kleines Rinnsal im Strom des Nachdenkens über Positiverfahrungen dar. Der vorliegende Beitrag soll dazu anregen, die Verbindung des Rinnsals mit seinem Ursprungsstrom nicht abreißen zu lassen: nicht dadurch, daß ein historisch fundierter Theorieentwurf entwickelt wird, wie dies Weiss (1980) getan hat, sondern dadurch, daß das Alltagsdenken über Wohlbefinden zum Gegenstand gemacht wird: Wie denken gewöhnliche Menschen über Wohlbefinden? Was bedeuten solche Erlebnisse und Befindlichkeiten für sie im einzelnen? Welche selbstverständlichen Annahmen und Sichtweisen haben sie darüber? Welche Bewertungen verbinden sie damit? Mit anderen Worten, welche Alltagstheorien oder Subjektiven Theorien über das Wohlbefinden gibt es?

1. Warum Beschäftigung mit Subjektiven Theorien zum Wohlbefinden?

Häufig werden von wissenschaftlicher Seite psychologische Auffassungen von Laien nur deshalb aufgegriffen, weil man glaubt, die Ergebnisse des eigenen Arbeitens um so glanzvoller vor dieser Folie darstellen zu können. Über diese einseitige Beziehung hinaus gibt es aber im Bereich des Wohlbefindens – und nicht nur dort – eine Reihe von Gründen, warum es lohnend sein könnte, sich intensiver auch mit dem subjektiven Theoretisieren zu beschäftigen:

1. Für die Psychologie als Wissenschaft vom menschlichen Handeln gehören die Denkprozesse und die ihnen zugrundeliegenden Wissensbestände schlicht zum Gegenstand. Will man menschliches Handeln beschreiben, vorhersagen, erklären oder verändern, so sind auch diese integralen Bestandteile des Handelns mit in die Betrachtung einzubeziehen. Wie Menschen in Bezug auf ihr Wohlbefinden handeln, hängt aufs Engste nicht zuletzt auch damit zusammen, welche Kognitionen sie über das Wohlbefinden haben. So wie etwa das Krankheitsverhalten eines Patienten von seinen Krankheitskonzepten mitbestimmt ist (z.B. Verres, 1986), dürften auch enge Beziehungen zwischen den Vorstellungen über Wohlbefinden und z.B. dem gesundheitsbezogenen Verhalten existieren.

2. Das individuelle Wissen über Wohlbefinden ist teilweise sozialen Ursprungs, d.h. es enthält auch überindividuelle gesellschaftliche Wissensbestände, sog. soziale Repräsentationen. So ist das individuelle Wissen maßgeblich mit beeinflußt durch solche gemeinsamen Wissenssysteme, wie sie sich in gesellschaftlichen Institutionen als Normen und Konventionen herausgebildet haben. Dadurch üben diese Institutionen einen kontrollierenden Einfluß auf das Handeln des einzelnen aus (v. Cranach, Mächler & Steiner, 1983; Thommen, 1985). Umgekehrt wird gesellschaftliches Wissen auch durch die Vorstellungen ihrer einzelnen Mitglieder konstituiert und weiterentwickelt. Es unterliegt innerhalb einer Kultur Veränderungen über die Zeit, und intrakulturelle Differen-

zierungen sowie Unterschiede zwischen verschiedenen Kulturen bilden sich heraus. Für die kulturvergleichende Sozialforschung sind solche Unterschiede und Entwicklungen, z.B. in den Auffassungen über seelische Gesundheit, ein wichtiger Gegenstand (z.B. Minsel, 1986; Minsel, Becker & Korchin, 1990); sie können nur aus den individuellen Sichtweisen erschlossen werden.

3. Da Wohlbefinden, Glück, Gesundheit etc. uralte Themen der Menschheitsgeschichte sind, ist damit zu rechnen, daß hier Erfahrungsbestände liegen, die für die Entwicklung wissenschaftlicher Konzeptionen fruchtbar gemacht werden können. Es gilt, diese ‚Weisheit' des Alltagsmenschen erst einmal auszuschöpfen. Die Ermittlung Subjektiver Theorien zum Wohlbefinden kann also als Heuristik für die Gewinnung wissenschaftlicher Aussagen über Wohlbefinden eingesetzt werden. Die vielfach beklagte unzureichende theoretische Fundierung der Wohlbefindensforschung (z.B. Mayring, 1987) ließe sich nicht zuletzt auch auf diesem Wege verbessern. Bislang ist noch nicht einmal klar, was der Alltagsmensch unter Wohlbefinden und seinen verschiedenen Varianten überhaupt versteht. Die gebräuchlichen Operationalisierungen sind auf recht globalem Niveau angesiedelt. Wie aber sollen über einen Phänomenbereich des subjektiven Erlebens sinnvolle Theorien entwickelt werden, wenn dieser Phänomenbereich gar nicht genau bekannt ist? Die Erforschung Subjektiver Theorien kann hier Abhilfe schaffen.

4. Von der Psychologie werden u.a. Verfahren zu Modifikation menschlichen Handelns erwartet. Wie läßt sich Handeln zur Steigerung des Wohlbefindens verändern und optimieren? Ebenso wie dies im Bereich der Lehreraus- und -fortbildung realisiert wird (vgl. Dann, 1989a), ließe sich auch hier bei den Subjektiven Theorien ansetzen. Dazu muß man zunächst einmal den einzelnen mit seinem subjektiv-theoretischen Wissen ernst nehmen, um dieses Wissen schließlich im Hinblick auf ein angemesseneres Handeln erweitern oder umgestalten zu können. Im Sinne eines wechselseitigen Austauschs zwischen ‚objektiven' (wissenschaftlichen) und ‚subjektiven' Theorien des Alltagsdenkens (Heckhausen, 1976) werden dabei nicht allein wissenschaftliche Theorien durch Subjektive Theorien angereichert, sondern umgekehrt wird auch das subjektive Denken durch wissenschaftlich gesichertes Wissen erweitert. Damit neue Wissensbestände für den einzelnen auch handlungswirksam werden, müssen sie letztlich als eigenes subjektiv-theoretisches Wissen übernommen und in das schon bestehende Wissenssystem integriert werden. Beispielsweise hängt eine erfolgreiche Implementation von Programmen im Bereich der Gesundheitspsychologie oder der Wirksamkeit von Lehr- und Lernprozessen wesentlich davon ab, in welcher Weise auf die bei den Adressaten bereits bestehenden Vorstellungen Bezug genommen wird (z.B. Clarke & Lowe, 1989; Huber, 1989; Minsel, 1986; Pill, 1988; Rotering-Steinberg, 1989).

Bevor auf Realisierungsmöglichkeiten der Analyse Subjektiver Theorien zum Wohlbefinden eingegangen wird, sollen zunächst einige Bemerkungen zum Forschungsbereich Subjektive Theorien allgemein vorangestellt werden.

2. Subjektive Theorien als Gegenstand und Forschungsprogramm der Psychologie

In den 50er Jahren begannen Sozialwissenschaftler, die an sich triviale Tatsache explizit zu berücksichtigen, daß auch der Alltagsmensch über mehr oder minder differenzierte psychologische Konzeptsysteme verfügt und in seinem alltäglichen Lebensvollzug benutzt (v.a. Heider, 1958; Kelly, 1955; Schütz, 1953/54). Seit der Initialzündung der ‚naiven Verhaltenstheorie' von Uwe Laucken (1974) hat es insbesondere im deutschsprachigen Raum, in letzter Zeit aber auch im anglo-amerikanischen Bereich (vgl. z.B. Shavelson, 1988), intensive Forschungen auf diesem Gebiet – wenn auch unter den verschiedensten Bezeichnungen – gegeben. In relativ großer Übereinstimmung wurden dabei immer wieder allgemeine Grundannahmen formuliert, die das dahinterstehende Menschenbild charakterisieren: Es ist die autonome und verantwortlich handelnde Person, die im Zuge ihres zielgerichteten Handelns ihren Handlungsraum aktiv-kognitiv strukturiert und dabei auf ein differenziertes, im Laufe ihres Lebens erworbenes Wissen zurückgreift (im Rahmen der Lehrerkognitionsforschung vgl. im einzelnen z.B. Dann, 1989b).

Unter formalen Gesichtspunkten können nicht alle Wissensformen als Subjektive Theorien bezeichnet werden. Subjektive Theorien werden nämlich als komplexeste Form der Wissensorganisation konzeptualisiert. Folgende Definitionsmerkmale lassen sich – wiederum in weitgehender, wenn auch nicht vollständiger Übereinstimmung zwischen verschiedenen Autoren – als Bestandteile einer vorläufigen Arbeitsdefinition festhalten (Dann, 1990):

1. Subjektive Theorien stellen mehr oder minder überdauernde kognitive Strukturen (mentale Repräsentationen) des Individuums dar, die durch Erfahrung veränderbar sind. Sie sind damit abgegrenzt gegen momentane, aber bewußte Kognitionen, die allenfalls aktuelle Manifestation oder Vergegenwärtigung Subjektiver Theorien wie auch anderer Wissensbestände sein können.

2. Subjektive Theorien sind teilweise implizit (z.B. nichtbewußtseinsfähige Selbstverständlichkeiten oder unreflektierte Überzeugungen), teilweise aber dem Bewußtsein des Handelnden zugänglich, so daß er darüber berichten kann. Dies ist jedenfalls unter spezifischen Bedingungen möglich (v.a. wenn sich eine Subjektive Theorie auf hinreichend bedeutsame

und häufige Ereignisse bezieht, ihre Aktivierung im Rahmen zielgerichteten Handelns nicht zu lange zurückliegt und geeignete Explizierungshilfen angeboten werden).

3. Subjektive Theorien besitzen ähnliche strukturelle Eigenschaften wie wissenschaftliche Theorien. Insbesondere enthalten sie eine zumindest implizite Argumentationsstruktur (z.B. Wenn-dann-Beziehungen), wodurch Schlußverfahren ermöglicht werden. Damit sind Subjektive Theorien gegen Einzelkognitionen oder isolierte Wissenselemente zumindest akzentuierend abgegrenzt.

4. Analog wissenschaftlichen Theorien erfüllen Subjektive Theorien die Funktionen (a) der Situationsdefinition i.S. einer Realitätskonstituierung; (b) der nachträglichen Erklärung (und oft der Rechtfertigung) eingetretener Ereignisse; (c) der Vorhersage (oder auch nur der Erwartung) künftiger Ereignisse; (d) der Generierung von Handlungsentwürfen oder Handlungsempfehlungen zur Herbeiführung erwünschter oder zur Vermeidung unerwünschter Ereignisse.

5. Über die zu wissenschaftlichen Theorien analogen Funktionen hinaus kommt Subjektiven Theorien eine faktisch handlungsleitende oder handlungssteuernde Funktion zu. Zumindest bestimmte subjektive Theoriestrukturen stellen einen bedeutenden Teil der Wissensbasis des Handelns dar; unter bestimmten Bedingungen werden sie aktiviert und zur Handlungsregulation herangezogen. Zusammen mit anderen (z.B. emotionalen) Faktoren beeinflussen sie so das beobachtbare Verhalten im Rahmen zielgerichteten Handelns.

Die hier nur relativ grob gekennzeichneten Definitionsmerkmale werfen zweifellos noch Probleme auf. Diese betreffen z.B. das Verhältnis von ‚subjektiven' zu ‚objektiven' (wissenschaftlichen) Theorien. Die differenzierteste Diskussion dieser und anderer Fragen haben Groeben, Wahl, Schlee und Scheele (1988) vorgelegt. Sie räumen auch zahlreiche Mißverständnisse aus, denen die Forschung über Subjektive Theorien immer wieder ausgesetzt ist. So ist etwa zu betonen, daß die Beschäftigung mit Subjektiven Theorien keineswegs ein rein rationalistisches Menschenbild voraussetzt. Dem Menschen wird zwar potentielle Rationalität zugeschrieben, nicht aber absolute Rationalität unter allen Bedingungen und für sämtliche psychischen Phänomenbereiche. „Subjektive Theorien stellen … die komplexeste Form der für Handlungen zentralen Merkmale von Intentionalität, über Reflexivität, sprachliche Kommunikationsfähigkeit bis hin zur potentiellen Rationalität dar" (Schlee, 1988, S. 17). Wie weitgehend sich menschliches Verhalten in dieser Weise rekonstruieren läßt, ist dabei eine empirische Frage.

Vor diesem Hintergrund lassen sich nun die Hauptanliegen der Erforschung Subjektiver Theorien formulieren. Es geht dabei um die Bearbeitung der folgenden Fragestellungen (vgl. Dann, 1989a, 1989b):

1. Die Struktur Subjektiver Theorien (Wissensorganisation):
Wie ist das subjektiv-theoretische Wissen über verschiedene Themenbereiche im einzelnen beschaffen und organisiert? Welche Wissensarten, -formen oder Prototypen des Wissens lassen sich unterscheiden? Welche Methoden müssen entwickelt werden, mit denen sich Subjektive Theorien erfassen und darstellen lassen?

2. Die Funktion Subjektiver Theorien (Wissensanwendung):
Wie wird das subjektiv-theoretische Wissen in der alltäglichen Lebenspraxis konkret angewendet und eingesetzt? Welche Bedingungen beeinflussen diese Wissensanwendung? Mit anderen Worten: Welche unterschiedlichen Funktionen erfüllen Subjektive Theorien im Alltag? Wie werden sie insbesondere zur Handlungssteuerung und Handlungsrechtfertigung herangezogen?

3. Die Genese Subjektiver Theorien (Wissenserwerb):
Wie wird das subjektiv-theoretische Wissen erworben, ausgebaut und entwickelt? Welche Bedingungen beeinflussen diesen Wissenserwerb? Wie läßt sich schließlich dieses Wissen gezielt modifizieren und im Interesse einer verbesserten Lebenspraxis voranbringen?

Diese Fragestellungen sind auch unter differentiellen Gesichtspunkten zu bearbeiten; denn es ist damit zu rechnen, daß sich verschiedene Personen diesbezüglich unterscheiden. Ohnehin ist in diesem Forschungsbereich zunächst immer von Individualtheorien auszugehen; Subjektive Theorien sind bei einzelnen Individuen vorfindliche kognitive Strukturen. Erst danach können durch Aggregation Verallgemeinerungen über mehrere Personen hinweg vorgenommen werden (Oldenbürger, 1987).

Zu allen Fragebereichen sind erste empirische Arbeiten durchgeführt worden; häufig wurden dabei grundsätzliche theoretische, methodologische und metatheoretische Probleme diskutiert (vgl. die Überblicksdarstellungen bei Laucken, 1982; Dann, 1983; Dann & Wahl, 1985; Groeben et al., 1988). Inhaltlich ist die überwiegende Mehrzahl der Forschungsarbeiten im Bereich von Unterricht und Erziehung angesiedelt, wobei die Analyse und Modifikation Subjektiver Theorien von Lehrkräften zahlenmäßig den Spitzenplatz einnimmt (Dann, Humpert, Krause & Tennstädt, 1984). Im folgenden soll der Forschungsstand im Bereich Subjektiver Theorien des Wohlbefindes skizziert werden.

3. Bisherige Arbeiten über Subjektive Theorien zum Wohlbefinden

Legt man die oben dargestellte Arbeitsdefinition zugrunde, so muß man feststellen, daß es bislang kaum Arbeiten gibt, die Subjektive Theorien des Wohlbefindens erforscht hätten. In den bisherigen Untersuchungen zu kognitiven und emotionalen Aspekten des Wohlbefindens wurde der Gegenstand selten so konzipiert, daß dabei individuelle Argumentationsstrukturen in den Blick gekommen wären. Wie auf anderen Feldern der Psychologie, hat man sich auch im Bereich Subjektiver Theorien häufiger negativen als positiven Befindlichkeiten zugewendet, nämlich subjektiven Krankeitstheorien i.S. von Laienvorstellungen über Krankheit (z.B. Verres, 1986; Bischoff & Zenz, 1989). Allerdings finden sich einige Arbeiten, die zumindest Teilbereiche Subjektiver Theorien über Positiverfahrungen analysieren und/oder überindividuelle Theoriestrukturen aufdecken wollen.

3.1 Subjektive Theorien über Glückserlebnisse

Dem Bereich der subjektiven Definition von Konstrukten des Wohlbefindens läßt sich eine Arbeit zurechnen, in der das sprachliche Repräsentationssystem des Erlebens von Glück untersucht wurde. In Anlehnung an die Arbeit von Meadows (1975) hat Rosemarie Hoffmann (1984) UniversitätsstudentInnen und -dozentInnen gebeten, sich zu entspannen und sich in eine Situation zurückzuversetzen, in der sie besonders glücklich waren. Das dabei erlebte Gefühl sollten sie möglichst ausführlich beschreiben. Durch Inhaltsanalyse wurden daraus 109 Kategorien gewonnen. Diese bildeten die Basis für die Formulierung von Fragebogen-Items (z.B. ‚ich hatte das Gefühl, mit anderen eins zu sein', ‚ich spürte einen großen Tatendrang', ‚ich atmete sehr bewußt', ‚ich spürte einen starken Drang, meine Gefühle körperlich auszudrücken'). Sie wurden einer neuen Probandengruppe mit derselben Instruktion vorgelegt. Dem Auswertungsverfahren lag allerdings nicht die Absicht zugrunde, individuelle subjektive Definitionsstrukturen zu ermitteln. Über Faktorenanalyse wurde vielmehr die *inter*individuelle Kovariation der Berurteilungen analysiert (67,1 % erklärte Varianz). Die dabei resultierenden Gefühlsdimensionen beschreiben nicht die individuellen Strukturen, sondern die der untersuchten Gruppe als Ganzes zukommende Dimensionierung. Damit liegt eigentlich ein anderer Gegenstand vor (Oldenbürger, 1987), der allerdings Ähnlichkeit mit den individuellen Strukturierungen haben dürfte. Auch über die Beziehungen der Dimensionen zueinander ist nichts bekannt. Gleichwohl macht die Beschreibung der 12 interpretierbaren Faktoren anhand von Itembeispielen zentrale Aspekte des subjektiven Erlebens von Glück deutlich (Anteil an der erklärten Varianz in Klammern):

(1) Qualität der menschlichen Beziehungen: Sich anderen nahe, verbunden fühlen, tiefes Verständnis für andere, Mitgefühl, Vertrauen, sich geliebt, verstanden fühlen (16,9 %);
(2) Schöpferische Kraft: Voller Ideen, Tatendrang, entscheidungsfreudig, energiegeladen, Lösungen für Probleme finden, neue Zusammenhänge sehen (14,7 %);

(3) Öffnung der Sinne, Lust in den unmittelbaren Empfindungen sinnlicher Wahrnehmung: sich Gerüchen, Geräuschen bewußt werden, Farben wirken leuchtend, sehr bewußt atmen (10,4 %);
(4) Erotik: starker Drang, Gefühle körperlich auszudrücken, sehnen nach körperlicher Vereinigung, großes Bedürfnis nach körperlicher Berührung, mit jeder Faser des Körpers alles fühlen (7,0 %);
(5) Ruhe und Entspannung: in sich selbst ruhen, erfüllt sein von Ruhe (5,5 %);
(6) Spontaner Ausdruck überfließender Energie: übermütig sein, den Drang spüren, zu lachen, zu singen, zu tanzen, große Heiterkeit spüren (5,5 %);
(7) Ekstase: Gefühl, selbst zu Musik, Wasser, Wind, mit der Landschaft eins zu werden, zerfließen, sich auflösen wollen, offen sein für die Schönheit der Welt, Gefühl von Leichtigkeit (4,6 %);
(8) Transzendenz: Gefühl, daß es einen Gott gibt, Vertrauen zu Gott, dankbar sein zu leben (3,6 %);
(9) Trance: Es genießen, passiv zu sein, Gefühl des Losgelöstseins von der Umwelt, wie in einem Traumzustand der Selbstvergessenheit (3,3 %);
(10) Zeiterleben: Zukunft verliert an Bedeutung, Vergangenheit ist wie weggewischt, Zeitgefühl ist aufgehoben, ganz von Gegenwart erfüllt (3,0 %);
(11) Bejahung von Leben und Sinnhaftigkeit des Lebens: Das Leben erscheint sinnvoll, das Leben ganz bejahen können, ganz von Glücksgefühl erfüllt sein (2,8 %);
(12) Qualität der Selbstwahrnehmung und Selbstbewertung: sich akzeptieren können, seiner selbst sicher sein, sich ganz eins mit seinem Körper fühlen, stolz auf sich sein (2,7 %).

Deutlich wird, daß es erregte Formen des Glücklichseins (2, 3, 4, 6, 7) ebenso gibt wie ruhige Formen (1, 5, 8, 9, 10). Unzweifelhaft handelt es sich hier um Maslow's ‚Höhepunktserlebnisse' (1975), die aus sehr unterschiedlichen Quellen stammen können und bei aller Verschiedenheit der Erlebnisqualitäten doch im Kern eine große Ähnlichkeit aufweisen: „. . . pure positive happiness when all doubts, all fears, all inhibitions, all tensions, all weaknesses, were left behind . . . the end of straining and of striving, the achievement of the desire and the hope, the fulfillment of the longing and the yearning" (p. 210).

Im Rahmen von Untersuchungen zum Einfluß von Emotionen auf kognitive Prozesse setzte Andrea Abele (z.B. 1990) eine ähnliche Methode (Erinnerung an positive oder negative Ereignisse) bei Studentinnen ein. Die geschilderten Ereignisse von Glück und Hochstimmung bezogen sich vor allem auf Liebes- und Freundschaftsbeziehungen, Ferien und Freizeit, erfolgreiche Leistungssituationen und (schon deutlich seltener) auf Situationen in der Familie. Interessant ist, daß sich die Texte über negative Erlebnisse und Zustände als umfänglicher, zeitaufwendiger und auch als stärker analytisch und kausalerklärend erwiesen als diejenigen über positive Erlebnisse und Zustände. Dieser Negativitätseffekt bei sozialen Kognitionen, die größere Aufmerksamkeit für und die intensivere Verarbeitung von negativen Stimuli, besteht also nicht nur bei aktuellen Gegebenheiten, sondern auch bei der Rekonstruktion vergangener Ereignisse. Nicht von ungefähr schlägt er sich, wie erwähnt, in der Erforschung Subjektiver Theorien selbst nieder!

Während sich Hoffmann (1984) auf situatives und zeitlich begrenztes Erleben von Wohlbefinden bezieht, haben andere Autoren Sichtweisen über längerfristige Glückserlebnisse untersucht. Allerdings beziehen sich diese Arbeiten ebenfalls auf ganze Untersuchungsgruppen, ohne die individuellen Argumentationsstrukturen herauszuarbeiten, und sie sind ausschließlich auf den Gesichtspunkt der subjektiven Bedingungen des Glücklichseins beschränkt. Scott (1967, referiert nach Charlotte Bühler, 1970) befragte 16-jährige Schülerinnen eines Gymnasiums und gleichaltrige Mädchen einer Strafanstalt. Als Hauptbedingungen des Glücks erwähnen vor allem die Gymnasiastinnen:

(1) Liebeserlebnisse, z.T. auch Freundschaft;
(2) Leistungserfolge, sowohl in der Schule als auch in sozialpolitischen Tätigkeiten;
(3) Befriedigung in religiösen Gefühlen und als Gewißheit, im Handeln und Leben eigene Möglichkeiten und Werte zu verwirklichen;
hinzu kommt, besonders auch bei den kriminell belasteten Mädchen:
(4) gute Beziehungen zu den Eltern.

Als Probleme, die gelöst werden müssen, um glücklicher zu sein, werden mangelndes Selbstvertrauen sowie Unehrlichkeit und Weglaufen vor sich selbst gesehen.

Anhaltspunkte zur Frage, welche Bedingungen des Glücklichseins subjektiv repräsentiert sind, liefert auch Bühler (1970) selbst. Sie berichtet über 50 abgeschlossene Fälle 18- bis 65-jähriger Klienten beiderlei Geschlechts aus ihrer psychotherapeutischen Praxis. Allerdings werden die ermittelten Faktoren zugleich als faktische Glücksbedingungen dargestellt; es bleibt somit unklar, inwieweit es sich noch um subjektive Sichtweisen oder bereits um Interpretationen der Therapeutin handelt:

Mit Rückblick auf die eigene Kindheit sprechen nur diejenigen von glücklichen Kindheitsjahren, die elterliche Liebe fühlten und nicht unter dem Druck extremer Ansprüche oder Kritik standen. Nur wenige berichten Glück aus der Pubertätsperiode. Glückserlebnisse in der Adoleszenz und im Erwachsenenalter scheinen in den Vorstellungen, ähnlich wie bei Scott, durch drei miteinander verwobene ‚Lebensleistungen' bedingt zu sein:

(1) eine angemessene Einstellung und gesunde Beziehung zu sich selbst i.S. eines Glaubens an den eigenen Wert als Mensch, auch ohne hohen Ansprüchen genügen zu müssen;

(2) das Finden und Sich-bewähren in einer den eigenen Möglichkeiten angemessenen Berufstätigkeit oder Gelegenheit zu irgendeinem Grad schöpferischen Ausdrucks;
(3) die Fähigkeit, Liebe zu empfinden und zu geben.

Mit zunehmendem Alter kann bei körperlichen Problemen, Ehe-, Familien- und Berufsschwierigkeiten auch eine Entscheidung für eine gewisse Resignation zu relativen Glückserlebnissen führen.

3.2 Subjektive Theorien über Gesundheit

Eine größere Zahl von Arbeiten befaßt sich mit der Sichtweise von Laien über ‚Gesundheit'. Bereits Ende der 50er Jahre hat Baumann (1961) mit einer offenen Interview- bzw. Fragebogenfrage ermittelt, was Alltagsmenschen unter ‚gesund', ‚physisch fit' bzw. unter ‚guter physischer Kondition' verstehen. Eine Inhaltsanalyse der Antworten von chronisch kranken Patienten und von Medizinstudenten förderte drei Konzeptionen zutage: (1) ein allgemeines Gefühl des Wohlbefindens, (2) die Abwesenheit von Krankheitssymptomen und (3) die Möglichkeit, Alltagsaufgaben und Rollenverpflichtungen zu erfüllen. Über die Hälfte der Befragten vertrat mehrere dieser subjektiven Definitionen zugleich.

Die ‚klassische' Arbeit in diesem Bereich stammt von Claudine Herzlich (1973) und beruht auf Intensiv-Interviews, die sie in den 60er Jahren mit Personen unterschiedlichen Bildungsgrads und Alters durchgeführt hat. Auf inhaltsanalytischem Weg versuchte Herzlich die soziale Repräsentation von Gesundheit und Krankheit i.S. gemeinsam geteilter Grundauffassungen zu rekonstruieren. Soziale Repräsentationen werden dabei als Vermittlungsinstanz zwischen Individuum und Gesellschaft im Prozeß der sozialen Konstruktion von Wirklichkeit aufgefaßt. Inhaltlich beziehen sich diese Rekonstruktionen auf Themen, Konzepte und Konstrukte über die Definition und Entstehung von Gesundheit und Krankheit sowie auf diesbezügliche Handlungsauffassungen. Die Autorin gelangt zu elaborierten und facettenreichen Interpretationen. Am bekanntesten – wenn auch häufig falsch wiedergegeben – wurde ihre Hierarchie dreier Dimensionen oder Typen von Gesundheit:

(1) Die ‚Gesundheit im Vakuum' als schlichte Abwesenheit von Krankheit, Beschwerden oder auch von Körperbewußtsein überhaupt, ein unpersönliches Faktum, das entweder gegeben ist oder durch Krankheit zerstört wird;
(2) Die ‚Gesundheitsreserve' als persönliche physische Robustheit oder Widerstandskraft gegen Krankheit, die man in unterschiedlichem Grad besitzen, von Geburt an mitbekommen, im Laufe des Lebens stärken oder auch gefährden kann; sie ist die Basis für
(3) das ‚Gleichgewicht' als höchste Form von Gesundheit, die physisches und psychisches Wohlbefinden ebenso beinhaltet wie Handlungs-

fähigkeit und Ausgewogenheit sozialer Beziehungen. Als Aktualisierung der ‚Gesundheitsreserve' ist sie nicht mit perfekter Gesundheit gleichzusetzen, da sie auch die Möglichkeit von Krankheit bzw. den gelungenen Umgang mit Krankheit einschließt. Sie kommt eher selten vor, wird gleichwohl als erstrebenswert angesehen und hat somit eher normativen Charakter.

Obwohl Herzlich von der persönlichen Sichtweise des Individuums spricht und darstellen will, wie das Individuum sein Wissen, seine Handlungen und Erfahrungen in sozial bedeutungsvoller Weise organisiert und interpretiert, kommen individuelle Sichtweisen nur als Einzelaussagen zur Verdeutlichung des jeweils Gemeinten vor. Die Komplexität der Argumentationsstrukturen einzelner Personen wird gleichsam übersprungen und von vornherein interpretativ zu überindividuellen Wissensystemen verdichtet und abstrahiert.

Einige neuere Untersuchungen stehen in der Tradition der Arbeit von Herzlich, ohne sich immer auf diese zu beziehen. Alexa Franke (1989) hat ‚subjektive Gesundheitstheorien' von gesunden Frauen mittels ausführlicher Interviews erhoben. Sie berichtet über drei Dimensionen, auf denen die Frauen Gesundheit ansiedelten: (1) Leistungsfähigkeit und Rollenerfüllung; (2) Beschwerdefreiheit und (3) Wohlbefinden. Häufig wird Gesundheit als ‚das höchste Gut' gesehen, aber nicht als Wert an sich, sondern als Voraussetzung zur Realisierung anderer Werte (Zeit für sich und die Familie, finanzielle Sicherheit). Konfrontiert mit der bekannten Definition der Weltgesundheitsorganisation stimmten die Befragten der Betonung des subjektiven Befindens und Bewertens sowohl im körperlichen als auch im psychischen Bereich zu, teilweise auch in sozialer Hinsicht. Ambivalent blieben die Aussagen über die Beeinflußbarkeit der Gesundheit: Während durchweg die Notwendigkeit gesehen wird, etwas für die eigene Gesundheit zu tun, werden die Möglichkeiten dazu eher skeptisch beurteilt.

Pill (1988) führte (gemeinsam mit Stott) Interviewstudien mit Müttern aus der Arbeiterklasse durch. Wieder ergaben sich drei Auffassungen von Gesundheit: (1) Abwesenheit von Krankheit; (2) Funktionsfähigkeit i.S. von Bewältigung der Alltagsaufgaben und (3) physisches und psychisches Wohlbefinden. Mütter, die dem persönlichen Lebensstil eine größere Rolle für die Gesundheit zumaßen, vertraten eher ein positives Gesundheitskonzept und sahen Gesundheit als dynamische Beziehung zwischen dem Individuum und seiner Umwelt. Ein erheblicher Teil der Frauen hatte allerdings kein positives Konzept von Gesundheit als etwas Erhaltenswertes. Über die Hälfte konnte nicht einmal drei Maßnahmen nennen, die sie zur Erhaltung ihrer Gesundheit ergreifen. Am häufigsten wurde Ernährung genannt, gefolgt von Bewegung und Ausruhen. Speziell einem positiven Gesundheitsbegriff von Laien gingen Clarke und Lowe (1989) nach. Insbesondere eine gesunde Lebensweise, v.a. Ernährung und Bewegung wurden sowohl als Anzeichen von Gesundheit wie auch als gesundheitsförderlich angesehen.

Zu einer differenzierteren Klassifikation subjektiver Gesundheitsdefinitionen gelangten d'Houtaud und Field (1984) bei einer Zufallsstichprobe von 4000 erwachsenen Teilnehmern an regionalen Gesundheitsuntersuchungen. Die Inhaltsanalyse der Antworten auf eine offene Frage (,Was ist Ihrer Meinung nach die beste Definition von Gesundheit?') erbrachte 41 thematische Einheiten (durchschnittlich 1,5 pro Person), die zu zehn Oberkategorien gruppiert wurden (relative Häufigkeiten in Klammern):

(1) Hedonistische Lebensform: Leben ohne Einschränkungen, das Leben auskosten, nicht an Krankheit denken (7,4 %);
(2) Gleichgewicht: physisch, geistig, sozial (15,4);
(3) Körperbezug: den eigenen Körper nicht fühlen, sich in seiner Haut wohl fühlen (6,4 %);
(4) Vitalität: allen Problemen entgegensehen können, Optimismus, persönliche Entfaltung, Dynamik (4,1 %);
(5) Psychisches Wohlbefinden: Lebensfreude, Glück, gute Stimmung (11,8 %);
(6) Gesundheitshygiene: regelmäßiges gesundes Leben, Exzesse vermeiden, Sport u.ä. (12,4 %);
(7) Gesundheit als Wert: das Wesentliche, höchstes Gut (7,2 %);
(8) Prävention: Vorsorgeuntersuchungen, auf sich achten, sich gut kennen (14,7 %);
(9) Physische Funktionsfähigkeit: in Topform sein, arbeiten können (8,9 %);
(10) Abwesenheit von Krankheit: nicht krank sein (11,7 %).

Es gab deutliche Unterschiede im Gebrauch dieser Konzepte zwischen den verschiedenen sozioökonomischen Klassen. Während die Angehörigen der oberen, nicht manuell tätigen Klassen, häufiger personalisierte positive und expressive Gesundheitsbegriffe vertraten (1-4), tendierten die Angehörigen der unteren, manuell tätigen Klassen eher zu negativen, sozialisierten und instrumentellen Konzeptionen (7-10).

Mit einer ähnlichen Interviewfrage (,Was bedeutet es für Dich, gesund zu sein?') ermittelten Millstein und Irwin (1987) bei 11-18-jährigen SchülerInnen ein etwas weniger ausdifferenziertes, aber ansonsten vergleichbares System von 7 Themenbereichen. Mit zunehmendem Alter nannten die Jugendlichen seltener körperliche Gefühlszustände sowie Abwesenheit von Krankheit und dafür häufiger Präventiv- und Erhaltungsmaßnahmen sowie psychisches Wohlbefinden. Einen Negativitätseffekt gab es insofern, als die Ausführungen über Krankheit ausführlicher, redundanter und thematisch reichhaltiger waren.

Hunt und Macleod (1987) interessierten sich für die persönliche Sichtweise von Menschen, die es geschafft oder versucht hatten, ihr gesundheitsbezogenes Verhalten zu ändern. Gesundheit, Fitness und Wohlbefinden erwiesen sich als sehr unterschiedliche Konzepte. Verhaltensänderungen primär aus gesundheitlichen Gründen waren selten. Sie traten eher im Zusammenhang mit der Veränderung von Lebensumständen auf. Gesundheitsbezogenes Verhalten scheint häufig in Alltagsaktivitäten und -routinen mit sozialer Bedeutung eingebettet zu sein, so daß es für gesundheitliche Argumente wenig zugänglich ist. Pierret (1988) konnte durch Bildung berufshomogener Untersuchungsgruppen zeigen, daß die gesundheits- und krankheitsbezogenen Interpretationen der Befragten eng mit der Art ihrer beruflichen Tätigkeit zusammenhängen. Was sie im Hinblick auf ihre Gesundheit tun, ist nur aus diesen konzeptuellen Bezugssystemen heraus verständlich.

Anhaltspunkte zur Frage, wie sich Laien die erfolgreiche Bewältigung von Lebenskrisen vorstellen, haben Deneke et al. (1987) geliefert. Über eine Zeitungsanzeige haben sie Personen ausfindig gemacht, die sich in den letzten fünf Jahren körperlich und seelisch gesund fühlten, (abgesehen von banalen Erkältungskrankheiten) tatsächlich nicht krank waren und (außer zu gewöhnlichen Zahnbehandlungen oder Vorsorgeuntersuchungen) keinen Arzt aufgesucht hatten. Neben der Applikation eines (in unserem Zusammenhang weniger interessierenden) Fragebogens wurden halbstrukturierte Interviews durchgeführt. Durchschnittlich wurden von den Gesunden etwas mehr als drei Situationen geschildert, die sie als krisenhaft erlebt hatten. Wodurch glaubten die Befragten, ihre Krisen überwunden zu haben? Am häufigsten wurden folgende Bewältigungsstrategien genannt: Sich auf eigene Fähigkeiten besinnen (73%), einen Neuanfang machen (59 %), das Beste daraus machen, aus der Krise lernen (57 %), sich der Herausforderung stellen (54 %), sich auf seine optimistische Grundhaltung stützen (53 %). Diese Personengruppe der objektiv und subjektiv Gesunden sieht also im selbstbewußten Vertrauen auf die eigenen Kräfte und in einer hoffnungsvollen Lebenseinstellung den Schlüssel zur positiven Bewältigung ihrer Lebenskrisen. Leider fehlen entsprechende Angaben für Vergleichsgruppen.

Einen neuen methodischen Ansatz verfolgt Beate Minsel (Minsel, 1986; Minsel, 1988; Minsel, Becker & Korchin, 1990) in einer kulturvergleichenden Studie (Bundesrepublik Deutschland, Frankreich, Griechenland, USA). LehrerInnen (studierende, berufsausübende und pensionierte) hatten anhand eines Fragebogens mit 186 Likert-Items anzugeben, wie sie sich ‚seelisch gesunde Personen' ihres Alters und ihres Geschlechts vorstellen. Die Fragen decken einen weiten Bereich von Verhaltensweisen, Gefühlen und Einstellungen zum Leben allgemein, zur eigenen Person, zu verschiedenen Bezugspersonen sowie zu unterschiedlichen Lebensbereichen ab (z.B. ‚sie wissen immer, was richtig und falsch ist', ‚sie können über ihre eigenen Fehler lachen', ‚die meiste Zeit fühlen sie sich sehr glücklich', ‚sie haben viele Freunde'). In welcher Argumentationsstruktur die Aussagen zueinander stehen, war allerdings nicht das Untersuchungsziel. So ist nicht bekannt, ob die einzelnen Aussagen für die Probanden subjektive Bedingungen, Folgen oder Definitionsmerkmale seelischer Gesundheit widerspiegeln. Außerdem sind die Auswertungen – ähnlich wie bei den bisher dargestellten Untersuchungen – auf die überindividuelle Beurteilungsstruktur gerichtet. Verschiedene Faktorenanalysen führen zu Dimensionen, die als Aspekte interpretiert werden können, nach denen die jeweils untersuchte Probandenstichprobe seelische Gesundheit beurteilt. Beispielsweise werden über die Kulturen hinweg 12 – 14 % der Gesamtvarianz durch eine 2-Faktorenlösung erklärt: ‚hohe vs. geringe seelische Gesundheit' und ‚hohe vs. geringe Verhaltenskontrolle'. In allen Ländern erfährt die größte Zustimmung die Aussage ‚sie empfinden das Leben als lebenswert'. Am wenigsten verträgt sich mit den Vorstellungen über seelische Gesundheit die Feststellung ‚sie sind oft feindselig gegenüber anderen'.

Am Ende des Fragebogens wurden die Probanden um eine eigene Beschreibung seelisch gesunder Personen gebeten (Minsel, 1988). Die inhaltsanalytische Auswertung (für Frankreich, USA und Schottland) erbrachte, daß über die Länder hinweg am häufigsten Selbstsicherheit (Selbstvertrauen, -wertgefühl, -akzeptanz, Zufriedenheit mit sich selbst, eigene Fehler annehmen etc.) genannt wurde, weiterhin Wohlbefinden (positive Gefühle) sowie Freundlichkeit und Verständnis anderen gegenüber. Je nach Land gehören auch Ausgeglichenheit (Harmonie, Gleichgewicht), körperliche Gesundheit, moralische Werte und Ziele, Geselligkeit sowie Persönlichkeitswachstum und -entwicklung zum Bild einer seelisch gesunden Person.

Lohaus und Schmitt (1989) wenden sich spezifischer dem Aspekt zu, wie sich Laien die Entstehung von Krankheit und Gesundheit vorstellen. Aufbauend auf anglo-amerikanischen Fragebogen haben sie ein Instrument zur Erfassung gesundheits- und krankheitsbezogener Kontrollüberzeugungen entwickelt. Drei Dimensionen werden mit jeweils 7 Items erfaßt: (a) die Einstellung, daß Gesundheit und Krankheit durch die eigene Person kontrollierbar sind, (b) die Einstellung, daß sie durch andere (außenstehende) Personen kontrollierbar sind und (c) die Einstellung, daß sie nicht kontrollierbar sind (Zufalls- bzw. Schicksalsabhängigkeit des eigenen Gesundheitszustands). Für Jugendliche und Erwachsene liegen Normwerte vor. Die Skalen erfassen Bestandteile subjektiver Theoriestrukturen zum Wohlbefinden, weil die Itemformulierungen Argumentationen (wenn a, dann b) über die Entstehung von Gesundheit enthalten. Das zugrundeliegende Gesundheitskonzept ist auf Herzlichs (1973) ‚Gesundheit im Vakuum' i.S. von Beschwerdenfreiheit beschränkt (‚wenn ich mich körperlich nicht wohl fühle, dann habe ich mir das selbst zuzuschreiben', ‚wenn ich Beschwerden habe, suche ich gewöhnlich einen Arzt auf' etc.); es dürfte damit für viele Menschen nicht ausreichen. Mit einem insgesamt breiter angelegten Fragebogen hat Mrazek (1987) unter anderem herausgefunden, daß 12- bis 16-jährige

Jugendliche (vor allem männliche) glauben, ihre Gesundheit sei weniger zufallsabhängig und durch eigenes Zutun beeinflußbar. Viele ältere Jugendliche halten allerdings eine individuelle Kontrolle ihrer Gesundheit kaum mehr für möglich, weil sie die natürlichen Grundlagen für ein gesundes Leben als nahezu irreversibel geschädigt ansehen (Franzkowiak, 1986).

Die einzige mir bekannt gewordene Arbeit, die sich wirklich um die Erfassung Subjektiver Theorien i.S. individueller Argumentationsstrukturen bemüht, stammt von Brehm (1990). Unter sportpädagogischen Gesichtspunkten sollte ermittelt werden, in welcher argumentativen Relation die Begriffe ‚Gesundheit' und ‚Wohlbefinden' mit ‚Sport' und ‚Schulsport' bei 13- bis 16-jährigen SchülerInnen stehen. Strukturierte Interviews und die Ergebnisse einer Strukturlegetechnik wurden zunächst einzelfallanalytisch ausgewertet; erst darauf aufbauend wurden zusammenfassende Auswertungen vorgenommen. Dabei kristallisierten sich schließlich zwei Muster Subjektiver Theorien heraus, die als gemeinsame Kerne der sehr viel differenzierteren subjektiven Strukturen angesehen werden können:

(1) Der Sport-Typ verbindet mit Gesundheit v.a. die Komponenten körperliche Fitness und Sich-Wohlfühlen. Durch gesundheitsorientierte Lebensweise, zu der sportliche Aktivität gehört, sind sie für ihn beeinflußbar. Schulsport beurteilt er im Hinblick darauf allerdings skeptisch.
(2) Der Verzicht-Typ hat relativ diffuse Vorstellungen von Gesundheit. Gesunde Lebensweise bedeutet für ihn v.a. Verzicht auf Alkohol, Rauchen, Süßigkeiten, Fleischgenuß usw.. Sich-Wohlfühlen verbindet er nicht mit Sport, der – wenn überhaupt – nur unter allgemeiner Perspektive, wie Spaß, sinnvoll sein kann.

Für Brehm muß die Ausbildung von verhaltensrelevanten Kognitionen und Motivationen im Sportunterricht bei diesem Verständnis ansetzen, das Jugendliche von Gesundheit haben. Er leitet daraus ab, was Sportpädagogen tun können, um ihre Schüler zu erreichen.

4. Künftige Forschung über Subjektive Theorien zum Wohlbefinden

Aus der bisherigen Darstellung dürfte deutlich geworden sein, daß hier ein noch weithin unbearbeitetes Forschungsfeld vorliegt. Erst in Umrissen sind Subjektive Gesundheitstheorien erkennbar geworden, während Subjektive Theorien über andere Positiverfahrungen noch weitgehend im Dunkeln liegen. In dieser Situation erscheint es vordringlich, qualitative Verfahren einzusetzen, um zunächst einmal die inhaltliche und strukturelle Beschaffenheit Subjektiver Theorien zum Wohlbefinden in ihrer vollen Komplexität und Differenziertheit auszuloten. Dazu sind vorzugsweise dialog-konsensuale Erhebungsmethoden geeignet, wie sie in anderen Forschungszusammenhängen bereits entwickelt worden sind (z.B. Krause & Dann, 1986; Mutzeck, 1988; Scheele & Groeben, 1988; Wahl, Schlee, Krauth & Murek, 1983). Allerdings können diese Verfahren nicht einfach unbesehen übernommen werden; je nach spezieller Fragestellung, Art der interessierenden Subjektiven Theorien und der Untersuchungsgruppe sind Anpassungen oder Neuentwicklungen erforderlich.

Um Überforderungen der Befragten zu vermeiden, hat sich für diese Verfahren inzwischen ein zeitliches Nacheinander der folgenden beiden Schritte bewährt (vgl. Scheele & Groeben, 1988):

(1) Explikation der Reflexionsinhalte: Hier kommt es darauf an, dem subjektiven Theoretiker Explizierungshilfen zu geben, die ihm einen möglichst weitgehenden Zugriff auf die interessierenden Gedächtnisinhalte ermöglichen (z.B. geeignete Interviewtechniken, ‚stimulated recall', nachträgliches lautes Denken, etc.).
(2) Rekonstruktion der subjektiv-theoretischen Strukturen: Dafür muß ein formales Regelsystem vereinbart werden, das dem subjektiven Theoretiker die Abbildung der formalen Relationen zwischen den inhaltlichen Konzepten erlaubt (graphische Strukturlegetechniken; vgl. als konkretes Beispiel Abb. 1).

Von ausschlaggebender Bedeutung ist in beiden Phasen die möglichst weitgehende Annäherung an eine ideale Sprechsituation. Sie ist die Bedingung dafür, daß ein Dialogkonsens zwischen Untersucher und Untersuchtem erreicht werden kann, bei dem letztlich der Befragte über die Angemessenheit der Explikationen und Rekonstruktionen entscheidet (sog. ‚kommunikative Validierung'; Lechler, 1982).

Parallel dazu, vor allem aber in späteren Phasen des Forschungsprozesses können auch hochstrukturierte Befragungsverfahren eingesetzt werden (z.B. quasi-experimentelle Fragebogen, subjektive Theorieskalen, etc.). Sie erlauben nach entsprechender Entwicklungsarbeit eine ökonomische Erfassung ausgewählter Aspekte Subjektiver Theorien (vgl. Dann & Humpert, 1987; Humpert, Tennstädt & Dann, 1983; Humpert, Tennstädt & Dann, 1987).

Vom Aufbau her könnte sich eine grobe Dreiteilung der Subjektiven Theorien zum Wohlbefinden ergeben (siehe wieder Abb. 1):

(1) Ein Definitionsteil, in dem dargelegt ist, welche Konzepte von Wohlbefinden der Alltagstheoretiker meint (z.B. eher kurzfristige Erlebnistatbestände oder langfristige Zustände), was er darunter versteht, und wie er sie bewertet.
(2) Ein Bedingungsteil, in dem ausgeführt ist, welche Vorläufer, Voraussetzungen, Ursachen oder Einflußfaktoren zum Wohlbefinden führen

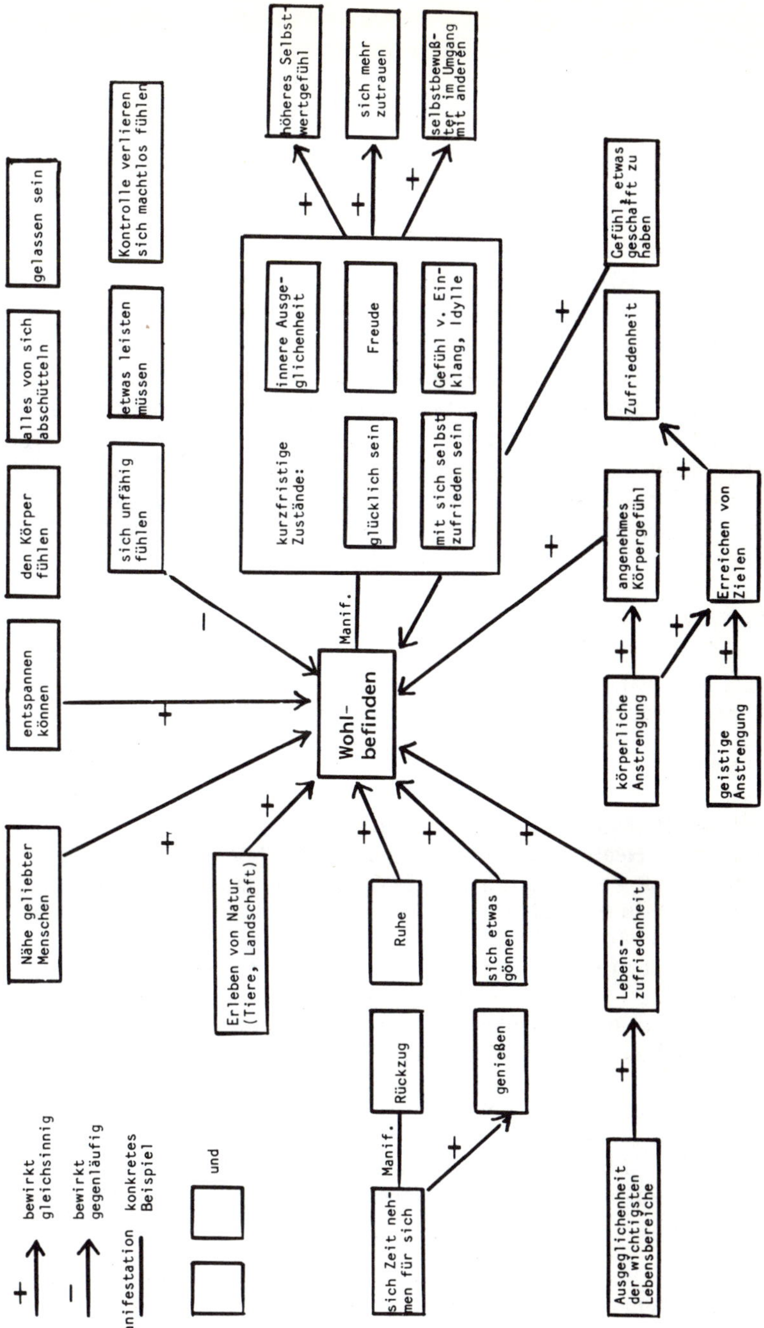

Abb. 1: Beispiel für eine graphisch dargestellte Subjektive Theorie zum Wohlbefinden (Ausschnitt). Die Rekonstruktion führte Sabine Just mit einer Pädagogikstudentin durch.

können; darunter kann auch eigenes Handeln des Alltagstheoretikers fallen.
(3) Ein Folgeteil, in dem Konsequenzen oder Auswirkungen des Wohlbefindens bei sich selbst, im eigenen Handeln und bei anderen dargestellt sind.

Viele Probleme sind natürlich im konkreten Untersuchungsfall erst noch zu lösen. Zur Orientierung können die oben (unter Abschnitt 2) angeführten Fragestellungen der Wissensorganisation, der Wissensanwendung und des Wissenserwerbs dienen. Dabei geht es nicht allein um die Erfassung Subjektiver Theorien des Wohlbefindens, sondern insbesondere auch darum, diese Theorien in übergreifende wissenschaftliche Rahmentheorien der Aktual- und Ontogenese menschlichen Handelns einzufügen und schließlich um die Möglichkeiten, dieses Handeln – ausgehend von Subjektiven Theorien – längerfristig zu optimieren. Ob und gegebenenfalls wie wir dann am Ende der drastischen Empfehlung des Ägypters Amasis folgen wollen, dazu mag die auf solche Weise fundierte Forschung uns bessere Entscheidungshilfen geben.

Literatur

Abele, A. (1990). Die Erinnerung an positive und negative Lebensereignisse. Untersuchungen zur stimmungsinduzierenden Wirkung und zur Gestaltung der Texte. Zeitschrift für experimentelle und angewandte Psychologie, 37, 181-207.

Baumann, B. (1961). Diversities in conceptions of health and physical fitness. Journal of Health and Human Behavior, 2, 39-46.

Bischoff, C. & Zenz, H. (Hrsg.). (1989). Patientenkonzepte von Körper und Krankheit. Bern: Huber.

Brehm, W. (1990). Der Sporttyp und der Verzichttyp. Subjektive Theorien von Schülerinnen und Schülern über Gesundheit und Sport(-Unterricht). Sportunterricht, 39, 125-135.

Bühler, Ch. (1970). Vorstellungen vom Glück in unterschiedlichen Altersgruppen. Psychologische Beiträge, 12, 173-185.

Clarke, R. & Lowe, F. (1989). Positive health – some lay perspectives. Health Promotion, 3, 401-406.

Cranach, M.v., Mächler, E. & Steiner, V. (1983). Die Organisation zielgerichteter Handlungen: ein Forschungsbericht. Bern: Universität, Psychologisches Institut.

Dann, H.-D. (1983). Subjektive Theorien: Irrweg oder Forschungsprogramm? Zwischenbilanz eines kognitiven Konstrukts. In L. Montada, K. Reusser & G. Steiner (Hrsg.), Kognition und Handeln (S. 77-92). Stuttgart: Klett-Cotta.

Dann, H.-D. (1989a). Subjektive Theorien als Basis erfolgreichen Handelns von Lehrkräften. Beiträge zur Lehrerbildung. Zeitschrift zu theoretischen und praktischen Fragen der Didaktik der Lehrerbildung, 7, 247-254.

Dann, H.-D. (1989b). Was geht im Kopf des Lehrers vor? Lehrerkognitionen und erfolgreiches pädagogisches Handeln. Psychologie in Erziehung und Unterricht, 36, 81-90.

Dann, H.-D. (1990). Subjective theories: a new approach to psychological research and educational practice. In G.R. Semin & K.J. Gergen (Eds.), Everyday understanding: social and scientific implications (pp.227-243). London: Sage.

Dann, H.-D. & Humpert, W. (1987). Eine empirische Analyse der Handlungswirksamkeit subjektiver Theorien von Lehrern in aggressionshaltigen Unterrichtssituationen. Zeitschrift für Sozialpsychologie, 18, 40-49.

Dann, H.-D., Humpert, W., Krause, F. & Tennstädt, K.-Ch. (Hrsg.). (1984). Analyse und Modifikation Subjektiver Theorien von Lehrern (Sonderforschungsbereich 23, Forschungsbericht 43). Konstanz: Universität, Zentrum I Bildungsforschung.

Dann, H.-D. & Wahl, D. (1985). Subjektive Theorien als Gegenstand und Forschungsprogramm der Psychologie. In D. Albert (Hrsg.), Bericht über den 34. Kongreß der Deutschen Gesellschaft für Psychologie in Wien 1984 (S. 739-743). Göttingen: Verlag für Psychologie Dr. C.J. Hogrefe.

Deneke, F.-W., Ahrens, St., Bühring, B., Haag, A., Lamparter, U., Richter, R. & Stuhr, U. (1987). Wie erleben sich Gesunde? Psychotherapie und medizinische Psychologie, 37, 156-160.

Franke, A. (1989). Gesundheit ist Spaß am Leben. psychologie heute spezial (Thema: Frauengesundheit), (1), 28-33.

Franzkowiak, P. (1986). Was verstehen Jugendliche heute unter Gesundheit und „gesund leben“? Blätter zur Wohlfahrtspflege, 133 (2), 33-35.

Groeben, N., Wahl, D., Schlee, J. & Scheele, B. (1988). Das Forschungsprogramm Subjektive Theorien. Eine Einführung in die Psychologie des reflexiven Subjekts. Tübingen: Francke.

Heckhausen, H. (1976). Relevanz der Psychologie als Austausch zwischen naiver und wissenschaftlicher Verhaltenstheorie. Psychologische Rundschau, 27, 1-11.

Heider, F. (1958). The psychology of interpersonal relations. New York: Wiley. Dt. Übers. 1977. Psychologie der interpersonalen Beziehungen. Stuttgart: Klett.

Herzlich, C. (1973). Health and illness. A social psychological analysis. London: Academic Press.

Hoffmann, R. (1984). Erleben von Glück – eine empirische Untersuchung. Psychologische Beiträge, 26, 516-532.

d'Houtaud, A. & Field, M.G. (1984). The image of health: Variations in perception by social class in a French population. Sociology of Health and Illness, 6, 30-60.

Huber, G.L. (1989). The paradigm of tacit theories in learning and instruction. Paper prepared for the 3rd European Conference for Research on Learning and Instruction, Madrid.

Humpert, W., Tennstädt, K.-Ch. & Dann, H.-D. (1983). Zur empirischen Erfaßbarkeit subjektiver Situationsdefinitionen. Die Aggressionsbegriffe von Lehrern. Zeitschrift für Sozialpsychologie, 14, 44-58.

Humpert, W., Tennstädt, K.-Ch. & Dann, H.-D. (1987). Erfassung subjektiver Theorien von Hauptschullehrern, des Unterrichtsklimas sowie berufsbezogener Einstellungen. Dokumentation und Beschreibung der von der Forschungsgruppe ‚Sozialpsychologie der Schule' entwickelten Skalen (Projekt ‚Aggression in der Schule', Arbeitsbericht 12). Konstanz: Universität, Sozialwissenschaftliche Fakultät.

Hunt, S.M. & Macleod, M. (1987). Health and behavioural change: Some lay perspectives. Community Medicine, 9, 68-76.

Kelly, G.A. (1955). The psychology of personal constructs. New York: Norton. Dt. Übers. 1986. Die Psychologie der persönlichen Konstrukte. Paderborn: Junfermann.

Krause, F. & Dann, H.-D. (1986). Die Interview- und Legetechnik zur Rekonstruktion kognitiver Handlungsstrukturen ILKHA. Ein unterrichtsnahes Verfahren zur Erfassung potentiell handlungswirksamer subjektiver Theorien von Lehrern (Projekt ‚Aggression in der Schule', Arbeitsbericht 9). Konstanz: Universität, Sozialwissenschaftliche Fakultät.

Laucken, U. (1974). Naive Verhaltenstheorie. Stuttgart: Klett.

Laucken, U. (1982). Aspekte der Auffassung und Untersuchung von Umgangswissen. Schweizerische Zeitschrift für Psychologie, 41, 87-113.

Lechler, P. (1982). Kommunikative Validierung. In G.L. Huber & H. Mandl (Hrsg.), Verbale Daten. Eine Einführung in die Grundlagen und Methoden der Erhebung und Auswertung (S. 243-258). Weinheim: Beltz.

Lohaus, A. & Schmitt, G.M. (1989). Fragebogen zur Erhebung von Kontrollüberzeugungen zu Krankheit und Gesundheit (KKG). Göttingen: Hogrefe.

Maslow, A.H. (1975). Lessons from the peak-experiences. In A. Arkoff (Ed.), Psychology and personal growth (pp. 210-216). Boston: Allyn & Bacon.

Mayring, P. (1987). Subjektives Wohlbefinden im Alter. Stand der Forschung und theoretische Weiterentwicklung. Zeitschrift für Gerontologie, 20, 367-376.

Meadows, Ch.M. (1975). The phenomenology of joy, an empirical investigation. Psychological Reports, 37, 39-54.

Millstein, S.G. & Irwin, Ch.E., Jr. (1987). Concepts of health and illness: Different constructs or variations on a theme? Health Psychology, 6, 515-524.

Minsel, B. (1986). Cross cultural research on opinions about mental health. Paper presented at the 21st IAAP Conference, Jerusalem.

Minsel, B. (1988). Vorstellungen von Lehrern über seelische Gesundheit. Eine kulturvergleichende Studie in Frankreich, Schottland und Nordamerika. Vortrag bei der Tagung „Subjektive Theorien/handlungsleitende Kognitionen", Mannheim.

Minsel, B., Becker, P. & Korchin, Sh.J. (1990). A cross-cultural view of positive mental health. Journal of Cross-Cultural Psychology (in press).

Mrazek, J. (1987). Das Gesundheitskonzept von Jugendlichen. In H. Allmer & N. Schulz (Hrsg.), Gesundheitserziehung. Wege und Irrwege. Brennpunkte der Sportwissenschaft, 1, 83-103.

Mutzeck, W. (1988). Von der Absicht zum Handeln. Rekonstruktion und Analyse Subjektiver Theorien zum Transfer von Fortbildungsinhalten in den Berufsalltag. Weinheim: Deutscher Studien Verlag.

Oldenbürger, H.-A. (1987). Lehrerkognitionen über Schülereigenschaften – Theoretische und methodologische Perspektiven. Unterrichtswissenschaft, 15, 261-273.

Pierret, J. (1988). What social groups think they can do about health. In R. Anderson et al. (Eds.), Health behaviour research and health promotion (pp. 45-52). Oxford: University Press.

Pill, R. (1988). Health beliefs and behaviour in the home. In R. Anderson et al. (Eds.), Health behaviour research and health promotion (pp. 140-153). Oxford: University Press.

Rotering-Steinberg, S. (1989). Common sense theories and cooperative learning in health education and social support systems. Paper prepared for the 3rd European Conference for Research on Learning and Instruction, Madrid.

Scheele, B. & Groeben, N. (1988). Dialog-Konsens-Methoden zur Rekonstruktion Subjektiver Theorien. Tübingen: Francke.

Schlee, J. (1988). Menschenbildannahmen: vom Verhalten zum Handeln. In N. Groeben et al. (Hrsg.), Das Forschungsprogramm Subjektive Theorien (S. 11-17). Tübingen: Francke.

Schütz, A. (1953/54). Common sense and scientific interpretation of human action. Philosophy and Phenomenological Research, 16, 1-37.

Shavelson, R.J. (1988). Contributions and educational research to policy and practice: constructing, challenging, changing cognition. Educational Researcher, 17(10), 4-11, 22.

Thommen, B. (1985). Alltagspsychologie von Lehrern über verhaltensauffällige Schüler. Bern: Huber.

Verres, R. (1986). Krebs und Angst. Subjektive Theorien von Laien über Entstehung, Vorsorge, Früherkennung, Behandlung und die psychosozialen Folgen von Krebserkrankungen. Berlin: Springer.

Wahl, D., Schlee, J., Krauth, J. & Mureck, J. (1983). Naive Verhaltenstheorie von Lehrern. Abschlußbericht eines Forschungsvorhabens zur Rekonstruktion und Validierung subjektiver psychologischer Theorien. Oldenburg: Universität, Zentrum für pädagogische Berufspraxis.

Weiss, C. (1980). Wohlbefinden. Theorieentwurf und Testkonstruktion. Bielefeld: Kleine.

Peter Schwenkmezger

Persönlichkeit und Wohlbefinden

Zustände von Glück und Wohlbefinden sind, so eine unserer Alltagsannahmen, im wesentlichen durch die gegenwärtige Situation bestimmt. Wir erfahren beispielsweise Lob und Anerkennung, wir erreichen ein gestecktes Ziel, wir nehmen im Kreise von Freunden ein gutes Mahl ein oder erfahren von einem unerwarteten Gewinn. Dies bereitet uns Wohlbefinden. Umgekehrt stellt sich Unwohlsein und Mißbehagen ein, wenn wir unter Schmerzen leiden, getadelt werden, Mißerfolg erleben, in unseren sozialen Beziehungen enttäuscht oder gekränkt werden oder unter akutem Geldmangel leiden. So scheint also wenig gegen die Position zu sprechen, daß Glück und Wohlbefinden in erster Linie von objektivierbaren Determinanten der Situation abhängen und es sich nicht lohnt, Persönlichkeitskorrelate dieser momentanen Befindlichkeiten zu analysieren.

Zumindest drei Argumente, ein theoretisches und zwei empirische, stehen einer solchen Annahme entgegen: (1) Definiert man Wohlbefinden bzw. Glück als Zustand und ordnet Persönlichkeitskonstrukte dispositionellen Eigenschaften zu, so sind Interdependenzen im Rahmen von Eigenschafts- und Zustandsmodellen zu analysieren, deren Nützlichkeit für Einzelkonstrukte häufig belegt ist (zusammenfassend Schwenkmezger, 1985). Auf dieser Basis lassen sich person- und situationsspezifische Determinanten sowie deren Interaktion untersuchen. Es erscheint deshalb sinnvoll, Eigenschafts-Zustands-Modelle auch bei der Analyse von Wohlbefinden zugrundezulegen. Über die Differenzierung von Wohlbefinden als Zustand (AW) und als Disposition (HW) informiert ausführlich der Beitrag von Becker in diesem Band. (2) Es gibt eine Reihe von Befunden, durch die nahegelegt wird, daß wiederholte Messungen verschiedener Formen von Wohlbefinden auch bei unterschiedlich langen Zeitintervallen bis zu 10 Jahren eine beträchtliche Stabilität mit Korrelationskoeffizienten von $r = .50$ bis $r = .60$ aufweisen (Costa & McCrae, 1981, 1984; Diener & Larsen, 1984; Palmore & Kivett, 1977). Solche Ergebnisse sprechen gegen eine ausschließlich situationsspezifische Determiniertheit von Wohlbefinden. (3) Schließlich läßt sich eine Reihe von Befunden anführen, welche die weitreichende Unabhängigkeit des subjektiven Wohlbefindens von vermeintlich objektiven Wohlbefindenskriterien wie Gesundheit, Sozialstatus, Einkommenshöhe usw. belegen

(Andrews & Withey, 1976). Darüber hinaus adaptieren Individuen nach Ereignissen, von denen wir gemeinhin annehmen, daß sie Wohlbefinden erhöhen bzw. negative Gefühlszustände hervorrufen, relativ rasch wieder an ihre Durchschnittseinschätzung des eigenen Glücks oder Wohlbefindens, wie Brickman, Coates und Janoff-Bulman (1978) in einem eindrucksvollen Vergleich von Lotteriegewinnern und Querschnittsgelähmten nachweisen konnten. Auch diese Befunde sprechen für eine partielle Personabhängigkeit von Glück und Wohlbefinden.

Im vorliegenden Beitrag sollen deshalb persönlichkeitsspezifische Korrelate von Wohlbefinden dargestellt werden. Unser Beitrag gliedert sich in vier Abschnitte. Nach methodischen Vorbemerkungen werden zunächst Persönlichkeitskorrelate psychischen Wohlbefindens und dann Persönlichkeitskorrelate physischen Wohlbefindens beschrieben. Schließlich diskutieren wir die Ergebnisse unter Forschungs- und Anwendungsperspektiven.

1. Methodische Vorbemerkungen

Unter rein empiristischer Sichtweise erscheint das hier gestellte Thema zunächst einfach. Indikatoren von Wohlbefinden werden mit Persönlichkeitsdimensionen korrelativ in Beziehung gesetzt. Persönlichkeit operational zu definieren, hat zwar in der Vergangenheit zu lebhaften Diskussionen geführt, zwischenzeitlich scheint sich jedoch die pragmatische Lösung der Konzeption von Persönlichkeitsdimensionen als theoretische Konstrukte durchgesetzt zu haben, die ihre inhaltlich-psychologische Bedeutung in einem Netzwerk von konstruktnahen und konstruktfernen Variablen und durch die Analyse ihrer Funktionalität für menschliches Handeln erhalten.

Problematischer erscheint demgegenüber die Operationalisierung von Wohlbefinden (vgl. z.B. Diener, 1984; George, 1981 und ausführlich Mayring in diesem Band). Unterschieden werden kann nach objektiven oder subjektiven Indikatoren ebenso wie nach physischem oder psychischem Wohlbefinden. Erfassen wir Wohlbefinden (physisch wie psychisch), so ist zweifellos die *direkte* Befragung eines Individuums von zentraler Bedeutung. Es läßt sich deshalb die Position vertreten, daß aufgrund dieser subjektivistischen Definition nur das Individuum selbst als Experte für eigenes Wohlbefinden gelten kann. Allerdings sollten solche Selbstbeschreibungen um Fremdbeurteilungen ergänzt werden, wie dies beispielsweise McCrae (1982) vorgeschlagen hat.

Physiologisch-somatisch bestimmbar ist Wohlbefinden derzeit kaum, ebensowenig können Verhaltensindikatoren eindeutig bestimmt werden. Weit entfernt sind wir auch vom Ziel, Wohlbefinden an objektiven

Determinanten der Situation zu verankern. Insgesamt erscheint auch für die Messung von Wohlbefinden die Forderung nach multimodaler und multimethodaler Erfassung angemessen, wie sie für die psychologische Diagnostik ganz allgemein erhoben wurde.

Weiter gilt zu beachten, daß selbst bei der Beschränkung auf psychisches Wohlbefinden bzw. physisches Wohlbefinden kaum von der Eindimensionalität des Konstrukts ausgegangen werden kann. Für *psychisches Wohlbefinden* wählen viele Autoren eine dreifache Operationalisierung nach positivem Gefühlszustand, negativem Gefühlszustand sowie Lebenszufriedenheit. Der positive Gefühlszustand umfaßt beispielsweise Emotionen wie Freude, Spaß und Glück, der negative solche wie Trauer, Furcht, Angst und Ärger. Lebenszufriedenheit bezieht sich demgegenüber auf einen kognitiven Prozeß in Form eines Globalurteils über das bisherige Leben (Diener, 1984). Paradoxerweise zeigt sich nun aber in vielen Untersuchungen, daß Skalen des positiven bzw. negativen Gefühlszustands statistisch unabhängig sind und auch die dritte Komponente, Lebenszufriedenheit, im allgemeinen mit positivem und negativem Gefühlszustand nur schwach korreliert (Bradburn, 1969; Diener & Emmons, 1984; Warr, Barter & Brownbridge, 1983; Zevon & Tellegen, 1982).

Möglicherweise sind diese Resultate auf die in manchen Untersuchungen enthaltene Konfundierung zwischen Skalen habituellen Wohlbefindens (z.B. Lebenszufriedenheit) und aktuellen Wohlbefindens (z.B. positiver versus negativer Gefühlszustand) zurückzuführen. Die Notwendigkeit dieser Unterscheidung thematisiert Becker in diesem Band. Verwendet man nur habituelle Maße, so sind die Zusammenhänge weit eindeutiger. So fand Becker (1989) bei der Entwicklung des Trierer Persönlichkeitsfragebogen (TPF) relativ hohe Korrelationen zwischen der Skala Lebenszufriedenheit und habituellen Indikatoren des psychischen und physischen Wohlbefindens, operationalisiert durch die Teilskalen Sinnerfülltheit versus Depressivität, Selbstvergessenheit versus Selbstzentrierung und Beschwerdefreiheit versus Nervosität.

Als Maße für *physisches Wohlbefinden* gelten Indikatoren des Freiseins von physischen Beschwerden oder – mit umgekehrtem Vorzeichen – Häufigkeit und Belastungsintensität der Wahrnehmung krankheitsbezogener Symptome. Letztere können sich auf globale Beurteilungen oder aber auf die differenzierte Beurteilung von spezifischen körperlichen Funktionsbereichen beziehen. Auch hier zeigt sich das Phänomen, daß subjektive Indikatoren physischen Wohlbefindens bzw. der physischen Beeinträchtigung nicht mit objektiven Krankheitsindikatoren korrelieren müssen.

Eine weitere Problematik ergibt sich aus der bereits erwähnten Doppelkonzeption von Wohlbefinden als Zustand einerseits oder als Aggregation über Zustände andererseits, denen dann ein dispositioneller Charakter zukommt. Letzteres geschieht immer dann, wenn entweder instruktionsbedingt eine Globaleinschätzung von Wohlbefinden vorgenommen wird („Wie fühlen Sie sich im allgemeinen?") oder Wohlbefinden als Summen- oder Durchschnittswert in Wiederholungsmessungen operationalisiert wird. So haben beispielsweise Emmons und Diener (1985) Wohlbefinden über 56 bzw. 84 Meßzeitpunkte hinweg untersucht und Summenbildungen vorgenommen. Wie in der Aggregationsdebatte aufgezeigt, führt die Bildung von Summen- oder Durchschnittswerten zur Eliminierung situationsspezifischer Varianzanteile und wirkt sich deshalb im Sinne einer Testverlängerung reliabilitätssteigernd aus (vgl. Schwenkmezger, 1984). Für unsere Fragestellung ist nun von Bedeutung, daß auch Persönlichkeitsskalen Aggregate von Einzelitems darstellen, für die Globalbeurteilungen allgemeiner Art in Form von Selbstbeschreibungen verlangt werden. Auch hier sind spezifische Varianzanteile der Beantwortung von Einzelitems eliminiert. Deshalb sind die Bedingungen für signifikante Korrelationen zwischen Persönlichkeitsdimensionen und summierten Wohlbefindenszuständen als sehr günstig einzuschätzen.

Gleiches gilt für die Tatsache, daß bei solchen Untersuchungen fast immer monomodal gemessen wird. Selbstbeschreibungen der Persönlichkeit werden mit Selbstbeschreibungen des Wohlbefindens in Beziehung gesetzt. Deshalb ist auf die Gefahr der Kriterienkonfundierung durch Itemüberlappungen hinzuweisen. „Ängstlich", „ärgerlich", „traurig", „besorgt", „glücklich", „erfreut" usw. sind Adjektive, die sowohl in Wohlbefindens- als auch in Persönlichkeitsinventaren vorkommen können – unabhängig von ihrer Konzeption als State- oder Trait-Meßinstrument. Zudem sind häufig Instruktion (es wird nach dem allgemeinen oder situationsspezifischen Gefühlszustand gefragt) und Konstruktion der Antwortskalen sehr ähnlich, so daß auch unter diesem Aspekt sehr korrelationsförderliche Bedingungen vorliegen.

Schließlich kann man auch fragen, ob wiederholte Anwendungen von Fragebogen des Wohlbefindens bzw. der Stimmung nicht geradezu prädestinieren, sozial erwünschtes Antwortverhalten zu provozieren, vor allem auch dann, wenn entsprechende Meßinstrumente über lange Zeiträume eingesetzt werden. Diese Problematik scheint allerdings in ihrer Bedeutung von Kritikern der Selbstbeschreibungsmethode überschätzt zu werden. Johnston und Hackman (1977) und Diener und Larsen (1984) haben gezeigt, daß soziale Erwünschtheit oder andere Antworttendenzen die Varianz von Wohlbefindensskalen kaum verändern. Im übrigen gilt auch hier, daß die Anfälligkeit für Antworttendenzen entscheidend von der Teilnahmemotivation abhängig ist.

Nun könnte aufgrund dieser methodenkritischen Anmerkungen, insbesondere des Arguments der Kriterienkonfundierung und der monomodalen Messung, gefolgert werden, Befunde zum Zusammenhang von psychischem Wohlbefinden und Persönlichkeit seien methodenbedingte Artefakte und ließen eine inhaltliche Interpretation kaum zu. Eine solche Schlußfolgerung erscheint jedoch voreilig. Wir wollen im vorliegenden Beitrag zunächst eine inhaltliche Darstellung der Ergebnisse vornehmen und dann auf eine Interpretation der Befunde unter Forschungs- und Anwendungsperspektiven zurückkommen.

2. Persönlichkeit und psychisches Wohlbefinden

Will man über Persönlichkeitskorrelate von Wohlbefinden berichten, so stellt sich bei der Vielzahl dispositioneller Konstrukte die Frage der Systematisierung. So könnte man sich beispielsweise am Fünf-Faktorenmodell der Persönlichkeit orientieren (‚the big five'; vgl. z.B. Borkenau, 1989; Noller, Law & Comrey, 1987) und nur Beziehungen darstellen, die den Bereichen Extraversion, Neurotizismus, Offenheit für Erfahrungsbildung (openness for experience), Angenehmheit (agreeableness) und Gewissenhaftigkeit (conscientiousness) zuzuordnen sind.

Allerdings erscheint es doch etwas problematisch, sich einer solchen Taxonomie anzuschließen. Zum einen besteht kaum Einigkeit über die Benennung der Faktorenbereiche, zum anderen stehen diese Faktoren in höchst unterschiedlich naher Beziehung zum Wohlbefinden. Darüber hinaus besteht bei der Orientierung an einer solchen Taxonomie die Gefahr, daß theoretisch interessante Einzelansätze, die bisher in ein solches System nicht eingeordnet worden sind, unberücksichtigt bleiben. Wir wollen uns deshalb bei der folgenden Darstellung relativ pragmatisch an solchen Konstrukten orientieren, über die einerseits empirische Befunde vorliegen, und die andererseits theoretisch interessante Perspektiven ermöglichen. Dabei berücksichtigen wir die Konstrukte Extraversion und Neurotizismus, Ängstlichkeit bzw. Angst, seelische Gesundheit und Verhaltenskontrolle, sowie Ärger und Ärgerausdruck.

2.1 Extraversion und Neurotizismus

Vergleichende Beschreibungen der Persönlichkeit glücklicher und weniger glücklicher Menschen zeigen sehr einheitlich, daß als Korrelate von Glück und Wohlbefinden prosoziale Einstellungen, Wärme, Optimismus, emotionale Stabilität und Selbstbewußtsein gelten, während mangelndes Wohlbefinden vorwiegend mit Ängstlichkeit, Depressivität, psychosomatischer Anfälligkeit und Besorgtheit assoziiert ist (Wessman & Ricks, 1966; Wilson, 1967). Ähnliche Ergebnisse werden aus soziologischen Studien berichtet, wenn beispielsweise Philipps (1967) positive Beziehungen zwischen Engagement in sozialen Aktivitäten (z.B. häufiger gegenseitiger Kontakt mit Freunden und Nachbarn, aktive

Teilnahme an Organisationen und Vereinen) und selbstberichtetem Glück feststellt.

Der erste systematische Versuch, die korrelativen Beziehungen von Extraversion und Neurotizismus zu Wohlbefindensmaßen zu untersuchen und theoretisch zu verankern, wurde von Costa und McCrae (1980) unternommen. Wohlbefinden wurde mit Hilfe der Skalen von Bradburn (1969) dreifach durch eine positive Affektskala, eine negative Affektskala und die Differenz zwischen beiden als Maß für das Affektgleichgewicht operationalisiert. Extraversion und Neurotizismus wurden ebenfalls mit verschiedenen Inventaren gemessen. In den drei vorgestellten Untersuchungen ergaben sich mit hoher Übereinstimmung folgende Ergebnisse: (1) Extraversion und ihr ähnliche Dispositionen wie Soziabilität und Aktivität korrelieren signifikant mit positiven Gefühlszuständen. Die Koeffizienten liegen zwischen r = .20 und r = .30. (2) Neurotizismus und konstruktnahe Dispositionen wie Furchtsamkeit, Ärgerneigung und Emotionalität korrelieren positiv mit dem negativen Gefühlszustand. Diese Koeffizienten liegen durchschnittlich zwischen r = .30 und r = .40. (3) Andere Skalen, die Glückszustände und Lebenszufriedenheit erfassen, korrelieren positiv mit Extraversion und negativ mit Neurotizismus. (4) Die Affektbilanz, also die Differenz zwischen positivem und negativem Gefühlszustand, ist ebenfalls mit Extraversion und Neurotizismus korreliert. Extravertierte zeichnen sich durch eine positive Affektbilanz aus, emotional Labile durch eine negative.

Aus diesen Ergebnissen leiten Costa und McCrae ein Persönlichkeitsmodell von Glück und Wohlbefinden ab. Extraversion und Neurotizismus bestimmen demnach unabhängig voneinander den habituellen positiven bzw. negativen Gefühlszustand eines Individuums. Ob daraus Glück bzw. subjektives Wohlbefinden resultiert, hängt von der Ausgewogenheit dieses positiven bzw. negativen Gefühlszustands ab, den wir als Nettozustand bezeichnen wollen. Überwiegt beim Nettozustand die positive Seite, so resultieren Glück, Wohlbefinden und Lebenszufriedenheit, überwiegt der negative Zustand, so sind Wohlbefinden und Glück weniger ausgeprägt.

In verschiedenen Untersuchungen sind die Befunde von Costa und McCrae weitgehend repliziert und in Einzelheiten noch präzisiert worden. Emmons und Diener (1985) haben bei Einzelkorrelationen und multiplen Regressionsanalysen ganz ähnliche Resultate gefunden. Habituelle positive Stimmung ließ sich aus einer Kombination von Variablen der Qualität sozialer Beziehungen mit r = .56, habituelle negative Stimmung aus internen Zuständen wie Angst, Mißtrauen und Ärger mit r = .69 und Lebenszufriedenheit aus einer Kombination dieser Variablenkomplexe mit r = .66 vorhersagen. Allerdings unterlagen diese Koeffizienten in einer Kreuzvalidierung an einer weiteren Stichprobe beträchtlichen Schrumpfungen.

Beide Autoren konnten auch die Beziehung von Teilkomponenten der Extraversion wie Impulsivität und Soziabilität zu subjektivem Wohlbefinden präzisieren. Während positive Gefühlszustände im wesentlichen mit der Soziabilitätskomponente positiv kovariieren, scheint Impulsivität eher mit negativen Gefühlszuständen zu korrespondieren (Emmons & Diener, 1986). Schließlich gelang es Diener, Larsen, Levine und Emmons (1985), positive und negative Gefühlszustände getrennt nach Häufigkeit und Intensität zu operationalisieren, ohne daß sich allerdings am Modell von Costa und McCrae prinzipiell etwas ändert.

Aufgrund der Nähe von Extraversion zum positiven und Neurotizismus zum negativen Gefühlszustand liegt es nahe, nach der strukturellen Ähnlichkeit zwischen Persönlichkeits- und Befindlichkeitsdimensionen zu fragen. Mittels faktorenanalytischer Techniken haben deshalb Meyer und Shack (1989) das zweidimensionale Modell der Befindlichkeit von Watson und Tellegen (1985) mit dem zweidimensionalen Modell der Persönlichkeit nach Eysenck und Eysenck (1985) auf Konvergenz überprüft. Dabei konnte gezeigt werden, daß in einer gemeinsamen Analyse von Befindlichkeits- und Persönlichkeitsskalen Items der Extraversion und des positiven Gefühlszustandes bzw. Items des Neurotizismus und des negativen Gefühlszustandes je eine der beiden Dimensionen im Faktorenraum markieren. Dieses Ergebnis war unabhängig davon, ob Befindlichkeitsitems als Zustands- oder Eigenschaftsitems vorgegeben wurden. Über Zielrotationstechniken konnte zudem eine nahezu vollständige Konvergenz erzielt werden. So korrelieren die dann gebildeten Faktorenwerte zwischen den konvergenten Persönlichkeits- und Befindlichkeitsdimensionen $r = .96$ und höher. Dies bedeutet allerdings nicht, daß Extraversion und positiver Gefühlszustand einerseits bzw. Neurotizismus und negativer Gefühlszustand andererseits nahezu identische Konzepte darstellen. Vielmehr repräsentieren sie nach Ansicht der Autoren zwar zusammenhängende, jedoch nicht identische Konstrukte in einem gemeinsamen Raum von Befindlichkeits- und Persönlichkeitsdimensionen.

Wenn, wie in den referierten Untersuchungen aufgezeigt, habituelles Wohlbefinden mit Neurotizismus negativ, mit Extraversion und insbesondere deren Soziabilitätskomponente positiv korreliert, liegt die Frage nahe, welche interaktiven Effekte zwischen diesen Variablenkomplexen vorliegen. Hotard, McFatter, McWhirter und Stegall (1989) sind diesem Problem unter der Fragestellung der Analyse sozialer Beziehungen in zwei Studien nachgegangen. In Studie 1 wurden studentischen Versuchspersonen eine Traitskala subjektiven Wohlbefindens sowie eine Extraversionsskala vorgelegt. Zusätzlich wurde die Anzahl von Freunden und guten Bekannten erfaßt sowie eine Skala zur Eingebundenheit in soziale Beziehungen mit signifikanten anderen (Eltern, Partner, Geschwister, Verwandte) erhoben. Wie erwartet erwiesen sich Extraversion und ein kombiniertes Maß der sozialen Beziehungen (social relationship index) dabei als bedeutsame Prädiktoren für Wohlbefinden, und auch der Interaktionsterm erreichte Signifikanzniveau. Überraschenderweise zeigte sich bei differenzierter Auswertung, daß dem kombinierten Maß für soziale Beziehungen offensichtlich die Funktion einer Moderatorvariable zukommt. Für Extravertierte sind soziale Beziehungen relativ unbedeutend für das habituelle Wohlbefinden. Bei Introvertierten wird das Niveau subjektiven Wohlbefindens demgegenüber durch die sozialen Beziehungen bestimmt. Je mehr Freunde und Bekannte vorhanden sind und je stärker das soziale Stützsystem ausgeprägt ist, desto besser erweist sich das Wohlbefinden.

Durch die Einbeziehung von Neurotizismus in einer weiteren Studie wird die Komplexität dieser Interaktion noch verdeutlicht. Nur neurotisch-introvertierte Personen einerseits und introvertierte Personen mit wenigen sozialen Beziehungen andererseits berichten über geringes Wohlbefinden; Überlappungen zwischen beiden Personengruppen sind dabei relativ gering.

Man mag an dieser Untersuchung vieles kritisieren. Die Dominanz studentischer Stichproben beschränkt den Generalisierungsbereich wie bei vielen anderen Untersuchungen auf das amerikanische Hochschulsetting. Die Operationalisierung sozialer Beziehungen über Freunde und Bekannte erscheint mit Extraversion konfundiert. Trotzdem: Die Vereinfachung, Neurotizismus mit negativer Befindlichkeit und Extraversion mit positiver Befindlichkeit gleichzusetzen, scheint so nicht länger aufrechtzuerhalten. Offensichtlich kommt der Häufigkeit, vermutlich auch der Qualität sozialer Beziehungen hier eine entscheidende moderierende Funktion zu: Auch Introvertierte können ein gutes subjektives Wohlbefinden haben, sofern ihre sozialen Beziehungen befriedigend sind. Dies gilt genauso für neurotisch-ängstliche Personen, sofern sie nicht introvertiert sind und in ihren sozialen Beziehungen wenig gestört erscheinen. Diese Ergebnisse stellen eine Modifikation der Befunde von Costa und McCrae (1980) bis hin zu Meyer und Shack (1989) dar. Sie zeigen, daß einfache korrelationsstatistische Ansätze die Komplexität der Interaktion zwischen Persönlichkeit und Wohlbefinden eher verschleiern. Sie müssen um Indikatoren der Ausgeprägtheit und Funktionalität des sozialen Stützsystems ergänzt werden.

2.2 Ängstlichkeit und Angst

Die Berechtigung, Ängstlichkeit bzw. Angst hier gesondert zu behandeln, obwohl sie sehr enge Beziehungen zu Neurotizismus aufweisen, leitet sich weniger aus der Hoffnung ab, neue empirische Resultate darstellen zu können, als vielmehr aus der Überlegung, zwei weitere theoretische Ansätze in die Thematik einzubeziehen.

Tellegen (1985) hat ausführlich Ängstlichkeit in bezug auf positive und negative Gefühlszustände analysiert. Bei globaler Betrachtung ist Ängstlichkeit – ähnlich wie Neurotizismus – eng mit einem negativen Gefühlszustand verbunden. Die Autorin setzt diese Befunde mit der biologisch fundierten Emotionstheorie von Gray (z.B. 1981) in Beziehung. Demnach ist zwischen einem *verhaltensaktivierenden* System und einem *verhaltenshemmenden* System des Zentralnervensystems zu unterscheiden. Das verhaltensaktivierende System kontrolliert Annäherungs- und Vermeidungsverhalten als Folge von Belohnungsreizen, während das verhaltensinhibitorische System Löschung und Vermeidung von Verhalten als Folge von Bestrafungsreizen steuert. Das erste System entspricht auf phänotypischer Seite dem positiven Affektzustand, das letztere dem negativen Affektzustand. Da die Dimensionen von Gray nicht mit dem Extraversions- bzw. Neurotizismus-Faktor direkt korrespondieren, sondern erst durch eine 45-Grad-Rotation zur Deckung gebracht werden können (siehe Gray, 1981), erklärt sich auch, warum Extraversion bzw. Neurotizismus nur relativ geringfügig mit dem positiven bzw. negativen Affekt korrelieren.

Einen völlig anderen Ansatz, Wohlbefindenszustände mit Angst in Beziehung zu bringen, stellt Csikszentmihalyi (1975, 1988) vor. Wohlbefinden wird dabei mit einem optimalen Erfahrungszustand gleichgesetzt, der auch mit dem *flow*-Begriff beschrieben wird. Damit soll gekennzeichnet werden, was Menschen erleben, wenn sie völlig in ihrer Tätigkeit aufgehen. Anscheinend handelt es sich dabei um einen Zustand außergewöhnlicher Konzentration, in dem alle geistigen Kräfte in optimaler Weise auf die Lösung der anstehenden Aufgabe ausgerichtet sind. Flow wird als wohlgeordneter, voll funktionsfähiger dynamischer Zustand des Bewußtseins beschrieben (vgl. auch Csikszentmihalyi, 1982).

Solche Zustände ergeben sich offensichtlich nur unter den Bedingungen, daß (1) ein Gleichgewichtszustand zwischen situativen Anforderungen und Kapazität besteht und (2) sowohl die Anforderungen als auch die Fähigkeiten über den für die betreffende Person charakteristischen Niveaus liegen (hierzu auch Becker in diesem Band). Der Gleichgewichtszustand der optimalen Erfahrung (flow channel) wird bei Csikszentmihalyi (1988) mit Lebensqualität oder Wohlbefinden in Beziehung gesetzt.

Gelingt es, bei steigenden Anforderungen die persönliche Kapazität zu steigern und anzupassen, so resultiert ein Grenzerfahrungszustand in Verbindung mit Freude und Glück. Gelingt demgegenüber die Passung nicht und übersteigt die Anforderung die Kapazität, so resultieren zunächst Besorgtheit und schließlich Angst. Umgekehrt ergeben sich bei geringen Anforderungen und hoher Kapazität zunächst Langeweile und schließlich ebenfalls Emotionen wie Angst oder auch Ärger (siehe Abbildung 1). Es ist anzunehmen, daß bei *häufiger* mangelnder Passung zwischen Anforderung und Können auch *generalisierte* Zustände von Ängstlichkeit, Ärger- und Langeweileneigung entstehen können.

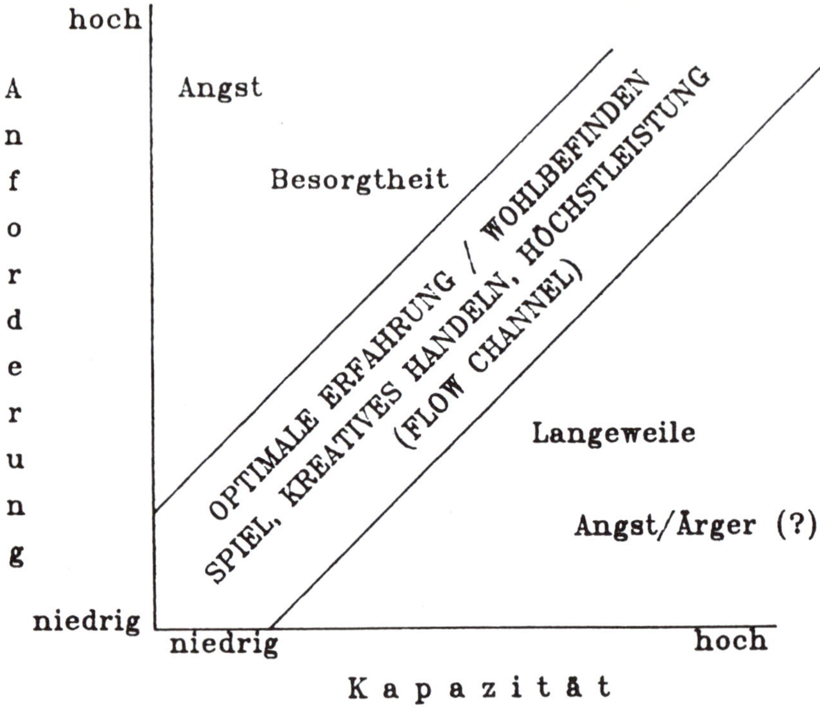

Abb. 1: Das Flow-Modell nach Csikszentmihalyi

Es gibt bisher wenige empirische Befunde, in denen der Zusammenhang zwischen Wohlbefindenszuständen und Angst auf dem Hintergrund dieser Theorie analysiert wurde. Immerhin kann auf Ergebnisse verwiesen werden, daß (1) sich Zustände der Grenzerfahrung operationalisieren lassen (Csikszentmihalyi, 1988; Massimini & Carli, 1988) und (2) Zustände optimaler Erfahrung tatsächlich durch die Abwesenheit von Angst und Langeweile beschrieben werden können (vgl. Strang & Schwenkmezger, 1989).

2.3 Seelische Gesundheit und Verhaltenskontrolle

Verschiedentlich hat Becker (1988, 1989; Becker & Minsel, 1986) Belege für zwei varianzstarke Faktoren der Persönlichkeit, seelische Gesundheit und Verhaltenskontrolle, vorgelegt. In diesem Modell werden mit 45-Grad-Winkeln zu diesen beiden Hauptfaktoren zwei weitere Dimensionen, „soziale Anpassung vs. Zügellosigkeit“ und „Selbstaktualisierung vs. Gehemmtheit“, integriert. Unabhängig davon, daß enge Beziehungen zu Neurotizismus und Extraversion bestehen (Markiervariablen für Neurotizismus laden hoch auf dem negativen Pol der seelischen Gesundheit, und Extraversion ist wohl zwischen den Polen geringer Verhaltenskontrolle und Selbstaktualisierung zu lokalisieren), erscheint eine gesonderte Diskussion zu Korrelaten von Wohlbefinden sinnvoll. Hierfür sehen wir vor allem zwei Argumente: (1) vermeidet dieses Modell einige der Ungereimtheiten der Konzeption von Extraversion durch die Teilkomponenten von Soziabilität und Impulsivität, die in bezug auf Wohlbefinden zu höchst widersprüchlichen Ergebnissen führt (vgl. Emmons & Diener, 1986), und (2) (und dies scheint uns das wichtigere Argument) bietet eine solche Konzeption theoretisch bessere Möglichkeiten, Wohlbefinden in ein persönlichkeitspsychologisches Strukturmodell zu integrieren.

Becker und Minsel (1986) berichten beispielsweise über eine hohe Faktorenladung eines habituellen Maßes von psychischem Wohlbefinden auf seelischer Gesundheit. Auch andere Resultate weisen daraufhin, daß seelische Gesundheit einen guten Indikator für psychisches Wohlbefinden darstellt. Dies führt schließlich dazu, seelische Gesundheit als summatives Konstrukt von psychischer Kompetenz (Fähigkeit zur Bewältigung externer und interner Anforderungen) und psychischem Wohlbefinden, konzipiert als emotionale Variable, zu definieren. Eine solche Sichtweise hat den Vorteil, Wohlbefinden als Eigenschaft theoretisch zu verankern und nicht an einer relativ konstruktfernen Variablen wie beispielsweise Extraversion festzumachen.

2.4 Ärger und Ärgerausdruck

Die Emotion Ärger ist sowohl als Eigenschaft als auch als Zustand und hinsichtlich ihrer sozial vermittelnden Ausdrucksformen zu differenzieren. Ärger entsteht immer dann, wenn zielgerichtete Handlungen blokkiert werden, jemand dafür verantwortlich gemacht werden kann, persönliche oder soziale Normen oder Pflichten verletzt und keine Entschuldigungsgründe geltend gemacht werden können. Neben der Intensität einer so entstandenen Ärgerreaktion sind Ärgerausdrucksformen zu unterscheiden. Ärgerreaktionen können in mehr oder weniger sozial tolerierter Weise nach außen abreagiert werden oder aber nach innen gewendet, d.h. unterdrückt werden. Im Normalfall haben solche Reaktionen eine adaptive Funktion. Bei extremer Ausprägung und Chronifizierung können sie jedoch zu Störungen des psychischen und physischen Wohlbefindens führen. Dabei wird insbesondere dem ärgerunterdrückenden Ausdrucksstil eine beeinträchtigende Wirkung zugeschrieben (vgl. hierzu Schwenkmezger, in Druck; Schwenkmezger & Hodapp, 1989).

Bereits in der Untersuchung von Costa und McCrae (1980) sowie bei Emmons und Diener (1985) hat sich gezeigt, daß die Ärgerintensität mit der Skala ‚negativer Gefühlszustand' korreliert und deshalb dem Wohlbefinden entgegensteht. Etwas präziser haben wir in eigenen Untersuchungen vor allem verschiedene dispositionelle Ausdrucksformen von Ärger mit Befindlichkeitsindikatoren in Beziehung gesetzt (Schwenkmezger, in Druck; Schwenkmezger & Hodapp, 1989). Dabei zeigte sich bei verschiedenen Stichproben, daß vor allem zwischen psychischem Wohlbefinden, operationalisiert durch das Inventar von Kasielke und Hänsgen (1982), und der habituellen Unterdrückung von Ärger signifikant negative Beziehungen bestehen. Während für männliche Vpn die Korrelationen im Bereich von r = .30 liegen, erreichen sie für weibliche Vpn mittlere Ausprägungsgrade von r = .50 bis r = .70. Möglicherweise ergibt sich ein Interpretationsversuch über die Überlegung, daß Frauen emotionale Ausdrucksformen sowie negative Gefühlszustände besser reflektieren und in Selbstinventaren unbefangener beschreiben als dies für männliche Probanden der Fall ist.

Ganz ähnlich hohe Koeffizienten mit negativem Vorzeichen ergeben sich zum Konstrukt der seelischen Gesundheit sowie dessen Komponenten Sinnerfülltheit, Selbstvergessenheit und Expansivität (Becker, 1989). Auch hierbei sind Geschlechtsdifferenzen ausgeprägt. Allerdings ist hier die Beziehung für männliche Probanden deutlich höher als für weibliche.

3. Persönlichkeit und physisches Wohlbefinden

In der gesundheitspsychologischen Forschung gibt es ernstzunehmende Belege für einen Zusammenhang zwischen Persönlichkeitsdisposition und objektiven Gesundheits- bzw. Krankheitsindikatoren. Bekannt geworden sind Überlegungen, dispositionelle Verhaltensmuster wie beispielsweise Typ-A-Verhalten zu Manifestationen von kardiovaskulären Erkrankungen oder essentieller Hypertonie in Beziehung zu setzen oder auch Einzelkonstrukte aus Selbstbeschreibungsinventaren mit objektiven Krankheitsindikatoren zu korrelieren. Einen zusammenfassenden Überblick geben Suls und Rittenhouse (1987).

Wir haben bereits darauf hingewiesen, daß eine operationale Definition von Wohlbefinden auch den Aspekt der subjektiven Wahrnehmung physischen Wohlbefindens, anders ausgedrückt das Freisein von körperlichen Beschwerden, einschließt (zum Konzept physischen Wohlbefindens siehe auch die Beiträge von Becker und Frank in diesem Band). Entsprechende Meßinstrumente können, müssen aber nicht notwendigerweise mit objektiven Krankheitsindikatoren kovariieren. Beispielsweise führt eine Erkrankung wie essentielle Hypertonie nicht bzw. erst in einem sehr späten Stadium zu einer subjektiven Beeinträchtigung des körperlichen Wohlbefindens. Umgekehrt gibt es Selbstbeschreibungen zur Beeinträchtigung des physischen Wohlbefindens, ohne daß objektive Krankheitsindikatoren nachgewiesen werden können. Präzisierend muß deshalb darauf hingewiesen werden, daß in diesem Abschnitt nur über Persönlichkeitskorrelate physischen *Wohlbefindens,* nicht aber über solche zu objektiven Krankheitsindikatoren berichtet wird. Wir beschränken uns dabei auf Konstrukte wie Neurotizismus, Ärger und Optimismus oder verwandte Operationalisierungen, da hierfür umfassende Befunde vorliegen.

Untersuchungen zum Zusammenhang zwischen *Neurotizismus* und physischen Beschwerden beruhen im wesentlichen auf der theoretischen Überlegung, daß ein hohes Niveau emotionaler Erregung zu einer Reaktion des physiologischen Systems führt und bei Chronifizierung auch dauerhafte physiologische Veränderungen resultieren. So verwundert auch nicht, daß es zahlreiche Befunde gibt, die einen signifikanten korrelativen Zusammenhang von selbstberichteten körperlichen Beschwerden und Neurotizismus zwischen r=.20 und r=.40 belegen (zusammenfassend Costa & McCrae, 1985, 1987).

Nun ist bereits darauf verwiesen worden, daß Selbstberichte über physische Beschwerden nicht notwendigerweise mit objektiven Krankheitsindikatoren übereinstimmen. Noch weitergehend gibt es keinerlei Belege für einen Zusammenhang zwischen Mortalitätsrisiko und Neurotizismus. Solche Ergebnisse scheinen die vor allem von medizinischer Seite vorgetragene Kritik am Zusammenhang zwischen mentalem Zustand und Krankheit zu rechtfertigen (vgl. hierzu z.B. Angell, 1985) und werfen prinzipiell die Frage nach der praktischen Relevanz der genannten Befunde auf.

Wie allerdings Costa und McCrae (1987) feststellen, wäre die Schlußfolgerung, Neurotizismus hätte nichts mit Gesundheit zu tun, sehr kurzsichtig. Gerade weil korrelative Beziehungen mit physischen Beschwerden nachzuweisen sind, beeinflußt wohl Neurotizismus die gesundheitsbezogenen Kognitionen und das gesundheitsbezogene Verhalten. Neurotizismus ist ein Indikator für Fehlanpassungen, die zur Verletzung der physischen Unversehrtheit führen können. Als Beispiele gelten hierfür Unfälle, Suizid, Drogenmißbrauch oder auch gesundheitsbeeinträchtigendes Eßverhalten. Darüber hinaus steht Neurotizismus möglicherweise mit dem Compliance-Verhalten in Verbindung. Eine hohe Ausprägung steigert die Wahrscheinlichkeit, ärztliche Konsultation in Anspruch zu nehmen, eine niedrige führt möglicherweise im Sinne einer Unterdrückungsstrategie zur Vermeidung von Arztbesuchen. Ersteres kann für die Früherkennung von Krankheiten vorteilhaft sein, beim Fehlen objektiver Krankheitsindikatoren aber auch zu einer finanziellen Belastung des Gesundheitssystems führen. Letzteres entlastet zwar das Gesundheitssystem, steht aber einer wirksamen Früherkennung entgegen.

In einer eigenen Untersuchung konnten wir für den Zusammenhang zwischen *Ärger und Ärgerausdrucksverhalten,* insbesondere einer dispositionellen Neigung zur Ärgerunterdrückung, und der Häufigkeit und

Intensität physischer Beschwerden allgemein und getrennt für spezifische Funktionsbereiche ebenfalls Koeffizienten zwischen r = .20 und r = .40, für weibliche Vpn bis zu r = .70, finden (Schwenkmezger & Hodapp, 1989). Dieses Ergebnis bestätigt die klassische Hypothese von Alexander (1939), daß emotionsunterdrückende Ausdrucksstile psychosomatisch wirksam werden können. Sie sind deshalb von besonderer Bedeutung, weil in entsprechenden Fragebogen – anders als in Neurotizismus-Fragebogen – keine gesundheitsbezogenen Items enthalten sind und damit die Gefahr der Kriterienkonfundierung ausgeschlossen ist.

Auf der Grundlage von Selbstregulationstheorien des Verhaltens haben Scheier und Carver (1985) die Hypothese entwickelt, daß eine *optimistische* Lebenseinstellung, konzipiert als generalisierte Erwartung des Eintretens positiver Ereignisse, auch mit physischem Wohlbefinden korreliert. Signifikante (negative) Zusammenhänge zwischen dispositionellem Optimismus und der Selbstbeschreibung von Krankheitssymptomen bestätigen die globale Hypothese auch in prospektiven Ansätzen, allerdings mit nur marginal signifikanten Korrelationskoeffizienten von durchschnittlich r = .30. Diese Befunde werden beispielsweise auch von Reker und Wong (1985) bestätigt, die für ältere Personen mit optimistischer Lebenseinstellung in einer zweijährigen Follow-up-Studie ein höheres physisches und psychisches Wohlbefinden feststellen (vgl. hierzu auch Abele-Brehm in diesem Band).

Einerseits sind solche Befunde mit der Überlegung erklärbar, daß optimistische Individuen möglicherweise für Streßsituationen bessere Copingstrategien entwickeln, wie dies beispielsweise auch durch die Selbstwirksamkeitstheorie von Bandura (1982) nahegelegt wird. Andererseits gibt es aber auch physiologische Erklärungsprinzipien, die bei optimistischer Lebenseinstellung eine geringe kardiovaskuläre Reaktivität sowie eine verminderte Beeinträchtigung des Immunsystems nahelegen (zusammenfassend Carver & Scheier, 1987). Allerdings gibt es eine Reihe von Argumenten, die vor einer Überinterpretation warnen und auf die situativen Bedingungen der Beurteilung physischen Wohlbefindens (Tennen & Affleck, 1987) ebenso wie auf die Problematik der Wahrnehmung physiologischer Symptome hinweisen (Pennebaker, 1982).

Das Konzept *hardiness* (Widerstandsfähigkeit) wurde von Kobasa (1979) und in der Folge von Kobasa, Maddi und Kahn (1982) in prospektiven Untersuchungen zu physischer Gesundheit in Beziehung gesetzt. Das Konstrukt setzt sich aus drei Teilkomponenten (control, commitment und challenge) zusammen. Personen, die an die Wirksamkeit ihres eigenen Handelns glauben, gegenüber einmal gesetzten Zielen sich gewissenhaft verpflichtet fühlen und Belastungen als Herausforderung interpretieren, sind offensichtlich auch bei hoher Streßbelastung gesundheitlich weniger anfällig als solche, die in entsprechenden Skalen eine niedrige Ausprägung aufweisen (vgl. auch Wiebe & McCallum, 1986).

4. Forschungs- und Anwendungsperspektiven

Wir haben einleitend und in den methodischen Vorbemerkungen darauf hingewiesen, daß (1) Glück und psychisches Wohlbefinden zwar häufig als flüchtige, zustandsbezogene Konstrukte konzipiert sind, ihre zeitliche Stabilität in Längsschnittuntersuchungen auch über lange Zeiträume hinweg aber als relativ stabil gilt, (2) zwar situative Fluktuationen von Wohlbefinden beobachtet werden können, Individuen aber nach vermeintlich glückssteigernden oder glücksbeeinträchtigenden Ereignissen wieder relativ rasch an ihre habituelle Befindlichkeit adaptieren und schließlich (3) bei Wohlbefindens- und Persönlichkeitsfragebogen durch identische oder ähnliche Adjektive in den Itemformulierungen die Gefahr der Kriterienkonfundierung besteht.

Diese Argumente geben zu der Überlegung Anlaß, wie sich in einem gemeinsamen Modell Wohlbefinden einerseits und Persönlichkeit andererseits abbilden können und welche Kongruenz dabei zu erzielen ist. Dazu stehen verschiedene Modelle zur Verfügung.

Ansätze liefern Meyer und Shack (1989), die, basierend auf dem Befindlichkeitsmodell von Watson und Tellegen (1985) und der Persönlichkeitstheorie von Eysenck und Eysenck (1985), eine weitgehende Strukturähnlichkeit von Extraversion mit der positiven Gefühlsdimension und von Neurotizismus mit der negativen Gefühlsdimension vermuten. Allerdings berücksichtigen sie hierbei nur unzureichend, daß durch Zielrotation Strukturähnlichkeit auch künstlich herzustellen ist, ein so erzieltes Ergebnis aber über die Äquivalenz von Extraversion und Neurotizismus einerseits und positivem und negativem Gefühlszustand andererseits wenig aussagt.

Andere Modelle stellen Strukturähnlichkeit zwischen Befindlichkeitsdimensionen und dem verhaltensaktivierenden bzw. verhaltenshemmenden System nach Gray (z.B. 1981) fest (vgl. dazu Tellegen, 1985). Damit wird nahegelegt, positive Gefühlszustände mit einem System positiver Verstärkungen und negative Gefühlszustände mit einem Bestrafungssystem, welches zur Vermeidung von Sozialkontakten führt, in Beziehung zu setzen, eine Sichtweise, für die auch die Resultate von Hotard et al. (1989) sprechen.

Einen dritten integrativen Bezugsrahmen stellt die Theorie von Becker (z.B. 1988) dar, seelische Gesundheit und Verhaltenskontrolle als varianzstarke Persönlichkeitsfaktoren zu postulieren, in deren Rahmen psychisches Wohlbefinden der seelischen Gesundheit zugeordnet wurde. Alle drei Modelle erscheinen im übrigen nicht so weit voneinander entfernt, als daß Integrationsmöglichkeiten ausgeschlossen werden könnten.

Ein eher anwendungsorientierter Aspekt beruht ebenfalls auf der Feststellung, daß habituelles Wohlbefinden eine zeitlich stabile, von objektiven Indikatoren der Lebensqualität relativ unabhängige Variable ist, die Jahre voraus aus Persönlichkeitskonstrukten vorhergesagt werden kann (vgl. Costa & McCrae, 1985). Damit werden die in Selbstfindungs- oder Selbstverwirklichungstherapien enthaltenen Ziele, die sich an persönlichem Glück und subjektivem Wohlbefinden orientieren, fragwürdig. Zwar ist nicht zu verkennen, daß die in der Literatur berichteten Stabilitätskoeffizienten noch relativ viel Raum für Veränderungsvarianz lassen. Trotzdem stimmt die empirisch gut fundierte Aussage von Costa und McCrae, daß Persönlichkeit eine über viele Jahre wirksame Determinante von Wohlbefinden ist, nachdenklich. Wenn dem so ist, daß von Individuen mit hohen Neurotizismuswerten grundsätzlich kritische Lebensereignisse als Krise bewertet werden, diese Personen über körperliches Befinden unabhängig vom objektiven Zustand besorgt sind, über berufliche Veränderungen oder Berentung enttäuscht sind und selbst nach objektiv glücksbringenden Ereignissen wieder relativ rasch an ihr Ausgangsniveau eines negativen Gefühlszustands adaptieren, dann bleibt der Wert von Therapien mit so globalen Zielen wie Selbstfindung, Glück oder Wohlbefinden fraglich.

Eine weitere anwendungsbezogene Perspektive folgt schließlich aus den Befunden über Beziehungen zwischen physischem Wohlbefinden und Persönlichkeitsvariablen. Hieraus ergeben sich vor allem Konsequenzen für gesundheits- und medizinpsychologische Fragestellungen. Auf der einen Seite gibt es Krankheiten, bei denen trotz objektivierbarer Befunde über lange Zeiträume keine Beeinträchtigung des physischen Wohlbefindens vorliegt (z.B. Hypertonie). Auf der anderen Seite klagen Personen sehr häufig über somatische Beeinträchtigungen, ohne daß eine Krankheit objektiv festgestellt werden kann. In beiden Fällen ergeben sich durch die Kenntnis der Ausprägung von Persönlichkeitsvariablen, insbesondere Neurotizismus, wertvolle Aufschlüsse für die Gestaltung präventiver und kurativer Maßnahmen.

Literatur

Alexander, F.G. (1939). Emotional factors in essential hypertension: Presentation of a tentative hypothesis. *Psychosomatic Medicine, 1,* 175-179.

Andrews, F.M. & Withey, S.B. (1976). *Social indicators of well-being.* New York: Plenum Press.

Angell, M. (1985). Disease as a reflection of the psyche. *New England Journal of Medicine, 312,* 1570-1572.

Bandura, A. (1982). Self-efficacy mechanism in human agency. *American Psychologist, 37,* 122-147.

Becker, P. (1988). Seelische Gesundheit und Verhaltenskontrolle: Zwei replizierbare, varianzstarke Persönlichkeitsfaktoren. *Zeitschrift für Differentielle und Diagnostische Psychologie, 9,* 13-38.

Becker, P. (1989). *Der Trierer Persönlichkeitsfragebogen TPF.* Göttingen: Hogrefe.

Becker, P. & Minsel, B. (1986). *Psychologie der seelischen Gesundheit. Band 2: Persönlichkeitspsychologische Grundlagen, Bedingungsanalysen und Förderungsmöglichkeiten.* Göttingen: Hogrefe.

Borkenau, P. (1989). Das Fünf-Faktorenmodell der Persönlichkeit als Forschungsparadigma. In W. Schönpflug (Hrsg.), *Bericht über den 36. Kongreß der DGfPs in Berlin 1988* (Band 2, S. 145-151). Göttingen: Hogrefe.

Bradburn, N.M. (1969). *The structure of psychological well-being.* Chicago: Aldine.

Brickman, P., Coates, D. & Janoff-Bulman, R. (1978). Lottery winners and accident victims: Is happiness relative? *Journal of Personality and Social Psychology, 36,* 917-927.

Costa, P.T. Jr. & McCrae, R.R. (1980). Influence of extraversion and neuroticism on subjective well-being: Happy and unhappy people. *Journal of Personality and Social Psychology, 38,* 668-678.

Costa, P.T. Jr. & McCrae, R.R. (1981). Stress, smoking, and psychological wellbeing: The illusory benefits of smoking. *Advances in Behavior Research and Therapy, 3,* 125-150.

Costa, P.T. Jr. & McCrae, R.R. (1984). Personality as a lifelong determinant of wellbeing. In C.Z. Malatesta & C.E. Izard (Eds.), *Emotions in adult development* (pp. 141-157). Beverly Hills, CA: Sage.

Costa, P.T. Jr. & McCrae, R.R. (1985). Concurrent validation after twenty years: Implications of personality stability for its assessment. In J.N. Butcher & C.D. Spielberger (Eds.), *Advances in personality assessment* (Vol. 4, pp. 31-54). Hillsdale, N.J.: Erlbaum.

Costa, P.T. Jr. & McCrae, R.R. (1987). Neuroticism, somatic complaints, and disease: Is the bark worse than the bite? *Journal of Personality, 55,* 299-318.

Csikszentmihalyi, M. (1975). *Beyond boredom and anxiety.* San Francisco, CA: Jossey-Bass.

Csikszentmihalyi, M. (1982). Toward a psychology of optimal experience. In L. Wheeler (Ed.), *Review of personality and social psychology* (pp. 13-36). Beverly Hills, CA: Sage.

Csikszentmihalyi, M. (1988). The future of flow. In M. Csikszentmihalyi & I.S. Csikszentmihalyi (Eds.), *Optimal experience. Psychological studies of flow in consciousness* (pp. 364-383). New York: Cambridge University Press.

Diener, E. (1984). Subjective well-being. *Psychological Bulletin, 95,* 542-575.

Diener, E. & Emmons, R.A. (1984). The independence of positive and negative effect. *Journal of Personality and Social Psychology, 47,* 1105-1117.

Diener, E. & Larsen, R.J. (1984). Temporal stability and cross-situational consistency of cognitive, affective, and behavior responses. *Journal of Personality and Social Psychology, 47,* 871-883.

Diener, E., Larsen, R.J., Levine, S. & Emmons, R.A. (1985). Intensity and frequency: Dimensions underlying positive and negative effect. *Journal of Personality and Social Psychology, 48,* 1253-1265.

Emmons, R.A. & Diener, E. (1985). Personality correlates of subjective well-being. *Personality and Social Psychology Bulletin, 11,* 89-97.
Emmons, R.A. & Diener, E. (1986). Influence of impulsivity and sociability on subjective well-being. *Journal of Personality and Social Psychology, 50,* 1211-1215.
Eysenck, H.J. & Eysenck, M.W. (1985). *Personality and individual differences: A natural science approach.* New York: Plenum Press.

George, L.K. (1981). Subjective well-being: Conceptual and methodological issues. In C. Eisdorfer (Ed.), *Annual Review of Gerontology and Geriatrics* (pp. 345-382). New York: Springer.
Gray, J.A. (1981). A critic of Eysenck's theory of personality. In H.J. Eysenck (Ed.), *A model for personality* (pp. 246-276). New York: Springer.

Hotard, S.R., McFatter, R.M., McWhriter, R.M. & Stegall, M.E. (1989). Interactive effects of extraversion, neuroticism, and social relationships on subjective well-being. *Journal of Personality and Social Psychology, 57,* 321-331.

Johnston, M. & Hackman, A. (1977). Cross-validation and response sets in the repeated use of mood questionnaires. *British Journal of Social and Clinical Psychology, 16,* 235-239.

Kasielke, E. & Hänsgen, K.D. (1982). *Beschwerden-Erfassungsbogen (BEB).* Berlin: Psychodiagnostisches Zentrum.
Kobasa, S.C. (1979). Stressful life-events, personality, and health: An inquiry into hardiness. *Journal of Personality and Social Psychology, 37,* 1-11.
Kobasa, S.C., Maddi, S.R. & Kahn, S. (1982). Hardiness and health: A prospective study. *Journal of Personality and Social Psychology, 42,* 168-177.

Massimini, F. & Carli, M. (1988). The systematic assessment of flow in daily experience. In M. Csikszentmihalyi & I.S. Csikszentmihalyi (Eds.), *Optimal experience. Psychological studies of flow in consciousness* (pp. 266-287). New York: Cambridge University Press.
McCrae, R.R. (1982). Consensual validation of personality traits: Evidence from self-reports and ratings. *Journal of Personality and Social Psychology, 43,* 293-303.
Meyer, G.J. & Shack, J.R. (1989). Structural convergents of mood and personality: Evidence for old and new directions. *Journal of Personality and Social Psychology, 57,* 691-706.

Noller, P., Law, H. & Comrey, A.L. (1987). Cattell, Comrey, and Eysenck personality factors compared: More evidence for the five robust factors? *Journal of Personality and Social Psychology, 53,* 775-782.

Palmore, E. & Kivett, V. (1977). Change in life satisfaction: A longitudinal study of persons aged 46-70. *Journal of Gerontology, 32,* 311-316.
Pennebaker, J.W. (1982). *The psychology of physical symptoms.* New York: Springer.
Phillips, D.L. (1967). Social participation and happiness. *The American Journal of Sociology, 72,* 479-488.

Reker, G.T. & Wong, P.T. (1985). Personal optimism, physical and mental health: The triumph of successful aging. In J.E. Birren & J. Livingston (Eds.), *Cognition, stress, and aging* (pp. 134-173). New York: Prentice-Hall.

Scheier, M.F. & Carver, C.S. (1985). Optimism, coping, and health: Assessment and implications of generalized outcome expectancies. *Health Psychology, 4,* 219-247

Schwenkmezger, P. (1984). Kann durch das Prinzip der Aggregation von Daten die Konsistenzannahme von Eigenschaften beibehalten werden? *Zeitschrift für Differentielle und Diagnostische Psychologie, 5,* 251-272.

Schwenkmezger, P. (1985). *Modelle der Eigenschafts- und Zustandsangst.* Göttingen: Hogrefe.

Schwenkmezger, P. (in Druck). Ärger, Ärgerausdruck und Gesundheit. In R. Schwarzer (Hrsg.), *Gesundheitspsychologie.* Göttingen: Hogrefe.

Schwenkmezger, P. & Hodapp, V. (1989). *Das State-Trait-Anger-Expression Inventory (STAXI): Itemmetrische und faktorenanalytische Befunde und Untersuchungen zur Konstruktvalidität* (Trierer Psychologische Berichte 16, Heft 1). Trier: Universität, Fachbereich I – Psychologie.

Strang, H. & Schwenkmezger, P. (1989). Grenzerlebnisse im Sport: Der Fragebogen zur Grenzleistung und Grenzleistungserfahrung. *Sportwissenschaft, 19,* 194-203.

Suls, J. & Rittenhouse, J.D. (Eds.). (1987). Personality and physical health. *Journal of Personality (Special Issue), 55,* 55-393.

Tellegen, A. (1985). Structures of mood and personality and their relevance to assessing anxiety, with an emphasis on self-report. In A.H. Thuma & J.D. Maser (Eds.), *Anxiety and the anxiety disorders* (pp. 681-706). Hillsdale, N.J.: Erlbaum.

Tennen, H. & Affleck, G. (1987). The costs and benefits of optimistic explanations and dispositional optimism. *Journal of Personality, 55,* 377-393.

Warr, P., Barter, J. & Brownbridge, G. (1983). On the independence of positive and negative effect. *Journal of Personality and Social Psychology, 44,* 644-651.

Watson, D. & Tellegen, A. (1985). Toward a consensual structure of mood. *Psychological Bulletin, 98,* 219-235.

Wessman, A.E. & Ricks, D.F. (1966). *Mood and personality.* New York: Holt, Rinehart & Winston.

Wiebe, D.J. & McCallum, D.M. (1986). Health practices and hardiness as mediators in the stress-illness relationship. *Health Psychology, 5,* 425-438.

Wilson, W. (1967). Correlates of avowed happiness. *Psychological Bulletin, 67,* 294-306.

Zevon, M.A. & Tellegen, A. (1982). The structure of moodchange: An ideographic-nomothetic analysis. *Journal of Personality and Social Psychology, 43,* 111-122.

Hannelore Weber und Lothar Laux*

Bewältigung und Wohlbefinden

Was verbindet Bewältigung und Wohlbefinden? Der vorliegende Beitrag nähert sich dieser Frage auf zweierlei Wegen. Der erste Weg führt über die traditionelle Bewältigungsforschung, die den Erfolg von Bewältigung weitgehend an der Reduktion belastender Emotionen oder Probleme bemißt und damit einen indirekten Zusammenhang zum Wohlbefinden herstellt. Der zweite Weg ist der radikalere. Hier nehmen wir Abstand von der vorliegenden Bewältigungsforschung und fragen – als Denkanstoß und programmatische Überlegung – in welcher Weise Bewältigung unmittelbar zu positiven Emotionen und damit zu *Wohl*befinden in seinem eigentlichen Wortsinn führt.

1. Wohlbefinden als Kriterium effizienter Bewältigung

Die Bewältigungsforschung trägt zu der Frage nach der Beziehung zwischen Bewältigung und Wohlbefinden eher auf indirektem Wege bei. Zusammenhänge zwischen Bewältigung und Wohlbefinden lassen sich dort herstellen, wo Bewältigung, oder genauer: einzelne Bewältigungsformen auf ihre *Effizienz* hin überprüft werden. Die unterschiedlichen Kriterien, die dabei herangezogen werden, lassen sich als Indikatoren psychischen und physischen Wohlbefindens interpretieren, wenn sie auch meist nicht als solche etikettiert werden, sondern eher neutral von Effizienzkriterien oder aber von Indikatoren für die Anpassungsfolgen die Rede ist. Unter dieser letztgenannten Perspektive beschreiben Lazarus und Folkman (1984) drei Inhaltsbereiche, hinsichtlich derer Bewältigungsformen auf ihre Folgen hin untersucht werden können: 1. „Morale", ein Begriff, der sich auf das *psychische Wohlbefinden* bezieht und sowohl die aktuelle positive affektive Gestimmtheit als auch die langfristige (Lebens)zufriedenheit umfaßt, 2. *physische Gesundheit* und 3. *soziale Funktionstüchtigkeit*, unter der die beiden Autoren die Erfüllung sozialer Rollen/Aufgaben und die Erhaltung befriedigender sozialer Beziehun-

* Die Autoren danken Andrea Abele und Peter Becker für ihre Durchsicht einer früheren Version des Textes und für ihre inhaltlichen Anregungen.

gen verstehen. Mit dieser Dreiteilung wird, ohne daß Lazarus und Folkman dies ausführen, implizit *Gesundheit* im umfassenden Sinne der WHO-Definition als maximale Bezugsgröße definiert, an der Bewältigung gemessen werden kann. Zugleich fügen sich die drei Inhaltsbereiche zu einem umfassenden Konzept von *Wohlbefinden* zusammen mit den drei Facetten psychisches, physisches und soziales Wohlbefinden (vgl. Becker, in diesem Band).

Gemessen an dieser inhaltlich weiten Bestimmung potentieller Effizienzkriterien – oder Indikatoren des Wohlbefindens – ist die konkrete Operationalisierung von Kriterien in den empirischen Arbeiten vergleichsweise restriktiv. Das vorherrschende Verständnis von Bewältigung, deren Hauptfunktionen in der Reduktion von Distress und von Problemen gesehen werden (vgl. Lazarus & Folkman, 1984), führt zu Kriterien, die den Erfolg von Bewältigung daran messen, daß negative affektive Zustände (z.B. Distress, Depressivität), psychische/physische Symptome und/oder Probleme reduziert werden. Überprüft wird damit also zunächst im strengen Wortsinn nur der Zusammenhang zwischen Bewältigung und dem psychischen und/oder physischen *Befinden*; nur unter der Perspektive, daß *Wohl*befinden auch indirekt durch die Reduktion aversiver Zustände entstehen kann (vgl. Becker, in diesem Band), wird in diesem weiteren Verständnis auch ein Zusammenhang zwischen Bewältigung und Wohlbefinden hergestellt. Nur wenige Arbeiten gehen von vorneherein von einem *positiv definierten* Kriterium aus, z.B. der Positiven Affekt-Skala von Bradburn (Felton, Revenson & Hinrichsen, 1984; McCrae & Costa, 1986; vgl. auch Wortman, 1983) oder auch dem Selbstwertgefühl (Pearlin, Menaghan, Lieberman & Mullan, 1981; Menaghan, 1983).

Die Überprüfung der Beziehung zwischen Bewältigung und Effizienzkriterien vollzieht sich in einer geradezu verwirrenden Fülle unterschiedlicher Forschungsdesigns. Grundsätzlich geht es dabei stets um die Frage, wie es um die Effizienz *unterschiedlicher* Bewältigungsformen bestellt ist, wenn auch bisweilen der Einfachheit halber von „der" Bewältigungseffizienz die Rede ist. Drei wichtige methodische Grundstrategien der Effizienzprüfung lassen sich unterscheiden:

Forschungsdesign 1: Die aktuelle Bewältigung einer oder mehrerer Streßereignisse wird *unmittelbar* von den Studienteilnehmern auf ihre Effizienz hin eingeschätzt, und zwar im Hinblick auf Distressreduktion (McCrae & Costa, 1986; vgl. auch Horowitz & Wilner, 1980) oder Änderung des Problemstatus (Aldwin & Revenson, 1987; Folkman, Lazarus, Dunkel-Schetter, DeLongis & Gruen, 1986a; McCrae & Costa, 1986). Die Studien können zusätzlich noch einmal danach unterschieden werden, ob die Beurteilung *spezifisch* für jede einzelne realisierte Bewältigungsform erfolgt (Horowitz & Wilner, 1980; McCrae & Costa, 1986; Fritsch, 1990), oder aber ob sich das Urteil *summarisch* auf die gesamte

Bewältigung bezieht (Aldwin & Revenson, 1987). Der unschätzbare Vorteil dieser Überprüfungsstrategie liegt in der Stringenz, mit der Bewältigung und Effizienzkriterium direkt und kausal aufeinander bezogen werden können. Mit ihrer Aussagestärke ist die direkte, ereignisbezogene Effizienzbestimmung allen anderen Formen überlegen, auch wenn man die Subjektivität der Effizienzurteile für extern validierungsbedürftig halten mag.

Forschungsdesign 2: Die aktuelle Bewältigung eines oder mehrerer Streßereignisse (die auch chronischer Natur sein können wie z.B. im Falle der Krankheitsbewältigung) wird in Beziehung gesetzt zu einem *ereignisunspezifischen, standardisierten* Kriterium, das, um kausale Aussagen zu erlauben, zu einem der Bewältigung *nachfolgenden* Zeitpunkt vorgegeben wird. Beispiele für diese Forschungsstrategie sind die Arbeiten von Folkman, Lazarus, Gruen und DeLongis (1986b), die als Kriterien Inventare psychischer und physischer Symptome einsetzen, oder die Studie von McCrae und Costa (1986), die Indikatoren des affektiven Zustandes (Bradburn-Skala) verwenden. Wenn auch durch das Forschungsdesign kausale Aussagen im Prinzip möglich sind, stellt sich durch die *zeitlich distanzierte* und *ereignisunabhängige* Vorgabe des Kriteriums die Schwierigkeit, einen *begründeten* Zusammenhang zwischen Bewältigung und Befinden herzustellen. Das zu einem bestimmten Zeitpunkt erfaßte Befinden ist von vielen Einflußfaktoren abhängig, der Bezug zu der irgendwann vorangegangenen Bewältigung einer oder mehrerer Streßepisoden bleibt vage und willkürlich (McCrae und Costa, 1986), die meist geringen statistischen Zusammenhänge zwischen Bewältigung und solchen Kriterien könnten dies bestätigen.

Die Kritik gilt ebenso für diejenige methodische Variante, bei der aktuelle Bewältigung und globales Kriterium *gleichzeitig* erfaßt werden (z.B. Billings & Moos, 1981; Felton, Revenson & Hinrichsen, 1984), wenn auch hier der Vorwurf des zeitlichen Auseinanderklaffens nicht mehr zutrifft. In diesem Falle können dafür jedoch keine Aussagen über die Kausalitätsrichtung getroffen werden, positives/negatives Befinden kann hier ebensogut Ursache wie Folge der realisierten Bewältigung sein.

Forschungsdesign 3: Habituelle oder auch aktuelle Formen der Bewältigung werden mit habituellen *Persönlichkeitsmerkmalen* in Beziehung gesetzt, für die jeweils ein enger Zusammenhang zur Bewältigung postuliert wird und die Indikatoren psychischen Wohlbefindens auf Eigenschaftsniveau darstellen, z.B. seelische Gesundheit (Becker, 1985; Perrez, 1988) oder Optimismus (Scheier, Weintraub & Carver, 1985; Carver, Scheier & Weintraub, 1989). Während Perrez (1988) hinsichtlich des Konstruktes der seelischen Gesundheit die Frage stellt, inwieweit diese nicht mit der Fähigkeit zur erfolgreichen Bewältigung identisch ist (siehe auch Becker, in diesem Band), gelten andere Persönlichkeitsmerkmale, etwa Optimismus, eher als Determinanten oder Mediatoren effizienter Bewältigung (vgl. Scheier et al., 1985). Von einem solchen Einfluß geht auch das Konzept der *Bewältigungsressourcen* aus, dem die Annahme unterliegt, daß bestimmte Persönlichkeitsmerkmale wie etwa ein positives Selbstwertgefühl eine effiziente Bewältigung fördern, also als *antezedente* Variablen betrachtet werden (Pearlin & Schooler, 1978; Folkman et al., 1986a). Die Tatsache, daß das Selbstwertgefühl andererseits auch als Effizienz*kriterium* konzipiert wird (Menaghan, 1983), verweist jedoch auf die Notwendigkeit, von unidirektionalen Vorstellungen Abstand zu nehmen und von einer gegenseitigen Beeinflussung zwischen Bewältigung und relevanten Persönlichkeitsmerkmalen auszugehen.

Wenn nun im folgenden Ergebnisse zur Effizienz von Bewältigung berichtet werden, so werden jene Studien ausgewählt, die nach den ersten beiden Forschungsstrategien verfahren. Auf die Darstellung der Zusammenhänge zwischen Bewältigung und wohlbefindensrelevanten Persönlichkeitsmerkmalen kann dagegen verzichtet werden, da dies Gegenstand der beiden Beiträge von Becker und Schwenkmezger (in diesem Band) ist.

1.1 Empirische Ergebnisse

Die Mehrheit aller Autoren, in deren Arbeiten die Effizienz von Bewältigung überprüft wird, folgen einer empirischen Effizienzbestimmung, d.h. sie gehen nicht von der Annahme aus, daß bestimmte Bewältigungsformen von vorneherein effizienter sind, sondern untersuchen ohne Vorabbewertung, welche Bewältigungsformen sich *empirisch* als effizient bewähren. Die Angemessenheit einer solch „empiristischen" Position wird sehr stark von Lazarus und Folkman (1984) betont. Beide grenzen sich mit ihrer Grundaussage, daß keine Bewältigungsform an sich effizienter ist, sondern ihre Effizienz vom jeweiligen Kontext abhängt, deutlich von Autoren ab wie etwa Haan (1977), die *a priori* bestimmten Bewältigungsformen eine überlegene Effizienz zuschreibt (nicht ohne jedoch im Grundsatz den Kontexteinfluß zu leugnen). Ein aktueller Ansatz, in dem Bewältigungsformen a priori auf ihre (In)effizienz hin beurteilt werden, stammt von Carver, Scheier und Weintraub (1989). Die Autoren postulieren aufgrund einer von Carver und Scheier (z.B. 1985) formulierten Kontroll-Theorie der Verhaltensregulation die überlegene Effizienz einer aktiv problemzugewandten und problemlöseorientierten Bewältigung bei gleichzeitiger emotionaler Kontrolle, zeichnen als Leitbild effizienter Bewältigung damit also rationales Handeln. Dieses Bewältigungsideal gleicht im Prinzip der effizienten Bewältigung nach Haan (1977) und wird ebenso von Becker (1985) in seiner Konzeption seelischer Gesundheit vertreten. Wie verbreitet das Leitbild einer kontrollierten, aktiv problemlöseorientierten Bewältigung ist, zeigt eine Studie von Kröner-Herwig, Muck und Weich (1988), in der Laien und Psychologen nach ihrem Urteil über effiziente Bewältigungsformen gefragt wurden.

Blickt man nun auf diejenigen Bewältigungsformen, die den theoretischen Festsetzungen zufolge implizit oder explizit als *ineffizient* disqualifiziert werden, so trifft dies vor allem drei Bewältigungsklassen: passiv-resignative Bewältigung, defensive Bewältigung in dem Sinne, daß die Realität verzerrt wahrgenommen und/oder den real existierenden Problemen ausgewichen wird, und emotionszentrierte, offen expressive Bewältigungsformen. Die empirischen Befunde stützen die theoretischen (In)effizienzaussagen jedoch nur in Auszügen.

Bestätigt wird in einer Reihe von Studien die Effizienz einer *aktiv-problemorientierten* Bewältigung (z.B. Billings & Moos, 1981; Folkman et al., 1986a,b; Ulich et al., 1985). Doch stellt die Studie von Baum, Fleming und Singer (1983) zum Reaktorunfall in Three Miles Island, welche die Nichteffizienz problemzentrierter Bewältigung aufzeigt, eine deutliche Warnung dar, daß selbst bei gut bestätigten Ergebnissen der offensichtliche Einfluß der Situation nicht vernachlässigt werden darf. Auch die Ergebnisse von Pearlin und Schooler (1978) zeigen die Kontextabhängigkeit: Während eine aktive, involvierte Bewältigung in den Belastungsbereichen Ehe, Partnerschaft und Kindererziehung förderlich war, erwies sich eine problemabgewandte, defensive Bewältigung in den Bereichen finanzielle und berufliche Schwierigkeiten als effizient.

Wie es sich in den Ergebnissen von Pearlin und Schooler (1978) schon andeutet, muß das Urteil über *defensive* Strategien, in denen der – intersubjektiven – Realität ausgewichen oder sie verzerrt wahrgenommen wird, sehr differenziert ausfallen. In der Tat bekunden Studienergebnisse, daß sich Formen defensiver Bewältigung wie realitätsfliehende Wunschphantasien (Aldwin & Revenson, 1987; Felton & Revenson, 1984; McCrae & Costa, 1986) oder Vermeidungsstrategien (Billings & Moos, 1981) als ineffizient erweisen. Eine Metaanalyse von Suls und Fletcher (1985) zeigt jedoch, daß vermeidende Strategien kurzfristig durchaus effizient sind, während die Effizienz problemzugewandter Bewältigungsformen erst bei längerfristigen Belastungen greift. Diese Ergebnisse verweisen zugleich auf die Notwendigkeit, Effizienz unter der Perspektive von *Bewältigungsprozessen* zu beurteilen, wie es zwar vor allem für defensive Strategien in der Auseinandersetzung mit einschneidenden (Verlust)ereignissen geschieht (Lazarus, 1983; Silver & Wortman, 1980), was aber generell für alle Bewältigungsformen erfolgen sollte (vgl. Laux & Weber, 1987; 1990; Ulich et al., 1985; Weber, 1990).

Auffallend ist die wiederholt bestätigte Effizienz von Bewältigungsformen, die man durchaus den defensiven Strategien zuordnen kann, da auch hier in gewisser Weise Realität verzerrt wahrgenommen wird, nämlich *Umdeutungen der Situation*, sei es durch eine problemabschwächende Wahrnehmung und/oder deren positive Interpretation (z.B. Folkman et al, 1986a,b; Pearlin & Schooler, 1978; Weber, in Druck). Dabei bleibt jedoch offen, worin die Effizienz dieser Strategien im Grunde liegt. Denkbar ist einerseits, daß eine „gütige" Sicht einer problematischen Situation diese als handhabbar erscheinen läßt und damit ein nachfolgendes problemlösezentriertes Bewältigungshandeln gefördert wird. Umdeutungen würden sich in diesem Falle als „Hilfsformen" in das theoretische Ideal rationaler Bewältigung fügen (Becker, 1985; Carver et al., 1989). Möglich ist aber auch, daß bagatellisierende oder positive Umdeutungen der Situation als autonome Bewältigungsformen wirken und zum Beispiel aktives, problembezogenes Handeln ersetzen, vielleicht, da dies nicht möglich ist (vgl. Pearlin & Schooler, 1978). Erst eine konsequente Untersuchung von *Bewältigungsmustern* anstelle isolierter Bewältigungsformen und die Berücksichtigung individueller *Bewältigungsabsichten* könnte über solche Zusammenhänge Aufschluß geben (Laux & Weber, 1987; Weber & Laux, 1990).

In bezug auf die Effizienz *offen expressiver Bewältigung* sind die empirischen Ergebnisse ähnlich differenziert wie für defensive Bewältigungsformen. Bei der Interpretation der Ergebnisse muß zudem berücksichtigt werden, daß expressive Bewältigung in den einzelnen Studien zum Teil sehr unterschiedlich operationalisiert wird. Felton, Revenson und Hinrichson (1984) benennen ihre ausdrucksbezogene Bewältigungs-Subskala zwar neutral „Emotionaler Ausdruck", doch beinhaltet diese auf Itemebene eher aggressiv-expressive Reaktionen (Markieritem „Ich ließ es an anderen Leuten aus"). „Emotionaler Ausdruck" in diesem Sinne ist den Studienergebnissen zufolge verbunden mit einem negativen affektiven Zustand. Ebenso trägt die emotionale Entladung („emotional discharge") in Ehe und Partnerschaft nach den Ergebnissen von Pearlin und Schooler (1978) nicht zur Distressreduktion bei, und „negative Emotionsäußerungen" sind mit einer geringeren seelischen Gesundheit (Becker, 1985) verbunden. Möglicherweise bedingt jedoch – wie in den ersten beiden Fällen ganz deutlich wird – lediglich die *aggressive Komponente* und weniger der Emotionsausdruck an sich die nachgewiesene Ineffizienz, denn die Arbeit von McCrae und Costa (1986) zeigt, daß der offene Ausdruck von Gefühlen durchaus als hilfreich gewertet wird, und dies sowohl hinsichtlich der Distress- wie auch der Problemreduktion. Grundsätzlich heben Silver und Wortman (1980) die positiven Funktionen offenen Emotionsausdrucks, vor allem in der Bewältigung einschneidender Streßereignisse hervor. Wie es schon für die defensiven Reaktionen beschrieben wurde, ist möglicherweise auch für die Effizienz des offenen Emotionsausdrucks dessen Zusammenspiel mit anderen Bewältigungsformen ausschlaggebend, ob etwa der Ausdruck von Gefühlen von problembezogenem Handeln begleitet wird.

Ein krasser Widerspruch in der Bewertung offen expressiver Bewältigung zeigt sich, wenn man das Ideal der rationalen, emotionskontrollierten Bewältigung der *psychosomatischen Forschung* gegenüberstellt, in der ja von der Theorie her der offene Ausdruck gerade negativer Emotionen als gesundheitsförderlich postuliert wird (vgl. Weber, in Druck).

Der Vergleich zwischen diesen beiden Forschungszweigen verweist noch einmal entschieden auf die Notwendigkeit, die Konsequenzen expressiver Bewältigungsformen kontextbezogen zu beurteilen.

1.2 Probleme empirischer Effizienzprüfung

Die empirische Überprüfung von Bewältigungseffizienz sieht sich mit einer Reihe von Problemen konfrontiert, die zum Teil schon in der Darstellung der Forschungsdesigns angesprochen wurden, hier vor allem das grundlegende Problem, eine stringente kausale Beziehung zwischen Bewältigung und Wohlbefinden herzustellen, die in vorliegenden Studien nur dort überzeugt, wo die Effizienz unmittelbar eingeschätzt wird. Für komplexe theoretische Modelle der Beziehung zwischen Bewältigung und Wohlbefinden, und das sind vor allem *dynamisch interaktive* Prozesse, sei es in der positiven Form (Wohlbefinden führt zu effizienter Bewältigung, die ihrerseits Wohlbefinden erzeugt), sei es negativ als Teufelskreis (Strehmel & Halsig, 1988), fehlen weitgehend entsprechende Forschungsarbeiten. Empirisch einlösbar sind solche wechselseitigen Prozesse wohl zunächst nur auf Einzelfallebene (vgl. Laux & Weber, 1987). Zu diesen grundsätzlichen Schwierigkeiten in der Forschungsmethode treten drei Kritikpunkte an den vorliegenden empirischen Arbeiten hinzu:

(1) Aus der Definition und Operationalisierung von Bewältigungsformen ergibt sich zumindest in manchen Fällen die Gefahr einer *inhaltlichen Überlappung* von Prädiktor und Kriterium (McCrae & Costa, 1986). Dies ist zum Beispiel der Fall, wenn die Bewältigungsform „Positive Umdeutung" an der subjektiven Einschätzung „Situation hat sich gebessert" gemessen wird (Folkman et al., 1986a). Wird „plangeleitetes Problemlösen" operationalisiert durch Items wie „Ich wußte was zu tun war, also verstärkte ich meine Bemühungen . . ." oder „Bezog mich auf meine Erfahrung, ich war bereits in einer ähnlichen Situation" (Folkman et al., 1986a), verwundert die Effizienz dieser Bewältigungsform nicht weiter, da in den Items bereits ein größeres Lösungspotential für die Situation definiert ist. Urteile über Effizienz sollten solche Überschneidungen grundsätzlich in Rechnung stellen (vgl. McCrae & Costa, 1986). Generelle Zielsetzung sollte es jedoch natürlich sein, Konzeptüberlappungen erst ganz zu vermeiden.

(2) Die derzeit eingesetzten Kriterien sind sowohl vom Inhaltsbereich als auch von der positiv-negativ Polung her sehr selektiv. Bezogen auf den Inhaltsbereich dominieren in den Studien Kriterien des *psychischen* Befindens, physisches Befinden wird nur in wenigen Studien angesprochen – mit Ausnahme natürlich der Arbeiten zur Krankheitsbewältigung (vgl. Heim, 1988), wo aber physisches Befinden einen anderen Stellenwert hat. Woran es hingegen fehlt, ist die Einbeziehung *sozialer* Kriterien, zum Beispiel die Konsequenzen von Bewältigung *für andere* oder

die Qualität der Beziehung zu anderen (vgl. Laux & Weber, 1990; Weber, in Druck).

Die zweite Selektion betrifft die Tatsache, daß Kriterien fast ausschließlich *negativ* definiert sind, Effizienz also an der Reduktion negativer Zustände gemessen wird. Dagegen fehlen positiv definierte Kriterien, hier zunächst positive Emotionen, aber auch Kriterien, welche den eingefahrenen Weg völlig verlassen und *neue Inhalte* formulieren, zum Beispiel den persönlichen Erfahrungszuwachs, Auswirkungen auf Komponenten des Selbstkonzeptes oder die Zufriedenheit mit dem eigenen Verhalten (vgl. McCrae & Costa, 1986). Solche positiv definierten Bewertungen können sich als Konsequenz von Bewältigung grundsätzlich auf zweierlei Wegen einstellen: Direkt, indem die Belastung beendet ist, was mit Erleichterung und Freude verbunden sein kann. Indirekt kann aber auch die Bewältigung an sich zu positiven Emotionen wie z.B. Stolz führen, wenn nämlich die Erfahrung, daß eine Situation bewältigt und nach eigenen Maßstäben gut bewältigt wurde, eine Selbstwerterhöhung zur Folge hat. Der Abschnitt „Bewältigung und positive Emotionen" wird sich diesen Zusammenhängen explizit widmen.

(3) Angesichts der Tatsache, daß eine Reihe unterschiedlicher Kriterien an die Bewältigung herangetragen werden können, stellt sich einerseits die – empirisch kaum aufgegriffene – Frage, wie intern konsistent Effizienzurteile über die unterschiedlichen Kriterien hinweg ausfallen (vgl. Weber, in Druck). Der Kriterienpluralismus legt aber auch noch eine ganz andere Frage nahe, inwieweit nämlich bei einem normativen Vorgehen mit einheitlichen Kriterien *individuelle Leitkriterien* mißachtet werden. Einer individuellen Entscheidung über relevante Kriterien wird in keiner Studie Rechnung getragen. Dem einzelnen kann es aber zum Beispiel eher gleichgültig sein, wie er sich fühlt, wenn er für sich selbst sagen kann, aus der Situation gelernt zu haben. Nun ist es zwar notwendig, die Effizienz von Bewältigungsformen im Hinblick auf allgemeingültige Kriterien zu überprüfen, doch verzerren diese Gruppenaussagen unter Umständen die individuell wahrgenommene Effizienz. Zusätzlich zu den allgemeinen auch nach persönlich bedeutsamen Effizienzkriterien zu fragen, würde empirisch kaum mehr Aufwand erfordern, aber bestehende Zusammenhänge zwischen Bewältigung und Wohlbefinden aufdecken, die im allgemeinen Urteil unterzugehen drohen.

2. Bewältigung und positive Emotionen

Nach Becker (Kap. 1 in diesem Band) kann Wohlbefinden grundsätzlich auf zwei Wegen erreicht werden: auf direktem Wege über Erfahrungen, die in sich positiv sind, und auf indirektem Wege durch die Beseitigung oder Reduktion aversiver Zustände. Wir möchten in diesem Abschnitt nun Denkanstösse geben für einen dritten Weg: dem Anstreben von *genuin positiven* Gefühlen im Rahmen der Bewältigung von Streß-Situationen: Es macht einen großen Unterschied, ob Angst lediglich reduziert, vielleicht im besten Fall sogar beseitigt wird, oder ob es zu einem Umschwung in den Bereich positiver Emotionen kommt, z.B. beim Gefühl des Triumphs und des Stolzes im Anschluß an die Bewältigung einer überaus problematischen, vielleicht schon verloren geglaubten Situation.

In der theoriegeleiteten Bewältigungsforschung ist das Erleben von positiven Emotionen als Kriterium für die Effizienz von Bewältigungsreaktionen weitgehend vernachlässigt worden. Wenn Emotionsregulation als Kriterium der Wirksamkeit von Bewältigungsreaktionen herangezogen wird, dann fast immer in der Bedeutung einer Verringerung des streßbedingten emotionalen Zustands. Wir wollen demgegenüber den Blick auf die Möglichkeit lenken, daß in bestimmten Streß-Situationen beim Einsatz geeigneter Bewältigungsformen unangenehme Gefühlszustände nicht nur in ihrer Intensität (etwas) reduziert oder bis zur neutralen Null-Lage abgeschwächt, sondern sogar durch positive Emotionen abgelöst werden können. In der Antizipation einer Bewährungssituation zum Beispiel wird häufig Angst empfunden, weil die Möglichkeit des Scheiterns nicht ausgeschlossen werden kann. Bewältigungsformen (z.B. Entspannung, positive Selbstinstruktionen, problemzentriertes Handeln) können angstreduzierend wirken und schließlich Stolz über die Leistung, ja sogar Triumphgefühle hervorrufen.

Damit solche „Hochgefühle" am Ende einer Bewältigungsepisode entstehen können, kann es durchaus notwendig sein, daß der Handelnde *vorher negative* Affekte erlebt und den Erfolg seiner Bewältigungsbemühungen als ungewiß eingeschätzt hat. Am Beispiel der Premiereaufführung analysiert der Theaterkritiker Weigel (1974, S.27ff) bei Schauspielern den Wechsel von „Todesangst, Verzweiflung, Nervenkrisen, Unsicherheit und Depression" zum Triumphgefühl nach der geglückten Aufführung:

> Wie ist das zu verstehen? Katastrophen als Voraussetzung des Triumphs, begründete Siegessicherheit als Mutter der Niederlage? Nur aus der Unsicherheit erblüht das Große . . .
>
> Die Leistung höheren Ranges erwächst nur aus der Angst vor dem Scheitern. Der Mißerfolg muß mehr als wahrscheinlich sein, auf daß der wahrscheinliche Erfolg sich einstelle . . .
>
> Man muß ganz ehrlich leiden, muß in der tiefsten Tiefe seines Herzens genau wissen, daß alles verloren ist.
>
> Vielleicht ist's so, daß die drohende Niederlage, und nur sie, jene letzten Kräfte mobilisiert, jenes Übersichhinauswachsen, das angesichts des erwarteten Scheiterns die glückhafte Wendung bringt . . ."

Aber nicht nur bei solch „theatralischen“ Extremerfahrungen kann die Bewältigung von Streß in positives, glückhaftes Erleben umschlagen, auch im Alltag kann die Bewältigung belastender Episoden in positiven Gefühlen resultieren. Knapp-Glatzel (1987) zeigt in ihrer Untersuchung von alltäglichen, negativ-belastenden und positiv-erfreuenden Erfahrungen und Erlebnissen, daß sich manche der *Alltagsfreuden* unmittelbar aus der Bewältigung ärgerlicher, belastender Episoden ergeben. Die subjektiv erfolgreiche Bewältigung bedrückender Episoden bildet eine eigene Klasse positiver Erlebnisse:

> Ich war in einer unangenehmen Situation standhaft und habe nicht einfach meinen Schwächen nachgegeben; nachdem ich mich überwunden hatte, war das für mich wieder ein Stückchen, das mich meinem Ziel, selbstbewußter zu sein, näher brachte. Ich fühlte mich einfach stolzer und etwas stärker. So konnte ich auch leichter in die Höhle des Löwen = Fortbildung gehen“ (Knapp-Glatzel, 1987, S. 244).

Eine andere Studienteilnehmerin beschreibt eine zunächst paradox anmutende Form, aus einem gerade besonders belastungsreichen Tag noch Freude zu gewinnen, indem sie nämlich den Blick auf die persönliche Erfahrung lenkt, daß mit diesem Tag und seiner Belastungskumulation die „Talsohle“ erreicht ist – und es nur noch besser werden kann: „Eigentlich war der Tag einer der guten, nach so einem Chaos ist nämlich meistens einige Wochen Sense“ (Knapp-Glatzel, 1987, S. 243). Der Galgenhumor, der in dieser Einschätzung von Belastungen zutage tritt, ist als Bewältigungsstrategie zweifellos geeignet, Stimmung und Befinden auch angesichts erhöhter Belastung positiv einzufärben. Doch bleibt es wohl offen, in welchem Maße hiermit wirklich genuin positive Gefühle erzeugt werden, oder aber nicht doch ein Schuß Bitterkeit bleibt. Es ist durchaus möglich, Galgenhumor als Form der Bewältigung einzusetzen und sich dabei sehr wohl der Tatsache bewußt zu sein, daß damit Belastungen zwar verbrämt werden, ihre negativen Implikationen aber nichtsdestoweniger gegenwärtig bleiben und so kein völliger Umschwung in den positiven Erlebensbereich gelingt. Vielleicht ist es eine Frage der Persönlichkeit, ob Galgenhumor zu einer „echten“ Umdeutung von Belastungen und damit genuin positiven Gefühlen führt, oder aber, ob dieser als defensive Bewältigungsform bewußt bleibt und eine negative Beimischung behält, wie es sicherlich für Ironie und erst recht Zynismus der Fall ist (vgl. auch Viney, 1986).

2.1 Empirische Beiträge

Wie im ersten Abschnitt dargelegt wurde, geraten positive Emotionen und das Anstreben oder Erreichen eines angenehm-positiven Zustands durch die Fixierung der Bewältigungsforschung auf Distress- und Problem*reduktion* erst gar nicht ins Blickfeld dieser Forschung.

Eine Ausnahme stellt die Untersuchung von Folkman und Lazarus (1988) dar, in der das Entstehen von vier Arten von Emotionen als Resultat des Einsatzes von acht Bewältigungsformen untersucht wurde. Bei den Emotionen handelt es sich um: Ekel/Ärger, Sorge/Furcht sowie Freude/Glück und Vertrauen/Sicherheit. Da die Emotionen jeweils (auch) am Ende einer Bewältigungsepisode erfaßt wurden, kann ihr Auftreten als Konsequenz des Einsatzes von Bewältigungsformen interpretiert werden. Hauptergebnis für jüngere Personen war, daß plangeleitetes Problemlösen und positive Neueinschätzung das Auftreten von Freude/Glück bestimmte, während konfrontatives Bewältigen gegenteilig wirkte. Für Distanzierung, Selbstkontrolle, Suche nach sozialer Unterstützung, Akzeptierung der Verantwortlichkeit sowie Flucht-Vermeidung ergab sich kein Zusammenhang. Besondere Erwähnung verdient die Interpretation des stimmungssteigernden Effekts von plangeleitetem Problemlösen: Möglicherweise fühlen sich Personen einfach besser, wenn sie sich mit dem belastenden Problem planend auseinandersetzen, selbst wenn eine greifbare Lösung dadurch noch gar nicht erreicht wird. Die andere Erklärung von Folkman und Lazarus (1988) lautet, daß ein solches Problemlösen die Person-Umgebungs-Transaktion wirksam verbessert, so daß es zu einer günstigeren Neueinschätzung und damit zu einem positiveren Gefühl kommt.

Es wären noch einige Arbeiten zu nennen, die – von der Wahl des Kriteriums her – den Zusammenhang zwischen verschiedenen Bewältigungsreaktionen und dem Wohlergehen untersuchen (McCrae & Costa, 1986; Felton & Revenson, 1984; Felton et al. 1984). Gestützt auf die Bradburn Affect Balance Scale machten die Probanden in diesen Studien Aussagen über positive und negative Gefühle, die sie in den letzten Wochen oder Monaten erlebt hatten. Bewältigung und Kriterium sind jedoch nicht explizit aufeinander bezogen, sondern werden lediglich korrelativ verbunden. Damit entsteht das Problem, daß erstens nicht ohne weiteres beurteilt werden kann, in welcher Form die Bewältigung und die positive Gestimmtheit tatsächlich zusammenhängen, und zum zweiten kann in der Studie von Felton et al. (1984) aufgrund der Querschnittsdaten auch keine kausale Beziehung begründet werden, d.h. ob bestimmte Bewältigungsformen positive Gestimmtheit oder ob positive Gestimmtheit besonders wirksame Bewältigungsreaktionen hervorrufen. Uns geht es dagegen um die Analyse positiver Emotionen, die aus der Bewältigung einer spezifischen Streßepisode resultieren (aktuelles Wohlbefinden, vgl. Becker, in diesem Band).

2.2 Belohnungswirkung und Intentionsbildung

Zu Beginn einer Bewältigungserfahrung mit einer bestimmten Klasse von Streß-Situation kann sich der positive emotionale Zustand ergeben, ohne daß schon eine darauf gerichtete Absicht („Ich wollte mich nach dem Ereignis besonders gut fühlen") gebildet worden wäre: Die Anforderungs-Bewältigungs-Relation entwickelt sich durch den Einsatz geeigneter Bewältigungsreaktionen so günstig, daß erst das eigentlich intendierte Ziel, die Verringerung negativer Emotionen, erreicht wird und später dann Gefühle positiver Erlebnisqualität entstehen: Erleichterung, Stolz, Triumph etc. Für die zukünftige Bewältigung ähnlicher Situationen erweist sich nun als besonders bedeutsam, daß der positiven Gefühlsqualität am Ende einer Streßepisode ein besonderer Bekräftigungswert zukommt: Die zukünftige Auseinandersetzung mit ähnlichen Situationen wird erleichtert und die Bewältigungsanstrengungen werden aufrechterhalten (vgl. Lazarus, Kanner & Folkman, 1980).

Bei den ersten Auftritten eines unerfahrenen Redners zum Beispiel herrscht noch die Angst vor. Im Laufe der Erfahrung treten ambivalente Gefühle auf: die Angst vor dem Versagen mischt sich mit der Freude über den ersten bescheidenen Erfolg. Die Antizipation positiver Gefühle läßt ihn weiterhin solche – für ihn noch immer negativ besetzte – Situationen aufsuchen. Durch Zuwachs in der Bewältigungskompetenz verliert die Bewährungssituation schließlich für den Redner schrittweise den Status der Selbstwertbedrohung, er kann sie als „herausfordernd" und schließlich am Ende sogar als „angenehm-positiv" einstufen.

In ähnlicher Weise beschreibt Boesch (1975) im Rahmen seiner ichtheoretischen Handlungstheorie emotionale Regulationsprozesse, die sich auf einem Kontinuum von Angst zu Triumph bewegen. Gelungene Handlungen bestätigen und stärken das Ich und werden von positiven Emotionen begleitet. Triumphgefühle treten dann auf, wenn eine Person Erfolg bei einer persönlich sehr bedeutsamen Handlung hat, deren Ausgang ungewiß war.

Wir vermuten, daß Personen, die bei der Bewältigung einer bestimmten Klasse von Streßepisoden positive Emotionen erlebt haben, in späteren Situationen diese positiven Erfahrungen wieder anstreben. Die von uns erstellte Taxonomie von *Bewältigungsintentionen*, welche die vier Dimensionen Emotionsregulation, Problemregulation, Selbstwertregulation und Regulation der Interaktion umspannt (Weber & Laux, 1990), möchten wir daher für den Bereich der *Emotionsregulation* explizit erweitern um die Absicht, positive Gefühle anzustreben. Die Emotionsregulation umfaßt damit insgesamt die folgenden fünf Kategorien bewältigungsbezogener Absichten:

- Regulation negativen Gefühlsempfindens (Abschwächung, Steigerung)
- Anstreben positiver Gefühle (Freude, Triumph, Stolz, Begeisterung), darunter auch ambivalente Gefühle (z.B. Spannungslust (thrill), etc.)
- (Wieder)erlangung von Kontrollgefühl
- Regulation physiologischer Erregung und Symptome
- Angleichung der Gefühle an „Gefühlsregeln".

2.3 Positive Emotionen mit und ohne Bewältigung

Das streß- und bewältigungsgestützte Erleben positiver Emotionen entspricht einer weit verbreiteten Grundauffassung, nach der dem Glück Anstrengung und Verdruß, wenn nicht sogar Entbehrung und Leiden vorauszugehen haben. In der Tat betont eine Reihe von philosophischen und psychologischen Theorien des Wohlbefindens, daß Glück und Zufriedenheit immer komparativ sind. So werden in älteren philosophischen Glücksauffassungen explizit Leid und Annehmlichkeit im zeitlichen Verlauf verknüpft (siehe zusammenfassend Tatarkiewicz, 1984). Tatarkiewicz (1984, S. 63) zitiert den italienischen Schriftsteller Verri, nach dem das Leiden dem Angenehmen zwangsläufig vorauszugehen hat und daß es daher unmöglich ist, daß zwei angenehme Zustände direkt aufeinander folgen. Auch Becker (siehe Kapitel 1 in diesem Band) zieht den Schluß, daß Leiden nicht nur unvermeidlich, sondern auch Voraussetzung für späteres Wohlbefinden und tieferes Glück zu sein scheint. Dazu paßt die in der Glücksliteratur oft geäußerte Meinung, daß der Mangel an Kontrast in den meisten Paradiesen und Utopien ein uns vorstellbares Glück unmöglich mache (Schneider, 1978; siehe auch den Beitrag von Abele in diesem Band).

Vielleicht ist es für einige Menschen sogar schwierig, Freude zu empfinden, ohne den direkten Kontrast der belastenden Situation zu erleben. Läßt sich beim besten Willen kein einschneidendes Lebensereignis entdecken oder konstruieren, werden unwichtige Alltagswidrigkeiten zu mittelschweren Belastungen aufgebauscht, welche die gesamte Aufmerksamkeit absorbieren. Solche Menschen scheinen „froh" zu sein, wenn sie sich belastet fühlen können. Erst eine Neubewertung, die auf dem Vergleich der aktuellen, vielleicht doch nicht so schlimmen Situation mit einer äußerst belastenden vergangenen oder zukünftigen beruht, kann schließlich Zufriedenheit entstehen lassen. Das vorgestellte Unglück wird demnach auf dem Wege des Kontrasts zur Basis von Wohlbefinden. Die offensichtliche Existenz solcher Kontrasterfahrungen bedeutet aber für die Bewältigungsforschung, daß eine integrative Einbindung von Wohlbefinden und Bewältigungsforschung unumgänglich ist: Wohlbefinden und Streßbewältigung können nur in einem gemeinsamen theoretischen Kontext untersucht werden (vgl. Mayring, 1987).

Literatur

Aldwin, D.M. & Revenson, T.A. (1987). Does coping help? A reexamination of the relation between coping and mental health. *Journal of Personality and Social Psychology, 53,* 337-348.

Baum, A., Fleming, R. & Singer, J.E. (1983). Coping with victimization by technological desaster. *Journal of Social Issues, 39,* 117-138.

Becker, P. (1985). Bewältigungsverhalten und seelische Gesundheit. *Zeitschrift für Klinische Psychologie, 14,* 169-184.
Billings, A.G. & Moos, R.H. (1981). The role of coping responses in attenuating the impact of stressful life events. *Journal of Behavioral Medicine, 4*, 139-157.
Boesch, E.E. (1975). *Zwischen Angst und Triumph. Über das Ich und seine Bestätigung.* Bern: Huber.

Carver, C.S. & Scheier, M.F. (1985). Self-consciousness, expectancies, and the coping process. In T. Field, P.M. McCabe & N. Schneiderman (Eds.), *Stress and coping* (pp. 305-330). Hillsdale, NJ: Erlbaum.
Carver, C.S., Scheier, M.F. & Weintraub, J.K. (1989): Assessing coping strategies: A theoretically based approach. *Journal of Personality and Social Psychology, 56*, 267-283.

Felton, B.J. & Revenson, T.A. (1984). Coping with chronic illness: A study of illness controllability and the influence of coping strategies on psychological adjustment. *Journal of Consulting and Clinical Psychology, 52,* 343-353.
Felton, B.J., Revenson, T.A. & Hinrichsen, G.A. (1984). Stress and coping in the explanation of psychological adjustment among chronically ill adults. *Social Science and Medicine, 18,* 889-898.
Folkman, S. & Lazarus, R.S. (1988). Coping as a mediator of emotion. *Journal of Personality and Social Psychology, 54,* 466-475.
Folkman, S., Lazarus, R.S., Dunkel-Schetter, C., DeLongis, A. & Gruen, R.J. (1986a). Dynamics of a stressful encounter: Cognitive appraisal, coping, and encounter outcomes. *Journal of Personality and Social Psychology, 50,* 992-1003.
Folkman, S., Lazarus, R.S., Gruen, R.J. & DeLongis, A. (1986b). Appraisal, coping, health status, and psychological symptoms. *Journal of Personality and Social Psychology, 50*, 571-579.
Fritsch, T. (1990). *Die Bewältigung von Ärger bei Spielern der Fußball-Bundesliga.* Unveröffentlichte Diplomarbeit. Universität Bamberg.

Haan, N. (1977). *Coping and defending.* New York: Academic Press.
Heim, E. (1988). Coping und Adaptivität: Gibt es geeignetes oder ungeeignetes Coping?. *Psychotherapie, Psychosomatik und Medizinische Psychologie, 38*, 8-18.
Horowitz, M.J. & Wilner, N. (1980). Life events, stress, and coping. In L. Poon (Ed.), *Aging in the 1980's: Selected contemporary issues in the psychology of aging* (pp. 363-374). Washington, DC.: American Psychological Association.

Knapp-Glatzel, B. (1987). *Die Erfassung alltäglicher Belastungen auf der Grundlage von Tagebüchern.* Unveröffentl. Diplomarbeit, Universität Bamberg.
Kröner-Herwig, B., Muck, C. & Weich, K.-W. (1988). Bewertung der Effizienz von Bewältigungsverhalten am Beispiel der Streßverarbeitungsmaßnahmen aus dem SVF. *Zeitschrift für Differentielle und Diagnostische Psychologie, 9,* 295-307.

Laux, L. & Weber, H. (1987). Person-centred coping research. *European Journal of Personality, 1,* 193-214.

Laux, L. & Weber, H. (1990, in Druck). Bewältigung von Emotionen. In K.R. Scherer (Hrsg.), *Psychologie der Emotion. Enzyklopädie der Psychologie.* Göttingen: Hogrefe.

Lazarus, R.S. (1983). The costs and benefits of denial. In S. Breznitz (Ed.), *The denial of stress* (pp. 1-30). New York: International Universities Press.

Lazarus, R.S. & Folkman, S. (1984). *Stress, appraisal, and coping.* New York: Springer.

Lazarus, R.S., Kanner, A.D. & Folkman, S. (1980). Emotions: A cognitive-phenomenological analysis. In R. Plutchik & H. Kellerman (Eds.), *Emotion: Theory, research, and experience* (Vol. 1, pp. 189-217). New York: Academic Press.

McCrae, R.R. & Costa, R.T. (1986). Personality, coping, and coping effectiveness in an adult sample. *Journal of Personality, 54*, 385-405.

Mayring, P. (1987). Subjektives Wohlbefinden im Alter. Stand der Forschung und theoretische Weiterentwicklung. *Zeitschrift für Gerontologie, 20,* 367-376.

Menaghan, E.G. (1983). Moderators of the relationship between life stress and mental health outcomes. In H.B. Kaplan (Ed.), *Psychosocial stress: Trends in theory and research* (pp. 172-191), New York: Academic Press.

Pearlin, L.I. & Schooler, C. (1978). The structure of coping. *Journal of Health and Social Behavior, 19*, 2-21.

Pearlin, L.I., Menaghan, E.G., Lieberman, M.A. & Mullan, J.T. (1981). The stress process. *Journal of Health and Social Behavior, 22,* 337-356.

Perrez, M. (1988). Bewältigung von Alltagsbelastungen und seelische Gesundheit. *Zeitschrift für Klinische Psychologie, 17,* 292-306.

Scheier, M.F., Weintraub, J.K. & Carver, C.S. (1986). Coping with stress: Divergent strategies of optimists and pessimists. *Journal of Personality and Social Psychology, 51,* 1257-1264.

Schneider, W. (1978). *Glück – was ist das?* München: Piper.

Silver, R. & Wortman, C.B. (1980). Coping with undesirable life events. In J. Garber & M.E.P. Seligman (Eds.), *Human helplessness* (pp. 279-340). New York: Academic Press.

Strehmel, P. & Halsig, N. (1988). Bewältigung von Arbeitslosigkeit. In L. Brüderl (Hrsg.), *Belastende Lebenssituationen* (S. 57-75). Weinheim/München: Juventa.

Suls, J. & Fletcher, B. (1985). The relative efficacy of avoidant and nonavoidant coping strategies: A meta-analysis. *Health Psychology, 4*, 249-288.

Tartarkiewicz, W. (1984). *Über das Glück.* Stuttgart: Klett-Cotta.

Ulich, D., Haußer, K., Mayring, P., Strehmel, P., Kandler, M. & Degenhardt, B. (1985). *Psychologie der Krisenbewältigung.* Weinheim: Beltz.

Viney, L.L. (1986). Expression of positive emotion who are physically ill: Is it evidence of defending or coping? *Journal of Psychosomatic Research, 30*, 27-34.

Weber, H. (in Druck). Emotionsbewältigung. In R. Schwarzer (Hrsg.), *Einführung in die Gesundheitspsychologie.* Göttingen: Hogrefe.
Weber, H. (1990). *Das Tagebuch in der Belastungs- und Bewältigungsforschung.* Memorandum Nr. 8, Lehrstuhl Psychologie IV, Universität Bamberg.
Weber, H. & Laux, L. (1990). *Subjektive Intentionen in der Bewältigung: Entwurf einer systematischen Taxonomie.* Memorandum Nr. 7, Lehrstuhl Psychologie IV, Universität Bamberg.
Weigel, H. (1974). *Apropos Theater. Masken, Mimen und Mimosen.* Zürich: Artemis.
Wortman, C. (1983). Coping with victimization: Conclusions and implications for future research. *Journal of Social Issues, 39,* 195-221.

Wolfgang Stroebe und Margaret Stroebe

Partnerschaft, Familie und Wohlbefinden*

1. Einführung

Vor mehr als zwei Jahrzehnten beschrieb Wilson (1967) einen glücklichen Menschen als „jung, gesund, gut-bezahlt, extravertiert, optimistisch, sorgenfrei, religiös, verheiratet, mit hohem Selbstwertgefühl, hoher Arbeitsmoral, moderatem Ehrgeiz, entweder weiblich oder männlich und von einer weiten Streubreite intellektueller Fähigkeiten." Wie neuere Untersuchungen gezeigt haben, handelt es sich beim Familienstand (also „verheiratet, nie-verheiratet, geschieden oder verwitwet") nicht nur um eine von vielen, sondern sogar um die wichtigste objektive Determinante des subjektiven Wohlbefindens (z.B. Campbell, Converse & Rodgers, 1976; für eine Übersicht, siehe Diener, 1984).

Bei ihrer großen Bedeutung für das allgemeine Wohlbefinden ist es wichtig, die Wirkung der Ehe genauer zu analysieren: Welche Aspekte der Ehe sind es, die das subjektive Wohlbefinden erhöhen? Welche Subgruppen profitieren davon ganz besonders? Zeigen sich für die psychische und die physische Gesundheit ähnliche Zusammenhänge wie für das subjektive Wohlbefinden? Auf diese Fragen wird im nächsten Teil des Kapitels eingegangen, in dem empirische Befunde zum Zusammenhang von Familienstand und Wohlbefinden sowie zur Moderatorrolle einer Reihe von relevanten soziodemographischen Variablen dargestellt werden. Im dritten Teil werden dann theoretische Annahmen besprochen, mit denen sich diese Zusammenhänge erklären lassen. Hier wird auch diskutiert, ob und in welchem Ausmaß Selektionseffekte (z.B. die Möglichkeit, daß zufriedene Menschen bessere Heiratschancen haben) für die Unterschiede im Wohlbefinden verantwortlich sein könnten.

* Wir danken Prof. Dr. Bram Buunk und Dr. Klaus Jonas für wertvolle Anregungen zu einer früheren Version des Manuskriptes.

2. Empirische Befunde

2.1 Ehe und Wohlbefinden

Die Forschung in diesem Bereich wurde durch die provokativen Befunde von zwei Monographien stimuliert (Bradburn, 1969; Bernard, 1972, 1982), die sich mit dem positiven Zusammenhang von Familienstand und subjektivem Wohlbefinden befaßten. Einige Jahre später analysierte Glenn (1975) die Daten der Untersuchung von drei nationalen Stichproben in den USA. Er zeigte, daß für weiße amerikanische Bürger beiderlei Geschlechts verheiratete Personen größere Zufriedenheit berichteten als verwitwete, geschiedene oder Personen, die nie verheiratet gewesen waren. Vergleichbare Unterschiede wurden von nahezu allen diesen Untersuchungen beschrieben und zwar sowohl in den USA (e.g. Andrews & Withey, 1976; Campbell, Converse & Rodgers, 1976; Glenn, 1975; Gove, Hughes & Style, 1983; Gurin, Veroff & Feld, 1960; Veroff, Douvan & Kulka, 1981) als auch in der Bundesrepublik Deutschland (z.B. Glatzer & Zapf, 1984; Statistisches Bundesamt, 1987, 1988, 1989).

Soweit diese Untersuchungen Aussagen über die Stärke des Zusammenhanges von Familienstand und Wohlbefinden erlauben, legen sie die Schlußfolgerung nahe, daß die Ehe die wichtigste Determinante des subjektiven Wohlbefindens darstellt. So fanden Campbell et al. (1976), daß Ehe und Familienleben von 15 untersuchten Bereichen sich als die beiden wichtigsten Prädiktoren des subjektiven Wohlbefindens erwiesen. Vergleichbare Befunde wurden von Gove et al. (1983) berichtet, die die Daten einer in den USA erhobenen nationalen Stichprobe analysierten. Sie konnten zeigen, daß der Familienstand von den untersuchten Variablen (z.B. Alter, Rasse, sozioökonomischer Hintergrund) tatsächlich der wichtigste Prädiktor des Wohlbefindens war. Auch die Ergebnisse der Untersuchungen von Andrews und Withey (1976) und Veroff et al. (1981) bestätigen diesen Zusammenhang. Da aber selbst die Kombination der objektiven Bedingungen (z.B. Einkommen, Alter, Berufstätigkeit) in einem Dutzend Lebensbereichen weniger als 10 Prozent der Varianz der Zufriedenheit mit dem „Leben als Ganzem" aufklärt (vgl. Schwarz, 1987), darf nicht überraschen, daß der Zusammenhang zwischen Familienstand und subjektivem Wohlbefinden relativ schwach ist. Er erklärt nur zwischen zwei (z.B. Haring-Hidore, Stock, Okun und Witter, 1985) und vier Prozent (z.B. Gove et al., 1983) der Gesamtvarianz in den Urteilen über die subjektive Lebenszufriedenheit.

Neuere Untersuchungen legen weiterhin die Schlußfolgerung nahe, daß sich der Zusammenhang zwischen Familienstand und subjektivem Wohlbefinden in den letzten Jahren abgeschwächt hat. So berechneten Haring-Hidore, Stock, Okun und Witter (1985) in einer Meta-Analyse von 58 empirischen Untersuchungen eine Korrelation von – 0,28 zwischen der Stärke des Zusammenhanges von Ehestand und Wohlbefinden in einer Studie *und* dem Jahr der Veröffentlichung dieser Untersuchung. Auch Glenn und Weaver (1988) fanden in ihrer Analyse von 13 repräsentativen Stichproben, die in den USA im Zeitraum von 1972 bis 1986 erhoben wurden, Belege für eine vergleichbare Abschwächung.

Angesichts der dramatischen Veränderungen, die sich in den vergangenen Jahrzehnten sowohl in den Einstellungen zur Ehe als auch im Heiratsverhalten ergeben haben, sind diese Befunde wenig erstaunlich (z.B. Norton & Moorman, 1987). So lebt ein immer größerer Prozentsatz von Erwachsenen in eheähnlichen Beziehungen, ohne zu heiraten (Buunk & van Driel, 1989). Eine von DeJong-Gierveld (1986) in den Niederlanden durchgeführte Untersuchung ergab beispielsweise, daß über 40 Prozent der nicht verheirateten Erwachsenen eine stabile Partnerbeziehung hatten und häufig auch mit diesem Partner zusammenlebten. Wenn man davon ausgeht, daß die positive Wirkung der Ehe auf das subjektive Wohlbefinden durch das Bestehen stabiler zwischenmenschlicher Beziehungen bewirkt wird, dann müßte die wachsende Verbreitung solcher Beziehungen bei legal oder demographisch als ledig geführten Personen zu einer Schwächung des Zusammenhanges zwischen Familienstand und subjektivem Wohlbefinden führen. DeJong-Gierveld (1986) fand entsprechend auch, daß Unterschiede im Empfinden von Einsamkeit von Nicht-Verheirateten und Verheirateten hauptsächlich auf das stärkere Gefühl der Einsamkeit von Nicht-Verheirateten ohne enge Partnerbeziehungen zurückführbar waren. Nicht-Verheiratete mit Partnerbeziehungen waren keineswegs einsamer als die Verheirateten.

2.2 Ehe und Gesundheit

Da Berichte über die eigene Lebenszufriedenheit, insbesondere wenn sie auf Einzelfragen beruhen, von einer Vielzahl von Kontextfaktoren beeinflußt werden können (vgl. Schwarz, 1987; Schwarz & Strack, im Druck), wird das Vertrauen in die oben dargestellten Datenmuster dadurch erhöht, daß sich vergleichbare Zusammenhänge auch für die psychische und physische Gesundheit feststellen lassen. Wie von uns anderenorts ausführlicher dargestellt wurde (z.B. M. Stroebe, Gergen & Gergen, 1981; W. Stroebe & Stroebe, 1987), bestehen für alle Gesundheitsindikatoren (einschließlich der Sterblichkeit) deutliche Unterschiede zwischen Verheirateten und Personen mit anderem Familienstand. So ist der Gesundheitszustand von Verheirateten in allen Altersgruppen besser als der von Personen, die nie verheiratet waren. Die größten Gesundheitsprobleme werden für Verwitwete und Geschiedene berichtet, die eine gegenüber nach Geschlecht und Alter vergleichbaren Verheirateten deutlich erhöhte Morbidität und Mortalität aufweisen (vgl. W. Stroebe & Stroebe, 1987).

Einige Beispiele sollen genügen, um diese Zusammenhänge zu illustrieren. So haben verheiratete Personen die niedrigsten Depressionsraten von allen Familienstandskategorien (Pearlin & Johnson, 1977; Radloff, 1975) und haben auch niedrigere Raten in allen anderen psychiatrischen Problemen (vgl. Gove, 1972; Kessler & Essex, 1982). Verheiratete leiden auch weniger an physischen Erkrankungen als die Angehörigen anderer Familienstandkategorien (National Center for Health Statistics, 1976). Entsprechende Unterschiede lassen sich auch in den Sterblichkeitsdaten nachweisen (Berkman & Syme, 1979; Gove, 1973; Kobrin & Hendershot, 1977; M. Stroebe et al., 1981). In unserer Analyse des Zusammenhangs von Sterblichkeit und Familienstand fanden wir (M. Stroebe et al., 1981), daß das Sterblichkeitsrisiko von verheirateten Personen für beide Geschlechter und alle untersuchten Länder geringer war als das für Personen mit einem anderen Familienstand. Dieses Muster zeigte sich nicht nur für natürliche Todesursachen, sondern auch für Selbstmorde, sicherlich einer der extremsten Indikatoren von tiefer Lebensunzufriedenheit (vgl. W. Stroebe & Stroebe, 1987).

2.3 Soziodemographische Variablen als Moderatoren

Welche Aspekte der Ehe mögen für das größere subjektive Wohlbefinden der Verheirateten verantwortlich sein? Aus der Analyse soziodemographischer Unterschiede im Zusammenhang von Familienstand und subjektivem Wohlbefinden, die in diesem Abscnitt durchgeführt wird, würde man Hinweise auf mögliche Gründe für den Zusammenhang von Ehe und subjektivem Wohlbefinden erwarten. Leider wird die Schlüssigkeit dieser Befunde dadurch beeinträchtigt, daß es in einigen Bereichen schwierig ist, klare Muster herauszuarbeiten.

Geschlechtsunterschiede. Die Frage, ob Männer oder Frauen vom Ehestand mehr profitieren, wurde intensiv untersucht und ist bis heute Gegenstand erhitzter Diskussionen. In ihrem einflußreichen Buch behauptete die Soziologin Jessie Bernard (1972, 1982), daß die Ehe vor allem für Männer von Vorteil sei. Wie Glenn (1975) kritisierte, beruhte diese Schlußfolgerung auf Daten, die zeigten, daß verheiratete Männer zufriedener sind als Männer mit anderem Familienstand, unter Vernachlässigung von nahezu gleichen Unterschieden für Frauen. In einer Analyse der Ergebnisse von drei nationalen Stichproben, die in den USA 1972, 1973, und 1974 durchgeführt wurden, fand Glenn (1975), daß Verheiratete größere Zufriedenheit berichteten als Personen mit anderem Familienstand und daß dieser Unterschied für Frauen größer war als für Männer (Glenn, 1975). Dies schien die These zu stützen, daß Frauen in der Ehe zufriedener sind als Männer. Vergleichbare Befunde wurden von Glenn und Weaver (1981) und Gove et al. (1983) berichtet.

Im Gegensatz zu diesen Schlußfolgerungen fanden Haring-Hidore et al. (1985) in einer neueren Meta-Analyse der Befunde einer Vielzahl von Untersuchungen, daß der Zusammenhang von Familienstand und Zufriedenheit für Männer größer war als für Frauen. Diese Befunde widersprechen aber den Ergebnissen einer weiteren Meta-Analyse von Wood et al. (1989), die feststellten, daß Ehe für Frauen mit größerem Wohlbefinden assoziiert war als für Männer. Befragungen, die in der Bundesrepublik durchgeführt wurden, ergaben hingegen überhaupt keine Geschlechterunterschiede (Statistisches Bundesamt, 1987).

Die Inkonsistenz zwischen den Befunden von Haring-Hidore et al. (1985) und anderen amerikanischen Autoren (Glenn, 1975; Glenn & Weaver, 1981; Gove et al, 1983; Wood et al., 1989) könnte darauf beruhen, daß die von Haring-Hidore et al. (1985) zusammengefaßten Untersuchungen Maße der Lebenszufriedenheit benutzten, die neben Wohlbefinden auch Mißbefinden erfaßten. Untersuchungen des Zusammenhangs von Familienstand und psychischer Gesundheit legen nämlich die Vermutung nahe, daß die Ehe für Frauen nicht nur mit mehr Befriedigung, sondern auch mit mehr Streß assoziiert ist als für Männer (z.B. Gove, 1972). In einer Analyse der Untersuchungen des Zusammenhangs von Geschlecht, Familienstand und psychischer Gesundheit fand Gove (1972), daß die Häufigkeit von psychiatrischen Störungen für verheiratete Männer deutlich geringer war als für verheiratete Frauen. Für die nicht-verheirateten Männer und Frauen ließ sich kein Geschlechterunterschied feststellen. Da verheiratete Frauen aber immer noch weniger psychiatrische Probleme haben als Frauen, die nicht verheiratet sind, zog Gove die Schlußfolgerung, daß sich die Ehe für beide Geschlechter förderlich auf die psychische Gesundheit auswirkt, daß dieser Vorteil für Männer aber größer ist als für Frauen. Entsprechende Unterschiede finden sich auch für die physische Gesundheit (vgl. Carter & Glick, 1976) und für das Sterblichkeitsrisiko (vgl. M. Stroebe & Stroebe, 1983; W. Stroebe & Stroebe, 1987). Auch hier wirkt sich die Ehe risikomindernd aus, und dieser Vorteil ist für Männer größer als für Frauen.

Zusammenfassend läßt sich also feststellen, daß sich die Ehe sowohl auf das subjektive Wohlbefinden als auch auf die psychische und physische Gesundheit positiv auswirkt, daß aber dieser generelle Haupteffekt durch eine Wechselwirkung mit dem Geschlecht überlagert wird. Während die förderliche Wirkung der Ehe auf das Wohlbefinden für Frauen größer ist als für Männer, ist der positive Effekt der Ehe auf die Gesundheit für Männer größer als für Frauen.

Wir können wir diesen scheinbaren Widerspruch erklären? Während man im Alltag davon ausgeht, daß Wohlbefinden und Mißbefinden die Endpunkte eines bipolaren Kontinuums bilden, lassen empirische Untersuchungen vermuten, daß es sich um zwei unabhängige unipolare Dimensionen handelt (Bradburn, 1969; Diener et al. 1985; vgl. Argyle,

1987)[1]. Damit könnten Befunde, die zeigen, daß die Ehe für Frauen sowohl mit größerem Wohlbefinden als auch mit größerem Mißbefinden assoziiert ist als für Männer, mit der Annahme erklärt werden, daß die Ehe für Frauen zwar eine Quelle größerer Zufriedenheit aber auch größeren Stresses darstellt (Glenn, 1975). Diese Interpretation ist allerdings nicht sehr befriedigend, da unabhängige Daten über die hypostasierten vermittelnden Variablen bisher nicht vorliegen (d.h. Belege für Geschlechterunterschiede in der Verteilung ehebedingter Determinanten von Zufriedenheit und Streß). Besser belegt ist eine alternative Interpretation, die Geschlechterunterschiede im Ausmaß der in der Ehe verfügbaren sozialen Unterstützung (d.h. Ehefrauen geben ihren Männern mehr soziale Unterstützung als umgekehrt) für den relativen Gesundheitsvorteil verantwortlich macht, den Männer im Vergleich zu Frauen in der Ehe zu erfahren scheinen (vgl. Belle, 1982). Auf diese Erklärung werden wir im Abschnitt über die Theorien sozialer Unterstützung (S. 168) noch ausführlicher eingehen.

Die Gegenwart von Kindern. Angesichts der Tatsache, daß die meisten Ehepartner Kinder wünschen, sind Befunde ernüchternd, die zeigen, daß sich die Gegenwart von Kindern negativ auf das subjektive Wohlbefinden amerikanischer Eltern auswirkt (für eine Übersicht, siehe McLanahan & Adams, 1987). So fanden etwa Campbell et al. (1976), daß Ehepartner, die keine minderjährigen Kinder hatten, größeres subjektives Wohlbefinden berichteten als Ehepartner mit minderjährigen Kindern. Auch Glenn und Weaver (1978) berichteten, daß sich die Gegenwart von Kindern negativ auf das subjektive Wohlbefinden auswirkte. Vergleichbare Unterschiede wurden weiterhin von Glenn und McLanahan (1982) gefunden, die die Daten von in den USA zwischen 1973 und 1978 durchgeführten repräsentativen Stichproben analysierten. Allerdings scheinen diese Unterschiede relativ schwach zu sein (McLanahan & Adams, 1987). Weiterhin ist unklar, ob entsprechende Unterschiede auch in der Bundesrepublik Deutschland auftreten. So stellt etwa der Datenreport des Statistischen Bundesamtes (1987) fest, daß sowohl die Geburt als auch der Auszug eines Kindes Ereignisse sind, „die sich im

---

1 Diese Unabhängigkeit wird als das Ergebnis von zwei gegenläufigen Beziehungen interpretiert (Diener et al. 1985). Während nämlich die Häufigkeit der Erfahrung von positivem und negativem Affekt negativ miteinander korreliert (man ist zu einem bestimmten Zeitpunkt entweder glücklich oder unglücklich), weist die Intensität eine positive Korrelation auf. Diese positive Beziehung kommt dadurch zustande, daß dieselben Menschen, die ihre positiven Gefühlszustände sehr intensiv erleben (oder dies zumindest angeben), auch intensivere negtive Gefühlserfahrungen machen (bzw. berichten). Wenn man nun annimmt, daß die Einstufung des mittleren Wohl- oder Mißbefindens eine additive Kombination von Intensität und Häufigkeit der entsprechenden Gefühlserfahrungen darstelle, würde dies die statistische Unabhängigkeit der Indikatoren positiven und negativen Befindens erklären.

allgemeinen weder positiv noch negativ auf die Zufriedenheit der Betroffenen auszuwirken scheinen" (S. 376).

Ein Großteil der Forschung über die Auswirkung von Kindern auf Zufriedenheit befaßte sich speziell mit der Zufriedenheit mit der Ehe und insbesondere der ehelichen Zufriedenheit der Mütter. Angesichts des engen Zusammenhangs der Zufriedenheit mit der Ehe und dem allgemeinen Wohlbefinden (z.B. Diener, 1984) sind diese Befunde für unsere Fragestellung relevant. Auch hier wird allgemein berichtet, daß die Zufriedenheit von Frauen mit der Ehe bei der Geburt der Kinder sinkt und sich erst wieder erhöht, nachdem die Kinder das Haus verlassen haben (Houseknecht, 1979; Ryder, 1973). Soweit dieser Zusammenhang für Väter überhaupt überprüft wurde (z.B. Ryder, 1973; Waldron & Routh, 1981), waren die Effekte allerdings nicht signifikant.

In einer detaillierteren Analyse versuchten Abbott und Brody (1985) die Frage zu klären, ob sich je nach dem Alter der Kinder, ihrem Geschlecht oder der Kinderzahl Unterschiede feststellen lassen. Abbott und Brody (1985) bestätigten die oben berichteten Befunde, daß kinderlose Mütter größere eheliche Zufriedenheit berichteten als Mütter mit Kindern. Sie fanden jedoch weiterhin, daß für diesen Unterschied eine spezifische Gruppe von Müttern verantwortlich war, nämlich die Mütter von zwei oder mehr Kindern und die Mütter von Jungen. Der negative Zusammenhang zwischen Zufriedenheit mit der Ehe und Anzahl der Kinder (insbesondere minderjähriger Kinder), wurde auch von anderen Autoren berichtet (Burr, 1970; Campbell et al., 1976; Glenn & Weaver, 1978; Renne, 1970; Rollins & Feldman, 1970; Veroff et al., 1981).

Wenn Kinder, während sie klein sind, wenig zur Zufriedenheit ihrer Eltern beitragen, könnte man wenigstens erwarten, daß sie später, wenn sie erwachsen sind, einen positivenBeitrag zum Wohlbefinden ihrer Eltern leisten. Glenn und McLanahan (1981), die diese Frage anhand der Daten von in den USA durchgeführten repräsentativen Stichproben untersuchten, fanden keine Belege dafür, daß erwachsene Kinder das subjektive Wohlbefinden von Eltern, die 50 Jahre oder älter waren, erhöhten.

Die hier berichteten Ergebnisse stehen in deutlichem Widerspruch zu der alltäglichen Vorstellung, daß Kinder Glück und Zufriedenheit ihrer Eltern, insbesondere im Alter, vergrößern. Tatsache scheint hingegen zu sein, daß zumindest in den USA die Gegenwart von kleinen Kindern im Haushalt die Lebenszufriedenheit und die eheliche Zufriedenheit der Eltern senkt. In Bezug auf die Zufriedenheit mit der Ehe scheinen diese Effekte für Mütter (und insbesondere Mütter von zwei oder mehr Jungen) gravierender zu sein als für Väter. Erst wenn die Kinder das Haus verlassen, steigt die Zufriedenheit der Eltern wieder auf das Niveau von kinderlosen Ehepartnern. Es gibt keine Belege dafür, daß die Zufriedenheit von Eltern auch im späteren Leben jemals das Niveau der Zufriedenheit von kinderlosen Paaren übersteigt. Auch erwachsene

Kinder scheinen die Lebenszufriedenheit ihrer Eltern im allgemeinen nicht positiv zu beeinflussen.

Der negative Einfluß von Kindern auf Zufriedenheit und Wohlbefinden ihrer Eltern wird etwas durch die positiven Auswirkungen ausgeglichen, die die Gegenwart von Kindern auf die physische Gesundheit ihrer Eltern zu haben scheint. So haben Eltern ein niedrigeres Sterblichkeitsrisiko (Kobrin & Hendershot, 1977) und weniger physische Krankheitssymptome (vgl. Sorensen & Verbrugge, 1987) als Personen von vergleichbarem Familienstand ohne Kinder. Das niedrigere Sterblichkeitsrisiko und die bessere physische Gesundheit sind möglicherweise darauf zurückzuführen, daß Eltern aufgrund der Verantwortung für das Wohl ihrer Kinder mehr auf ihre Gesundheit achten. So fand Umberson (1987), daß Eltern signifikant weniger gesundheitsabträgliche Verhaltensweisen zeigen (z.B. Alkoholismus, Drogenmißbrauch, Trunkenheit am Steuer) als Personen von gleichem Familienstand ohne Kinder. Da nicht davon ausgegangen werden muß, daß sich verantwortungsbewußtes und vernünftiges Verhalten positiv auf die Lebenszufriedenheit auswirkt, sind die Unterschiede in der körperlichen Gesundheit mit denen im Wohlbefinden nicht unvereinbar.

Berufstätigkeit. Immer mehr Ehefrauen begnügen sich nicht mit der Hausfrauenrolle und gehen einer Berufstätigkeit nach. Während in den USA im Jahre 1950 nur 24 Prozent der verheirateten Frauen erwerbstätig waren, stieg der Anteil 1980 auf über 50 Prozent. Noch dramatischer sind die Veränderungen für Mütter kleiner Kinder. Hier stieg der Anteil der Erwerbstätigen von 12 Prozent im Jahre 1950 auf 45 Prozent im Jahre 1980 (England & Farkas, 1986). Auch in der Bundesrepublik Deutschland ist gegenwärtig etwa die Hälfte der verheirateten Frauen zwischen 18 und 60 erwerbstätig, davon ein Drittel ganztags (Glatzer & Herget, 1984).

Da die Hausfrauenrolle als „pathogen" bezeichnet wurde (z.B. Bernard, 1972, 1982), sollte man von diesen Veränderungen positive Auswirkungen auf das Wohlbefinden verheirateter Frauen erwarten. Leider sind die Befunde aber nicht eindeutig. So stellten Glatzer und Herget (1984) in ihrer Auswertung der in der Bundesrepublik 1978 und 1980 vorgenommenen Untersuchungen zur Lebensqualität keine bedeutsamen Differenzen in der Lebenszufriedenheit von Frauen in Abhängigkeit von ihrer Erwerbstätigkeit fest. Auch Wright (1978), der die Daten von sechs Untersuchungen der Lebensqualität in den USA auswertete, die zwischen 1971 und 1976 an nationalen Stichproben durchgeführt worden waren, fand keine Belege für einen Einfluß der Erwerbstätigkeit von verheirateten Frauen auf ihre Lebenszufriedenheit. In einer Studie in Großbritannien stellte Briscoe (1982) hingegen fest, daß die Lebenszufriedenheit von erwerbstätigen verheirateten Frauen signifikant höher war als die von Hausfrauen.

Die Befunde von Untersuchungen, in dene die psychische Gesundheit von erwerbstätigen und nicht erwerbstätigen Ehefrauen verglichen wurde, ergeben auch kein eindeutiges Bild. So kamen Warr und Parry (1982) in ihrer umfangreichen Analyse dieser Forschung zu der Schlußfolgerung, daß ein positiver Zusammenhang hauptsächlich für ledige, nicht aber für verheiratete Frauen feststellbar war. Auch eine der wenigen Längschnittstudien zu dieser Fragestellung scheint diese Schlußfolgerung zu bestätigen (Waldron & Jacobs, 1989). Während sich die Erwerbstätigkeit über einen Zeitraum von zehn Jahren auf die Gesundheit von unverheirateten Frauen positiv auswirkte, wurde für verheiratete Frauen kein Zusammenhang festgestellt.

Gegen die These, daß für verheiratete Frauen kein Zusammenhang zwischen Erwerbstätigkeit und Wohlbefinden sowie Gesundheit besteht, spricht allerdings die Tatsache, daß dann, wenn bei verheirateten Frauen Unterschiede festgestellt wurden, diese stets auf eine positive Beziehung hinwiesen (Briscoe, 1982; Cleary & Mechanic, 1983; Gove & Geerken, 1977; Kessler & McRae, 1982; Nathanson, 1980; Rosenfield, 1980). Dies läßt vermuten, daß es sich um eine zwar schwache, aber doch positive Beziehung handelt. Wenn nämlich für verheiratete Frauen kein Zusammenhang zwischen Erwerbstätigkeit und Wohlbefinden sowie Gesundheit bestehen würde, wenn also die positiven Befunde auf Zufall beruhten, würde man auch eine Reihe von negativen Ergebnissen erwarten. Neuere Analysen der Literatur kommen in der Regel ebenfalls zu positiven Schlußfolgerungen bezüglich der Wirkung der Erwerbstätigkeit auf Wohlbefinden und Gesundheit verheirateter Frauen (z.B. LaCroix & Haynes, 1987; Sorensen & Verbrugge, 1987).

Ein weiterer Grund für die Vielzahl von Untersuchungen, die keinen Zusammenhang zwischen der Erwerbstätigkeit und dem Wohlbefinden sowie der Gesundheit von verheirateten Frauen festgestellt haben, könnte darin bestehen, daß sich die Erwerbstätigkeit bei Frauen nur positiv auswirkt, wenn keine minderjährigen Kinder im Haushalt versorgt werden müssen (Cleary & Mechanic, 1983; Gove & Geerken, 1877; Nathanson, 1980). Allerdings fanden Ross und Mirowsky (1988), daß die Gegenwart von minderjährigen Kindern die psychische Gesundheit von berufstätigen verheirateten Frauen nur beeinträchtigte, wenn sich Schwierigkeiten mit der Versorgung der Kinder ergaben. In dieser Untersuchung hatten berufstätige Frauen, deren Ehemänner sich in die Verantwortung für die Kinder teilten und die keine Schwierigkeiten in der Versorgung der Kinder hatten, Depressionswerte, die denen der Ehemänner und denen von berufstätigen Frauen ohne Kinder glichen. Auch Kessler und McRae (1982) berichteten, daß die positive Auswirkung der Berufstätigkeit auf das Wohlbefinden von Ehefrauen durch die Gegenwart von kleinen Kindern aufgehoben wurde, wenn sich der Ehemann nicht an der Versorgung der Kinder beteiligte.

2.4 Zusammenfassung

Die Ehe hat eine positive Wirkung auf das subjektive Wohlbefinden und die psychische und physische Gesundheit. Verheiratete Männer und Frauen sind zufriedener und gesünder als nie verheiratete, geschiedene oder verwitwete Personen. Diese positive Wirkung der Ehe wird jedoch durch eine Reihe von Bedingungen modifiziert. Am eindeutigsten sind die Unterschiede für die Gesundheitsdaten. Hier zeigt sich die positive Wirkung der Ehe stärker bei Männern als bei Frauen. Frauen scheinen von der Ehe nur dann in nahezu gleichem Ausmaße wie die Männer zu profitieren, wenn sie die eheliche Rolle mit einer Berufstätigkeit verbinden können. Allerdings wirkt sich die Berufstätigkeit hauptsächlich dann positiv auf die Gesundheit von Ehefrauen aus, wenn sie keine kleinen Kinder haben oder wenn sich zumindest keine Schwierigkeiten bei der Versorgung der Kinder ergeben. Offensichtlich werden Frauen mit kleinen Kinder, denen niemand die Pflege der Kinder abnimmt, durch die Doppelbelastung von Kindererziehung und Beruf überfordert.

Die soziodemographischen Unterschiede im Einfluß der Ehe auf das subjektive Wohlbefinden sind weit weniger eindeutig. Dies beeinträchtigt auch unsere Schlußfolgerungen für die Bundesrepublik, die im wesentlichen auf den Ergebnissen der Untersuchungen zur Lebensqualität beruhen. Hier wären weitere Analysen von Gesundheitsdaten nützlich, um zu prüfen, ob sich die für die Gesundheitsdaten in den USA berichteten Zusammenhänge mit demographischen Variablen, wie der Gegenwart von Kindern oder Berufstätigkeit, auch für die Bundesrepublik replizieren lassen.

3. Theoretische Erklärungen

Im vorangegangenen Abschnitt dieses Kapitels beschrieben wir den Einfluß der Ehe auf Wohlbefinden und Gesundheit sowie die soziodemographischen Moderatoren dieses Zusammenhangs. In diesem Teil werden wir auf theoretische Erklärungen der beschriebenen Zusammenhänge eingehen. Diese Ansätze lassen sich in drei Kategorien einteilen, nämlich (1) Erklärungen, die die Unterschiede auf methodische Artefakte zurückführen (z.B. soziale Erwünschtheit, Selektion), (2) Erklärungen aufgrund von Unterschieden in den sozialen Rollen und (3) Theorien der sozialen Unterstützung.

3.1 Artefakte

Soziale Erwünschtheit. Es wäre denkbar, daß die größere Häufigkeit, mit der verheiratete Personen angeben, mit ihrem Leben im Ganzen sehr zufrieden zu sein, auf den Einfluß sozialer Erwünschtheit zurückzuführen ist. Nachdem sie einmal die Entscheidung getroffen haben, zu heiraten und verheiratet zu bleiben, geben sie möglicherweise ungern zu, daß sie dennoch mit ihrem Leben nicht zufrieden sind. Gegen diese Erklärung sprechen allerdings Befunde, die einen positiven Einfluß der Ehe auf die physische Gesundheit belegen. Diese Untersuchungen zeigen, daß Verheiratete gesünder sind als Personen mit anderem Familienstand und daß sie sogar eine längere Lebenserwartung haben. Diese Zusammenhänge lassen sich nicht auf den Einfluß sozialer Erwünschtheit zurückführen. Weiterhin wäre es schwierig, die Wirkung der soziodemographischen Moderatorvariabeln auf Wohlbefinden und Gesundheit zu erklären.

Selektion. Weniger einfach ist es hingegen, eine andere Artefakt-Erklärung zu widerlegen, nämlich die Selektionshypothese. Diese besagt, daß es nicht die Ehe ist, die Gesundheit und Zufriedenheit erhöht, sondern, daß gesunde und zufriedene Menschen mit größerer Wahrscheinlichkeit heiraten als Menschen die weniger gesund oder weniger zufrieden sind. Wenn man davon ausgeht, daß auf dem Markt, auf dem Ehepartner ausgewählt werden, scharfer Konkurrenzkampf herrscht (W. Stroebe, 1987), dann ist es plausibel, daß schlechte körperliche Gesundheit oder chronische depressive Verstimmung die Aussichten mindern, erfolgreich um einen Partner zu werben.

Die wenigen empirischen Untersuchungen des Beitrags der Selektion zum Zusammenhang von Familienstand und Wohlbefinden führen leider nicht zu übereinstimmenden Ergebnissen. Zwar fanden Hughes und Gove (1981) keine Belege dafür, daß sich Personen, die nie verheiratet waren, von den Verheirateten in Persönlichkeit, Einkommen sowie anderen Variablen unterscheiden, die die Konkurrenzfähigkeit auf dem Partnermarkt beeinträchtigen könnten. In einer direkteren Überprüfung der Selektionshypothese an Quer- und Längsschnitt-Umfragedaten kam aber Veenhoven (1989) zu dem Schluß, daß Zufriedenheit die Chancen bei der Partnerwahl erhöht. Glückliche und zufriedene Menschen scheinen leichter einen Partner zu finden als unglückliche.

Da auch auf dem Stellenmarkt Konkurrenzkampf herrscht, läßt sich selbst die im Vergleich zu erwerbstätigen Frauen schlechtere Gesundheit der Hausfrauen mittels Selektion erklären. Schlechte psychische oder physische Gesundheit beeinträchtigen sicherlich die Aussichten, eine Stelle zu finden oder sie erfolgreich auszufüllen. Da für verheiratete Frauen geringerer finanzieller Druck zur Erwerbstätigkeit besteht als bei Alleinstehenden, wäre denkbar, daß ein schlechter Gesundheitszustand die Motivation mindert, sich überhaupt nach einer Stelle umzuschauen.

In einer Übereinstimmung mit einer Selektionserklärung fanden Analysen der Daten von zwei Längschnittstudien, daß Frauen die zum ersten Meßzeitpunkt gesünder waren, mit größerer Wahrscheinlichkeit zum zweiten Meßzeitpunkt eine Berufstätigkeit ausübten und mit geringerer

Wahrscheinlichkeit ihre Erwerbstätigkeit aufgegeben hatten als weniger gesunde Frauen (Waldron, Herold, Dunn & Staum, 1982). Daß der positive Zusammenhang zwischen Berufstätigkeit und Wohlbefinden jedoch nicht völlig auf Selektion zurückgeführt werden kann, wurde durch Ergebnisse der Längsschnittstudie von Waldron und Jacobs (1989) bestätigt, die zumindest für unverheiratete Frauen eine positive Wirkung der Erwerbstätigkeit auf das Wohlbefinden belegen konnten. Für verheiratete Frauen fanden sich jedoch keine entsprechenden Belege.

Zusammenfassend ist festzustellen, daß Selektion eine plausible Erklärung für den Zusammenhang zwischen Ehe und Wohlbefinden sowie der Unterschiede zwischen erwerbstätigen und nicht erwerbstätigen Hausfrauen bietet. Gute Gesundheit und eine fröhliche Disposition erleichtern sicherlich die Partnersuche und erhöhen möglicherweise auch die Attraktivität einer Person auf dem Stellenmarkt. Da inzwischen einige Ergebnisse vorliegen, die für Selektion sprechen (z.B. Veenhoven, 1989; Waldron et al., 1982), kann davon ausgegangen werden, daß der in Querschnitt-Untersuchungen beobachtete Zusammenhang von Familienstand, Erwerbstätigkeit und subjektivem Wohlbefinden zumindest *teilweise* auf Selektionseffekten beruht. Dies schließt jedoch keineswegs die Möglichkeit aus, daß der Eintritt in den Ehestand oder die Berufstätigkeit zu einer weiteren Erhöhung des Wohlbefindens führt (z.B. Waldron & Jacobs, 1989). Die in den folgenden Abschnitten zu besprechenden Theorien stützen die Annahme einer ursächlichen Wirkung der Ehe auf das Wohlbefinden.

3.2 Rollentheorien

Soziale Rollen sind kulturell vermittelte Verhaltenserwartungen, die sich an die Inhaber bestimmter gesellschaftlicher Positionen (z.B. Vater, Ehefrau) richten und die vorschreiben, wie sich diese Personen verhalten sollen. Soziale Rollen beinhalten nicht nur Pflichten, sondern auch Rechte. Jemand, der die an ihn oder sie gerichteten Rollenerwartungen erfüllt, wird dafür mit gewissen Privilegien belohnt. So verlangt es die Erfüllung der Elternrolle, daß Eltern ihre Kinder ernähren, erziehen und in ihrem Verhalten kontrollieren. Von den Kindern wird hingegen erwartet, daß sie ihre Eltern lieben oder sie zumindest achten und ihren Anordnungen Folge leisten.

Rollentheoretische Erklärungen des Zusammenhangs von Partnerschaft, Familie und Wohlbefinden gehen davon aus, daß die Unterschiede in der Zufriedenheit auf die mit den einzelnen Rollen verbundenen Rechte und Pflichten zurückführbar sind. Nach diesem Ansatz sind verheiratete Personen deshalb zufriedener und gesünder, weil mit ihrem sozialen Status größeres Ansehen verbunden ist und weil die an Verheiratete gerichteten Rollenerwartungen Risikoverhalten unterbinden (z.B. Bachrach, 1975; Gove, 1972; House, Umberson & Landis, 1988).

Ab einem bestimmten Alter ist es einfach „normal", daß man verheiratet ist. Wenn man diesen Erwartungen nicht gerecht wird, dann wird das als eine Verletzung sozialer Normen wahrgenommen (vgl. Anson, 1989). Die Ehe ist also der bevorzugte Status, der mit einem höheren Ansehen verbunden ist als andere eheliche Statuskategorien.

Die Ehe beinhaltet auch klare Rollenerwartungen, die das tägliche Leben des Einzelnen regulieren und kontrollieren (Gove & Hughes, 1979; Hughes & Gove, 1981). Verheiratete Personen achten mehr auf ihre Gesundheit und vermeiden gesundheitsschädliches Verhalten in größerem Maße als nicht verheiratete Personen (Umberson, 1987). Die Rollenverpflichtungen beschränken auch das Ausmaß, in dem sich einzelne Individuen Krankheitsverhalten leisten können (Gove, 1984).

Die Geschlechterunterschiede hinsichtlich der psychischen und physischen Gesundheit von verheirateten Personen werden auf Rollenunterschiede zurückgeführt, die Ehefrauen relativ zu Ehemännern benachteiligen (vgl. Becker, 1986). Die Rolle der Hausfrau, so wird argumentiert, wird von den meisten Frauen als frustrierend empfunden, da sie nur geringe Fähigkeiten voraussetzt und die Ausübung von häufig recht eintönigen Tätigkeiten verlangt (Bernard, 1972, 1982; Gove, 1972). Weiterhin sind Ehemänner dadurch im Vorteil, daß sie in der Regel mehrere Rollen innehaben, während die Ehefrau, zumindest in der traditionellen Ehe, nur die Rolle der Hausfrau auszufüllen hat. Dieses Argument ist insofern interessant, als Soziologen in der Vergangenheit eher die Nachteile multipler Rollenerfüllung betont haben. So wurde die Erfüllung multipler Rollenerwartungen früher als Ursache von Rollenstreß und Rollenkonflikten interpretiert (z.B. Coser, 1974; Dahrendorf, 1965; Goode, 1960; Gross, Mason & McEchern, 1958). Diese negative Interpretation multipler Rollen ging von zwei Annahmen aus, nämlich, daß Individuen nur über beschränkte Energieressourcen verfügen und daß soziale Organisationen von ihren Rolleninhabern totalen Einsatz verlangen. Damit sollten die Energieressourcen von Menschen, die multiple Rollen innehaben, schnell erschöpft sein (Barnett & Baruch, 1987).

Theoretiker, die von einer positiven Wirkung multipler Rollen ausgehen (z.B. Gove, 1972; Gove & Tudor, 1973; Marks, 1977), betonen hingegen die mit den einzelnen Rollen verknüpften Privilegien und Rechte. Sie argumentieren, daß die positiven Auswirkungen multipler Rollen auf das Selbstwertgefühl, die Anerkennung durch andere sowie das Einkommen, die Kosten der zusätzlichen Verpflichtungen mehr als ausgleichen (Barnett & Baruch, 1987). Weiterhin ermöglichen solche multiplen Rollen auch Verhandlungen, durch die man unattraktive Aspekte einzelner Rollen eliminieren kann. So vermeiden Ehemänner mit dem Hinweis auf berufliche Verpflichtungen häufig die Erfüllung von als unangenehm empfundenen Pflichten der ehelichen Rolle (z.B. bei der Kindererziehung).

Nach diesen Überlegungen ist zu erwarten, daß die Geschlechterunterschiede hinsichtlich Gesundheit und Wohlbefinden von Verheirateten in dem Maße kleiner werden, in dem auch die Ehefrauen multiple Rollen einnehmen. Wie wir gesehen haben, läßt sich aber für Ehefrauen kein monotoner Zusammenhang zwischen Anzahl der Rollen und Wohlbefinden nachweisen. Zwar erhöht die Berufstätigkeit von Frauen ihre Zufriedenheit, aber nur, wenn sie entweder keine minderjährigen Kinder haben, oder wenn zumindest keine Schwierigkeiten mit der Versorgung dieser Kinder bestehen (z.B. Ross & Mirowsky, 1988). Diese Zusammenhänge zeigen, daß es problematisch ist, ohne eine Gewichtung der sich aus den Rollen ergebenden Rechte und Pflichten allgemeine Vorhersagen über die Wirkung multipler Rollen zu machen.

3.3 Theorien sozialer Unterstützung

Theorien der sozialen Unterstützung (z.B. Cohen & Wills, 1985; Cohen & Syme, 1985; House, 1981; House, Umberson & Landis, 1988; W. Stroebe & Stroebe, 1987) ergänzen die Analyse der rollentheoretischen Ansätze durch die Betonung einer weiteren Funktion interpersonaler Beziehungen, nämlich der Bereitstellung von sozialer Unterstützung. Unter sozialer Unterstützung für eine Person versteht man die Verfügbarkeit von Menschen, die sie mögen und ihr mit Rat und Tat zur Seite stehen. Die positive Wirkung sozialer Unterstützung auf die psychische und physische Gesundheit wurde in einer Vielzahl von Untersuchungen belegt (vgl. Cohen & Wills, 1985; House et al., 1988; Schwarzer & Leppin in diesem Band).

Die Erklärung dieser Effekte beruht auf zwei Annahmen. Einerseits wird argumentiert, daß die Einbettung in ein soziales Netzwerk von zwischenmenschlichen Beziehungen dem Einzelnen über eine Reihe von sozial belohnten Rollen eine Vielzahl von positiven Erfahrungen vermittelt. Andererseits soll die Verfügbarkeit sozialer Unterstützung das Individuum vor den Auswirkungen streßreicher Lebensereignisse schützen (Puffer-Hypothese). Während die erste Annahme einen global positiven Effekt der sozialen Unterstützung erwarten läßt, sagt die Puffer-Hypothese eine Wechselwirkung zwischen Streß und sozialer Unterstützung auf das Wohlbefinden vorher. Die Puffer-Wirkung sozialer Unterstützung sollte nur bei solchen Personengruppen nachweisbar sein, die gleichzeitig streßreichen Lebensereignissen ausgesetzt sind. Für beide Annahmen gibt es empirische Belege (vgl. Cohen & Wills, 1985; House, 1981).

Viele der Theorien, die zur Erklärung dieser Befunde entwickelt wurden, unterscheiden Funktionen der sozialen Unterstützung und erlauben somit eine differenzierte Analyse der Wirkung von Unterstützung auf Wohlbefinden und Gesundheit (z.B. Caplan & Killilea, 1976; Cobb, 1979; Kahn & Antonucci, 1980; W. Stroebe & Stroebe, 1987; W. Stroebe,

Stroebe, Gergen & Gergen, 1982). Ausgangspunkt unseres Ansatzes ist die Annahme, daß Ehepaare eine soziale Organisation darstellen, deren Mitglieder in den Bereichen der instrumentellen Unterstützung, der sozialen Validierung von Urteilen über Meinungen, Fähigkeiten und Gefühle, der emotionalen Unterstützung, und der sozialen Identität wichtige Funktionen füreinander erfüllen.

Ein solcher Ansatz kann die rollentheoretische Erklärung der Zusammenhänge von Familienstand und Wohlbefinden in wesentlichen Aspekten ergänzen. Da der Verlust eines Ehepartners durch Tod oder Scheidung einen Verlust der Funktionen bewirkt, die von diesem Partner in der Vergangenheit erfüllt wurden, erklärt dieses Modell die beobachteten Unterschiede im Wohlbefinden und der körperlichen Gesundheit von Verheirateten einerseits und Verwitweten und Geschiedenen andererseits. Der Unterschied zwischen Verheirateten und Ledigen läßt sich hingegen auf die mit der Ehe in der Regel einhergehende größere Verfügbarkeit sozialer Unterstützung zurückführen. Wenn Ledigen über permanente Partnerbeziehungen ein vergleichbares Ausmaß an sozialer Unterstützung zur Verfügung steht, sind derartige Unterschiede nicht zu erwarten (Buunk & van Driel, 1989; DeJong-Gierveld, 1986).

Die Geschlechterunterschiede im Ausmaß der positiven Wirkung der Ehe auf Gesundheit und Wohlbefinden würde man möglicherweise damit erklären können, daß Frauen in der Ehe die Männer mehr unterstützen als umgekehrt (vgl. Belle, 1982). So fand eine Untersuchung der gegenseitigen Hilfe unter Ehepartnern, daß Männer mehr dazu neigten, die Hilfe ihrer Frauen zu suchen, als Frauen die Unterstützung ihrer Männer (Warren, 1975, dargestellt in Belle, 1982). Auch Vanfossen (1981) berichtete, daß mehr Ehemänner als Ehefrauen ihre Partner als sozial unterstützend empfanden. Da man seinen Partner verstehen muß, um ihn oder sie wirksam zu unterstützen, sind in diesem Zusammenhang Befunde von Campbell et al. (1976) relevant. Diese Autoren fanden, daß Männer eher als Frauen angaben, daß der Ehepartner sie gut verstünde, während Frauen eher als Männer berichteten, daß sie ihre Partner gut verstehen würden. Wenn wir weiterhin annehmen, daß das *Geben* von sozialer Unterstützung für Frauen eine Quelle großer Zufriedenheit darstellt, während es der *Erhalt* der Unterstützung ist, der sich positiv auf die Gesundheit auswirkt, dann könnte diese Asymmetrie im Unterstützungsverhalten auch die Inkonsistenz in der Wirkung der Ehe auf Zufriedenheit und Gesundheit von Männern und Frauen erklären.

Für die Wirkung von Berufstätigkeit und Elternrolle auf das Wohlbefinden und die Gesundheit von Verheirateten leisten Theorien der sozialen Unterstützung eine wichtige Ergänzung zur rollentheoretischen Analyse. Gerade für diese beiden Rollen wird nämlich offensichtlich, daß die positive Wirkung der mit der Erfüllung der Rollenerwartungen verbundenen Belohnungen davon abhängt, ob die Ehefrauen, die trotz Berufstätigkeit in der Regel die Hauptbürde der im Haushalt und bei der Kindererziehung anfallenden Aufgaben tragen müssen, durch Unterstützung in diesen Aufgaben entlastet werden. Diese Unterstützung kann sowohl durch den Ehepartner als auch durch soziale Institutionen oder bezahlte Hilfe erfolgen.

4. Zusammenfassung

Die positive Wirkung der Ehe auf Wohlbefinden und Gesundheit läßt sich ebenso wie der Einfluß von Geschlecht, Berufstätigkeit und Elternrolle auf diesen Zusammenhang sehr gut mit einer Integration von Rollentheorie und Theorie der sozialen Unterstützung erklären. Die Ehe vermittelt sozialen Status, soziale Regulation und soziale Unterstützung. Ab einer gewissen Altersstufe ist die Ehe der bevorzugte soziale Status, der mit höherem Ansehen verknüpft ist als andere Familienstandskategorien. Weiterhin führen die Verantwortung für eine Familie sowie die sich aus der ehelichen Rolle ergebenden Erwartungen dazu, daß Verheiratete gesundheitschädliches Verhalten und andere Arten von Risikoverhalten weniger häufig zeigen als Personen, die nicht verheiratet sind. Schließlich vermittelt die Ehepartnerschaft (zumindest in funktionierenden Ehen) ein hohes Maß an sozialer Unterstützung, das für andere eheliche Statuskategorien in der Regel weniger verfügbar ist. Offen bleibt allerdings, inwieweit die beschriebenen Unterschiede im Wohlbefinden auf Selektionseffekte zurückführbar sind. Leider fehlen gegenwärtig noch weitgehend die detaillierten Längsschnittstudien, die eine Einschätzung des relativen Beitrags der Selektion ermöglichen würden.

Literatur

Abbott, D.A. & Brody, G.H. (1985). The relation of child age, gender, and number of children to the marital adjustment of wives. *Journal of Marriage and the Family, 47,* 77-84.

Andrews, F.M. & Withey, S.B. (1976). *Social indicators of well-being.* New York: Plenum Press.

Anson, O. (1989). Marital status and women's health revisited: The importance of a proximate adult. *Journal of Marriage and the Family, 51,* 185-194.

Argyle, M. (1987). *The psychology of happiness.* London: Methuen.

Bachrach, L. (1975). Marital status and mental disorder: An analytic review. *DHEW Publication No. (ADM) 75-217.* Washington: U.S. Government Printing Office.

Barnett, R.C. & Baruch, G.K. (1987). Social roles, gender, and psychological distress. In R.C. Barnett, L. Biener & G.K. Baruch (Eds.), *Gender and stress.* (pp. 122-143). New York: Free Press.

Becker, P. (1986). Geschlecht und seelische Gesundheit. In P. Becker & B. Minsel, *Psychologie der seelischen Gesundheit*. Band 2. (S. 120-183). Göttigen: Hogrefe.
Belle, D. (1982). The stress of caring: Women as providers of social support. In L. Goldberger & S. Breznitz (Eds.), *Handbook of stress: Theoretical and clinical aspects* (pp. 496-505). New York: Free Press.
Berkman, L. & Syme, S.L. (1979). Social networks, host resistence and mortality: A nine-year follow-up study of Alameda County residents. *American Journal of Epidemiology, 109*, 186-204.
Bernard, J. (1972). *The future of marriage*. New Haven: Yale University Press.
Bernard, J. (1982). *The future of marriage*. New Haven: Yale University Press. (2nd. ed.)
Bradburn, N. (1969). *The structur of well-being*. Chicago: Aldine.
Briscoe, M. (1982). Sex differences in psychological well-being. *Psychological Medicine* (Monograph Supplement 1).
Burr, W. (1970). Satisfaction with various aspects of marriage over the life cycle: A random middle-class sample. *Journal of Marriage and the Family, 32*, 29-37.
Buunk, B., & van Driel, B., (1989). *Variant lifestyles and relationships*. Newbury Park, CA.: Sage.

Campbell, A., Converse, P.E. & Rodgers, W.L. (1976). *The quality of American life*. New York: Russell Sage Foundation.
Caplan, G. & Killilea, M. (1976). *Support systems and mutual help*. New York: Grune & Stratton.
Carter, H. & Glick, P.C. (1976). *Marriage and divorce: a social and economic study* (rev. ed.). Cambridge: Harvard University Press.
Cleary, P.D. & Mechanic, D. (1983). Sex differences in psychological distress among married people. *Journal of Health and Social Behavior, 24*, 111-121.
Cobb, S. (1979). Social support and health throug the life course. In M.W. Riley (Ed.), *Aging from birth to death: Interdisciplinary perspectives*. (pp. 93-106). Washington, D.C.: American Association für the Advancement of Science.
Cohen, S. & Syme, S.L. (Eds.) (1985). *Social support and health*. Florida: Academic Press.
Cohen, S. & Wills, T.A. (1985). Stress, social support, and the buffering hypothesis. *Psychological Bulletin, 98*, 310-157.
Coser, L. (with R. Coser) (1974). *Greedy institutions*. New York: Free Press.

Dahrendorf, R. (1965). *Homo Sociologicus*. Köln: Westdeutscher Verlag.
DeJong-Gierveld, J. (1986). The (marital) partner as a source of social support in everyday and problem situations. Paper presented at the 3rd International Conference on Personal Relationships. Hezlya, Israel.
Diener, E. (1984). Subjective well-being. *Psychological Bulletin, 95*, 542-75.
Diener, E., Larson, R.J., Levine, S. & Emmons, R.A. (1985). Intensity and frequency: Dimensions underlying positive and negative affect. *Journal of Personality and Social Psychology, 48*, 1253-1265.

England, P. & Farkas, G. (1986). *Households, employment, and gender*. New York: Aldine.

Glatzer, W. & Herget, H. (1984). Ehe, Familie und Haushalt. In W. Glatzer & W. Zapf (Hrsg.), *Lebensqualität in der Bundesrepublik*. (Ss. 124-140). Frankfurt: Campus.

Glatzer, W. & Zapf, W. (Hrsg.) (1984). *Lebensqualität in der Bundesrepublik.* Frankfurt: Campus.

Glenn, N. (1975). The contribution of marriage to the psychological well-being of males and females. *Journal of Marriage and the Family, 37,* 594-600.

Glenn, N. & McLanahan, S. (1981). The effects of offspring on the psychological well-being of older adults. *Journal of Marriage and the Family, 43,* 409-421.

Glenn, N. & McLanahan, S. (1982). Children and marital happiness: A further specification of the relationship. *Journal of Marriage and the Family, 44,* 63-72.

Glenn, N. & Weaver, C. (1978). A multivariate, multisurvey study of marital happiness. *Journal of Marriage and the Family, 40,* 269-282.

Glenn, N. & Weaver, C. (1981). The contribution of marital happiness to global happiness. *Journal of Marriage and the Family, 43,* 161-168.

Glenn, N. & Weaver, C. (1988). The changing relationship of marital status to reported happiness. *Journal of Marriage and the Family, 50,* 317-324.

Goode, W. (1960). A theory of role strain. *American Sociological Review, 25,* 483-496.

Gove, W. (1972). The relationship between sex roles, marital status, and mental illness. *Social Forces, 51,* 34-44.

Gove, W. (1973). Sex, marital status and mortality. *American Journal of Sociology, 13,* 45-67.

Gove, W. (1984). Gender defferences in mental and physical illness: the effects of fixed roles and nurturant roles. *Social Science and Medicine, 19,* 77-91.

Gove, W. & Geerken, M. (1977). The effect of children and employment on the mental health of married men and women. *Social Forces, 56,* 66-76.

Gove, W. & Hughes, M. (1979). Possible causes of the apparent sex difference in physical health: An empirical investigation. *American Sociological Review, 44,* 126-146.

Gove, W. & Tudor, J. (1973). Adult sex roles and mental illness. *American Journal of Sociology, 77,* 812-35.

Gove, W., Hughes, M. & Style, C. (1983). Does marriage have positive effects on the psychological well-being of the individual? *Journal of Health and Social Behavior, 24,* 122-131.

Gross, N., Mason, W.S. & McEchern, A.W. (1958). *Explorations in role analysis.* New York: Wiley.

Gurin, G., Veroff, J. & Feld, S. (1960). *Americans view their mental health.* New York: Basic Books.

Haring-Hidore, M., Stock, W., Okun, M. & Witter, R. (1985). Marital status and subjective well-being: a research synthesis. *Journal of Marriage and the Family, 47,* 947-53.

House, J.S. (1981) *Work stress and social support.* Readings, MA: Addison-Wesley.

House, J.S., Umberson, D. & Landis, K.R. (1988). Structures and processes of social support. *Annual Review of Sociology, 14,* 293-318.

Houseknecht, S.K. (1979). Childlessness and marital adjustment. *Journal of Marriage and the Family, 41,* 259-265.

Hughes, M. & Gove, W. (1981). Living alone, social integration, and mental health. *American Journal of Sociology, 87,* 48-74.

Kahn, R.L. & Antonucci, T. (1980). Convoys over the life course: Attachment, roles and social support. In P.B. Baltes & O. Brim (Eds.), *Life-span Development and Behavior* (Vol. 3, pp. 383-405). Boston: Lexington Press.
Kessler, R. & Essex, M. (1982). Marital status and depression: the importance of coping resources. *Social Forces, 61,* 484-507.
Kessler, R. & McRae, J. (1982). The effect of wives' employment on the mental health of married men and women. *American Sociological Review, 47,* 216-227.
Kobrin, F.E. & Hendershot, G.E. (1977). Do family ties reduce mortality? Evidence from the United States, 1966-1968. *Journal of Marriage and the Family, 39,* 737-745.

LaCroix, A. & Heynes, S.G. (1987). Gender differences in the health effects of workplace roles. In R.C. Barnett, L. Biener & G. Baruch (Eds.), *Gender and Stress* (pp. 96-121). New York: Free Pess.

Marks, S.R. (1977). Multiple roles and role strain: Some notes on human energy, time and commitment. *American Sociological Review, 41,* 921-936.
McLanahan, S. & Adams, J. (1987). Parenthood and psychological well-being. *Annual Review of Sociology, 5,* 237-257.

Nathanson, C. (1980). Social roles and health status among women: the significance of employment. *Social Science and Medicine, 14,* 463-71.
National Center for Health Statistics (1976). Differentials in health characteristics by marital status: United States, 1971-1972. *Vital and Health Statistics,* Series 19, No. 104.
Norton, A. & Moorman, J. (1987). Current trends in marriage and divorce among American women. *Journal of Marriage and the Family, 49,* 3-14.

Pearlin, L. & Johnson, J. (1977). Marital status, life strains and depression. *American Sociological Review, 42,* 704-715.

Radloff, L. (1975). Sex differences in depression: the effects of occupation and marital status. *Sex Roles, 1,* 249-65.
Renne, K. (1970). Correlates of dissatisfaction in marriage. *Journal of Marriage and the Family, 32,* 54-67.
Rollins, B. & Feldman, H. (1970). Marital satisfaction over the family life cycle. *Journal of Marriage and the Family, 32,* 11-28.
Ross, C.E. & Mirowsky, J. (1988). Child care and emotional adjustment to wives' employment. *Journal of Health and Social Behavior, 29,* 127-138.
Rosenfield, S. (1980). Sex differences in depression: Do women always have higher rates? *Journal of Health and Social Behavior, 21,* 33-42.
Ryder, R.G. (1973). Longitudinal data relating marriage satisfaction and having a child. *Journal of Marriage and the Family, 35,* 604-607.

Schwarz, N. (1987). *Stimmung als Information: Untersuchungen zum Einfluß von Stimmungen auf die Bewertung des eigenen Lebens.* Heidelberg: Springer
Schwarz, N. & Strack, F. (im Druck). Evaluating one's life: A judgment model of subjective well-being. In F. Strack, M. Argyle & N. Schwarz (Eds.), *The social psycholoy of well-being.* London: Pergamon.
Sorensen, G. & Verbrugge, L.M. (1987) Women, work, and health. *Annual Review of Public Health, 8,* 235-251.

Statistisches Bundesamt (Hrsg.) (1987). Lebenslagen in ausgewählten Bereichen. (Ss. 368-376). *Datenreport.* Bonn.
Statistisches Bundesamt (Hrsg.) (1989), Subjektives Wohlbefinden. (Ss. 376-382). *Datenreport.* Bonn.
Statistisches Bundesamt (Hrsg.) (1989), Ehe und Familie. (Ss. 450-459). *Datenreport.* Bonn.
Stroebe, M. & Stroebe, W. (1983). Who suffers more? Sex differences in health risks of the widowed. *Psychological Bulletin, 93,* 279-301.
Stroebe, M., Stroebe, W., Gergen, K. & Gergen, M. (1981). The broken heart: reality or myth? *Omega, 12,* 87-105.
Stroebe, W. (1987). The social psychology of interpersonal attraction and partner choice. In H. Todt (Hrsg.), *Die Familie als Gegenstand sozialwissenschaftlicher Forschung.* (S. 47-60). Berlin: Dunkcker & Humblot.
Stroebe, W. & Stroebe, M. (1987). *Bereavement and Health: The psychological and physical consequences of partner loss.* New York: Cambridge University Press.
Stroebe, W., Stroebe, M.S., Gergen, K. & Gergen, M. (1982). The effects of bereavement on mortality: A social psychological analysis. In J.R. Eiser (Ed.), *Social Psychology and Behavioral Medicine.* (pp. 527-560). Chichester: Wiley.

Umberson, D. (1987). Family status and health behaviors: social control as a dimension of social integration. *Journal of Health and Social Behavior, 28,* 306-319.

Vanfossen, B. (1981). Sex differences in the mental health effects of spouse support and equity. *Journal of Health and Social Behavior, 22,* 130-143.
Veenhoven, R. (1989). *How harmful is happiness?* Rotterdam: Universitaire Pers.
Veroff, J., Douvan, E. & Kulka, R. (1981). *The inner American.* New York: Basic Books.

Waldron, I. & Jacobs, J.A. (1989). Effects of multiple roles on women's health: Evidence from a national longitudinal study. *Women and Health, 15,* 3-19.
Waldron, I. Herold, J., Dunn, D. & Staum, M.S. (1982). Reciprocal effects of health and labor force participation among women: Evidence from two longitudinal studies. *Journal of Occupational Medicine, 24,* 126-132.
Waldron, I. & Routh, D.K. (1981). The effect of the first child on the marital relationship. *Journal of Marriage and the Family, 43,* 785-788.
Warr, P. & Parry, G. (1982). Paid employment and women's psychological wellbeing. *Psychological Bulletin, 91,* 498-516.
Warren, R. (1975). The work role and problem coping: sex differentials in the use of helping systems in urban communities. Paper presented to the annual meeting of the American Sociological Association, San Francisco.
Wilson, W. (1967). Correlates of avowed happiness. *Psychological Bulletin, 67,* 294-306.
Wood, W., Rhodes, N. & Whelan, M. (1989). Sex differences in positive wellbeing: a consideration of emotional style and marital status. *Psychological Bulletin, 106,* 249-426.
Wright, J. (1978). Are working women really more satisfied? Evidence form several national surveys. *Journal of Marriage and the Family, 40,* 301-313.

Ralf Schwarzer und Anja Leppin

Soziale Unterstützung und Wohlbefinden

1. Einleitung und Begriffsklärung

In diesem Beitrag soll das Konstrukt „Soziale Unterstützung" beschrieben werden, wobei wir auf einige konzeptuelle Differenzierungen und einige Wirkungsmechanismen eingehen. Das Wohlbefinden wird in diesem Zusammenhang als eine abhängige Variable betrachtet, auf die wir nicht näher einzugehen brauchen, da Becker (in diesem Band) sich in umfassender Weise zu den theoretischen Grundlagen des Wohlbefindens äußert. Die Forschung zum Thema sozialer Rückhalt hat sich mit der Frage beschäftigt, in welchem Maße die Einbettung in ein soziales Netzwerk und die Zuwendung durch nahestehende Personen mit einer protektiven Wirkung auf Gesundheit und Befindlichkeit verbunden sind. Untersucht worden sind dabei sowohl strukturelle als auch funktionale Aspekte: Im ersten Fall wird primär danach gefragt, wie viele und welche Arten von Beziehungen eine Person unterhält und wie diese Beziehungen untereinander gestaltet sind („Soziale Integration"), im zweiten geht es darum, welche funktionale Bedeutung diese Beziehungen für jemanden haben, d.h. es wird nach den Inhalten von sozialen Interaktionen gefragt („Social Support").

Es gibt eine Vielzahl von Definitionsversuchen für „Soziale Integration" und „Social Support" (vgl. Schwarzer & Leppin, 1989, S. 12-16). Wir übersetzen hier Social Support, wenn überhaupt, dann mit „Sozialer Unterstützung" oder „Sozialem Rückhalt". Für Cobb (1976) handelt es sich dabei um Information, die das Individuum davon überzeugt, a) umsorgt und geliebt und b) geschätzt zu werden, sowie c) zu einem Netzwerk von Kommunikation und gegenseitiger Verpflichtung zu gehören. Sozialer Rückhalt ist hiernach eine rein subjektive Überzeugung und vermittelt ein generelles Gefühl von Stabilität, Wärme und Selbstwertbestätigung. Bei Shumaker und Brownell (1984, S. 13) wird dagegen das absichtsvolle Handeln betont: „Social Support besteht in einem Austausch von Ressourcen zwischen wenigstens zwei Individuen. Entweder der Geber oder der Empfänger muß hierbei eine Intention wahrnehmen, die darin besteht, das Wohlbefinden des Empfängers zu verbessern". Hobfoll (1988, S. 121) definiert Social Support als „diejenigen sozialen Interaktionen oder Beziehungen, die jemanden mit tatsächlicher Unterstützung versehen oder die jemanden in einen sozialen Zusammenhang einbetten, von dem angenommen wird, er schaffe Liebe, Fürsorge oder ein Gefühl von Zuwendung gegenüber einer geachteten sozialen Gruppe oder Dyade". Cohen und Syme (1985, S. 4) schließlich definieren Social Support einfach als „Ressourcen, die von anderen Personen zur Verfügung gestellt werden".

Seit der Begriff „Social Support" kursiert, ist es unter diesem Etikett zu einer Flut von Untersuchungen gekommen. House und Kahn (1985) geben an, daß die Anzahl der Artikel zu diesem Thema, die im Social Citation Index aufgeführt wurden, von zwei im Jahr 1972 auf 50 im Jahr 1982 gestiegen ist. Vor allem im Kontext der nicht-experimentellen Streßforschung – insbesondere der Beschäftigung mit kritischen Lebensereignissen – wurde das neue Konzept mehr als bereitwillig aufgegriffen. Viele Studien zum Zusammenhang zwischen dem Auftreten von kritischen Lebensereignissen und der Entwicklung von psychischen Symptomen hatten keine höheren Korrelationen als solche um .30 finden können, was einer Varianzaufklärung von 9% gleichkommt. Als potentieller Moderator zwischen diesen beiden Variablen bot sich die individuelle Wahrnehmung sozialer Einbettung und potentieller Unterstützung durch hilfreiche andere an, und so wurde diese ‚neue' Variable erwartungsvoll aufgenommen.

Der Stand der Forschung zur sozialen Unterstützung ist auch im deutschsprachigen Raum dokumentiert worden, wobei theoretische Perspektiven und einzelne empirische Ansätze im Vordergrund standen (Angermeyer & Klusmann, 1987; Badura, 1981; Baumann, Amann, Rambichler & Lexel- Gartner, 1987; Becker, 1986; Blöschl, 1987; Dehnen, Fydrich & Sommer, 1987; Feger & Auhagen, 1987; Filipp & Aymanns, 1987; Keupp & Röhrle, 1987; Pfaff, 1987; Röhrle, 1987; Schwarzer & Leppin, 1989a, 1989b; Siegrist, 1986, 1987; Stroebe & Stroebe, 1987; Veiel, 1987; Wittchen & Hecht, 1987; Ziegler, 1987).

2. Soziale Integration, wahrgenommene Unterstützung und erhaltene Unterstützung

Die inkonsistente Befundlage in der Social Support-Forschung ist großenteils darauf zurückzuführen, daß es kaum allgemein akzeptierte Konzepte, Modelle oder Theorien gibt, die einen verbindlichen und tragfähigen Rahmen für empirische Untersuchungen abgeben. In diesem Beitrag soll daher versucht werden, Perspektiven weiterzuentwikkeln, die sich neuerdings auftun (Cohen, 1988; Dunkel-Schetter & Bennett, 1990; House, Umberson, & Landis, 1988; Wills, in Druck). Zu diesem Zweck wird zunächst eine einfache Taxonomie von Sozialbeziehungen erstellt, um diese später mit einer Reihe von Kausalannahmen zu versehen.

House et al. (1988) nehmen aus soziologischer Perspektive eine Aufteilung von Sozialbeziehungen nach drei Gesichtspunkten vor: a) soziale Integration, b) Struktur von sozialen Netzwerken und c) Beziehungsinhalt. Mit sozialer Integration ist die Existenz oder Quantität von Sozialbeziehungen gemeint, also die Größe eines Netzwerks oder die Kontakthäufigkeit. Die Zahl der aktiven Bindungen, die jemand aufrechterhält, dient als ein Indikator für den Grad der sozialen Integration bzw. der sozialen Isolation. Man kann auch die Zahl der sozialen Rollen, deren Träger man ist, als Indikator verwenden wie z.B. Ehefrau, Mutter, Vorgesetzte oder Freundin (Thoits, 1983). Mit Struktur des sozialen Netzwerks sind z.B. die Dichte, Zusammensetzung, Dauer, Gegenseitigkeit und Homogenität gemeint. Die Relevanz *quantitativ-struktureller* Maße sowie ihre Beschränkungen kann man am Beispiel der drei wohl am häufigsten verwendeten Indikatoren für soziale Integration und Netzwerkstruktur verdeutlichen: a) die Größe des Netzwerkes, b) die Frequenz sozialer Interaktionen und c) die Dichte des Netzwerks. Diese Indikatoren hängen miteinander zusammen: die Größe bezieht sich auf die Zahl der Netzwerkmitglieder und die Dichte auf deren soziale Nähe untereinander, was wiederum auch damit zusammenhängt, wie oft man miteinander interagiert. Die subjektive Identifikation einer Person als „Netzwerkmitglied" ergibt sich aus formalen Bindungen (z.B. Verwandte) oder aus der perzipierten Nähe (z.B. Freunde). Je größer ein soziales Netz ist, desto mehr Personen stehen potentiell zur Unterstützung zur Verfügung. Eine hohe Zahl von Netzwerkmitgliedern, die regional verstreut oder aus anderen Gründen schwierig zu erreichen sind, erschwert deren Mobilisierung im Ernstfall. Vermutlich liegt der größte Unterschied zwischen Null und Eins: wer überhaupt kein soziales Netz hat, wird den größten Schwierigkeiten bei der Streßbewältigung begegnen; wer dagegen einen ständig erreichbaren Menschen (z.B. Ehepartner) zur Verfügung hat, ist deutlich im Vorteil. Darüber hinaus profitiert man von weiteren Netzwerkmitgliedern, denn je nach Problemlage können unterschiedliche Quellen sozialer Unterstützung von Wert sein. Die Dichte des Netzes spielt eine Rolle für die Delegation von Unterstützungsleistungen: wenn der engste Partner keine geeignete Zuwendung realisieren kann, läßt sich das Problem vielleicht an dessen nächstgelegenes Netzwerkmitglied delegieren. Allerdings wird auch soziale Kontrolle eher von dichten als von losen Netzwerken ausgeübt. Die Frequenz sozialer Interaktionen kann als Maß für soziale Nähe dienen. Ständige Kommunikation schafft Vertraulichkeit und fördert die Regulation des Alltagslebens, wobei wichtige soziale Kompetenzen aufgebaut werden können. Im Hinblick auf die Qualität von Social Support erscheint jedoch eine andere Bewertung angezeigt. In einer zerrütteten Ehe zum Beispiel, die von täglichen Auseinandersetzungen gekennzeichnet ist, liegt eine hohe Frequenz von streßreichen sozialen Interaktionen vor, die keineswegs als unterstützend erlebt werden, sondern gerade die Abwesenheit von Social Support anzeigen.

An diesem Beispiel wird das Dilemma des quantitativ-strukturellen Aspekts von Social Support deutlich: Ein Netzwerk kann eine Quelle von sozialem Streß oder eine Quelle mitmenschlicher Unterstützung darstellen. Partner, Kinder, Verwandte und Freunde stellen Anforderungen, üben Kontrolle aus, verlangen nach Anpassungs- und Betreuungsleistungen, haben selbst schwierige Probleme oder erzeugen gerade dadurch welche, daß sie aus dem Netzwerk einer Person ausscheiden: durch Tod, Scheidung, Zerbrechen einer Freundschaft, Umzug oder andere Trennungsereignisse. Soziale Netzwerke an sich bergen also sowohl ein negatives wie ein positives Potential. Wieviel sozialer Rückhalt einer Person in Problemsituationen gewährt wird oder wieviel davon sie subjektiv wahrnimmt, läßt sich aus Netzwerkindikatoren allein nicht ableiten.

Bei House et al. (1988) wird die *inhaltlich-funktionale* Seite unterteilt in drei Arten von sozialen Prozessen: a) Social Support, b) soziale Regulation und Kontrolle, und c) soziale Anforderungen und Konflikte. Diese Einteilung definiert Social Support von vornherein als ein positives Konzept und somit als eine soziale Interaktion, die der Gesundheit und dem Wohlbefinden förderlich sein soll. Negative Beziehungsqualität dagegen bleibt den sozialen Anforderungen und Konflikten reserviert. Neutral im Hinblick auf Gesundheit und Wohlbefinden ist die soziale Regulation und Kontrolle, denn hier sind unterschiedliche Wirkungen denkbar. Welches sind nun die inhaltlich-funktionalen Elemente von sozialer Unterstützung? Netzwerkmitglieder stellen als Bezugspersonen Verhaltensmodelle dar, formen instrumentelle und soziale Fähigkeiten, regulieren Verhalten, erlauben soziale Vergleiche, bieten die Möglichkeit zur Rollenübernahme. Rollenbeziehungen und rollenspezifisches Engagement liefern eine Grundlage für die Identitätsentwicklung und schaffen ein Gefühl der Zugehörigkeit zu einem sozialen Netzwerk oder einer Bezugsgruppe. Soziale Identitäten leiten Verhalten, reduzieren die Wahrscheinlichkeit unangemessenen Verhaltens und vermitteln Sicherheit, Bedeutung und Lebenssinn. In ein System gemeinsamer Kommunikation, gegenseitiger Verpflichtung und geregelter sozialer Interaktion eingebettet zu sein, bedeutet, gebraucht zu werden und sich geborgen fühlen zu können. Rollenausübung und rollenspezifisches Engagement sind wichtige Faktoren in der Entwicklung des Selbstwertgefühls. Leistungsstandards werden durch Modellernen und sozialen Vergleich entwickelt. Dies trägt dazu bei, daß ein realistisches Selbstkonzept entwickelt wird. Die Fähigkeit, die eigenen Coping-Kapazitäten richtig einschätzen zu können, ist bedeutsam bei der Entscheidung für bestimmte Lebensziele und bei der Erfüllung von Rollenerwartungen. Insofern sind soziale Interaktionen Grundlage jeder persönlichen Entwicklung. Im günstigen Fall wird überdauernd eine positive soziale Interaktion erzeugt und ein allgemeines Klima des Vertrauens oder ein „Teamgeist" geschaffen, was dem Empfänger das Gefühl vermittelt, nicht allein im Leben zu stehen, sondern aus einem sozialen Verband heraus zu handeln und von anderen respektiert oder geliebt zu werden. Im Mittelpunkt steht das Erleben von Gemeinsamkeit oder Kameradschaft. Man unterhält sich, treibt Sport, trinkt und speist zusammen, lacht oder arbeitet gemeinsam. Die mitmenschliche Unterstützung resultiert aus stimulierenden Tätigkeiten, die Befriedigung und Anerkennung sowie ein Gefühl von Zugehörigkeit und gegenseitiger Verbindlichkeit schaffen. Die Person fühlt sich dadurch sicher, entspannt und geborgen, und dieses Wohlbefinden kann als ein protektiver Faktor für die Lebensbewältigung aufgefaßt werden. Die Grenzen der inhaltlich-funktionalen Seite sozialer Unterstützung sind nicht eindeutig gezogen. Aus dem vorher Gesagten ergibt sich ein sehr weiter Interpretationsspielraum, in dem nämlich jede Art von positiver sozialer Interaktion als unterstützend aufgefaßt werden kann. Diese Unschärfe wird allgemein mit Unbehagen hingenommen, aber Shumaker und Brownell (1984) setzen dem in ihrer Definition von Social Support explizit entgegen, daß immer eine bewußte Intention zur Hilfeleistung vorliegen sollte.

Social Support hat sich als ein *mehrdimensionales* Konzept erwiesen. Es wird unterschieden zwischen emotionaler, instrumenteller, informationeller Unterstützung, Status-Support, Gemeinsamkeitserleben, Bewertungs-Unterstützung (appraisal support) usw. Diese Dimensionen haben wir an anderer Stelle näher beschrieben (Schwarzer & Leppin, 1989a). Bedeutsam ist nun, daß unterschiedlichen Unterstützungsdimensionen in verschiedenen situativen Kontexten unterschiedliche Wirkungen zugeschrieben werden. Einige Autoren (Cohen & McKay, 1984; Cohen & Wills, 1985; Wills, 1985) vertreten explizit eine Stressor-Supporttyp-Spezifitätsannahme. Sie gehen davon aus, daß in bestimmten Streßsituationen bestimmte Arten von Unterstützung seitens bestimmter Personen am wirkungsvollsten sind. Einem Arbeitslosen mag mit Geld und Informationen eher geholfen sein als mit Händchenhalten. Eine Freundin, die ein Kind verloren hat, wird man jedoch mit Geld nicht trösten können. Während im ersten Fall eine ganze Reihe von Personen als Support-Quellen in Frage kommt (Partner, Freunde, Verwandte, Bekannte, Berufsberater etc.), dürften im zweiten Fall primär der Partner und die engsten Freunde eine wirksame Unterstützung leisten.

Zur Bedeutung der Quellenspezifität gibt es eine Reihe erhellender empirischer Befunde. So zeigte eine Studie von Videka-Sherman und Lieberman (1985), daß Eltern, die um den Verlust eines Kindes trauerten, den Ehepartner als die wichtigste Quelle von Rückhalt angaben, also die Person, die in dieser Situation vermutlich am ehesten zu einem empathischen Verständnis in der Lage ist. Kobasa und Puccetti (1983) konnten dagegen zeigen, daß psychisches und physisches Mißbefinden als Folge von Streß am Arbeitsplatz durch Vorgesetzten-Support positiv beeinflußt wurden, nicht jedoch durch Unterstützung seitens der Familie. Als Reaktion auf Arbeitsplatzprobleme mag emotionaler Support (z.B. Ablenkung, Aufheiterung), wie er vermutlich von der Familie kommt, schlicht inadäquat oder doch zumindest weniger hilfreich sein als problembezogene Information oder Hilfe, die eher vom Vorgesetzten oder Kollegen gegeben werden kann. Eine weitere Studie (Bankoff, 1983) legt nahe, daß bei der Beurteilung der Angemessenheit von bestimmten Arten von Unterstützung auch die Zeitperspektive eine Rolle spielt. Bankoff fand, daß Witwen in der ersten Trauerphase nach dem Tod des Ehepartners lediglich von sozialem Rückhalt durch ihre Eltern, vor allem ihrer Mütter profitierten, während später in der Phase der Neuanpassung die Freunde eine wichtigere Rolle übernahmen.

Bei Cutrona und Russell (1990) zeigte sich, daß Personen, die mit unterschiedlichen Stressoren konfrontiert waren, differentiell positiv auf verschiedene Arten von Rückhalt reagierten. So waren z.B. für junge Mütter generelle soziale Integration und beratende Unterstützung (guidance) der beste Schutz vor Depression. Dagegen zeigten Lehrer und Krankenschwestern mit einem hohen Grad an berufsbezogenem Streß weniger Burnout-Symptome, wenn sie ein hohes Ausmaß an Selbstwertgefühlunterstützung erhielten – vor allem wenn dies durch Vorgesetzte geschah.

Diese Ausführungen machen deutlich, in welchem Maße Social Support auch als ein kognitives Konzept aufgefaßt werden kann und nicht nur als ein soziales Verhalten. In der Tat liegt hier eine ganz wesentliche Unterscheidung vor, nämlich diejenige von subjektiv wahrgenommener und von tatsächlich erhaltener Unterstützung. Beide hängen offenbar nur geringfügig miteinander zusammen. Dunkel-Schetter und Bennett (1990) haben die Studien zusammengestellt, in denen Maße sowohl für wahrgenommene („kognitive“) als auch für erhaltene („verhaltensbezogene“) Unterstützung erhoben worden sind und haben herausgefunden, daß beide kaum miteinander korreliert sind (vgl. auch Newcomb, 1990). Vor dem Hintergrund der Existenz eines sozialen Netzwerks und dessen Struktur laufen psychosoziale Prozesse ab, die für die beiden unabhängigen Dimensionen – wahrgenommene und erhaltene Unterstützung – unterschiedlich ausfallen. Dies wurde von McCormick, Siegert und Walkey (1987) bestätigt. Sie untersuchten zwei Skalen, eine für wahrgenommene und eine für erhaltene Unterstützung, mit Hilfe einer konfirmativen Faktorenanalyse. Fünf Faktoren wurden nachgewiesen, zwei enthielten ausschließlich Items für wahrgenommene und drei enthielten ausschließlich Items für empfangene Unterstützung.

In den meisten Arbeiten geht es um *wahrgenommene Unterstützung,* indem Social Support bei der Versuchsperson antizipatorisch erfragt wird. Typische Fragebogenitems sind: „Wenn du in finanziellen Schwierigkeiten wärest, wer würde dir dann am ehesten helfen?“ oder „Wenn du ein Problem hättest, mit wievielen nahestehenden Personen könntest du darüber vertraulich reden?“ Eine Unterkategorie dazu ist die subjektive Bewertung der Unterstützungsqualität, also die Zufriedenheit mit dieser Art von Unterstützung, z.B. „Wenn meine (Mutter, Freundin ...) mir in dieser Situation die Hand halten würde, dann wäre das für mich (sehr, etwas, kaum ...) hilfreich“. [Diagnostische Verfahren sind näher beschrieben in Baumann, Laireiter, Pfingstmann & Schwarzenberger, 1987 sowie in Schwarzer & Leppin, 1989a].

In diesem Zusammenhang muß man eine grundsätzliche Frage anschneiden: sollen wir Social Support eher als eine Umweltvariable auffassen, wie dies z.B. in der Definition von Cohen und Syme (1985) zum Ausdruck kommt, die einfach von „resources provided by others“ sprechen? Oder sehen wir in Social Support eher eine Persönlichkeitsvariable, wie z.B. Sarason, Sarason und Shearin (1986) behaupten? Letztere haben herausgefunden, daß alle Maße wahrgenommener Unterstützung hoch untereinander und mit Persönlichkeitsmerkmalen korrelieren wie z.B. Extraversion, Geselligkeitsbedürfnis, Ängstlichkeit und Selbstwertgefühl. In einer neueren Arbeit gelangt die Forschergruppe zu der Auffassung, daß wahrgenommene Unterstützung vor allem auf der Überzeugung beruht, akzeptiert zu werden, und zwar nicht wegen irgendwelcher Eigenschaften oder Leistungen, sondern vielmehr als Person an sich – unabhängig von Bedingungen. Ein grundlegendes Vertrauen in Anerkennung (sense of acceptance) kann als ein stabiles Persönlichkeitsmerkmal aufgefaßt werden, das wesentlich zur Wahrnehmung von Unterstützung beiträgt, unabhängig davon, was die soziale Umwelt tatsächlich an Unterstützung leistet (Sarason, Pierce & Sarason, 1990). Offensichtlich ist das Gefühl, anerkannt und geliebt zu werden und sozial gut eingebettet zu sein, eher eine Disposition, während der Erhalt einer Geldsumme oder eines warmen Händedrucks eher eine Situation darstellt. Beide Auffassungen sind korrekt, und man muß nur unterscheiden, was in welchem Zusammenhang genau gemeint ist, und muß daher wahrgenommene und erhaltene Unterstützung säuberlich voneinander trennen und klar als separate Konstrukte definieren. Im übrigen spielen in der Realität sowohl personale als auch situative Einflüsse eine Rolle, und es wäre wohl in den meisten Fällen angebracht, Social Support als eine „Transaktionsvariable“ zu bezeichnen, also als „kognitiv-situative Schemata“.

Relativ wenige Studien haben sich mit *erhaltener Unterstützung* auseinandergesetzt – wobei auch diese jedoch auf dem Weg über die subjektive Wahrnehmung gemessen wird, d.h. Personen werden gefragt, wieviel Unterstützung sie in einer konkreten Situation erfahren haben. Dies wirft sofort die Frage auf, inwieweit derartige Operationalisierungen eine gültige Einschätzung von sozialem Rückhalt liefern können. Es gibt Versuche, solche Skalen an dem Außenkriterium der sozialen Kontakthäufigkeit zu validieren, und Cohen (1989), Cutrona (1986) und Vinokur, Schul und Caplan (1987) kamen dabei zu dem Schluß, daß Selbsteinschätzungen ein durchaus zutreffendes Bild liefern. Die Ergebnisse der Studien zur erhaltenen Unterstützung waren ambivalent (Aneshensel & Frerichs, 1982; Barrera, 1981; Carveth & Gottlieb, 1979; Sandler & Lakey, 1982). Cohen, McGowan, Fooskas und Rose (1984) haben die Effekte wahrgenommener und tatsächlich erhaltener Unterstützung miteinander verglichen und eine positive Wirkung des wahrgenommenen, nicht aber des tatsächlich erhaltenen Supports gefunden (siehe auch Wethington & Kessler, 1986).

3. Wirkungsweisen sozialer Unterstützung

Sozial gut eingebettet zu sein und mit der Hilfe durch andere rechnen zu können, übt eine wohltuende Wirkung auf die Befindlichkeit aus. Dies wird als „Haupteffekt" bezeichnet im Gegensatz zum „Puffereffekt", der nur im Fall einer Krise auftritt, bei der die gewährte Unterstützung die schädlichen Auswirkungen dämpft oder gleich zum Verschwinden bringt. Es gibt eine Reihe von Arbeiten, in denen die Bedingungen für den einen oder den anderen Fall theoretisch oder empirisch behandelt werden (vgl. Cohen & McKay, 1984; Cohen & Wills, 1985; Turner, 1983). Dabei wird meist die Auffassung vertreten, Maße der sozialen Integration stünden insbesondere mit Haupteffekten und Maße der tatsächlich erhaltenen Unterstützung insbesondere mit Puffereffekten in Verbindung. Bei der wahrgenommenen Unterstützung dagegen werden beide Möglichkeiten genannt, und zwar in Abhängigkeit von der Supportdimension (z.B. emotionale oder instrumentelle Unterstützung) und der Problemangepaßtheit dieser Dimension. Allerdings sind Puffereffekte eher selten in der Literatur dokumentiert worden, und dort, wo dies geschehen ist, erklären die statistischen Interaktionsterme meist nur einen sehr geringen Anteil der Kriteriumsvarianz. So haben z.B. Cohen, Sherrod und Clark (1986) in einer vielzitierten Untersuchung die Wirkungen von Support auf Depressionen bestimmt und dabei die erwarteten Puffereffekte gefunden; aber die Varianzaufklärungen lagen meist unter einem Prozent. Nach ihrer Ansicht kann wahrgenommene Unterstützung übrigens hinreichend sein, um Puffereffekte zu erzeugen (S. 971).

Es ist erstaunlich, daß die bisherige Forschung so einseitig auf die simple Alternative „Haupteffekte versus Puffereffekte" fixiert war und sich nicht auch anderen Vorstellungen zugewandt hat, um die Wirkungsweisen von Social Support präzise zu ermitteln. Wir schlagen komplexere Kausalmodelle vor, die eine Reihe von Mediatoren verwenden, also Faktoren, die zwischen zwei Variablen vermitteln. Ein solches Modell soll hier kurz erläutert werden (Abb. 1).

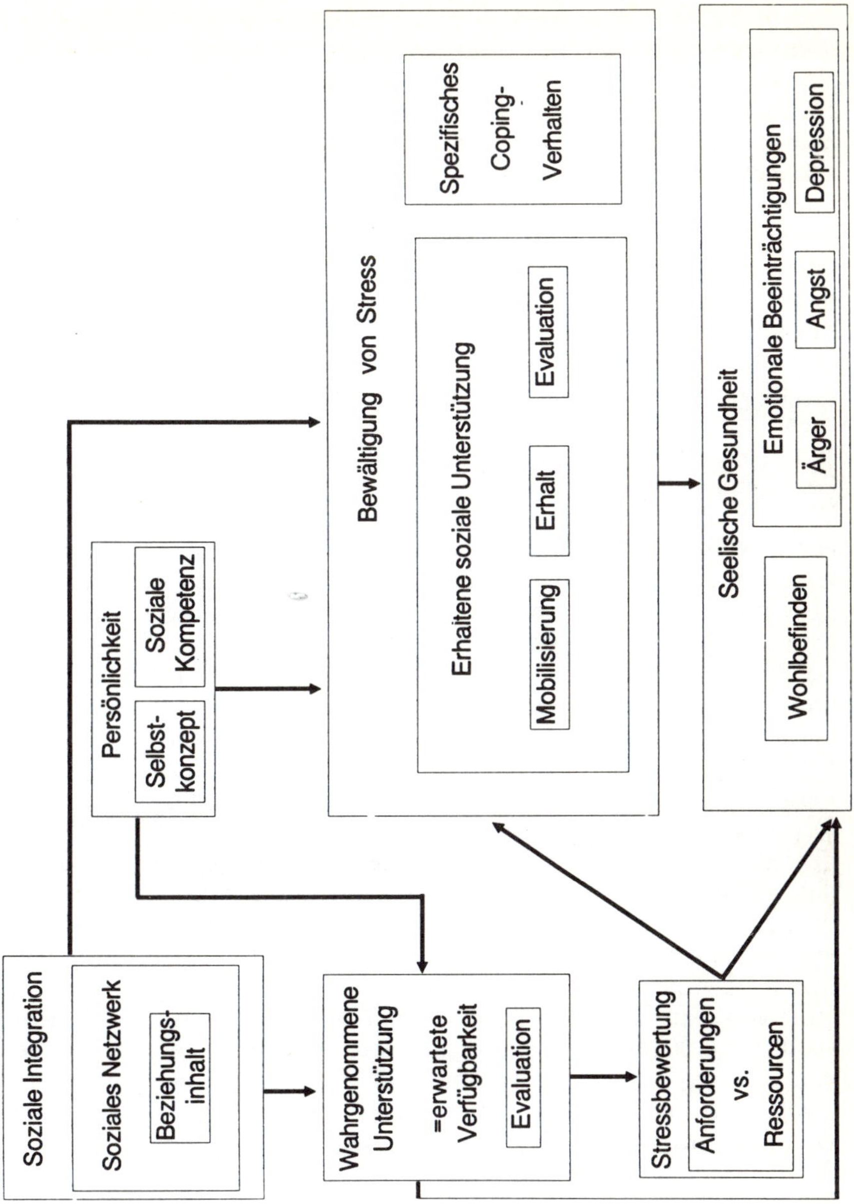

Abb. 1: Kausalmodell zur Wirkung von sozialem Rückhalt.

Ausgangspunkt der Überlegungen ist der quantitativ-strukturelle Aspekt, nämlich die soziale Integration. Die Art und Weise, wie jemand in die Gesellschaft eingebettet ist, läßt sich durch Netzwerkparameter näher bestimmen. Dazu gehört eine Mehrzahl von Beziehungen, die unterschiedliche funktionale Bedeutungen erlangen können. Die wahrgenommene Unterstützung ist von den Netzwerkgegebenheiten abhängig, aber nicht nur von diesen, denn was jemand wahrnimmt, wird auch von Merkmalen seiner Person mitbestimmt. Hat jemand z.B. ein labiles Selbstkonzept, so wird das Vertrauen in die Zuwendung durch andere schwach ausfallen; ob jemand die Verfügbarkeit von Unterstützung überschätzt oder unterschätzt, hängt nämlich auch von der sozialen Bedeutung und Beliebtheit ab, die jemand sich selbst zuschreibt. Bei einer Überschätzung der Unterstützung, also der „Illusion sozialen Rückhalts“ kommt es zu herben Enttäuschungen, wenn das soziale Netz tatsächlich einmal benötigt wird, aber dann nicht erwartungsgemäß reagiert. Bei einer Unterschätzung der Unterstützung kommt es dagegen zu positiven Überraschungen. Die für zukünftige Krisenfälle wahrgenommene Unterstützung übt eine direkte Wirkung auf die seelische Gesundheit aus. Menschen, die sich geborgen fühlen, erweisen sich als emotional stabiler als solche, die nicht auf die Hilfe anderer vertrauen. Dies kommt in geringen Meßwerten von Ärger, Angst und Depression zum Ausdruck. In einer Metaanalyse haben wir die Befunde aus der Literatur über Depression und soziale Unterstützung integriert und dabei 51 Korrelationen zwischen der wahrgenommenen Unterstützung und Depression gefunden, die auf 16,207 Personen beruhten (Schwarzer & Leppin, 1989a, S. 147). Der durchschnittliche Zusammenhang zwischen diesen beiden Merkmalen betrug $r = -.30$, was in diesem Forschungsgebiet als ein relativ hoher Zusammenhang gewertet werden muß. Ein methodisches Dilemma liegt allerdings darin, daß beide Variablen von den Personen selbst berichtet werden und man nicht ausschließen kann, daß Depressive nur deswegen weniger Unterstützung wahrnehmen, weil sie depressiv sind. Im Widerspruch zu unserem Modell könnte es also sein, daß die ursächliche Wirkung in die Gegenrichtung verläuft, nämlich von der seelischen Gesundheit zur wahrgenommenen Unterstützung. Dies würde den Annahmen von Taylor und Brown (1988) entsprechen, nach denen das generelle Wohlbefinden auf einzelne Lebensbereiche ausstrahlt (vgl. auch Abele, in diesem Band). Die immanente Konfundierung läßt sich wohl nicht ganz aufheben. In einer Arbeit von Krause, Liang, und Yatomi (1989) allerdings, die Support und Depression im Längsschnitt untersucht und dabei die zeitverschobenen Korrelationen zwischen latenten Größen bestimmt haben, wird die Schlußfolgerung gezogen, daß im Sinne unseres Modells der soziale Rückhalt eine kausale Wirkung auf die Depression ausübt. Einen anderen Weg beschritt Cutrona (1989), um zu zeigen, daß Support und Depression nicht hoffnungslos miteinander vermischt sind. Sie erhob die wahrgenommene soziale Unterstützung bei 115 schwangeren Jugendlichen und konnte damit das Ausmaß von Depressionen zu einem späteren Zeitpunkt vorhersagen, nämlich nach der Geburt des Kindes; gleichzeitig wurde die soziale Unterstützung von anderen Personen fremdeingeschätzt, und es gelang auch mit dieser „von außen“

betrachteten Unterstützung, die Depressionswerte der Mädchen vorherzusagen.

Neben dem direkten Effekt gibt es auch einen indirekten Effekt der wahrgenommenen Unterstützung auf seelische Gesundheit, der durch die Streßbewertung vermittelt wird. Dabei wird angenommen, daß Menschen, die sich geborgen fühlen, ihre kritischen Umweltanforderungen als weniger bedrohlich, schädigend oder verlustreich empfinden. Nach den Streßtheorien von Hobfoll (1988) und Lazarus und Folkman (1987) stellt die wahrgenommene soziale Unterstützung eine unserer „kognitiven" Ressourcen dar, die wir gegen kritische Lebensereignisse ins Feld führen können, so daß die bloße Wahrnehmung von Support von vornherein die Streßeinschätzung mitbestimmt.

Darüber hinaus wird auch die Streßbewältigung von sozialen Ressourcen in doppelter Weise günstig beeinflußt. Das Vertrauen auf die Existenz und Hilfsbereitschaft eines sozialen Netzes stärkt die eigene Handlungsbereitschaft und ein betont problemorientiertes Vorgehen angesichts von kritischen Anforderungen. Zum anderen werden die Mobilisierung und die Inanspruchnahme von sozialer Unterstützung selbst als Bewältigungsstrategien angesehen. Ob jemand soziale Unterstützung erhält, hängt auch davon ab, ob jemand sozial eingebettet ist, Hilfe erwartet und sozial kompetent genug ist, sein Netzwerk zu mobilisieren. Daneben ist von Bedeutung, die gewährte Hilfe auch wirklich bereitwillig entgegenzunehmen. Schließlich spielt es eine Rolle, auf welche besondere Art die Unterstützung zuteil wird und wie dies subjektiv interpretiert wird. (Unerwünschte Nebenwirkungen von Social Support haben wir an anderer Stelle diskutiert: vgl. Schwarzer & Leppin, 1989a, S. 49ff).

Wer Unterstützung erhält, wird nach unserem Modell psychisch davon profitieren, wobei wir Reziprozität unterstellen: gegenseitige hilfreiche Sozialbeziehungen fördern die seelische Gesundheit. Wer Hilfe erhält – sei es im Krisenfall oder unter normalen Alltagsbedingungen – wird dadurch emotional stabilisiert. (Es sei daran erinnert, daß mit sozialer Unterstützung alle Arten von positiver Zuwendung gemeint sind, nicht nur instrumentelle Hilfe). In unserer Metaanalyse haben wir 23 Korrelationen zwischen Depression und erhaltener Unterstützung gefunden, die auf 4,441 Personen beruhten. Die durchschnittliche Korrelation zwischen diesen beiden Variablen betrug -.14 (Schwarzer & Leppin, 1989a, S. 147). Auch hier wieder besteht die Möglichkeit, daß ein Mehr an Depression zu einem Weniger an Unterstützung geführt hat, denn wer möchte schon gern eine enge Beziehung zu einem Depressiven aufrechterhalten? Es ist aber auch möglich, daß durch Depression ein verzerrtes Bild der Wirklichkeit hervorgerufen wurde und daß die tatsächlich gewährte Unterstützung nicht als solche bewertet wurde, sondern eher mit mißtrauischen Augen als heuchlerisch oder aufdringlich erlebt wurde.

Dieses Kausalmodell dient uns als Heuristik, um weitere Forschungsprozesse anzuregen und dabei komplexere Beziehungen zu untersuchen, als dies bisher üblich war. Wir möchten auch betonen, daß man derartige psychosoziale Prozesse im Längsschnitt studieren und dabei mehrere Variablen gleichzeitig beobachten sollte (vgl. auch Newcomb, 1990).

Literatur

Aneshensel, C. S. & Frerichs, R. R. (1982). Stress, support, and depression: A longitudinal causal model. *Journal of Community Psychology, 10,* 363-374.

Angermeyer, M. C. & Klusmann, D. (1987). Die Entwicklung des sozialen Netzwerks im Verlauf funktioneller Psychosen. *Zeitschrift für Klinische Psychologie, 16,* 400-406.

Badura, B. (Hrsg.). (1981). *Soziale Unterstützung und chronische Krankheit. Zum Stand sozial-epidemiologischer Forschung.* Frankfurt: Suhrkamp.

Bankoff, E. A. (1983). Aged parents and their widowed daughters: A support relationship. *Journal of Gerontology, 38,* 226-230.

Bankoff, E. A. (1983). Social support and adaptation to widowhood. *Journal of Marriage and the Family, 5,* 827-839.

Barrera, M. (1981). Social support in the adjustment of pregnant adolescents. In D. Gottlieb (Ed.), *Social support networks* (pp. 69-96). San Francisco, CA: Jossey-Bass.

Baumann, U., Laireiter, A., Pfingstmann, G. & Schwarzenberger, K. (1987). Deutschsprachige Untersuchungsverfahren zum Sozialen Netzwerk und zur Sozialen Unterstützung. *Zeitschrift für Klinische Psychologie, 16,* 420-426.

Becker P. (1986). Biographische Korrelate der seelischen Gesundheit im höheren Lebensalter: Der Einfluß belastender und förderlicher Lebensbedingungen. *Zeitschrift für Klinische Psychologie, Psychopathologie und Psychotherapie, 34,* 293-307.

Blöschl, L. (1987). Soziales Netzwerk/Soziale Unterstützung, Lebensbelastung und Befindlichkeit. Eine Standortbestimmung aus psychologischer Sicht. *Zeitschrift für Klinische Psychologie, 16,* 311-320.

Carveth, W. B. & Gottlieb, B. H. (1979). The measurement of social support and its relation to stress. *Canadian Journal of Behavioral Science, 11,* 179-187.

Cobb, S. (1976). Social support as a moderator of life stress. *Psychosomatic Medicine, 38,* 300-314.

Cohen, L. H., McGowan, J., Fooskas, S. & Rose, S. (1984). Positive life events and social support and the relationship between life stress and psychological disorder. *American Journal of Community Psychology, 12,* 567-587.

Cohen, S. (1988). Psychosocial models of the role of social support in the etiology of physical disease. *Health Psychology, 7* (3), 269-297.

Cohen, S. (1989). Social support and physical health: Symptoms, health behaviors and infectious disease. In M. Cummings, A. L. Greene & K. H. Karraker (Eds.), *Life-span developmental psychology: Perspective on stress and coping.* Hillsdale, NJ: Erlbaum.

Cohen, S. & McKay, G. (1984). Social support, stress, and the buffering hypothesis: A theoretical analysis. In A. Baum, S. E. Taylor & J. E. Singer (Eds.), *Handbook of psychology and health* (Vol. 4, pp. 253-267). Hillsdale, NJ: Erlbaum.

Cohen, S., Sherrod, D. R. & Clark, M. S. (1986). Social skills and the stress-protective role of social support. *Journal of Personality and Social Psychology, 50* (5), 963-973.

Cohen, S. & Syme, S. L. (1985). Issues in the study and application of social support. In S. Cohen & S. L. Syme (Eds.), *Social support and health* (pp. 3-22). New York: Academic Press.

Cohen, S. & Wills, T. A. (1985). Stress, social support, and the buffering hypothesis. *Psychologial Bulletin, 98,* 310-357.

Cutrona, C. E. (1986). Objective determinants of perceived social support. *Journal of Personality and Social Psychology, 50,* 349-355.

Cutrona, C. E. (1989). Ratings of social support by adolescents and adult informants: Degree of correspondence and prediction of depressive symptoms. *Journal of Personality and Social Psychology, 57* (4), 723-730.

Cutrona, C. E. & Russell, D. (1990). Type of social support and specific stress: Toward a theory of optimal matching. In I. G. Sarason, B. R. Sarason & G. R. Pierce (Eds.), *Social support: An interactional view.* New York: Wiley.

Dehnen, D., Fydrich, T. & Sommer, G. (1987). Soziale Unterstützung und soziale Belastung bei Patienten mit Herzinfarkt. *Zeitschrift für Klinische Psychologie, 16,* 414-419.

Dunkel-Schetter, C. & Bennett, T. L. (1990). The availability of social support and its activation in times of stress. In I. G. Sarason, B. R. Sarason & G. R. Pierce (Eds.), *Social support: An interactional view.* New York: Wiley.

Feger, H. & Auhagen, A. E. (1987). Unterstützende soziale Netzwerke: Sozialpsychologische Perspektiven. *Zeitschrift für Klinische Psychologie, 16,* 353-367.

Filipp, S.-H. & Aymanns, P. (1987). Die Bedeutung sozialer und personaler Ressourcen in der Auseinandersetzung mit kritischen Lebensereignissen. *Zeitschrift für Klinische Psychologie, 16,* 383-396.

Hobfoll, S. E. (1988). *The ecology of stress.* New York: Hemisphere.

House, J. S. & Kahn, R. L. (1985). Measures and concepts of social support. In S. Cohen & S. L. Syme (Eds.), *Social support and health* (pp. 83-108). New York: Academic Press.

House, J. S., Umberson, D. & Landis, K. R. (1988). Structures and processes of social support. In W. R. Scott & J. Blake (Eds.), *Annual Review of Sociology* (Vol. 14, pp. 293-318). Palo Alto, CA: Annual Reviews Inc.

Keupp, H. & Röhrle, B. (Hrsg.). (1987). *Soziale Netzwerke.* Stuttgart: Campus.

Kobasa, S. C. O. & Puccetti, M. C. (1983). Personality and social resources in stress resistance. *Journal of Personality and Social Psychology, 45,* 839-850.

Krause, N., Liang, J. & Yatomi, N. (1989). Satisfaction with social support and depressive symptoms: A panel analysis. *Psychology and Aging, 4,* 88-97.

Lazarus, R. S. & Folkman, S. (1987). Transactional theory and research on emotions and coping. *European Journal of Personality, 1,* 141-170.

McCormick, I. A., Siegert, R. J. & Walkey, F. H. (1987). Dimensions of social support: A factorial confirmation. *American Journal of Community Psychology, 15,* 73-77.

Newcomb, M. D. (1990). What structural equation modeling can tell us about social support. In B. R. Sarason, I. G. Sarason & G. R. Pierce (Eds.), *Social support: An interactional view.* New York: Wiley.

Pfaff, H. (1987). Soziale Unterstützung am Arbeitsplatz und psychisches Befinden. In B. Badura et al. (Hrsg.), *Leben mit dem Herzinfarkt* [S. 232-256]. Berlin: Springer.

Röhrle, B. (1987). *Soziale Netzwerke und Unterstützung – Befunde und Rezeptionsvarianten eines „neuen" Konzepts in der Psychologie (Diskussionspapier Nr. 54).* Heidelberg: Universität Heidelberg, Psychologisches Institut.

Sandler, I. N. & Lakey, B. (1982). Locus of control as a stress moderator: The role of control perceptions and social support. *American Journal of Community Psychology, 10,* 65-79.

Sarason, B. R., Pierce, G. R. & Sarason, I. G. (1990). Social support: The sense of acceptance and the role of relationships. In B. R. Sarason, I. G. Sarason & G. R. Pierce (Eds.), *Social support: An interactional view.* New York: Wiley.

Sarason, I. G., Sarason, B. R. & Shearin, E. N. (1986). Social support as an individual difference variable: Its stability, origins, and relational aspects. *Journal of Personality and Social Psychology, 50,* 845-855.

Schwarzer, R. & Leppin, A. (1989a). *Sozialer Rückhalt und Gesundheit: Eine Meta-Analyse.* Göttingen: Hogrefe.

Schwarzer, R. & Leppin, A. (1989b). Social support and health: A meta-analysis. *Psychology and Health: An International Journal, 3,* 1-15.

Shumaker, S. A. & Brownell, A. (1984). Toward a theory of social support: Closing conceptual gaps. *Journal of Social Issues, 40,* 11-36.

Siegrist, K. (1986). *Sozialer Rückhalt und kardiovaskuläres Risiko.* München: Minerva.

Siegrist, K. (1987). Soziologische Überlegungen zu sozialem Rückhalt. *Zeitschrift für Klinische Psychologie, 16,* 368-382.

Stroebe, W. & Stroebe, M. S. (1987). *Bereavement and health.* New York: Cambridge University Press.

Taylor, S. E. & Brown, J. D. (1988). Illusion and well-being: A social psychological perspective on mental health. *Psychological Bulletin, 103,* 193-210.

Thoits, P. A. (1983). Dimensions of life events as influences upon the genesis of psychological distress and associated conditions: An evaluation and synthesis. In H. B. Kaplan (Ed.), *Psychosocial stress: Trends in theory and research.* New York: Academic Press.

Turner, R. J. (1983). Direct, indirect, and moderating effects of social support upon psychological distress and associated conditions. In B. H. Kaplan (Ed.), *Psychosocial stress: Trends in theory and research* (pp. 105-155). New York: Academic Press.

Veiel, H. O. F. (1987). Einige kritische Anmerkungen zum Unterstützungskonzept. *Zeitschrift für Klinische Psychologie, 16,* 397-399.

Videka-Sherman, L. & Lieberman, M. A. (1985). The effects of self-help and psychotherapy intervention on child loss: The limits of recovery. *American Journal of Orthopsychiatry, 55,* 70-81.
Vinokur, A., Schul, Y. & Caplan, R. D. (1987). Determinants of perceived social support: Interpersonal transactions, personal outlook, and transient affective states. *Journal of Personality and Social Psychology, 53,* 1137-1145.

Wethington, E. & Kessler, R. C. (1986). Perceived support, received support, and adjustment to stressful life events. *Journal of Health and Social Behavior, 27,* 78-89.
Wills, T. A. (1985). Stress, coping, and tobacco and alcohol use in early adolescence. In S. Shiffman & T. A. Wills (Eds.), *Coping and substance use* (pp. 67-93). New York: Academic Press.
Wills, T. A. (in press). Relations of structural and functional support to substance use. *Journal of Social and Clinical Psychology.*
Wittchen, H.-U. & Hecht, H. (1987). Social support und Depression. Modellvorstellungen in der ätiologisch orientierten Forschung. *Zeitschrift für Klinische Psychologie, 16,* 321-338.

Ziegler, R. (1987). Netzwerkanalyse: Metapher, Methode oder strukturales Forschungsprogramm für die Sozialwissenschaften? *Zeitschrift für Klinische Psychologie, 16,* 339-352.

Hermann Brandstätter

Alltagsereignisse und Wohlbefinden

Was immer uns begegnet, was immer wir tun, läßt Gefühle anklingen, flüchtig oder nachhaltig, oberflächlich oder durchdringend, erhebend und befreiend oder bedrückend und einengend. Die Sprache ist reich an Namen für Gefühle. Allein unsere 250 Gewährsleute, Frauen und Männer, verschieden nach Alter, Schulbildung und Beruf, die an einer unserer bislang acht Befindensstudien jeweils 30 Tage lang teilgenommen haben (vgl. Brandstätter, 1990 b), verwendeten an die 1000 verschiedene Adjektive, als sie (in der Regel) viermal täglich in ihrem Zeitstichprobentagebuch notierten, wie sie sich gerade fühlten.

Man könnte sich wundern, wie eine so reiche und vielfältige Sprache für Gefühle entstehen konnte, da doch Gefühle Erlebnisse sind, deren Auslöser bei weitem nicht so eindeutig von anderen identifizierbar sind wie die von Sinneswahrnehmungen, auf die man einfach verweisen kann, um einem Sprachunkundigen klarzumachen, was man unter *rot, Baum* oder *gehen* versteht. Offenbar sind aber auch Gefühlserlebnisse hinreichend eng an bestimmte Auslöser, Ausdruckserscheinungen (in Mimik, Stimme, Gesten und Körperhaltung) und Handlungsweisen gebunden, die von außen beobachtbar sind, so daß eine derart differenzierte sprachliche Verständigung über Gefühle möglich wird.

In diesem Beitrag geht es um die Auslöser von Gefühlen, genauer um die Wirkung von Ereignissen des Alltagslebens auf das aktuelle und habituelle Wohlbefinden der von den Ereignissen betroffenen Menschen. Da die einschlägigen empirischen Forschungsergebnisse mit recht unterschiedlichen Methoden gewonnen wurden, was zu manchen klärungsbedürftigen Widersprüchen in den Befunden und deren Interpretationen führte, werden vorweg Probleme der Begriffsbestimmung, Datenerhebung und Datenanalyse diskutiert. Dabei kommt insbesondere die angeblich voneinander unabhängige Variation von positivem und negativem Befinden zur Sprache. Des weiteren wird gezeigt, daß retrospektive Gesamtbeurteilungen des Befindens zwar als Funktion der berichteten Anzahl positiver und negativer Ereignisse dargestellt werden können, daß meist aber das Ursache-Wirkungs-Verhältnis ungeklärt bleibt. Dies gilt auch für den Zusammenhang zwischen Alltagsereignissen und psychosomatischen Beschwerden. Wie vergangene Ereignisse emotional nachwirken und wie die emotionalen Folgen künftiger Ereignisse in Vorfreude und Furcht vorweggenommen werden, ist nicht ohne Berücksichtigung persönlichkeitsspezifischer Erlebnisweisen zu diskutieren. Ein kurzer Abschnitt ist dem zum Teil biologisch erklärbaren Einfluß der Tageszeit und den wochentagsabhängigen Schwankungen des Befindens gewidmet. Mit Gedanken über die Lebensnotwendigkeit eines fortlaufenden Wechsels von Wohlbefinden und Unbehagen schließt der Beitrag.

1. Ereignis-Definition und Klassifikation

Eine Analyse der Beziehungen zwischen Ereignissen und Wohlbefinden setzt eine Präzisierung der beiden Begriffe voraus. Etymologisch leitet sich Ereignis vom älteren Eräugnung ab und bezeichnet damit einen (mit den Augen) wahrgenommenen Vorgang. Unter Ereignis soll hier ein Vorgang verstanden werden, der nach allgemeiner Auffassung eine bestimmte Bedeutung für das Erleben und Handeln von betroffenen Personen hat, wobei offen bleibt, wie ein konkretes Individuum diesen Vorgang erlebt.

Von einem Ereignis kann man also im objektiven Sinn nur sprechen, wenn über Art und Bedeutung des Vorgangs ein sozialer Konsens besteht. Dies heißt, daß man sich darüber (einigermaßen) einig sein muß, wann man z.B. von einem Verkehrsstau, einer Prüfung, einem Besuch bei Freunden oder einer Anerkennung durch einen Vorgesetzten spricht.

Läßt man Ereignisse nur von der betroffenen Person identifizieren und berichten, weil deren Protokollierung durch mehrere unbeteiligte Beobachter so schwierig und daher kaum realisierbar ist, muß man annehmen, daß diese Berichte hinreichend objektiv sind, d.h. daß außenstehende Beobachter übereinstimmend dasselbe Ereignis berichten würden, wenn man Ereignise als Ursachen von Emotionen auffassen will. Wie später näher erläutert wird, ergeben sich besondere Probleme für eine Analyse der Wirkungen von Ereignissen auf das Befinden, wenn die Angaben über beide Klassen von Variablen von derselben Person stammen.

Ob nun Ereignisse von der betroffenen Person oder von unbeteiligten Beobachtern berichtet werden, stets stellt sich die Frage, wie sie voneinander abgegrenzt und aus dem Fluß des Geschehens herausgehoben werden. Davon hängt es ab, wieviele Ereignisse ein gewöhnlicher oder ein „ereignisreicher“ Tag aufzuweisen hat. Wollte jemand alle Ereignisse eines Tages fortlaufend notieren, müßte er sich entscheiden, ob er dafür sehr umfassende (abstrakte) oder engere (konkrete) Kategorien verwenden will. Der Besuch eines Freundes könnte als *ein* Ereignis zählen, könnte aber auch aufgegliedert werden in telefonische Ankündigung, freundliche Begrüßung, Plaudern über relativ belanglose Dinge, überraschende Mitteilung einer Neuigkeit, Vereinbarung einer gemeinsamen Wanderung etc. Zu erfassen, wie Menschen über die Ereignisse eines vergangenen Tages berichten, wenn man sie bittet, zunächst nur das Wichtigste in groben Zügen, dann alles möglichst konkret und genau zu beschreiben, würde es interessante Aufschlüsse über die Art der Strukturierung und Verknüpfung von Inhalten ihres semantischen und episodischen Gedächtnisses (Tulving, 1986) geben.

Alltagsereignisse (daily events) sind von gewichtigen Lebensereignissen (wie Tod eines Angehörigen oder Verlust des Arbeitsplatzes) zu unterscheiden (vgl. Kanner, Coyne, Schaefer & Lazarus, 1981; Heady, Holmström & Wearing, 1984; Wagner, Compas & Howell, 1988). Letztere stehen hier nur so weit zur Diskussion, als ihre Wirkung im Zusammenhang mit der von Alltagsereignissen steht.

Die Bezeichnung „Alltagsereignisse" erscheint in der Literatur mit recht verschiedenen Bedeutungen. So verstehen Clark und Watson (1988) darunter vorwiegend Aktivitäten der berichtenden Person neben einigen anderen Vorkommnissen wie Magenschmerzen, überfüllte Busse oder unfreundliche Bedienung. Die Liste von Stone und Neale (1982) enthält neben eigenen Tätigkeiten auch eine Reihe von Verhaltensweisen anderer Personen. Mehrabian und Russell (1974) sprechen statt von Ereignissen von Situationen und meinen damit Erfahrungen (aktiver oder kontemplativer Art) einer Person in einer bestimmten Umgebung. Situationen werden danach charakterisiert, in welchem Maße sie *in der Regel* Lust – Unlust, Erregung – Beruhigung, Dominanz – Unterordnung auslösen. Forgas (1981, S. 166) verwendet den Ausdruck „soziale Episoden" und bezeichnet damit „internal, cognitive representations about common, recurring interaction routines within a defined subcultural milieu". Brandstätter (1977, 1983 a) legte seinen Situationsklassifikationen die Angaben der Vpn bezüglich Zeit, Ort (z.B. zu Hause, außer Haus), Tätigkeit (z.B. Arbeit, Erholung) und anwesenden Personen (z.B. allein, Familienmitglieder, Freunde und Verwandte, etc.) zugrunde, für bestimmte Analysen ergänzt durch Angaben über die Quelle des Befindens (Ursachenattribution) und das betroffene Motiv. Eine vergleichbare Ordnung wählten auch Emmons und Diener (1986 a).

Pervin (1976) ließ seine Vpn konkrete Situationen (nach Ort, Zeit, beteiligten Personen und erlebten Gefühlen) beschreiben, die für sie von einiger Bedeutung waren. Situationen ließen sich am besten danach unterscheiden, welche Emotionen durch sie ausgelöst wurden. Er weist im übrigen darauf hin, daß neben Gemeinsamkeiten der Situationsunterscheidungen (Freizeit – Arbeit, allein – mit Familienmitgliedern oder mit Freunden) individuelle Besonderheiten zu berücksichtigen sind.

Die gesondert für die Situationsbeschreibungen einer Person durchgeführten Faktorenanalysen ergaben eine gewisse Übereinstimmung in folgenden Situationsklassen: Soziale Situationen positiver Art (informell und intim, frei von Zwängen, entspannt, von Zuneigung geprägt), Leistungssituationen (strukturiert, formal, öffentlich, eingeschränkt, bewußt auf Bewährung ausgerichtet) und Soziale Konfliktsituationen (informell, privat, auf Selbstbehauptung ausgerichtet, von Zurückweisung bedroht) (vgl. Pervin, 1983, S. 33 f.).

Becker, Krieger, Kamm und Schoerer (1989) analysierten die intraindividuelle Kovariation (P-Technik) der von fünf zusammenlebenden Paaren an 100 aufeinanderfolgenden Tagen jeweils abends für den betreffenden Tag ausgefüllten Ereignismarkierungen (in einer 70 Items umfassenden Ereignisliste) und interpretierten fünf varimaxrotierte Hauptkomponenten als Partnerprobleme, Erfolgserlebnisse, Freizeitaktivitäten, Zeitdruck und Mißerfolgserlebnisse. Kritisch ist hier allerdings anzumerken, daß sich bei dem von den Autoren gewählten Erhebungs- und Berechnungsmodus (Tagesberichte von Ereignissen und Aneinanderreihung der 10 mal 100 Tage der 10 Vpn für eine zusammenfassende P-Analyse) ungeklärt bleibt, wie weit sich in den Faktoren individuelle oder paarspezifische Affinitäten zu bestimmten Ereignisklassen, semantische Ähnlichkeiten der Ereignisbeschreibungen oder umweltbedingtes nicht-zufälliges Zusammentreffen von Ereignissen am Berichtstag widerspiegeln.

Weitere Listen und Kategorisierungen von Alltagsereignissen stammen von Argyle und Furnham (1983), Kanner et al. (1981) und Magnusson (1971). Solchen Listen, die sehr von den spezifischen Lebensumständen der untersuchten Personen und Gruppen abhängen, käme nur dann eine allgemeinere Bedeutung zu, wenn in ihnen eine theoretisch sinnvolle Ordnung von Ereignissen sichtbar würde. Gerade daran aber mangelt es bisher. Man kann sich vorstellen, wie wenig die Ereignisse von Strafgefangenen (Kette, 1989), Hausfrauen (Brandstätter, 1983 a), Studenten (Brandstätter, 1981), Soldaten (Kirchler, 1984), Arbeitslosen (Kirchler, 1985), berufstätigen Ehepaaren (Brandstätter & Wagner, 1989; Kirchler, 1989), Universitätslehrern (Brandstätter & Ott, 1978), Mitarbeitern des Samariterdienstes (Auinger, 1987) und Bewohnerinnen eines Altenheimes (Floß, 1982) untereinander gemeinsam haben. Die Versuche unserer Arbeitsgruppe, aus der diese verschiedenen Untersuchungen stammen, eine umfassende, allgemein verwendbare Klassifikation von Ereignissen zu erstellen, haben sich als sehr schwierig herausgestellt und sind noch nicht sehr weit gediehen.

Eine theoretisch sinnvolle Ordnung von Ereignissen, unter denen sich soziale Ereignisse als besonders bedeutsam erweisen (Bolger, Delongis, Kessler & Schilling, 1989; Brandstätter, 1990 a; Clark & Watson, 1988; Philips, 1967), wird von den Motiven und Gefühlen ausgehen müssen, die im allgemeinen von den Ereignissen aktiviert werden. Die in jedem Ordnungsversuch auftauchende Unterscheidung von positien und negativen Ereignissen ist nur ein erster Schritt in diese Richtung. Es bedarf darüber hinaus einer genaueren Differenzierung der Art der hauptsächlich betroffenen Motive (z.B. des Leistungs-, Macht- oder Anschlußmotivs; vgl. Heckhausen, 1989), die von manchen auch als Zielklassen bezeichnet werden (Graham, Argyle & Furnham, 1980; Emmons & Diener, 1986 a) und der Qualität der ausgelösten Gefühle (z.B. der Freude, des Stolzes, der Furcht, des Ärgers).

Wir befinden uns hier allerdings in einem eigenartigen Dilemma. Einerseits sollen Ereignisse ihre Erlebensbedeutung aus den von ihnen aktivierten Motiven und Gefühlen beziehen; andererseits sollen sie zusammen mit Persönlichkeitsmerkmalen als Ursachen von Wohlbefinden und Unbehagen aufgefaßt werden. Wie kann ein Ereignis, zu dessen Definition man der von ihm aktualisierten Motive und ausgelösten Gefühle bedarf, zur Kausalerklärung eben dieser Gefühle herangezogen werden?

Aussagen über Ereignisse und Gefühle sind dann nicht tautologisch, wenn unterschieden wird, welche Motive und Gefühle von einem Ereignis nach allgemeinem Verständnis und in der Regel, und welche Motive und Gefühle in einer konkreten Situation in einem bestimmten Menschen aktiviert werden.

Ein Ereignis kann für eine Person bedeutsam sein, weil sie unmittelbar selbst davon berührt ist oder weil andere, deren Schicksal ihr nicht gleichgültig ist, davon betroffen sind. Ereignisse sind subjektiv um so bedeutsamer, je stärker und nachhaltiger die von ihnen ausgelösten Gefühle sind. Bedeutsamkeit eines Ereignisses ist also nichts anderes als emotionale Betroffenheit durch dieses Ereignis. Ereignisse (wahrgenommene und erinnerte) und Gefühlsregungen gehören also zusammen. Wenn man nach den bedeutsamen Ereignissen des vergangenen Tages fragt, kommen unausweichlich auch die Gefühlserlebnisse zur Sprache; fragt man nach den deutlichsten Gefühlen, die man im Laufe des Tages erlebt hat, kommt man nicht umhin, wichtige Ereignisse zu erwähnen, die diese Gefühle ausgelöst haben.

2. Wohlbefinden

2.1 Zum Begriff des Wohlbefindens

In der Literatur wird vielfach diskutiert, daß Wohlbefinden auf durchaus verschiedene Weise konzipiert und gemessen werden kann (vgl. Diener, 1984; Veenhoven, 1984). Zunächst ist zwischen (objektivem) Wohlstand im Sinne günstiger materieller und sozialer Lebensumstände und (subjektivem) Wohlbefinden im Sinne von Wohlfühlen oder Lebensfreude zu unterscheiden. Es ist offensichtlich, daß Wohlstand nicht unbedingt Lebensfreude zur Folge hat, daß vor allem steigender materieller Wohlstand keine Gewähr für ein glücklicheres Leben ist, so sehr den meisten Menschen materieller Wohlstand erstrebenswert erscheint. Auch wenn sozialer Wohlstand, hier verstanden als Einbindung in ein Netz sozialer Beziehungen, das im Notfall Rückhalt und Hilfe sowie im Alltag Möglichkeiten zu erfreulichen sozialen Erfahrungen bietet, enger mit Lebensfreude verknüpft sein dürfte als materieller Wohlstand, ist doch auch hier eine Abhebung des subjektiven vom objektiven Aspekt sinnvoll, da es große intra- und interindividuelle Variationen in der Fähigkeit gibt, sozialen Wohlstand in Lebensfreude zu transformieren.

Innerhalb der Kategorie „Wohlbefinden" (subjective well-being) wird meist noch Fühlen von (stärker kognitiv akzentuiertem) Bewerten unterschieden. Genauer müßte man sagen: es ist zu unterscheiden, wie man sich im Augenblick fühlt (aktuelles Wohlbefinden) und wie man im Rückblick auf einen vergangenen Zeitabschnitt (Tag, Woche, Monat, Jahr) oder auf eine nicht näher bestimmte Zeitstrecke (wenn nach der Zufriedenheit mit dem Leben insgesamt oder nach der Zufriedenheit mit der Arbeit, der Ehe etc. gefragt wird) eine Bilanz einschlägiger Gefühlserfahrungen zieht und als habituelles Wohlbefinden deklariert.

Wie eine solche Bilanz gezogen wird, ob gegenwartsnähere Erfahrungen dabei mehr Gewicht haben als länger vergangene, ob eher summiert oder gemittelt wird, in welchem Maße Erinnerungen an Gefühle mit Vorstellungen über die relative Gunst oder Ungunst der Lebensumstände – relativ im Vergleich zu anderen oder im Vergleich zu früher – vermischt sind, ist noch weitgehend ungeklärt. Es ist im übrigen nicht auszuschließen, daß oft gar keine bewußt reflektierte Bilanz gezogen wird, sondern daß auf Befragen das Ergebnis einer emotionalen Konditionierung (Ertel, Oldenburg, Vormfelde-Siry & Vormfelde, 1971; Staats, 1968) wiedergegeben wird, in der Begriffe wie Arbeit oder Ehe die konditionierten Reize, die gefühlauslösenden Arbeits- oder Eheereignisse die unkonditionierten Reize darstellen.

Im vorliegenden Beitrag geht es vorrangig um Wohlbefinden im Sinne von momentanen Gefühlen und gegenwärtigen Stimmungen, wie sie von Alltagsereignissen ausgelöst bzw. als „Nachklingen" von vergangenen Gefühlserregungen erzeugt werden.

2.2 Unabhängigkeit von Skalen des Wohlbefindens und Unbehagens – ein Artefakt?

Seit Herzberg, Mausner und Snydermann (1959) und Bradburn (1969) wird immer wieder gefragt, ob denn Wohlbefinden und Unbehagen wirklich als zwei unabhängige Dimensionen oder nicht doch besser als *eine* bipolare Dimension aufzufassen sind. Da viel Unklares und Widersprüchliches dazu geschrieben wurde, sei im folgenden etwas eingehender diskutiert, welchen Einfluß die Art der Datengewinnung und die Art der Datenanalyse auf die Korrelation zwischen den beiden Dimensionen hat.

Die Hypothese der Unabhängigkeit von Wohlbefinden und Unbehagen kann statistisch auf zweierlei Weise überprüft werden, und zwar interindividuell und intraindividuell. Im interindividuellen Vergleich kann man die beiden Skalen (positiver und negativer Erlebnisse) untereinander sowie mit Indikatoren auslösender Ereignisse und persönlicher Gefühlsdispositionen (z.B. Neurotizismus oder Extraversion) über die verschiedenen Personen korrelieren. Intraindividuell kann man das Auf und Ab des Befindens im Zeitverlauf zum Auftreten bestimmter Ereignisse in Beziehung setzen.

In der Terminologie von Cattell (1970, S. 153 f.) spricht man im ersten Fall von R-Technik, im zweiten von P-Technik. Eine Variante der intraindividuellen Analyse besteht darin, daß man zuerst die Meßwerte jeder Variablen über alle Beobachtungszeitpunkte einer Person standardisiert. Die Korrelationen zwischen den Variablen werden dann aber nicht pro Person, sondern über alle Beobachtungszeitpunkte aller Personen berechnet (Diener & Emmons, 1984), unter der nicht unproblematischen Annahme, die intraindividuell zu berechnenden Varianz-Kovarianz-Matrizen seien homogen. Die so bestimmten Korrelationen entsprechen ungefähr dem Mittel der intraindividuell berechneten Korrelationen. Bei den folgenden Überlegungen und Hinweisen auf empirische Befunde ist immer zu beachten, ob von intra- oder interindividuell ermittelten Korrelationen die Rede ist, da nicht nur die Erhebungs- sondern auch die Analysemethode einen wesentlichen Einfluß auf die Ergebnisse hat.

Die Auskünfte, die eine Person über ihr Befinden gibt, können sich auf die Gegenwart (aktuelles Befinden) oder auf einen vergangenen Zeitabschnitt (für diesen Zeitabschnitt erinnertes habituelles Befinden) beziehen. Die Möglichkeit, aus der Erinnerung wiedergeben zu lassen, wie jemand ein bestimmtes früheres Ereignis erlebt hat, bleibt hier außer Betracht, da sie in der Befindensforschung nur selten (z.B. Friedrich, 1982; Scherer, Summerfield & Wallbott, 1986) genutzt wird. Gegenwartsbezogene Daten können einer Zeitstichprobe oder einer vollständigen Registrierung aller Ereignisse einer bestimmten Art entstammen, z.B. aller erfreulichen und/oder aller unerfreulichen Ereignisse, gegebenenfalls mit differenzierter Beschreibung der Qualität der ausgelösten Gefühle (Brandstätter, 1977; Csikszentmihalyi, Larsen & Prescott, 1977; Hormuth, 1986). Wenn sich retrospektive Berichte auf Zeitabschnitte, nicht auf eine bestimmte Episode beziehen, kommt es darauf an, ob die Anweisung zur Erinnerung den Häufigkeits- oder den Intensitätsaspekt betont. Demnach sind vier Formen der Datengewinnung zu unterscheiden:

Beschreibung erinnerter Erlebnisse:
1.1 Wie intensiv habe ich heute (oder in der vergangenen Woche) Gefühle der Freude, der Angst, etc. erlebt?
1.2 Wie häufig habe ich heute Gefühle der Freude, der Angst etc. erlebt?

Beschreibungen gegenwärtiger Erlebnisse:
2.1 gemäß Anweisung zu notieren, wann immer ich gerade ein Gefühl bestimmter Art (z.B. Freude, Angst) erlebe
2.2 gemäß Anweisung in Zufallszeitpunkten zu notieren, wie ich mich gerade fühle.

Skalen positiver und negativer Affekte im Erhebungsmodus 1.1 lassen am ehesten ihre Unabhängigkeit erwarten; denn die Einstufungen des Befindens können als additive Effekte einer bipolaren Valenz- und einer unipolaren Erregbarkeitsdimension aufgefaßt werden (zur Dimensionalität der Befindlichkeit vgl. Abele-Brehm & Brehm, 1986). Wenn sich Menschen in der Gefühlserregbarkeit im Sinne von Klages (1948, S. 103 f.) unterscheiden (vgl. dazu auch Larsen, Diener & Emmons, 1986), so müßten intensive negative Gefühle häufig bei Menschen vorkommen, die auch intensive positive Gefühle erleben. Dies würde eine positive Korrelation zwischen der für einen bestimmten Zeitraum (Tag, Woche oder Monat) berichteten Intensität oder Häufigkeit positiver Gefühle und der Intensität oder Häufigkeit negativer Gefühle bedingen.

Denselben Effekt hätten individuelle Unterschiede im Kriterium, nach dem die Vpn entscheiden, ob ein Ereignis bedeutsam genug ist, daß sie darüber berichten. Bei gleicher Gefühlserregbarkeit könnten die einen nur dann ein Ereignis für erwähnenswert halten, wenn es starke Gefühle in ihnen auslöst; andere könnten auch solche Ereignisse berichten, von denen sie emotional nur mäßig betroffen sind. Daß sich das Antwortkriterium im Verlaufe einer längeren Beobachtungszeit verschieben kann (Abnahme der pro Zeiteinheit berichteten Anzahl von Ereignissen), geht aus den Berichten von Lewinsohn und Talkington (1979) und Kanner et al. (1981) hervor. Individuelle Unterschiede in den Antworttendenzen könnten im übrigen valenzspezifisch sein (Gotlieb & Meyer, 1986), was die Aufklärung der Prozesse auf den drei Ebenen (Vorgang, Eindruck, Aussage; vgl. Brandstätter, 1983 b, S. 120 f.) noch schwieriger macht.

Für negative Korrelationen der Häufigkeiten positiver und negativer Gefühle (Erhebungsmodell 1.2) spricht dagegen logischerweise die Tatsache, daß die Häufigkeiten von Wohlbefinden und Unbehagen, von stimmungsneutralen Zeiten abgesehen, komplementär sind. Dies gilt in verstärktem Maße für Angaben über die Zeitdauer oder Zeitanteile von Befindenszuständen. Skalen im Erhebungsmodus 1.2 müßten interindividuell perfekt negativ korrelieren, wenn folgende zwei Bedingungen erfüllt wären: 1. Es gibt keine gefühlsneutralen Augenblicke; 2. Jedes noch so schwache Gefühl, sei es negativ oder positiv, zählt. In diesem Fall muß selbstverständlich die Häufigkeit negativer Gefühlerlebnisse um so niedriger sein, je höher die Häufigkeit positiver Gefühlserlebnisse ist. Den gleichen Effekt hätte es, wenn es zwar gefühlsneutrale Augenblicke gäbe, ihre relative Häufigkeit aber für alle Personen gleich wäre. Da es aber, wie jedem aus eigener Erfahrung vertraut ist, sowohl gefühlsneutrale Perioden als auch individuelle Unterschiede in der Gefühlserregbarkeit und/oder im Berichtskriterium gibt, ist im Erhebungsmodus 1.2 nur eine mäßig negative Korrelation zwischen positiven und negativen Affektskalen zu erwarten. Es ist nun zu vermuten, daß retrospektive Tagesbilanzen von Gefühlen, wie sie in Befindensstudien gewöhnlich von den Vpn verlangt werden, eine Legierung aus Intensitäts- und Häufigkeitserinnerungen darstellen, wobei je nach Instruktion das relative Gewicht von Intensität und Häufigkeit (Dauer) variieren kann.

Gefühlserregbarkeit und Berichtskriterium entsprechen den beiden Merkmalen der Sensibilität und des Entscheidungskriteriums, auf die sich die Signalerkennungstheorie (vgl. Velden, 1982) bezieht. Individuelle Unterschiede in der generellen Gefühlserregbarkeit dürften sich vor allem auf die Korrelationen von Intensitätsskalen des Wohlbefindens und Unbehagens auswirken; Unterschiede im Berichtskriterium betreffen eher die Korrelationen von Skalen der Häufigkeit und Dauer.

Im Erhebungsmodus 1.1 und 1.2 wird die befragte Person aufgefordert, eine Gefühlsbilanz über die fragliche Zeitspanne zu ziehen. Der Forscher kann solche Angaben, z.B. oftmals wiederholte Tagesbilanzen des Befindens einer Person, weiter aggregieren, was in der Regel dazu führt, daß die Skalen positiven und negativen Befindens sowohl bei inter- als auch bei intraindividuell berechneten Korrelationen um so unabhängiger erscheinen, je umfassender die Aggregation ist.

Im Erhebungsmodus 2 hat man die Wahl, ohne Aggregierung die auf den jeweiligen Augenblick bezogenen Angaben zum Erleben positiver und negativer Gefühle (Stimmungen) intra- und interindividuell zu korrelieren, oder die Daten einer Person nachträglich über kleine oder größere Zeitspannen zu aggregieren.

Bei intraindividuellen Korrelationen über die vielfach wiederholten Berichtszeitpunkte sind die höchsten negativen Korrelationen zwischen positiven und negativen Befindenswerten zu erwarten, denn zu einem gegebenen Zeitpunkt schließen positive und negative Gefühle in der Regel einander aus. Bewußt erlebte und zugleich berichtete Ambivalenz von Gefühlen scheint eher selten zu sein.

Tabelle 1.
Schema der Datenmatrix für n Personen und m Zeitpunkte als Basis für inter- und intraindividuelle Korrelationsanalysen.

Zeitpunkt	1		2		3		....	m	
Personen									
1	X_{11}	Y_{11}	X_{12}	Y_{12}	X_{13}	Y_{13}	....	X_{1m}	Y_{1m}
2	X_{21}	Y_{21}	X_{22}	Y_{22}	X_{23}	Y_{23}	....	X_{2m}	Y_{2m}
3	X_{31}	Y_{31}	X_{32}	Y_{32}	X_{33}	Y_{33}	....	X_{3m}	Y_{3m}
:	:	:	:	:	:	:		:	:
:	:	:	:	:	:	:		:	:
:	:	:	:	:	:	:		:	:
n	X_{n1}	Y_{n1}	X_{n2}	Y_{n2}	X_{n3}	Y_{n3}	....	X_{nm}	Y_{nm}

Interindividuelle Korrelationen der nicht aggregierten Augenblicksdaten (z.B. eine Korrelation der beiden Variablen X_{i1} und Y_{i1}, die hier für positives und negatives Befinden einer Reihe von Personen ($i = 1, 2, 3, \ldots n$) zum Zeitpunkt $t = 1$ stehen; vgl. Tabelle 1), werden ähnlich negativ ausfallen wie die intraindividuellen Korrelationen von Augenblicksdaten. Mit zunehmendem Aggregationsniveau dürften jedoch Unterschiede zwischen intra- und interindividuellen Korrelationen (positiver und negativer Befindensskalen) sichtbar werden und zwar derart, daß sich die negaive Korrelation bei interindividueller Berechnung stärker abschwächt (bis hin zu einer möglicherweise sogar leicht positiven Korrelation) als bei intraindividueller Berechnung, da hier individuelle Unterschiede in der Gefühlserregbarkeit und im Berichtskriterium, die im interindividuellen Vergleich eine Reduzierung der negativen Korrelation bedingen, nicht wirksam werden.

Wie bereits angedeutet, ist die intraindividuelle Korrelation der auf den jeweiligen Augenblick bezogenen Angaben über positive und negative Gefühle auch von der Häufigkeit von Gefühlsambivalenz abhängig. Von Ambivalenz im Sinne von Freud, der sich seinerseits auf Bleuler beruft, spricht man, wenn ein Objekt, insbesondere eine Person, zugleich oder in rascher Folge positive und negative Gefühle auslöst (im Extremfall Liebe und Haß). (Vgl. Strotzka, 1982, S. 225 f.). Obwohl Gefühlsambivalenz nicht ausschließlich als neurotisches Symptom aufgefaßt werden kann, sondern auch in normaler Erfahrung nicht so selten anzutreffen sein dürfte, da viele Situationen eine Mischung aus erfreulichen und unerfreulichen Merkmalen enthalten, wird sie in den üblichen Erlebnisberichten der Befindensstudien kaum sichtbar. So finden sich z.B. bei den Versuchsteilnehmern der von Brandstätter und Mitarbeitern durchgeführten Untersuchungen (vgl. Brandstätter, 1990b) nur selten Vermischungen positiver gefühlsbeschreibender Adjektive mit negativen. Es scheint, als würde im Falle gleichzeitiger Wirksamkeit positiver und negativer Gefühlskomponenten nur die Resultante, das Überwiegen der einen oder anderen Komponente, deutlicher bewußt.

In diesem Zusammenhang wäre auch die Frage zu klären, ob ein Objekt, mit dem eine Person in der Vergangenheit teils angenehme, teils unangenehme Erfahrungen gemacht hat, als Folge einer emotionalen Konditionierung (Clore & Itkin, 1977) bei einer erneuten Begegnung ambivalente Gefühle auslöst oder aber positive, wenn die Erfahrungen überwiegend positiv waren, und negative im entgegengesetzten Fall.

Wie die emotionale Gesamtbewertung der jeweiligen Lage mit ihren teils förderlichen, teils hinderlichen Komponenten zustandekommt, ist bisher, so scheint es, weitgehend unerforscht. Einen Versuch in dieser Richtung unternahmen Becker et al. (1989), und Brandstätter und Ott (1978), indem sie die intraindividuellen Variationen des Befindens regressionsanalytisch auf die für den betreffenden Tag berichteten positiven und negativen Ereignisse bzw. Umstände zurückführten. Da aber die Verwendung von Skalen, seien sie unipolar oder bipolar, sehr leicht zu Artefakten der einen oder anderen Art führt, sind zur Entdekkung eventueller Ambivalenzen freie Beschreibungen der Stimmung besser geeignet, selbst wenn sie für statistische Analysen weniger handlich sind.

Auch wenn keinerlei Gefühlsambivalenz gegeben wäre und somit hohe negative Korrelationen nicht-aggregierter Angaben über aktuell erlebte positive und negative Gefühle zu erwarten wären, muß durch Verwendung unipolarer Skalen (z.B. gar nicht, ziemlich, sehr froh, ärgerlich, etc.) ein falscher Eindruck von Unabhängigkeit der positiven und negativen Befindensskalen entstehen. Zerlegt man nämlich eine symmetrische bipolare Verteilung mit deutlich herausragendem Modalwert im Indifferenzpunkt 0 (Tabelle 2 a) derart in zwei unipolare Verteilungen, daß auf der Positiv-Skala allen Werten der bipolaren Skala von 0 abwärts und auf der Negativ-Skala allen Werten von 0 aufwärts eine Null zugewiesen wird, so entsteht die in Tabelle 2 b dargestellte bivariate Verteilung. Die beiden Skalen erscheinen dann mit r = -.20 nahezu unabhängig. Der Artefaktcharakter dieser Korrelation ist hier offensichtlich.

Tabelle 2.
Zerlegung einer fiktiven bipolaren Verteilung in zwei unipolare.

a)	Bipolare Skala	-2	-1	0	1	2
	Positiv-Skala	0	0	0	1	2
	Negativ-Skala	2	1	0	0	0
	Häufigkeiten	1	3	9	3	1

b) Positiv-Skala

		0	1	2
Negativ-Skala	0	13	3	1
	1	3		
	2	1		

Bereits Meddis (1971) hat gezeigt, daß Faktorenanalysen von stimmungsbeschreibenden Adjektivskalen dann zu bipolaren Dimensionen führen, wenn das Antwortformat symmetrisch ist, d.h. wenn es gleich viele Stufen für Annahme wie für Zurückweisung der fraglichen Eigenschaft vorsieht (z.B.: ich fühle mich eindeutig entspannt, eher entspannt, eher angespannt, eindeutig angespannt). Ein unsymmetrisches Antwortformat (z.B.: ich fühle mich sehr glücklich, ziemlich glücklich, nicht glücklich; sehr traurig, ziemlich traurig, nicht traurig) begünstigt dagegen das Erscheinen von unabhängigen unipolaren Dimensionen (glücklich und traurig)[1]. Es ist erstaunlich, daß dieser Sachverhalt bisher von keinem der Autoren, die Belege für die Unabhängigkeit der Häufigkeit und/oder Intensität positiver und negativer Gefühlserfahrungen beigebracht zu haben glauben, berücksichtigt wurde.

2.3 Empirische Befunde

Der Frage, ob und unter welchen Bedingungen man positive und negative Gefühle gleichzeitig erleben könne, gingen Diener und Iran-Nejad (1986) nach. In vorausgehenden Untersuchungen hatten Diener und Emmons (1984) hohe negative intraindividuelle Korrelationen zwischen positiven und negativen Gefühlen gefunden, wenn sich die Gefühlsbeschreibungen auf den Augenblick bezogen. Hatten die Vpn summarisch über eine längere Zeitspanne (z.B. den vergangenen Tag oder die vergangene Woche) zu berichten, oder wurden Augenblicks- oder Tagesdaten pro Tag bzw. Woche aggregiert, erwiesen sich die beiden Dimensionen als eher unabhängig und zwar um so deutlicher, je größer die Berichts- oder Aggregationszeitspanne war (Diener & Emmons, 1984). Man beachte, daß die Vpn bei Diener und Emmons (1984) ihre Stimmung auf allen vorgegebenen Adjektivskalen, die sich auf eine Reihe

1 Becker (1988) hat zwar trotz Verwendung eines unsymmetrischen Antwortformats (überhaupt nicht, ein wenig, ziemlich, sehr) für Beurteilungen des momentanen Befindens einen bipolaren Valenzfaktor (gedrückte vs. gehobene Stimmung) sowie zwei unipolare Faktoren (Aktiviertheit und Gereiztheit) erhalten. Es fragt sich aber, ob nicht die Stufe „ein wenig" von vielen Vpn als „wenig" im Sinne einer schwächeren Negierung des Zutreffens der fraglichen Eigenschaft interpretiert wurde; die Skala wäre dann symmetrisch bipolar.

von positiven und negativen Gefühlen bezogen, zu beantworten hatten (0 = ganz und gar nicht . . . 6 = extrem stark). Das Erhebungsverfahren legte den Vpn also nahe, daß sie im selben Moment sowohl positive als auch negative Gefühle haben könnten.

Diener und Iran-Nejad (1986) ließen ihre 42 studentischen Vpn sechs Wochen lang immer dann, jedoch höchstens einmal täglich, ihre Stimmung auf vier positiven und fünf negativen Eigenschaftsskalen einstufen, wenn sie ein stärkeres Gefühl erlebten. Es ergab sich, über alle 1416 Beobachtungen gerechnet, eine Korrelation von -.67 zwischen positiven und negativen Skalenwerten. Da simultane gegenpolige Emotionen nur dann fehlten, wenn eine positive oder eine negative Emotion die Ausprägungsgrade 4 bis 6 aufwies, während bei niedrigen Ausprägungsgraden die Intensität der gegenpoligen Emotion weit über den ganzen Skalenbereich streute – dies kam auch in einer signifikanten Abweichung von einer linearen Regression zum Ausdruck –, schlossen die Autoren auf eine gewisse Unabhängigkeit der beiden Skalen (vgl. dazu auch Diener & Emmons, 1984, die ebenfalls hohe negative Korrelationen fanden, wenn sich die Vpn gemäß Anweisung auf die Registrierung stark emotional getönter Augenblicke beschränkten). Diener und Iran-Nejad (1986) übersahen aber den Artefaktcharakter ihres Ergebnisses. Hätten sie statt des Erhebungsmodus 2.1 den Modus 2.2 (Zufallszeitstichprobe) gewählt, wäre die Abweichung von der Linearität wegen der dann noch deutlicher ausgeprägten Dreiecksverteilung (kaum Fälle mit hohen Werten auf beiden Skalen, aber viele neutrale Zeitpunkte, in denen weder positive noch negative Gefühle in nennenswerter Intensität erlebt werden) noch stärker ausgefallen. Die Anweisung, nur Protokollzeiten auszuwählen, die deutlich emotional getönt sind, hat diesen Dreieckseffekt nur abgeschwächt, denn die Vpn sind nur teilweise der Anweisung zur Selektion markanter Augenblicke gefolgt, wie man der Tatsache entnehmen kann, daß 12 % der Beobachtungen auf beiden Skalen gleichzeitig Intensitäten von 0 bis 2 und 36 % von 0 bis 3 aufweisen.

So betrachtet verwundert es nicht, daß auch Zevon und Tellegen (1982), die 23 Studenten 90 Tage lang einmal täglich (zu mehr oder wenig zufällig wechselnden Zeiten) 20 Gefühle, repräsentiert durch je drei Adjektive, auf 5-Punkte-Skalen (1 = gar nicht/ganz wenig bis 5 = sehr stark) einstufen ließen, nicht nur in interindividuellen (R-Technik), sondern auch in intraindividuellen Analysen (P-Technik) zwei scheinbar unabhängige Faktoren für positive und negative Gefühle erhielten.

Eine gewisse Abhängigkeit der Korrelation der beiden Befindensdimensionen vom Antwortformat zeigt sich bei Warr, Barter & Brownbridge (1983). Der von Bradburn (1969) verwendete Antwortmodus (Anzahl der Ja-Antworten auf die Frage, ob man im Berichtszeitraum je das positive bzw. negative Gefühl x erlebte) führte zu einer Korrelation von r = .01; wenn dagegen nach den Zeitanteilen für die verschiedenen Gefühle gefragt wurde (little or none of the time; some of the time; a good part of the time; most of the time) ergab sich eine negative Korrelation von r = -.54.

Nach Auffassung dieser Autoren trägt zur Reduzierung negativer Korrelation auch bei, daß die Häufigkeiten positiver und negativer Ereignisse statistisch voneinander unabhängig sind. Sie beziehen sich dabei allerdings auf Ereignisse, die von den Vpn berichtet wurden. Solche Daten sind aber (nahezu) identisch mit den berichteten Häufigkeiten positiver und negativer Gefühle, da ja definitionsgemäß von einem positiven Ereignis dann gesprochen wird, wenn es ein positives Gefühl auslöst. Dementsprechend fanden Zautra und Reich (1983) auch eine positive Korrelation von r (147) = .50 zwischen der von den Vpn berichteten Häufigkeit und der Valenz (dem Ausmaß der Erfreulichkeit) positiver Ereignisse. Wenn die individuellen Unterschiede in der generellen Gefühlserregbarkeit, im ereignisprovozierenden Aktivitätsniveau oder im Grad erlebter Intensität, ab dem ein Gefühl oder ein Ereignis einer Person als berichtenswert erscheint, groß sind, kann es sogar, wie bei Zautra und Reich (1983), zu einer positiven Korrelation zwischen den Häufigkeiten der berichteten positiven und negativen Ereignisse kommen. Wenn es keine individuellen Unterschiede gäbe a) in der (objektiv bestimmten) Häufigkeit von Ereignissen pro Zeiteinheit, b) in der Gefühlerregbarkeit, c) im Berichtskriterium, dann müßten die Häufigkeiten positiver und negativer Ereignisse perfekt negativ korrelieren. Im übrigen können Unterschiede in der Ereignishäufigkeit umwelt- und personbedingt sein. Die Lebensumstände von Menschen sind mehr oder weniger abwechslungs- und ereignisreich; Menschen sind aber auch mehr oder weniger aktiv im Aufsuchen und Provozieren von Ereignissen (Zuckerman, 1979).

Die Korrelationen zwischen retrospektiven, auf den betreffenden Tag bezogenen Stimmungsbeurteilungen und den viermal täglich zwei Wochen lang telefonisch erhobenen Stimmungseinschätzungen untersuchten Hedges, Jandorf und Stone (1985) anhand einer verkürzten Form der Befindensskalen von Nowlis (1965). Die Vpn hatten anzugeben, ob sie sich am vergangenen Tag bzw. gerade jetzt eindeutig, ein wenig oder gar nicht: verspielt, begeistert, energiegeladen, freundlich, selbstbezogen, entspannt; traurig, konzentriert, ärgerlich, skeptisch, beengt fühlten. Die pro Person berechneten Korrelationen zwischen dem Tagesdurchschnitt der vier Augenblicksbeurteilungen (9:00, 13:00, 16:00, 19:00 Uhr) und der rückblickenden Tagesbeurteilung (22:00 Uhr) betrugen im Durchschnitt .74 für die negative und .58 für die positive Skala. Augenblicksbeurteilungen, die den Tageshöchstwert in positiver oder negativer Richtung darstellten, korrelierten höher als die übrigen Augenblicksbeurteilungen mit der globalen Tagesbeurteilung. Die Autoren ziehen daraus den nicht ganz überzeugenden Schluß, daß die am Ende eines Tages abgegebenen globalen Stimmungsbeurteilungen eine treffende Zusammenfassung der im Verlaufe des Tages erlebten Stimmungen darstellten. Bedauerlicherweise berichten sie nicht die Korrelationen der Lust- und Unlustskalen. Es ist zu vermuten, daß diese Korrelation bei den Augenblicksbeurteilungen wesentlich höher negativ ist als bei den retrospektiven Tagesbeurteilungen.

3. Korrespondenz von Ereignissen und Gefühlen

Die Korrespondenz von Ereignissen und Gefühlen, um die es in diesem Beitrag vor allem geht, wird deutlich sichtbar, wenn Menschen möglichst konkret schildern, in welcher Situation sie Freude, Stolz, Dankbarkeit oder aber Ärger, Angst, Ekel etc. empfunden haben (Averill, 1983; Davitz, 1969; Friedrich, 1982; Scherer et al., 1986; Shaver, Schwartz, Kirson & O'Conner, 1987). Dabei tritt ein allgemein gültiges, stammesgeschichtlich vorgeformtes Muster auslösender Bedingungen für die verschiedenen Emotionen in Erscheinung. Stets sind aber auch kultur-, schicht- und gruppenspezifische Vorstellungen (soziale Repräsentationen) wirksam, die besagen, welche Emotionen zu den verschiedenen Anlässen passen und welche unangemessen sind. Derartige vom sozialen Konsens getragene Vorstellungen beeinflussen nicht nur die Äußerung, sondern auch das Erleben von Gefühlen in dieser oder jener Situation (Averill, 1983; Hochschild, 1979; Sommers, 1984). Menschen deuten Ereignisse gemäß den in ihrer sozialen Umgebung geläufigen Interpretationsregeln, deren Grundmuster durch individuelle Erfahrungen und die daraus resultierenden Attributionstendenzen variiert werden (Forgas, 1981).

So reizvoll und wichtig eine differenziertere Analyse der Korrespondenz zwischen Ereignis- und Gefühlskategorien wäre (vgl. dazu Brandstätter, 1990 b) – dieser Beitrag abstrahiert seinem Thema gemäß von den verschiedenen Gefühlsqualitäten (z.B. Furcht, Ärger, Stolz, Dankbarkeit) und berücksichtigt nur den Valenzaspekt (Lust – Unlust; Wohlbefinden – Unbehagen). Es interessiert also nur, ob sich ein Mensch gerade gut oder schlecht fühlt und ob seine Befindensbilanz über eine mehr oder weniger genau abgegrenzte Zeitspanne in Abhängigkeit von den ihn betreffenden Alltagsereignissen positiv oder negativ ausfällt.

Wie sich ein Mensch gerade fühlt, ist immer eine Mischung aus ereignisbedingten und objektbezogenen Emotionen (Gefühlserregungen wie Freude oder Ärger über, Furcht vor, Hoffnung auf etwas) und Stimmungen, in denen er sich vor Auftreten des Ereignisses befand. Die schwierige Frage, auf welche psychologisch oder physiologisch beschreibbare Weise Stimmungen Gefühlserregungen beeinflussen und wie Gefühlserregungen in Stimmungen nachwirken, bleibt hier außer Betracht. Damit wird auch auf eine theoretische Begründung der für die folgenden

Erörterungen wichtigen Annahme verzichtet, daß die Tagesereignisse nicht nur (rasch abklingende) Gefühlserregungen auslösen, sondern auch nachwirkend die (beständigere) Stimmung beeinflussen, sei es, weil man sich auf das Ereignis wiederbesinnt, sei es, weil stimmungsrelevante neurophysiologische und endokrine Vorgänge, die mit den Gefühlserregungen verbunden waren, auch ohne bewußtes Erinnern Spuren hinterlassen (zur Psychobiologie der Emotionen vgl. Panksep, 1986).

3.1 Häufigkeiten positiver und negativer Ereignisse als Bedingung des aktuellen und habituellen Wohlbefindens

Den intraindividuellen Zusammenhang zwischen Wohlbefinden (erfaßt mit einer stimmungsbeschreibenden Adjektivliste) und der Anzahl der 30 Tage lang für den betreffenden Tag jeweils am Tagesende berichteten angenehmen Ereignisse oder Aktivitäten untersuchten Lewinsohn und Libet (1972) mit 30 Studenten, die aufgrund von Voruntersuchungen so ausgewählt worden waren, daß sie sich zu je einem Drittel aus depressiven, sonstwie neurotischen sowie unauffälligen Personen zusammensetzten, wobei das Geschlecht ausbalanciert war. Aus einer 320 Items umfassenden Liste erfreulicher Ereignisse waren für jede Person jene 160 Items ausgewählt worden, die in einem Vorversuch von ihr am positivsten beurteilt worden waren. Die mittleren intraindividuellen Korrelationen zwischen Befinden (operationalisiert als Anzahl der als zutreffend bezeichneten positiven Stimmungsadjektive) und Anzahl erfreulicher Tagesereignisse betrugen .44, .40 und .32 in den drei Gruppen von Vpn. Die Anzahl erfreulicher Ereignisse (Aktivitäten) korrelierte im Mittel kaum mit den Befindenswerten vor oder nach einem oder zwei Tagen. Die Autokorrelationen der Ereignisanzahl und Befindenswerte wurden leider nicht berichtet.

Lewinsohn und MacPhillamy (1974) bestätigten mit einer größeren und heterogeneren Stichprobe, aus einem regionalen Verzeichnis von Kraftwagenbesitzern gezogen, den von ihnen erwarteten Zusammenhang zwischen Depression (diagnostiziert mit Skalen des MMPI) und der Anzahl der für den vergangenen Monat in einer Liste von 320 erfreulichen Ereignissen als nicht zutreffend bezeichneten Items. Im übrigen nahm die mittlere Anzahl erfreulicher Ereignisse mit dem Alter (von 20 bis 70 Jahren) deutlich ab. Die ebenfalls beurteilte Valenz (Erfreulichkeit) der Ereignisse nahm jedoch nicht mit steigendem Alter, wohl aber mit zunehmender Depression ab. Grosscup und Lewinsohn (1980) erhielten für Personen, die klinisch als depressiv diagnostiziert worden waren, intraindividuell berechnete Korrelationen mittlerer Größe zwischen der für den Tag charakteristischen Stimmung und der Anzahl negativer bzw. positiver Ereignisse des betreffenden Tages.

Rehm (1978) verfolgte den von Lewinsohn und Libet (1972) eingeschlagenen Weg weiter, ließ aber die Tagesereignisse nicht in einer vorgegebenen Liste ankreuzen, sondern frei erinnern, und zwar nicht nur positive, sondern auch negative. Zwischen der jeweils am Abend 14 Tage lang beurteilten Stimmung (0 = die schlechteste, 10 = die beste der jemals erlebten Stimmungen) und der Anzahl der von der Person erinnerten erfreulichen und unerfreulichen Ereignisse des Tages ergaben sich für 30 Studenten mittlere intraindividuelle Korrelationen von .58 und -.45, und eine mittlere multiple Korrelation von .70. Die Tageshäufigkeiten erfreulicher und unerfreulicher Ereignisse korrelierten intraindividuell im Mittel nur mit -.22.

Interindividuell korrelierte bei Rehm (1978) die durchschnittliche Stimmung (vermutlich pro Person über die 14 Tage gemittelt) mit der durchschnittlichen Tageshäufigkeit erfreulicher bzw. unerfreulicher Ereignisse in Höhe von r (30) = .31 und r (30) = -.28. Die multiple Korrelation war .57. Die Häufigkeiten der berichteten positiven und negativen Ereignisse korrelierten interindividuell mit r = .46, ein Hinweis auf individuelle Unterschiede im Ereignisreichtum, in der Gefühlserregbarkeit oder in der Auffassung, wie bedeutsam ein Ereignis sein muß, daß es berichtenswert ercheint. In einer zweiten Studie mit 34 Studenten wurden diese Befunde im wesentlichen bestätigt. Eine Gewichtung der Ereignisse mit dem Ausmaß (0 bis 10) ihrer Erfreulichkeit (vermutlich wurden die gewichteten Werte pro Person summiert und nicht gemittelt) erhöhte die Korrelationen nur geringfügig. Eine Gewichtung der Ereignisse gemäß dem Anteil, den eigene Anstrengungen und Fähigkeiten (bzw. deren Mangel) an diesen Ereignissen hatten, erhöhte die Korrelation nicht. Die interindividuellen Korrelationen zwischen dem Tagesmittel positiver bzw. negativer Ereignisse und der durchschnittlichen Stimmung waren etwas niedriger (schwächer positiv bzw. negativ) als in der ersten Studie, vermutlich weil die Häufigkeiten positiver und negativer Ereignisse interindividuell höher korrelierten (r (34) = .71).

Bemerkenswert ist die geringe interindividuelle Korrelation der Anzahl positiver oder negativer Ereignisse mit der personspezifischen durchschnittlichen Stimmung im Vergleich zu den wesentlich höheren intraindividuellen Korrelationen. Diese Diskrepanz wird von Rehm (1978) nicht weiter diskutiert, ist aber m.E. ein deutlicher Hinweis darauf, daß hier individuelle Unterschiede in der Neigung, viele oder nur wenige Ereignisse für berichtenswert zu halten, vielleicht auch individuelle Unterschiede in der Disposition, starke oder eher schwache Gefühle zu erleben und demnach entweder mehr oder weniger gefühlsauslösende Ereignisse zu berichten, im Spiel sind.

Problematisch ist an den hier berichteten Studien, daß sie nicht den möglichen Einfluß der augenblicklichen Stimmung auf die Erinnerung erfreulicher oder unerfreulicher Ereignisse diskutieren (vgl. Abele in diesem Band; Bower, 1981).

Die Interpretation der Ergebnisse wird auch noch dadurch erschwert, daß die Autoren mit Ausnahme von Becker et al. (1989), die ausdrücklich nicht die für den betreffenden Tag insgesamt charakteristische Stimmung, sondern die Stimmung zum Zeitpunkt der Erhebung (am Abend) einstufen ließen, nicht berichten, mit welcher Zeitperspektive (gerade jetzt oder den Tag über) die Stimmung zu beurteilen war. So sprechen nur die Ergebnisse von Becker et al. (1989) eindeutig für eine Nachwirkung von Tagesereignissen auf das am Abend erhobene Befinden, wenn man einmal davon absieht, daß auch die Stimmung des Abends die Erinnerung an die Ereignisse des Tages beeinflußt haben könnte.

3.2 Alltagsereignisse und psychosomatische Beschwerden

Kanner et al. (1981) berichten von einem relativ engen Zusammenhang zwischen den durchschnittlich pro Monat registrierten widrigen Alltagsereignissen (gemittelt über neun Monate) und psychosomatischen Symptomen, diese erfaßt im zweiten ($r(100) = .60$) und zehnten ($r(100) = .49$) Monat der Längsschnittstudie. Daraus läßt sich aber nicht schließen, die Ereignisse hätten die Symptome verursacht, zumal die erste Korrelation höher ist als die zweite, so daß eine Pfadanalyse kaum zu einer Bestätigung der Annahme ereignisbedingter psychosomatischer Störungen führen würde.

Schwer zu interpretieren sind in dieser Studie auch die Korrelationen zwischen den Lebensereignissen (der vergangenen neun Monate) und den monatlich notierten Alltagsereignissen negativer und positiver Art. Sie betragen im Durchschnitt der neun Monate .02 und -.23 für die Männer, .36 und .21 für die Frauen. Wenn Kanner et al. (1981) des weiteren eine Korrelation von $r(52) = .53$ zwischen der Häufigkeit erfreulicher Ereignisse und der Häufigkeit psychosomatischer Symptome berichten, liegt der Verdacht doch nahe, hier seien individuelle Unterschiede der Gefühlserregbarkeit oder der Antwortkriterien am Werk. Es ist durchaus möglich, daß diese Effekte bei Frauen stärker sind als bei Mäännern. Zusätzlich zu den negativen Alltagsereignissen tragen die (negativen) Lebensereignisse kaum zur Varianz der Häufigkeit psychosomatischer Symptome bei. Alltagsereignisse, nach den Lebensereignissen in die Regressionsanalyse aufgenommen, erhöhen dagegen den Anteil der erklärten Varianz beträchtlich.

Nun ist es aber wahrscheinlich, daß der Bericht über gewichtigere Lebensereignisse, weil sie objektiver faßbar sind, weniger vom persönlichkeitsspezifischen Neurotizismus (bzw. von negativer Affektivität im Sinne von Watson, Clark & Tellegen, 1984) abhängt als die Angaben über alltägliche Ereignisse und die über psychosomatische Symptome. So kann man sich der Schlußfolgerung der Autoren, Alltagsereignisse hätten größeren Einfluß auf die Gesundheit als herausragende Lebensereignisse, nicht ohne weiteres anschließen. Heady et al. (1984) äußern im übrigen die Vermutung, daß auch der von ihnen gefundene Zusammenhang zwischen Wohlbefinden (Bradburn-Skala) und Anzahl positiver und negativer Lebensereignisse teilweise darauf zurückzuführen ist, daß beide Tendenzen, nämlich die Tendenz, positive bzw. negative Lebensereignisse zu berichten, und die Tendenz, Befindensskalen eher in positiver bzw. negativer Richtung zu beantworten, persönlichkeitsbedingt korreliert sind (vgl. dazu auch Schwenkmezger in diesem Band).

3.3 Emotionale Nachwirkungen von Ereignissen

Die Analyse der Gefühlsnachwirkungen von Ereignissen bedarf besonderer Maßnahmen, um sie sowohl von den Effekten der mit frühen Ereignissen korrelierenden späteren Ereignisse als auch von den interindividuell unterschiedlichen Dispositionen, sich gut oder schlecht zu fühlen, zu trennen. Neale, Hooley, Jandorf und Stone (1987) haben in ihrer 21 Tage umfassenden Analyse von mittleren Befindensverläufen nur die Daten von jenen Personen verwendet, die für den 11. Tag, jedoch nicht für die fünf vorausgehenden und fünf nachfolgenden Tage ein herausragendes Ereignis negativer Art berichtet hatten. Auf diese Weise sollte es besser gelingen, den Einfluß vorausgehender Stimmungen auf das spätere Ereignis und den Einfluß des kritischen Ereignisses auf das spätere Befinden zu erfassen. Zweckmäßiger dürften aber intraindividuelle Zeitreihenanalysen sein, deren personspezifische Ergebnisse dann aggregiert und gegebenenfalls verallgemeinert werden können, ein Weg, der von Becker et al. (1989) und Brandstätter, Frühwirt und Kirchler (1988) eingeschlagen wurde.

Vergangene Ereignisse wirken auf zweierlei Weise nach. Zum einen brauchen die von den Ereignissen ausgelösten Gefühle einige Zeit zum Abklingen. Die Grundstimmung eines Menschen könnte, abgesehen von konstitutionellen Bedingungen, wie sie z.B. in Kretschmers (1922) Studie zur Beziehung zwischen Körperbau und Charakter analysiert werden, auch eine Nachwirkung aller früheren Gefühlserlebnisse sein, die zwar meist rasch abklingen, aber doch kumulativ Spuren hinterlassen könnten. Zum anderen werden durch Erinnerungen an vergangene Ereignisse die damit verbundenen Gefühle wiederbelebt (vgl. Abele, 1990).

Wie Becker et al. (1989) berichten auch Rehm (1978) und Neale et al. (1987), daß sich in ihren Daten keine nennenswerte emotionale Nachwirkung von Ereignissen des Vortages finden ließ. Dies bestätigte sich nach Neale et al. (1987) sogar für schwerwiegendere und selten auftretende Ereignisse wie Erkrankung oder Verletzung eines Kindes, Tod eines Freundes, Nachbarn oder Bekannten, Streit mit dem Ehepartner, Probleme mit Arbeitskollegen. Auch die vermuteten Persönlichkeitseffekte auf die Nachwirkungszeit von Emotionen haben sich nicht bestätigt. Dagegen steht der Befund von Goplerud und Depue (1985, zit. nach Neale et al. 1987, S. 182), die für ihre dysthymischen Studenten im Durchschnitt 7,7 Tage, für zyclothyme 3,9 und normale 2,3 Tage „Erholungszeit" nach auffällig negativen Ereignissen berichten.

Die Annahme von Persönlichkeitsunterschieden nicht nur in der Erregbarkeit, sondern auch, davon vielleich unabhängig, in der Nachhaltigkeit von Gefühlen erscheint aber aufgrund der Alltagsefahrung und verschiedener persönlichkeitspsychologischer Studien (vgl. Caprara et al., 1985) sehr plausibel. In einer eigenen Zeitreihenuntersuchung (Brandstätter et al., 1988) fanden sich (nicht sehr deutliche) Hinweise darauf, daß das Befinden von emotional labilen Vpn von Tag zu Tag (über 40 Tage) stärker wechselt als das von emotional stabilen Vpn. Dies stimmt mit Befunden von Christie und Venable (1973) überein. Wenn Neale et al. (1987) bei dysthymischen Vpn keine längeren Nachwirkungen fanden, kann dies an der Wahl ihrer Persönlichkeitsdimension, nämlich der Neigung einer Person, sich unbehaglich zu fühlen (Dysphoria Scale), liegen. Diese Dimension ist ähnlich der von uns verwendeten Dimension „Emotionale Labilität" (Sekundärfaktor QII des 16 PF nach Schneewind et al., 1983), die einen häufigeren Stimmungswechsel zu begünstigen scheint.

Bezüglich der stimmungsabhängigen Erinnerung an vergangene Ereignisse berichtet Bower (1981), der seine Vpn täglich eine Woche lang emotionsgeladene Ereignisse aufschreiben ließ und sie dann posthypnotisch in positive und negative Stimmung versetzte, daß die positiv gestimmten Vpn prozentual (bezogen auf die Anzahl tatsächlich registrierter positiver bzw. negativer Ereignisse, wobei diese etwa ein Drittel, jene zwei Drittel der Tagebuchnotizen ausmachten) mehr positive, die negativ gestimmten Vpn prozentual mehr negative Ereignisse erinnerten. Die Intensität der mit den erinnerten Ereignissen verbundenen Gefühle erwies sich erinnerungsförderlich. In der Erinnerung wurde die Beurteilung der Valenz der Ereignisse der augenblicklichen (in der Hypnose suggerierten) Stimmung angenähert. Andere Experimente ergaben, daß jene Ereignisse besser erinnert wurden, deren emotionaler Gehalt mit der Stimmung zur Zeit des Ereignisses übereinstimmte (mood congruency effect).

Leventhal und Tomarken (1986) ziehen aus einem Vergleich der bis dahin vorliegenden Studien den Schluß, daß die Stimmung, in der sich Personen kurz vor dem Erinnern befinden, vor allem dann zur Erinnerung emotional ähnlich getönter Ereignisse führt, wenn es sich um schwierigere, nicht so leicht zugängliche Erinnerungen handelt. Außerdem scheint der Effekt (state dependency effect) bei positiver Stimmung stärker zu sein als bei negativer (vgl. auch Abele, 1990). Hier ist aber zu fragen, ob nicht dieser Unterschied auf bestimmte Persönlichkeitsstrukturen beschränkt ist. Allgemeinpsychologisch konzipierte Experimente, bei denen die Verteilung grundlegender Persönlichkeitsmerkmale wie

Neurotizismus und Extraversion gewöhnlich nicht erhoben wird, verleiten allzu leicht dazu, Durchschnittseffekte (gewonnen aus einer persönlichkeitspsychologisch heterogenen, aber nicht als solcher erkannten Stichprobe von Vpn) als allgemeine Effekte auszugeben. Diese Gefahr ist besonders groß, wenn Emotionen im Spiel sind (Brandstätter, 1987).

3.4 Erwartung von Ereignissen

Künftige Ereignisse werden von Menschen in der Vorstellung und Phantasie antizipiert und lösen Erwartungsgefühle (der Hoffnung und Furcht in den verschiedensten Schattierungen) aus. In unseren Befindensstudien beziehen die Vpn ihr augenblickliches Befinden in 14 % der Beobachtungen auf vergangene und in 10 % auf künftige (erwartete) Ereignisse.

Da anzunehmen ist, daß die Einschätzung der Wahrscheinlichkeit künftiger Ereignisse einigermaßen realistisch ist, müßte zeitlich vorausgehendes Befinden mit dem Auftreten späterer Ereignisse korrelieren. Neale et al. (1987) finden allerdings keinen Zusammenhang zwischen gegenwärtiger Stimmung und der Valenz späterer Ereignisse, möglicherwiese auch deswegen, weil das von ihnen verwendete statistische Prüfverfahren im Vergleich zu hier allein adäquaten Zeitreihenmodellen wenig effizient ist.

Sollte ein positiver Zusammenhang zwischen der gegenwärtigen Befürchtung und der Unerfreulichkeit der später tatsächlich eintretenden Ereignisse nachgewiesen werden, würde dies bedeuten, daß es der Person nicht gelungen ist, das Ereignis abzuwenden, sondern daß es sich tatsächlich, wie befürchtet, als unangenehm herausgestellt hat. So könnte z.B. die Furcht vor einem Prüfungsmißerfolg durch Kummer über den tatsächlichen Mißerfolg abgelöst werden, wenn die Furcht in realistischer Vermutung geringer Leistungsfähigkeit begründet war.

Da man aber in der Regel versucht, befürchteten Ereignissen auszuweichen und erhoffte Ereignisse herbeizuführen, sollte man eine höhere Übergangswahrscheinlichkeit zwischen Hoffnung (Vorfreude) und späterem positiv getöntem Ereignis als zwischen Furcht und späterem negativ getöntem Ereignis erwarten, auch wenn manche negativen Ereignisse unausweichlich und manche positiven Ereignisse unerwartet und ohne Zutun der betroffenen Person eintreten. Diese Hypothese wurde m.E. bisher nicht geprüft.

3.5 Einfluß von Tageszeit und Wochentag auf das Wohlbefinden

Wenn das subjektive Befinden von der Tageszeit abhängig zu sein scheint (Thayer, 1987; Watts, Cox & Robson, 1983), ist zunächst zu bedenken, daß mit den Tageszeiten auch Aufenthaltsorte (zu Hause – außer Haus), Tätigkeiten (Arbeit – Erholung) und Interaktionspartner (Familienmitglieder – Arbeitskollegen etc) wechseln. Des weiteren denkt man am Morgen eher an die bevorstehende Arbeit, am Nachmittag eher an den Feierabend, was bei vielen dazu führen wird, sich am Morgen schlechter zu fühlen als am späteren Nachmittag. Den Anteil der Tageszeit als solcher am Tagesverlauf der Stimmungen zu isolieren, ist entsprechend schwierig. Es ist also nicht ohne weiteres klar, was es bedeutet, wenn z.B. Taub und Berger (1974) und Brandstätter (1988) ein Stimmungstief am Morgen mit zunächst (bis gegen Mittag) stärker und dann (gegen Abend) abgeschwächter Verbesserung des Befindens berichten. Unerläßlich ist bei solchen Analysen auch die Unterscheidung von normalen Wochentagen und arbeitsfreien Tagen (an Wochenenden und im Urlaub).

Daß ein Einfluß der Tageszeit persönlichkeitsspezifisch wirksam ist, lassen Arbeiten zum Tagesrhythmus psychophysiologischer Aktivierung und der damit verbundenen Leistung vermuten (vgl. Eysenck & Eysenck, 1985, S. 285 f.; Watts et al., 1983). Es gibt Hinweise darauf, daß Personen mit hoher Impulsivität, einer Komponente der Extraversion, ihr Aktivierungs- und Leistungsoptimum am Abend, Personen mit geringer Impulsivität dagegen am Morgen haben. Die erste Gruppe entspricht nach Gray (1987, S. 351) der Kombination von Neurotizismus und Extraversion, die zweite ist durch die Kombination Stabilität und Introversion repräsentiert.

In gewisser Übereinstimmung damit zeigt Brandstätter (1988), daß das Befinden von introvertiert stabilen Vpn am Morgen annähernd gleich herabgestimmt ist wie das von extravertiert labilen Vpn. Am Nachmittag und Abend erweisen sich die extravertiert labilen Vpn dagegen deutlich als besser gestimmt als die introvertiert stabilen Personen. Es ist zwar nicht sicher auszuschließen, aber doch eher unwahrscheinlich, daß diese Effekte allein auf Unterschiede in den Ereignissen (Aktivitäten) zurückzuführen sind, etwa derart, daß extravertiert labile Personen erst am Abend, der vorwiegend auch die Freizeit ausmacht, in ihr „Element" kommen, d.h. ihre Bedürfnisse nach Abwechslung und Geselligkeit befriedigen können; denn dann müßte man die bereits ab Mittag deutlich bessere Stimmung als Vorfreude auf den Abend interpretieren.

In auffälligem Gegensatz zu Brandstätter (1988) stehen die Ergebnisse von Christie und Venables (1972), die ihre durchwegs männlichen Vpn am Morgen und Abend eines Montags und Freitags eine Adjektivliste nach Nowlis (1965) und den EPI (Eysenck Personality Inventory) ausfüllen ließen. Die Aktivierung war am Morgen generell höher als am Abend, mit größerem Unterschied bei extravertiert neurotischen Vpn als bei introvertiert stabilen Vpn. Anderseits hatten introvertiert labile Vpn die höchsten Aktivierungs- und niedrigsten Wohlbefindenswerte am Montag morgen, während die extravertiert stabilen Vpn die höchsten Aktivierungs- und die höchsten Wohlbefindenswerte am Freitag abend aufwiesen. Über die anderen Gruppen wird dazu nichts berichtet. Solche Unstimmigkeiten sind jedenfalls ein Hinweis darauf, daß Aktivierung und Wohlbefinden in einer umgekehrt u-förmigen Abhängigkeit stehen können, wobei es vom Zusammenspiel persönlichkeitsspezifischer Erregbarkeit und umweltbedingter Stimulierung abhängt, ob die aktuelle Aktivierung zu gering oder zu hoch (und damit unangenehm) oder gerade recht (und damit angenehm) ist. In dem Maße, als es biophysiologisch erklärbare oder erklärungsbedürftige Anteile der inter- und intraindividuellen Stimmungsvariationen gibt, wird dadurch vor allem der Einfluß objektiv bestimmter Ereignisse überlagert. So findet Thayer (1987) einen Zusammenhang zwischen den tageszeitlichen Schwankungen der Aktivierung (in ihren beiden Facetten von positiv erlebter Energie und negativ erlebter Gespanntheit) und der erlebten Belastung durch ein chronisches persönliches Problem. Bei einer differenzierteren Analyse der Alltagserfahrungen, der emotionalen Reaktionen auf Ereignisse, sind biophysiologisch bedingte Schwankungen des Befindens zu berücksichtigen. Es ist zu vermuten, daß physiologisch bedingte Veränderungen des Befindens von den Betroffenen in der Regel nicht durchschaut und irrtümlich auf leichter faßbare soziale Ereignisse zurückgeführt werden (vgl. dazu Schachter & Singer, 1962).

3.6 Persönlichkeitsspezifische Wirkungen von Ereignissen auf das Wohlbefinden

Die Lebenssituation eines Menschen, aufgefaßt als relativ beständiger Kontext oder Rahmen der fortlaufend wechselnden Alltagssituationen, besteht in einer bestimmten Konstellation von Strukturen der Person mit ihren Bedürfnissen und Fähigkeiten auf der einen Seite sowie Strukturen der Umwelt mit ihren Anreizen und Anforderungen auf der anderen Seite.

Sie ist zum Teil Schicksal, bedingt durch Zeit, Ort und gesellschaftliche Position der Geburt, durch die insgesamt unüberschaubaren und unberechenbaren Veränderungen der sozialen Systeme und der Vorgänge in der Natur; sie ist aber auch das Ergebnis eigener freier, d.h. nicht von inneren und äußeren Zwängen determinierter Entscheidungen (Csikszentmihalyi & Graef, 1980; Emmons & Diener, 1986 b; Emmons, Diener & Larsen, 1986).

Schicksal und eigene Wahl haben zur Folge, daß die Person- und Umweltbedingungen des Wohlbefindens recht unterschiedlich günstig sind. Es gibt ererbte und früh erworbene Unterschiede in der Sensibilität für die düsteren oder heiteren Seiten des Lebens, ererbte und früh erworbene Unterschiede in den Fähigkeiten, unter den gegebenen Lebensumständen sich selbst in der gewünschten Weise zu entwickeln und die persönlich wesentlichen Ziele zu erreichen. Zu klären, wieviel vom Wohlbefinden oder Unbehagen eines Individuums der Umwelt und wieviel der ererbten und erworbenen Persönlichkeitsstruktur zuzuschreiben ist, muß daher als kaum lösbare Aufgabe gelten, dies vor allem dann, wenn man die Lebensumstände eines Menschen nur erfährt, indem man ihn selbst berichten läßt, welche Ereignisse er als Ursachen für sein Wohlbefinden und Unbehagen erkennt und wie häufig diese Ereignisse in der überschaubaren Zeit eines Monats oder eines Jahres aufgetreten sind.

Lewinsohn und Talkington (1979) verwenden diesen Zugang in ihren Studien zur Depression. Ihre auf Repräsentativität bedachte Liste unerfreulicher Ereignisse (Unpleasant Event Schedule; UES) umfaßt Gesundheit, Leistung, Widrigkeiten des Alltagslebens, Liebe und Freundschaft, Rechtsprobleme, materielle und finanzielle Schwierigkeiten und Trennungen von vertrauten Menschen. In unserem Zusammenhang ist vor allem von Interesse, daß die für den vergangenen Monat retrospektiv angegebenen Häufigkeiten unerfreulicher Ereignisse zwischen zwei aufeinander folgenden Monaten mit $r(58) = .44$ korrelieren und daß die Monatssumme der täglich registrierten Ereignisse mit der für diesen Monat erinnerten Anzahl von (negativen) Ereignissen noch höher korreliert, und zwar mit $r(58) = .63$.

An diesem Beispiel läßt sich verdeutlichen, wie schwierig solche Daten zu interpretieren sind. Keinesfalls kann man sie ungeprüft als Beschreibungen tatsächlicher Vorgänge und Umstände akzeptieren, denn es ist nicht auszuschließen, daß jemand, der aus anderen Gründen schlecht gestimmt ist, Ereignisse als störend identifiziert, die für einen anderen oder für dieselbe Person in anderer Stimmung neutral oder sogar erfreulich wären. Daß Ereignisberichte bei aller Subjektivität Tatsachengehalt haben, zeigten allerdings Neale et al. (1987), indem sie nicht nur die Angaben von Männern, sondern auch die ihrer Ehefrauen über die den Mann betreffenden Ereignisse analysierten und eine befriedigende Übereinstimmung fanden.

Unbeantwortet und prinzipiell schwierig zu beantworten bleibt aber in beiden Untersuchungen die Frage, in welchem Maße die zeitliche Konstanz von monatlichen oder wöchentlichen Häufigkeiten von positiven oder negativen Ereignissen durch die Lebensumstände und in welchem Maße sie durch die Persönlichkeit bedingt ist, die Ereignisse und Umstände provoziert oder aufsucht. Berichte über erfreuliche oder unerfreuliche Ereignisse sind, sowohl hinsichtlich ihrer tatsächlichen Entstehung als auch hinsichtlich ihrer Wahrnehmung und Benennung durch die aktiv und passiv beteiligte Person, das Ergebnis einer schwer durchschaubaren Person-Umwelt-Wechselwirkung.

Wie Menschen aus (objektiv zu bestimmenden und bestimmbaren) „Vorgängen“ (subjektiv gedeutete) „Ereignisse“ machen, wie sie daraufhin zu allererst mit Gefühlen, dann mit Gedanken (z.B. Attributionen) und im weiteren Verlauf wiederum mit Gefühlen antworten (zur Aktualgenese von Emotionen vgl. Scherer, 1984), wird nur als Wechselwirkung zwischen Umstands- bzw. Vorgangsmerkmalen einerseits und Eigenschaften der Person andererseits verständlich (Bartlett, Gove, Miller & Simpkins, 1975). Mit Umstand ist die eher stabile Struktur des Hintergrunds (Kontexts) gemeint, von dem sich das Ablaufmuster des Vorgangs abhebt.

Nach Murrell und Norris (1983) liegt es an den Ressourcen einer Person, wie stark sie unter den negativen Ereignissen ihres Lebens zu leiden hat, wie sehr und wie nachhaltig sich diese Ereignisse auf ihre Gesundheit auswirken, ob sie gestärkt oder geschwächt aus den Bedrängnissen hervorgeht. Die Ressourcen bestimmen auch das Ausmaß der Freude und der persönlichen Entwicklung, die positive Ereignisse vermitteln können. Zu den Ressourcen zählen die Autoren so verschiedene Bedingungen wie den sozialen Rückhalt im Familien- und Freundeskreis, die Verfügbarkeit von sozialen Dienst- und Hilfeleistungen in der Wohngemeinde, den materiellen Wohlstand, die psychische und physische Gesundheit der Person, ihre durch Bildung entwickelten Fähigkeiten. Dieses aus der Streßforschung (Lazarus & Launier, 1981; vgl. auch Krohne, 1988) auf Analysen der Wirkung einschneidender Lebensereignisse übertragene Konzept ist auch für das Verständnis der Wirkung von (weniger gewichtigen) Alltagsereignissen von Belang.

Tabelle 3 zeigt die Beobachtungshäufigkeit *N*, Befindensquotienten *BQ* und den Prozentsatz der Freizeit, die allein verbracht wird („Freizeit allein"), differenziert nach Persönlichkeitsstruktur und Situation, für die Daten der 126 männlichen Vpn aus sechs verschiedenen Studien, die das Befindenstagebuch nach Brandstätter (1977) verwendeten.

Tabelle 3
Beobachtungshäufigkeit *N*, Befindensquotienten *BQ* und Prozentsatz der Freizeit, die allein verbracht wird, in Abhängigkeit von Persönlichkeitsstruktur und Situation.

Persönlichkeit	Freizeit		Arbeit		Freizeit allein
	N	*BQ*	*N*	*BQ*	
Labil introvertiert	2506	.65	1128	.55	26 %
Labil extravertiert	1851	.67	899	.44	19 %
Stabil introvertiert	1969	.72	1086	.55	26 %
Stabil extravertiert	2343	.79	1222	.63	23 %

Der Befindlichkeitsquotient (relative Häufigkeit des Wohlbefindens) ist bei den labilen Extravertierten, gemittelt über Freizeit und Arbeit, mit .59 am niedrigsten, bei den stabilen Extravertierten mit .74 am höchsten. Daß ein Zusammenhang zwischen Stimmung und Persönlichkeit besteht, haben schon Borgatta (1961) und Beiser (1974) nachgewiesen. Aus letzter Zeit sei auf Costa und McCrae (1980), O'Malley und Gilette (1984), Watson und Clark (1984) und auf das Kapitel von Schwenkmezger in diesem Buch verwiesen.

Besonders bemerkenswert ist an Tabelle 3 die Wechselwirkung zwischen Persönlichkeitsstruktur und Handlungsraum (behavior setting im Sinne von Barker, 1968; vgl. auch Kaminski, 1986), wie sie in der auffällig großen Diskrepanz zwischen dem Freizeit- und Arbeitsbefinden von labilen Exravertierten (.67 vs. .44) sichtbar wird. Es scheint, als könnten sich Menschen dieses Typs mit der arbeitsbedingten Einschränkung ihrer Freiheit am wenigsten abfinden, als vermißten sie darüber hinaus abwechslungsreiche Sozialkontakte. Sie sind es im übrigen auch, die nur 19 % der Freizeit allein verbringen; die entsprechenden Zeitanteile betragen bei den stabilen Extravertierten 23 %, bei den labilen und stabilen Introvertierten je 26 %. Daran kann man erkennen, daß Menschen nicht nur Zustände und Vorgänge der Umwelt je nach Wesensart unterschiedlich erleben, sondern daß sie aus eigenem Antrieb Umgebungen aufsuchen und Aktivitäten wählen, die ihrer Persönlichkeitsstruktur entsprechen. Nach Emmons und Diener (1986a) und Csikszentmihalyi und Graef (1980) werden im Durchschnitt 70 % der Situationen als frei gewählt berichtet. In unseren Studien variiert der Prozentsatz der beobachteten Situationen, in denen sich die Berichterstatter frei oder eher frei fühlen, zwischen 55 % (Rekruten) und 77 % (Hausfrauen). Das Mittel beträgt 68 %.

Dem Grad der aktiven Beteiligung der Person am Ereignis kommt eine besondere Bedeutung zu (Reich, McCall, Grossman, Zautra & Guarnaccia, 1988; Zautra & Reich, 1980). Auf der einen Seite können Ereignisse ganz ohne Zutun der Person auftreten (z.B. ein durch einen Unfall bewirkter Verkehrsstau auf einer sonst flüssig befahrbaren Straße oder der überraschende Besuch eines Freundes), auf der anderen Seite finden sich die Ereignisse, die von der Person bewußt angestrebt und aktiv herbeigeführt werden (z.B. Rast und Ausblick auf dem Gipfel eines Berges nach anstrengendem Aufstieg).

Auch wenn bei unerwarteten positiven Ereignissen Überraschungsmomente die Freude steigern können, haben Annehmlichkeiten, die man sich selbst verdankt, für viele einen besonderen Reiz, denn sie fördern zusätzlich das Selbstvertrauen. So ist auch die Tendenz vieler Menschen verständlich, positive Ereignisse sich insgeheim selbst zuzuschreiben, für negative Ereignisse dagegen die Umstände oder andere Personen verantwortlich zu machen. Dies ist eine durchaus wirksame Technik zur Steigerung des Wohlbefindens, vorausgesetzt man streitet sich nicht mit anderen über die Zuschreibung der Verdienste.

Zautra und Reich (1980) fanden eine positive (interindividuelle) Korrelation mit Skalen des Wohlbefindens nur für die berichtete Häufigkeit aktiv herbeigeführter Ereignisse, nicht jedoch für die ohne Zutun der

Person auftretenden positiven Ereignisse. Analoge Ergebnisse wurden von Becker (1986, S. 104 f.) ermittelt. Dies kann heißen, daß erstere tatsächlich mehr Einfluß auf die Wohlbefindensbilanz haben, etwa weil sie stärkere positive Gefühle auslösen. Es könnte aber auch bedeuten, daß selbstsichere, fröhliche Menschen positive Ereignisse eher sich selbst zuschreiben als Menschen, die unter Selbstzweifeln und Verstimmungen leiden.

Angestrebte Ereignisse unterscheiden sich von den „geschenkten" Annehmlichkeiten auch noch darin, daß ihre Wirkung bei Wiederholung nicht so leicht abstumpft (Zautra & Reich, 1980), da der Befriedigung in der Regel Entbehrung und Anstrengung vorausgehen. Dies trägt zur Stabilisierung des Anspruchsniveaus bei.

4. Zur Notwendigkeit des Wechsels von positivem und negativem Befinden

Aus meiner Kindheit erinnere ich mich an ein Findespiel. Ein Gegenstand wurde im Wohnzimmer versteckt, der von einem der Kinder entdeckt werden sollte. Näherte sich dieses dem Gegenstand, riefen die anderen „warm", entfernte es sich von ihm, hörte es „kalt". Das Ausmaß der Annäherung oder Entfernung konnte noch mit „heiß" oder „eiskalt" differenziert werden. Das entspricht genau der Funktion positiver und negativer Gefühle in der Annäherung an anziehende oder Entfernung von abstoßenden Objekten bzw. in der Entfernung von anziehenden oder Annäherung an abstoßende Objekte.

Wenn uns die stammesgeschichtliche Entwicklung nicht nur mit positiven Gefühlen als Hinweis auf Bekömmliches, sondern auch mit negativen Gefühlen als Gefahrensignalen ausgestattet hat, ist der Schluß (nahezu) zwingend, daß diese Polarität lebensförderlich ist.

So sehr wir uns reine Glückseligkeit wünschen mögen, verdanken wir doch unser Leben der Polarität von Wohlbefinden und Unbehagen, von Freud und Leid, ganz entsprechend den Gegensätzen unserer Lebensbedingungen, die Nützliches und Schädliches, Chancen und Risiken für uns bereithalten.

Folgt daraus aber, daß Freude und Leid derart wesentlich polar aufeinander bezogen sind, daß wir das eine nur im Kontrast zum anderen erleben können (Solomon, 1980)? Wissen wir die Annehmlichkeiten des Lebens um so mehr zu schätzen, je mehr Widrigkeiten wir in der Gegenwart antreffen oder aus der Vergangenheit erinnern? Gilt dann auch umgekehrt, daß ungünstige Situationen uns um so stärker irritieren, je häufiger wir uns in günstiger Lage befinden oder in der näheren Vergangenheit befanden? Nach Helsons (1964) Adaptations- oder Upshaws (1969)

Perspektivenmodell des Urteils (vgl. Stahlberg, 1987) wären solche Effekte zu erwarten.

Auch wenn viele Befunde der Sozialpsychologie für einen solchen Erklärungsansatz sprechen (vgl. Upmeyer, 1981), müssen doch Bedingungen bedacht werden, die eine Adaptation einschränken können. Wie es im Bereich der Sinneswahrnehmung viele voneinander unabhängige Dimensionen gibt, auf denen eine Adaptation stattfinden kann, dürfte es auch gefühlsauslösende Ereignisklassen geben, für die voneinander unabhängige Adaptationsvorgänge gelten. Solche Ereignisklassen lassen sich am sinnvollsten gemäß den davon betroffenen Motiven (Leistung, Anschluß, Macht etc.) bilden. Es ist zu vermuten, daß es in dem Maße verschiedene Adaptationsniveaus und entsprechend verschiedene Kontrasteffekte für eine bestimmte Person in diesen verschiedenen Motivbereichen gibt, als die bereichsspezifischen Ereignisse positiver oder negativer Art in der (näheren) Vergangenheit unterschiedlich häufig und mit unterschiedlicher emotionaler Anregungsintentität aufgetreten sind. Wer längere Zeit freundliche Zuwendung entbehrt hat oder öfter Zurückweisung erfahren hat, wird von einer freundlichen Geste besonders berührt sein; die Häufigkeit vorausgegangenen körperlichen Behagens oder Unbehagens (gutes Essen, widriges Wetter) wird dagegen in diesem Zusammenhang weniger Bedeutung haben.

Es ist allerdings nicht von vornherein auszuschließen, daß es neben den speziellen Motiv-Ereignis-Gefühls-Bereichen eine allgemeine Dimension des Wohlbefindens gibt, zu der die Bereichserfahrungen beitragen und auf der sich auch ein generelles Adaptationsniveau bilden kann. Dem entspräche ein allgemeines Streben nach Glück und Wegstreben von Unglück, das sich in alternativen Formen vollziehen kann.

Eine weitere Einschränkung der Gültigkeit des Adaptationsmodells dürfte aus einer Assimilationstendenz folgen, die mit der Grundstimmung eines Menschen gegeben ist und die ihrerseits zumindest teilweise als Nachwirkung früherer erfreulicher und unerfreulicher Erfahrungen aufgefaßt werden kann. Gute Stimmung läßt positive Ereignisse in hellerem Licht, negative Ereignisse weniger düster erscheinen als schlechte Stimmung (vgl. Abele in diesem Band). Wenn ein Mensch viele erfreuliche Erfahrungen gemacht hat und wenn er viele dieser Erfahrungen persönlichen Vorzügen zuschreiben kann, wird sein Selbstvertrauen gestärkt. Dies macht ihn weniger anfällig gegen Mutlosigkeit angesichts widriger Ereignisse und Umstände. Hier sei auf Zautra und Reich (1983) verwiesen, die zwar für die Erklärung des Wohlbefindens und Unbehagens zwei relativ unabhängige Faktoren annehmen, aber sich darüber Gedanken machen, unter welchen Bedingungen negative Ereignisse das Wohlbefinden, positive Ereignisse das Unbehagen sowohl mindern als auch steigern können.

Aus diesen Überlegungen wird deutlich, wie wenig geklärt bisher die Bedingungen sind, unter denen Kontrast- oder Assimilationseffekte in der emotionalen Bewertung von Ereignissen auftreten. Daß eine umfassendere Erforschung dieser Bedingungen von großer Bedeutung für die Prognose der Wirkung von Formen der Erziehung (Entbehrung vs. Verwöhnung) oder der Wirtschaftspolitik (hinsichtlich Einkommensverteilung und Wirtschaftwachstum) wäre, dürfte unmittelbar einleuchten.

Literatur

Abele, A. (1990). Die Erinnerung an positive und negative Lebensereignisse. Untersuchungen zur stimmungsinduzierenden Wirkung und zur Gestaltung der Texte. *Zeitschrift für experimentelle und angewandte Psychologie, 37,* 181-207.

Abele-Brehm, A. & Brehm, W. (1986). Zur Konzeptualisierung und Messung von Befindlichkeit. *Diagnostica, 32,* 209-228.

Argyle, M. & Furnham, A. (1983). Sources of satisfaction and conflict in long-term relationships. *Journal of Marriage and the Family, 45,* 481-493.

Auinger, F. (1987). *Subjektives Wohlbefinden als Klimabarometer in Organisationen. Eine Studie mit dem Zeitstichprobentagebuch.* Diplomarbeit, Universität Linz.

Averill, J.R. (1983). Studies on anger and aggression. Implications for theories of emotion. *American Psychologist, 38,* 1145-1173.

Barker, R.G. (1968). *Ecological Psychology: Concepts and methods for studying the environment of human behavior.* Stanford, CA: Stanford University Press.

Bartlett, D.P., Gove, W., Miller, F.T. & Simpkins, C.G. (1975). The effects of environmental inputs on the mood of the individual: A schematic representation. *Journal of Community Psychology, 3,* 239-245.

Becker, P. (1986). Erste Überprüfung der Theorie der seelischen Gesundheit. In P. Becker & B. Minsel (Hrsg.) *Psychologie der seelischen Gesundheit. Bd. 2* (S. 91-119). Göttingen: Hogrefe.

Becker, P. (1988). Skalen für Verlaufsstudien der emotionalen Befindlichkeit. *Zeitschrift für experimentelle und angewandte Psychologie, 35,* 345-369.

Becker, P., Krieger, W., Kamm, U. & Schoerer, S. (1989). Alltagskorrelate und -verläufe der emotionalen Befindlichkeit: Literaturüberblick sowie zeitreihenanalytische Studien an fünf Paaren über 100 Zeitpunkte. *Trierer Psychologische Berichte, 16,* Heft 3.

Beiser, M. (1974). Components and correlates of mental well-being. *Journal of Health and Social Behavior, 15,* 320-327.

Bischof, N. (1989). Emotionale Verwirrungen oder: Von den Schwierigkeiten im Umgang mit der Biologie. *Psychologische Rundschau, 40,* 188-205.

Bolger, N., Delongis, A., Kessler, R.C. & Schilling, E.A. (1989). Effects of daily stress on negative mood. *Journal of Personality and Social Psychology, 57,* 808-818.

Borgatta, E.F. (1961). Mood, personality, and interaction. *The Journal of Gerneral Psychology, 64,* 105-137.

Bower, G.H. (1981). Mood and memory. *American Psychologist, 36,* 129-148.

Bradburn, N.M. (1969). *The structure of psychological well-being.* Chicago: Aldine.

Brandstätter, H. (1977). Wohlbefinden und Unbehagen. Entwurf eines Verfahrens zur Messung situationsabhängiger Stimmungen. In W.H. Tack (Hrsg.) *Bericht über den 30. Kongreß der DGPs in Regensburg 1976. Bd. 2* (S. 60-62). Göttingen: Hogrefe.

Brandstätter, H. (1981). Time sampling of subjective well-being. In H. Hartmann, W. Molt & P. Stringer (Eds.). *Advances in Economic Psychology* (pp. 63-76). Heidelberg: Meyn.

Brandstätter, H. (1983 a). Emotional responses to other persons in everyday life situations. *Journal of Personality and Social Psychology, 45,* 871-883.

Brandstätter, H. (1983 b). *Sozialpsychologie.* Stuttgart: Kohlhammer.

Brandstätter, H. (1987). Towards differential social psychology: Individual differences in responding to an aggressive discussant. In G.R. Semin & B. Krahé (Eds.). *Issues in contemporary German Social Psychology* (pp. 55-73). London: Sage.

Brandstätter, H. (1988). Persönlichkeitsunterschiede in Gefühlen und Stimmungen während der Arbeit und Freizeit. *Vortrag 36. Kongreß der DGfPs in Berlin 1988.*

Brandstätter, H. (1990 a). Emotionen im Sozialverhalten. In K.R. Scherer (Hrsg.). Psychologie der Emotion. *Enzyklopädie der Psychologie. Bd. C IV 3* (S. 423-485). Göttingen: Hogrefe.

Brandstätter, H. (1990 b). Emotions in everyday life situations. In F. Strack, M. Argyle & N. Schwarz (Eds.). *The Social Psychology of Well-Being.* London: Pergamon.

Brandstätter, H., Frühwirth, M. & Kirchler, E. (1988). Effects of weather and air pollution on mood: An individual difference approach. In D. Canter, J.C. Jesuino, L. Soczka & G.M. Stephenson (Eds.). *Environmental Social Psychology* (pp. 149-159). Dordrecht: Kluwer.

Brandstätter, H. & Ott, H. (1978). *Zeitstichproben des Befindens von Studenten und Hochschullehrern.* Unveröffentlichtes Manuskript, Universität Linz.

Brandstätter, H. & Wagner, W. (1989). Forschungsbericht *„Alltagserfahrungen berufstätiger Ehepaare".* Unveröffentlichtes Manuskript, Universität Linz.

Caprara, G.V., Borgogni, L., Cinanni, V., di Giandomenico, F. & Passerini, S. (1985). Indicatori della condotta aggressiva [Indikatoren aggresiven Verhaltens]. *Giornale Italiano di Psichologia, 12,* 515-539.

Cattell, R.B. (1970).*The scientific analysis of personality.* Harmondsworth: Penguin Books.

Christie, M.J. & Venables, P.H. (1973). Mood changes in relation to age, EPI scores, time and day. *British Journal of Social and Clinical Psychology, 12,* 61-72.

Clark, L.A. & Watson, P. (1988). Mood and the mundane: Relations between daily life events and self-reported mood. *Journal of Personality and Social Psychology, 54,* 296-308.

Clore, G.L. & Itkin, S.M. (1977). Verstärkungsmodelle der zwischenmenschlichen Anziehung. In G. Mikula & W. Stroebe (Hrsg.). *Sympathie, Freundschaft und Ehe* (S. 41-76). Bern: Huber.

Costa, P.T.Jr. & McCrae, R.R. (1980). Influence of extraversion and neuroticism on subjective well-being: Happy and unhappy people. *Journal of Personality and Social Psychology, 38,* 668-678.

Csikszentmihalyi, M. & Graef, R. (1980). The experience of freedom in everyday life. *American Journal of Community Psycholoy, 8,* 401-414.

Csikszentmihalyi, M., Larsen, R. & Prescott, S. (1977). The ecology of adolescent activity and experience. *Journal of Youth and Adolescence, 6,* 281-294.

Davitz, J.R. (1969). *The language of emotion.* London: Academic Press.

Diener, E. (1984). Subjective well-being. *Psychological Bulletin, 95*, 542-575.

Diener, E. & Emmons, R.A. (1984). The independence of positive and negative affect. *Journal of Personality and Social Psychology, 47,* 1105-1117.

Diener, E. & Iran-Nejad, A. (1986). The relationship in experience between various types of affect. *Journal of Personality and Social Psychology, 50,* 1031-1038.

Emmons, R.A. & Diener, E. (1986 a). A goal-affect analysis of everyday situational choices. *Journal of Research in Personality, 20,* 309-326.

Emmons, R.A. & Diener, E. (1986 b). Situation selection as a moderator of response consistency and stability. *Journal of Personality and Social Psychology, 51,* 1013-1019.

Emmons, R.A., Diener, E. & Larsen, R.J. (1986). Choice and avoidance of everyday situations and affect congruence: Two models of reciprocal interactionism. *Journal of Personality and Social Psychology, 51,* 815-826.

Ertel, S., Oldenburg, E., Vormfelde-Siry, U. & Vormfelde, D. (1971). Klassische Konditionierung konotativer Bedeutungen. *Zeitschrift für Psychologie, 179,* 226-246.

Esses, V.M. (1989). Moods as a moderator of acceptance of interpersonal feedback. *Journal of Personality and Social Psychology, 57,* 769-781.

Eysenck, H.J. & Eysenck, M.W. (1985). *Personality and Individual Differences.* New York: Plenum Press.

Floß, F. (1982). *Soziale Ungleichheit im Alter. Hilfsbedürftigkeit, Ausgeliefertsein.* Dissertation, Universität Linz.

Forgas, J.P. (1981). Affective and emotional influences on episode representations. In J.P. Forgas (Ed.). *Social Cognition* (pp. 165-180). London: Academic Press.

Friedrich, B. (1982). *Emotionen im Alltag. Versuch einer deskriptiven und funktionalen Analyse.* München: Minerva.

Goplerud, E. & Depue, R.A. (1985). Behavioral response to naturally occuring stress in cyclothymia and dysthymia. *Journal of Abnormal Psychology, 94,* 128-139.

Gotlieb, I.A. & Meyer, J.P. (1986). Factor analysis of the multiple affect adjective checklist: A separation of positive and negative affect. *Journal of Personality and Social Psychology, 50,* 1161-1165.

Graham, J.A., Argyle, M. & Furnham, A. (1980). The goal structure of situations. *European Journal of Social Psychology, 10,* 345-366.

Gray, J.A. (1987). *The psychology of fear and stress.* 2nd ed., Cambridge: Cambridge University Press.

Grosscup, S.J. & Lewinsohn, D.M. (1980). Unpleasant and pleasant events, and mood. *Journal of Clinical Psychology, 36,* 252-259.

Heady, B., Holmström, E. & Wearing, A. (1984). The impact of life events and changes in domain satisfactions on well-being. *Social Indicators Research, 15,* 203-227.

Heckhausen, H. (1989). *Motivation und Handeln.* 2. Aufl., Berlin: Springer.
Hedges, S.M., Jandorf, L. & Stone, A.A. (1985). Meaning of daily mood assessments. *Journal of Personality and Social Psychology, 48,* 428-434.
Helson, H. (1964). *Adaptation-level theory. An experimental and systematic approach to behavior.* New York: Harper & Row.
Herzberg, F., Mausner, B.M. & Snyderman, B.B. (1959). *The motivation to work.* New York: Wiley.
Hochschild, A.R. (1979). Emotionwork, feeling rules, and social structure. *American Journal of Sociology, 85,* 551-575.
Hormuth, S.E. (1986). The sampling of experiences in situ. *Journal of Personality, 54,* 262-293.

Kaminski, G. (Hrsg.). (1986). *Ordnung und Variabilität im Alltagsgeschehen.* Göttingen: Hogrefe.
Kanner, A.D., Coyne, J.C., Schaefer, D. & Lazarus, R.S. (1981). Comparison of two modes of stress measurement: Daily hassles and uplifts versus major life events. *Journal of Behavioral Medicine, 4,* 1-39.
Kette, G. (1989). Erlebnispsychologische Analyse der Freiheitsstrafe – Befinden von Insassen eines Hochsicherheitsgefängnisses. *Vortrag zum 15. Kongreß für Angewandte Psychologie, München.*
Kirchler, E. (1984). Befinden von Wehrpflichtigen in Abhängigkeit von personellen und situativen Gegebenheiten. Psychologie und Praxis. *Zeitschrift für Arbeits- und Organisationspsychologie, 28,* 16-25.
Kirchler, E. (1985). Job loss and mood. *Journal of Economic Psychology, 6,* 9-25.
Klages, L. (1948). *Die Grundlagen der Charakterkunde.* 9. Aufl., Zürich: Hirzel.
Kretschmer, E. (1922). *Körperbau und Charakter. Untersuchungen zum Konstitutionsproblem und zur Lehre von den Temperamenten. 3. Aufl.,* Berlin: Springer.
Krohne, H.W. (1988). Coping research: Current theoretical and methodological developments. *The German Journal of Psychology, 12,* 1-30.

Larsen, R.L., Diener, E. & Emmons, R.A. (1986). Affect intensity and reactions to daily life events. *Journal of Personality and Social Psychology, 51,* 803-814.
Lazarus, R. & Launier, R. (1981). Streßbezogene Transaktion zwischen Umwelt und Person. In J.R. Nitsch (Hrsg.). *Streß* (S. 213-259). Berlin: Huber. (Engl. Original: Stress related transactions between person and environment. In L. Pervin & M. Lewis (Eds.). (1978). *Perspectives in interactional psychology* (pp. 287-328). New York: Plenum Press).
Leventhal, H. & Tomarken, A. (1986). Emotion: Today's problems. *Annual Review of Psychology, 37,* 565-610.
Lewinsohn, P.M. & Libet, J. (1972). Pleasant events, activity schedules, and depression. *Journal of Abnormal Psychology, 79,* 291-295.
Lewinsohn, P.M. & McPhillamy (1974). The relationship between age and engagement in pleasant activities. *Journal of Gerontology, 29,* 29-294.
Lewinsohn, P.M. & Talkington, J. (1979). Studies on the measurement of unpleasant events and relations with depression. *Applied Psychological Measurement, 3,* 83-101.

Magnusson, D. (1971). An analysis of situational dimensions. *Perceptual and Motor Skills, 32,* 851-867.
Mead, G.H. (1934). *Mind, self and society.* Chicago: University Press.

Meddis, R. (1971). Bipolar factors in mood adjective checklists. *British Journal of Social and Clinical Psychology, 11,* 178-184.
Mehrabian, A. & Russell, J.A. (1974). *An approach to environmental psychology.* Cambridge, MA: MIT Press.
Murrell, S.A. & Norris, F.H. (1983). Resources, life events and changes in psychological states: A prospective framework. *American Journal of Community Psychology, 11,* 473-491.

Neale, J.M., Hooley, J.M., Jandorf, L. & Stone, A.A. (1987). Daily life events and mood. In C.R. Snyder & C.E. Fords (Eds.). *Coping with negative life events.* (pp. 161-189). New York: Plenum.
Nowlis, V. (1965). Research with the Mood Adjective Checklist. In S.S. Tomkins & C.E. Izard (Eds.). *Affect, cognition and personality* (pp. 352-389). New York: Springer.

O'Malley, M.N. & Gilette, C.S. (1984) Exploring the relations between traits and emotions. *Journal of Personality, 52,* 274-284.

Panksepp, J. (1986). The anatomy of emotions. In R. Plutchik & H. Kellerman (Eds.). *Emotion, Theory, Research, and Experience, Vol. 3. Biological Foundations of Emotion* (pp. 91-124). New York: Academic Press.
Pervin, L.A. (1976). A free-response description approach to the analysis of person-situation interaction. *Journal of Personality and Social Psychology, 34,* 465-474.
Pervin, L.A. (1983). The stasis and flow of behavior: Toward a theory of goals. In M.M. Page (Ed.). *Personality: Current theory and research* (pp. 1-53). Lincoln: University of Nebraska Press.
Phillips, D.L. (1967). Social participation and happiness. *American Journal of Sociology, 72,* 479-488.

Rehm, L.P. (1978). Mood, pleasant events, and unpleasant events: Two pilot studies. *Journal of Consulting and Clinical Psychology, 46,* 854-859.
Reich, J.W., McCall, M.A., Grossman, R.M., Zautra, A.J. & Guarnaccia, C.A. (1988). Demands, desires, and well-being: An assessment of events, responses, and outcomes. *Journal of Community Psychology, 16,* 392-402.

Schachter, S. & Singer, J. (1962). Cognitive, social, and physiological determinants of emotional state. *Psychological Review, 69,* 379-399. (Deutsch: Kognitive, soziale und physiologische Determinanten emotionaler Zustände. In W. Stroebe (Hrsg.). (1978) *Sozialpsychologie I* (S. 114-156). Darmstadt: Wissenschaftliche Buchgesellschaft, 1978).
Scherer, K.R. (1984). On the nature and function of emotion: a component process approach. In K.R. Scherer & P. Ekman (Eds.). *Approaches to Emotion* (pp. 293-317). Hillsdale: Erlbaum.
Scherer, K.R., Summerfield, A.B. & Wallbott, H.G. (1986). *Experiencing emotions.* Cambridge: Cambridge University Press.
Schneewind, K.A., Schröder, G. & Cattell, R.B. (1983). *Der 16-Persönlichkeits-Faktoren-Test-16 PF.* Bern: Huber.
Shaver, P., Schwartz, J., Kirson, d. & O'Conner, C. (1987). Emotion knowledge: Further exploration of a prototype approach. *Journal of Personality and Social Psychology, 52,* 1061-1086.

Sommers, S. (1984). Reported emotions and conventions of emotionality among college students. *Journal of Personality and Social Psychology, 46,* 207-215.
Solomon, R.L. (1980). The opponent-process theory of acquired motivation. The costs of pleasure and the benefits of pain. *American Psychologist, 35,* 691-712.
Staats, A.W. (1968). *Learning, language and cognition.* New York: Holt, Rinehart & Winston.
Stahlberg, D. (1987). Assimilation und Kontrast. In D. Frey & S. Greif (Hrsg.). *Sozialpsychologie. Ein Handbuch in Schlüsselbegriffen. 2. Aufl.* (S. 111-121). München: Psychologie Verlags Union.
Stone, A.A. & Neale, J.M. (1982). Development of a methodology for assessing daily experiences. In A. Baum & J. Singer (Eds.). *Environment and health. Vol. IV.* (pp. 49-83). New York: Erlbaum.
Strotzka, H. (1982). *Psychotherapie und Tiefenpsychologie.* 2. Aufl., Wien: Springer.

Taub, J.M. & Berger, R.J. (1974). Diurnal variations in mood as asserted by self-report and verbal content analysis. *Journal of Psychiatric Research, 10,* 83-88.
Thayer, R.E. (1987). Problem perception, optimism, and related states as a function of time of day (diurnal rhythm) and moderate exercise: Two arousal systems in interaction. *Motivation and Emotion, 11,* 19-36.
Tulving, E. (1986). What kind of hypothesis is the distinction between episodic and semantic memory? *Journal of Experimental Psychology: Human Learning and Memory, 8,* 336-342.

Upmeyer, A. (1981). Perceptual and judgmental processes in social contexts. In L. Berkowitz (Ed.). *Advances in Experimental Social Psychology, Vol. 4,* (pp. 257-308). New York: Academic Press.
Upshaw, H.S. (1969). The personal reference scale: An approach to social judgment. In L. Berkowitz (Ed.). *Advances in Experimental Social Psychology, Vol. 4,* (pp. 315-371). New York: Academic Press.

Velden, M. (1982). *Die Signalentdeckungstheorie in der Psychologie.* Stuttgart: Kohlhammer.
Veenhoven, R. (1984). *Conditions of happiness.* Dordrecht: Reidel.

Wagner, B.M., Compas, B.E. & Howell, D.C. (1988). Daily and major life events: A test of an integrative model of psychosocial stress. *Community Psychology, 16,* 189-205.
Warr, P., Barter, J. & Brownbridge, G. (1983). On the independence of positive and negative affect. *Journal of Personality and Social Psychology, 44,* 644-651.
Watson, D., Clark, L.A. & Tellegen, A. (1984). Cross-cultural convergence in the structure of mood: A Japanese replication and a comparison with U.S. findings. *Journal of Personality and Social Psychology, 47,* 127-144.
Watts, C., Cox, T. & Robson, J. (1983). Morningness-eveningness and diurnal variations in self-reported mood. *The Journal of Psychology, 113,* 251-256.

Zautra, A.J. & Reich, J.W. (1980). Positive life events and reports of well-being: Some useful distinctions. *American Journal of Community Psychology, 8,* 657-670.

Zautra, A.J. & Reich, J.W. (1983). Life events and perceptions of life quality: Developments in a two-factor approach. *Journal of Community Psychology, 11,* 121-132.
Zevon, M.A. & Tellegen, A. (1982). The structure of mood change: An idiographic/nomothetic analysis. *Journal of Personality and Social Psychology, 43,* 111-122.
Zuckerman, M. (1979). *Sensation seeking: Beyond the optimal level of arousal.* Hillsdale: Erlbaum.

Dieter Zapf

Arbeit und Wohlbefinden[1]

1. Einleitung

In diesem Kapitel geht es um die Frage, ob und welche Bedingungen am Arbeitsplatz mit psychischem Wohlbefinden zusammenhängen. Entsprechend der Intention des vorliegenden Buches sollen die positiven Aspekte der Arbeit und des Wohlbefindens im Vordergrund stehen. Einführungen und Zusammenfassungen der Forschung zu belastenden Arbeitsbedingungen und negativen gesundheitlichen Folgen findet man z.B. bei Becker (1986); Cooper und Payne (1978, 1988); Dunckel und Zapf (1986); Frese (1981); Greif, Semmer und Bamberg (1990); Mohr (1990); Schönpflug (1987) oder Udris und Frese (1988).

Ein zentrales Anliegen der Arbeits- und Organisationspsychologie als einer angewandten Wissenschaft ist es, Arbeitsplätze human zu gestalten, d.h. die negativen Auswirkungen der Arbeit auf den Menschen zu minimieren und die positiven zu maximieren. Daraus ergibt sich, daß man in erster Linie an überdauernden Merkmalen der Person interessiert ist, die mit gestaltbaren Arbeitsmerkmalen zusammenhängen und keinen täglichen Schwankungen unterliegen. Deshalb werden in den Untersuchungen, auf die in diesem Kapitel Bezug genommen wird, als Indikatoren des Wohlbefindens und verwandter Konstrukte in erster Linie überdauernde Merkmale erhoben (vgl. Becker, Kap. 1). Allerdings ist auch die Vermeidung kurzfristiger negativer emotionaler Zustände ein Ziel der Arbeitsgestaltung, wie sie durch tägliche kleine Ärgernisse ausgelöst werden können (vgl. etwa das daily hassles-Konzept von Kanner, Coyne, Schaefer & Lazarus, 1981).

Es gibt verschiedene, sich nicht ausschließende Möglichkeiten, wie Arbeit und Wohlbefinden zusammenhängen.

(1) Arbeitsbedingungen beeinflussen Indikatoren des Wohlbefindens. Dies kann auf verschiedene Weise geschehen: die Anforderungen aus der Arbeitstätigkeit können sich unmittelbar auf das Wohlbefinden aus-

1 Ich möchte an dieser Stelle meinen KollegInnen Gisela Mohr, Norbert Semmer, Michael Frese, sowie den Herausgebern für ihre hilfreichen Anmerkungen zu diesem Kapitel danken.

wirken. Es kann aber auch sein, daß bestimmte Arbeiten Ausbildungsvoraussetzungen verlangen und auf diese Weise nur bestimmte Personen, die kompetent und selbstsicher sind, diese Arbeitsplätze erlangen. Schließlich kann Wohlbefinden über gesellschaftliche Bewertungen von Arbeitsergebnissen vermittelt werden.

(2) Wohlbefinden kann sich auf die Arbeitsbedingungen auswirken. In Abhängigkeit von bestimmten Kompetenzen, Interessen, Kenntnissen, Wertvorstellungen sucht man sich eine Arbeit (auch wenn es hier objektive Restriktionen gibt), und dies geht mit einer bestimmten Ausprägung des Wohlbefindens einher. Eine Variante der sog. Drifthypothese besagt z.B., daß Personen, die über ein gutes psychisches Befinden verfügen (viele Kompetenzen, hohes Selbstwertgefühl), es auch schaffen, sich in der Organisation durchzusetzen und auf gute Arbeitsplätze zu kommen. Diejenigen mit schlechtem Befinden dagegen fallen auf der sozialen Leiter zurück, so daß sich auf diese Weise eine Korrelation zwischen Arbeits- und Befindensmerkmalen ergibt (vgl. Frese, 1982; Kohn, 1985).

(3) Schließlich können verschiedene „Drittvariablen" (z.B. der familiären und schulischen Sozialisation) sowohl das Wohlbefinden als auch die Arbeitsbedingungen beeinflussen und auf diese Weise Zusammenhänge verursachen.

Wenn sich auch oft Ursache-Wirkungs-Verhältnisse nicht eindeutig klären lassen, so gibt es doch eine Reihe von Untersuchungen, die unter Berücksichtigung von Drittvariablen kausale Einflüsse in beide Richtungen, insbesondere aber den Einfluß der Arbeitsbedingungen auf das psychische Befinden nahelegen (z.B. Frese, 1985; Häfeli, Kraft & Schallberger, 1988; Kohn & Schooler, 1978, 1982; Mohr, 1986).

Fragt man nun weiter, welche Indikatoren des Wohlbefindens dabei untersucht werden, dann haben neben Aspekten wie positiver Affekt, „personal morale" oder Erfüllung sozialer Rollen vor allem folgende Bereiche Berücksichtigung gefunden: (1) Arbeits- und Lebenszufriedenheit, (2) Kompetenzentwicklung und (3) Selbstverwirklichung und Selbstwertgefühl. In den folgenden Abschnitten sollen einige arbeitspsychologische Konzepte dargelegt werden. Es werden dann jeweils Zusammenhänge zu den drei Bereichen von Indikatoren des Wohlbefindens diskutiert. In einem weiteren Abschnitt werden Auswirkungen von Wohlbefinden auf das Arbeitsverhalten angesprochen. In einem abschließenden Abschnitt wird auf einige Maßnahmen zur Förderung des Wohlbefindens am Arbeitsplatz eingegangen.

Verschiedentlich ist in letzter Zeit die Frage gestellt worden, ob Arbeit noch „zentrales Lebensinteresse" ist (z.B. Udris, 1979) und ob es sich in einer Freizeitgesellschaft nicht gut ohne Arbeit leben läßt, sofern man trotzdem über ein gewisses Einkommen verfügt. Man könnte leicht daraus den Schluß ziehen, daß Freizeit, Familie, Freunde oder Lebenspartner die wesentlichen Determinanten des Wohlbefindes sind und Arbeitsbedingungen weder in positiver noch in negativer Weise einen sonderlichen Einfluß haben. Dieser Eindruck könnte noch dadurch bestärkt werden, daß es nur wenige Personen gibt, die wegen Schwierigkeiten am Arbeitsplatz psychotherapeutische Hilfe aufsuchen. Die Forschung zur Arbeitslosigkeit (Frese & Mohr, 1978; Hartley & Mohr, 1989; Kieselbach & Wacker, 1985) und zur Arbeitsplatzunsicherheit (Wahrscheinlichkeit, den Arbeitsplatz zu verlieren; Büssing, 1987; Semmer, 1984) hat jedoch in beeindruckender Weise gezeigt, daß der *Entzug von Arbeit* bzw. der antizipierte Entzug erhebliche negative psychische Folgen hat, und daß dies nicht nur in der existentiellen Bedrohung begründet liegt. Bestimmte Formen von Arbeit haben also mit Sicherheit eine *positive Funktion* für das Wohlbefinden.

Ebenfalls beeindruckend sind allerdings auch die *negativen* gesundheitlichen Folgen von Arbeit, wenn man z.B. bedenkt, daß ca. ein Drittel der Angestellten und über die Hälfte der Arbeiter aus gesundheitlichen Gründen vorzeitig aus dem Erwerbsleben ausscheiden müssen (Kittner, 1985; Dunckel & Zapf, 1986; vgl. die oben zitierte Literatur zu den gesundheitlichen Folgen von Arbeit). Insgesamt, so kann man deshalb festhalten, gibt es Hinweise dafür, daß die Arbeitsbedingungen neben den familiären und sozialen Beziehungen zu den relevantesten Determinanten des Wohlbefindens gehören (vgl. Becker, Kap. 1).

Es stellt sich deshalb die Frage: *Welche* Arbeitsmerkmale wirken sich positiv auf den arbeitenden Menschen aus und sollten zur Erhöhung des Wohlbefindens maximiert werden? Dazu sollen im folgenden Abschnitt die wesentlichsten Arbeitsmerkmale kurz erläutert werden.

2. Handlungstheoretische Konzepte von Arbeitsbedingungen

Ausgangspunkt für die folgenden Überlegungen ist, daß „Arbeiten" (in der Regel) innerhalb einer Organisation stattfindet, die entweder Produkte erstellt oder Dienstleistungen erbringt. Im Rahmen der organisationalen Arbeitsteilung erhält der einzelne Arbeitende einen betrieblichen Arbeitsauftrag. Dieser betriebliche Arbeitsauftrag wird vom Arbeitenden übernommen und stellt sich diesem psychologisch gesehen als Arbeitsaufgabe dar (Hacker, 1986) (zum Arbeitsbegriff vgl. z.B. Hacker, 1986; Neuberger, 1985).

Die Erfüllung eines Auftrags durch die Arbeitstätigkeit stellt Anforderungen an die physischen und psychischen Leistungsvoraussetzungen des Arbeitenden. Zu den physischen Leistungsvoraussetzungen zählen

Merkmale des Gesundheitszustandes, der Konstitution, Sinnestüchtigkeit etc. Psychische Leistungsvoraussetzungen sind Kenntnisse und Erfahrungen, Fähigkeiten, Fertigkeiten und Gewohnheiten, sowie Persönlichkeitseigenschaften (Hacker, 1986).

Im Rahmen einer psychologischen Handlungstheorie (Frese & Sabini, 1985; Hacker, 1986; Volpert, 1987) können die Anforderungen, die aus einer Arbeitsaufgabe entstehen, als *Anforderungen an die psychische Regulation von Arbeitstätigkeiten* konzeptualisiert werden. Diese Regulationsanforderungen beinhalten das Aufstellen von Zielen und Handlungsplänen und sind um so höher, je schwieriger eine Aufgabe ist. Das Ausmaß an *Regulationsanforderungen* (Volpert, Oesterreich, Gablenz-Kolakovic, Krogoll & Resch, 1983) oder *Arbeitskomplexität* (Kohn & Schooler, 1983; Semmer, 1984) ist somit ein erstes wesentliches Merkmal der Arbeitstätigkeit.

Das Aufstellen von Zielen und Plänen beinhaltet ein unterschiedliches Ausmaß an Entscheidungen, die getroffen werden müssen. Von diesen „Entscheidungsnotwendigkeiten“ einer mehr oder weniger komplexen Aufgabe sind die *Regulationsmöglichkeiten* oder „Entscheidungsmöglichkeiten“ abzugrenzen (Frese, 1987; Semmer, 1984). Sie beinhalten, daß man zur Erfüllung einer Arbeitsaufgabe unterschiedliche Wege einschlagen oder bis zu einem bestimmten Ausmaß Ziele selber setzen und über die Zeit verfügen kann: *Handlungs- und Zeitspielraum.* Es werden dafür auch die Begriffe Entscheidungsspielraum (Ulich, 1972), Kontrolle (Frese, 1978, 1989b; Autonomie (Hackman & Oldham, 1976, 1980) oder Freiheitsgrade (Hacker, 1986) verwendet. Weitere wichtige Aspekte sind die *Variabilität oder Anforderungsvielfalt* der Arbeit: Damit ist gemeint, ob jemand viele oder wenige unterschiedliche Aufgaben, unabhängig von ihrer jeweiligen Komplexität, bearbeiten muß, die Vollständigkeit von Tätigkeiten, die Orientierung, Planung, Ausführung und Kontrolle einer Handlung beinhaltet, sowie *Kommunikationserfordernisse* (Oesterreich & Resch, 1985) oder *Kommunikationsmöglichkeiten,* die sich bei der Arbeit ergeben (Semmer, 1984; Semmer & Dunckel, 1990). Merkmale wie Komplexität, Variabilität oder Vollständigkeit einer Tätigkeit werden auch als Arbeitsinhalte bezeichnet.

Regulationsanforderungen sind von *Regulationsbehinderungen* zu unterscheiden (Dunckel, 1985; Leitner, Volpert, Greiner, Weber & Hennes, 1987; Semmer, 1984). In einem weiteren Sinne können hier alle *Belastungen oder Stressoren* subsumiert werden, die die Regulation der Arbeitstätigkeit behindern oder erschweren und die sich in der Regel negativ auf das psychische Befinden der Arbeitenden auswirken (vgl. z.B. die Beiträge in Greif et al., 1990).

Handlungspielraum kann als eine *Ressource* zur Bewältigung von Belastungen aufgefaßt werden. Es gibt verschiedene Hinweise auf einen Moderatoreffekt von Handlungsspielraum (Karasek, 1979; Frese, 1989b;

Sauter, Hurrell & Cooper, 1989; Semmer, 1984). Damit ist gemeint, daß sich Stressoren bei hohem Handlungsspielraum weniger stark auf das psychische Befinden auswirken als bei niedrigem Handlungsspielraum. Weitere Ressourcen mit einer ähnlichen Wirkung sind soziale Unterstützung am Arbeitsplatz und Qualifikation (Frese, 1989a; Frese & Semmer, 1990; House, 1981).

Drei Gruppen von Arbeitsmerkmalen

Merkmale der Arbeitsaufgabe und der Arbeitsorganisation

Arbeitsinhalte	Belastungen	Ressourcen
Regulations-anforderungen	Regulations-behinderungen	Regulations-möglichkeiten
– Komplexität – Variabilität – Vollständigkeit	– Zeitdruck – Konzentrations-anforderungen – Unsicherheit – Rollenkonflikte – Organisatorische Probleme	– Handlungs-spielraum – Zeitspielraum

Soziale Merkmale am Arbeitsplatz

– Kommunikations-erfordernisse	– soziale Stressoren	– soziale Unterstützung

3. Arbeits- und Lebenszufriedenheit

Innerhalb der Forschung zum Wohlbefinden wird Arbeitszufriedenheit manchmal als ein Teilaspekt der Lebenszufriedenheit gesehen, Lebenszufriedenheit wiederum als der kognitive Teil des Wohlbefindens (Diener, 1984). Auch innerhalb der Arbeits- und Organisationspsychologie wird Arbeitszufriedenheit bei einigen Autoren als Ausmaß des Wohlbefindens definiert, welches aus der Arbeitssituation resultiert (z.B. Thierry & Koopman-Iwema, 1984). Zumeist wird Arbeitszufriedenheit als eine Einstellung mit kognitiven und affektiven Komponenten betrachtet (z.B. Bruggemann, Großkurth & Ulich, 1975). Locke (1976) definiert Arbeitszufriedenheit als positiven emotionalen Zustand, der sich aus der Bewertung der eigenen Arbeit ergibt. Die Literatur zur Arbeitszufriedenheit ist unüberschaubar. Es können deshalb nur einige wichtige Aspekte herausgegriffen werden (als Einführungen und Übersichtskapitel zu diesen Thema vgl. z.B. Bruggemann et al., 1975; Locke, 1976; Neuberger, 1985; Six & Kleinbeck, 1989).

Diener (1984) zeigte in einem Übersichtsreferat, daß Arbeitszufriedenheit mit allgemeiner Lebenszufriedenheit korreliert und deswegen als eine spezifische (arbeitsbezogene) Komponente des Wohlbefindens betrachtet werden kann. Dabei gibt es allerdings einige Probleme. Ein Problem der Arbeitszufriedenheitsforschung besteht in dem Ergebnis, daß fast immer über 80% und z.T. über 90% der befragten Arbeitenden (Belege bei Bruggemann et al., 1975; Neuberger, 1985; Six & Kleinbeck, 1989) – aus welcher Berufsgruppe auch immer – angeben, sie seien mit ihrer Arbeit zufrieden. Dies ist natürlich ein Ergebnis, daß angesichts der oben berichteten epidemiologischen Ergebnisse zur vorzeitigen Pensionierung immer wieder Zweifel hervorgerufen hat. In den theoretischen Überlegungen von Bruggemann et al. (1975) wird dieses Ergebnis so erklärt, daß es mehrere Typen von Arbeitszufriedenheit gibt, die aufgrund von verschiedenen psychischen Verarbeitungsmechanismen entstehen: Es gibt die wirklich Zufriedenen (stabilisierte und progressive Arbeitszufriedenheit), die Unzufriedenen (fixierte und konstruktive Arbeitsunzufriedenheit) und die „eigentlich" Unzufriedenen, die aber auf Befragen angeben, sie seien zufrieden (resignative und Pseudo-Arbeitszufriedenheit). Es gibt mittlerweile eine Reihe von empirischen Untersuchungen, die zumeist über clusteranalytische Verfahren die unterschiedlichen Typen empirisch nachzuweisen versuchen (Büssing, 1983, Fellmann, 1980; Mrasek, 1987). In der Regel werden vier Cluster gefunden (nicht alle Typen sind empirisch gleichermaßen relevant). Die resigniert Zufriedenen, also diejenigen, die zufrieden sind, weil sie ihr Anspruchsniveau an die Arbeit weit genug senken, ergeben dabei immer eine bedeutsame Gruppe. Resignation oder resignative Zufriedenheit dürfte aber kaum als Indikator seelischen Wohlbefindens akzeptierbar sein. Frese (1990) kritisiert deshalb, daß mit der Zufriedenheit ausgerechnet „das seichteste und mehrdeutigste aller Gefühle in die Arbeitspsychologie übernommen" wurde (S.285), dagegen ältere Begriffe wie Arbeitsfreude aus der wissenschaftlichen Literatur verschwunden seien. Man würde wohl auch kaum von „resignativer Arbeitsfreude" sprechen. Intensive, positiv getönte Gefühlszustände, die man als Glücksgefühle oder Höhepunkterfahrungen bezeichnen könnte (vgl. Becker, Kap. 1), werden mithin in der Arbeitspsychologie nur selten untersucht. Aus diesen Gründen müssen Analysen zur Arbeitszufriedenheit als Indikator für Wohlbefinden mit Vorsicht interpretiert werden.

Vergleicht man die verschiedenen Untersuchungen unter den genannten Vorbehalten, dann zeigt sich, daß Arbeitszufriedenheit vor allem von solchen Merkmalen abhängt, die oben als Arbeitsinhalte zusammengefaßt wurden. In dem „Job-Characteristics"-Modell von Hackman und Oldham (1976, 1980) sind es die Variabilität der Arbeit, Identifikation mit der Arbeitsaufgabe, Wichtigkeit der Aufgabe, Autonomie und

Rückmeldung über Arbeitsergebnisse, die zu hoher Arbeitsmotivation und Arbeitszufriedenheit führen (vgl. auch Kleinbeck, 1987). Im Allgemeinen Arbeitsbeschreibungsbogen (ABB) von Neuberger und Allerbeck (1978), in dem nach der Zufriedenheit mit verschiedenen Aspekten der Arbeitssituation gefragt wird, korreliert die Zufriedenheit mit der Arbeitstätigkeit (dies entspricht den Arbeitsinhaltsvariablen) am höchsten mit einer allgemeinen Arbeitszufriedenheit.

Zu den gleichen Ergebnissen führt die Zweifaktorentheorie von Herzberg (1966). Sie besagt, daß man bei der Arbeit zwei Merkmalsgruppen unterscheiden muß. Die „Zufriedenmacher" (Motivatoren: Leistung vollbringen, Anerkennung finden, interessante Arbeitsinhalte, Verantwortung übernehmen) und die „Unzufriedenmacher" (Hygienefaktoren: Unternehmenspolitik, Beziehung zu Vorgesetzten und KollegInnen, Gehalt, Arbeitsumgebungsbedingungen). Im Kern besagt diese Theorie, daß die Abwesenheit von Merkmalen, die nach Herzberg zu den Unzufriedenmachern gehören, noch lange nicht zu einer hohen Arbeitszufriedenheit führt. Wer z.B. eine uninteressante, aber gut bezahlte Arbeit hat, wird nicht wirklich zufrieden sein. Letztlich sind es auch nach dieser Theorie nur die Arbeitsinhalte, die zur wirklichen Zufriedenheit führen können (zur Theorie von Herzberg vgl. kritisch Locke, 1976).

Es lassen sich noch eine Reihe weiterer Untersuchungen anführen, die alle zu einem ähnlichen Ergebnis kommen, etwa die Studie von Caplan, Cobb, French, v. Harrison und Pinneau (1982) (vgl. auch die Re-Analyse der Caplan-Studie von Becker, 1986), Büssing (1984), Gardell (1978), Hackman und Lawler (1971) oder Kornhauser (1965), um nur einige zu nennen. In einer Untersuchung von Greif et al. (1983) korreliert Arbeitszufriedenheit sowohl mit Arbeitsinhalten als auch mit Stressoren. Eine Erklärung kann darin gesehen werden, daß die verwendete Arbeitszufriedenheitsskala viele Items enthält, in denen sehr konkret nach der Zufriedenheit mit spezifischen Arbeitsmerkmalen gefragt wird, die eher als Belastungen oder Stressoren zu bewerten sind (vgl. Zapf et al., 1983). Ohne dieses Ergebnis überstrapazieren zu wollen, kann vermutet werden, daß Arbeitszufriedenheit um so eher durch die Arbeitsinhalte bestimmt wird, je allgemeiner nach Zufriedenheit gefragt wird. So korreliert in den Untersuchungen von Greif et al. (1983) eine Skala „Lebenszufriedenheit" (in Anlehnung an Campbell, Converse & Rodgers, 1976) nur mit Arbeitsinhalten und Ressourcen, nicht aber mit den Stressoren, die Korrelation zwischen Arbeits- und Lebenszufriedenheit ihrerseits beträgt $r = 0.22$ ($p < .01$), ist also nicht sehr hoch. Büssing (1984) berichtet eine entsprechende Korrelation für klinische Psychologen (vgl. auch Diener, 1984; Neuberger, 1974).

Ein weiterer Aspekt schließt sich hier an: Wir können davon ausgehen, daß Maße zum Wohlbefinden (wie auch Maße zur Gesundheit oder zu

Befindensbeeinträchtigungen) sowohl von der Umwelt als auch von der Person abhängen (s. Becker, Kap. 1). Je bereichsspezifischer nun nach bestimmten Zufriedenheiten gefragt wird, desto stärker dürfte diese Zufriedenheit von dieser entsprechenden Umweltbedingung abhängen. Je allgemeiner gefragt wird, wie z.B. im Sinne einer allgemeinen Lebenszufriedenheit, desto stärker dürfte der Personenanteil überwiegen. So konnten Arvey, Bouchard, Segal und Abraham (1989) anhand einer Zwillingsstudie zeigen, daß in bezug auf allgemeine Arbeitszufriedenheit die Angaben monozygotischer Zwillinge mit .30 korrelierten, also ca 10% Varianz durch genetische Faktoren bestimmt sind. Büssing (1983) berichtet verschiedene und zum Teil eigene Studien, bei denen die Varianzaufklärung durch die Arbeitssituation zwischen 40 und 60% beträgt. Dabei handelt es sich allerdings zum Teil um reine Befragungsstudien, so daß dieser Varianzanteil methodenbedingt überschätzt sein dürfte (vgl. Zapf, 1989). Wir können wohl davon ausgehen, daß methodenbereinigt ca. 15 — 40% der Varianz auf die Situation zurückzuführen ist (vgl. auch die Metaanalyse von Loher, Noe, Moeller & Fitzgerald, 1985).

In der Studie von Greif et al. (1983) wurde auch eine Skala „Positiver Affekt" in Anlehnung an Bradburn (1969) eingesetzt. In ihr wurde danach gefragt, ob man im letzten Jahr Gefühle der Freude hatte, schöne Sachen erlebt, das Gefühl hatte, daß alles gut läuft usw. Diese Skala korreliert praktisch nicht mit den über verschiedene Methoden erhobenen Arbeitsmerkmalen. Allerdings werden bei dieser Skala nur allgemeine positive Gefühle untersucht. Es gibt kaum Studien, in denen arbeitsspezifische positive Gefühle wie „Stolz auf das Produkt" oder „Begeisterung für eine hohe Arbeitsqualität" untersucht werden (Frese, 1990).

4. Arbeit und Kompetenzentwicklung

In einer Reihe von arbeitspsychologischen Studien wurden unter dem Stichwort „Arbeit und Persönlichkeit" Zusammenhänge zwischen Arbeitsbedingungen und Kompetenzentwicklung untersucht. Im Rahmen kompetenztheoretischer Ansätze (vgl. Becker, Kap. 1) entsteht Wohlbefinden, wenn Arbeitsanforderungen erfolgreich bewältigt werden.

Ulich & Frei (1980) unterscheiden zwischen kognitiver und sozialer Kompetenz. Die Gesamtheit aller Kompetenzen wird von ihnen als Qualifikation bezeichnet. Berufliche Qualifikationen beinhalten berufliche Fertigkeiten zur Erledigung von Routineaufgaben, allgemeine Problemlöse-, Planungs- und Entscheidungsstrategien zur Bewältigung neuer Situationen, soziale Kompetenzen in der Arbeit und im außerberuflichen Bereich sowie die Fähigkeit, die eigene Qualifikation zu verbessern.

Hoff (1986) und Ulich und Baitsch (1987) haben eine Vielzahl von Untersuchungen zu diesem Bereich zusammengetragen. Es zeigt sich, daß fachliche und soziale Kompetenz sowie Intelligenz in erster Linie mit dem erforderlichen Qualifikationsniveau, der Komplexität der Arbeit, Handlungsspielräumen und Kommunikationsmöglichkeiten zusammenhängen. Es sind auch hier die Arbeitsinhalte einschließlich der Handlungs-und Entscheidungsmöglichkeiten bei der Arbeit, die unter kompetenztheoretischen Gesichtspunkten zum Wohlbefinden beitragen.

Besonders hingewiesen sei in diesem Zusammenhang auf die Arbeiten von Kohn und Schooler (1973, 1978, 1982, 1983; Kohn, 1985). Kohn und Schooler stellten in ihren Untersuchungen die Hypothese auf, daß es reziproke Beziehungen zwischen Arbeitsbedingungen und intellektuellen Leistungen gibt. Sie untersuchten Arbeitskomplexität und intellektuelle Flexibilität. In einer Querschnittsanalyse hatte die Schulbildung den größten Einfluß auf die Arbeitskomplexität. Als Hauptergebnis fanden die Autoren einen reziproken Effekt von Komplexität und intellektueller Flexibilität (Pfadkoeffizienten von 0.26 und umgekehrt von 0.13). Dieser Effekt konnte in einer Längsschnittstudie (Kohn & Schooler, 1978) bestätigt werden. Es konnte aufgezeigt werden, daß die Arbeitskomplexität einen wichtigen Einfluß (vergleichbar etwa mit der Bildung) auf die intellektuelle Flexibilität hat. Die Studien von Kohn und Schooler weisen zwar eine Reihe von methodischen Problemen auf (vgl. z.B. Greif, 1978), die auch von den Autoren selbst konstatiert werden (Kohn, 1985). In anderen Untersuchungen (Greif et al., 1983; Häfeli et al., 1988) konnten jedoch ähnliche Ergebnisse gefunden werden.

5. Selbstverwirklichung und Selbstwertgefühl

Unter motivationalen Gesichtspunkten stellt sich die Frage, inwieweit die Bedingungen am Arbeitsplatz die Grundbedürfnisse des Arbeitenden befriedigen können. Arbeitsbedingungen, die diese Befriedigung ermöglichen, führen zu hoher Arbeitsmotivation und Arbeitszufriedenheit (Gardell, 1978; Maslow, 1977). Viele theoretische Ansätze, wie z.B. der von Maslow (1977), sehen dabei als ein höchstes Bedürfnis das nach Selbstverwirklichung verbunden mit einem hohen Selbstwertgefühl (zur Theorie von Maslow vgl. kritisch Locke, 1976).

Unter Selbstwertgefühl können mit Emotionen verbundene selbstbezogene Bewertungen verstanden werden (Mohr, 1986). Dabei spielen Vergleiche mit anderen, die Beurteilung eigener Handlungen (aufgabenbezogene Rückmeldungen) sowie der Bezug auf frühere Selbsteinschätzung eine wesentliche Rolle (vgl. Kraft, 1988; Mohr, 1986).

Diese Prozesse verweisen darauf, daß Selbstwertgefühl unter anderem davon abhängt, inwieweit die Arbeit Selbstverwirklichungsmöglichkeiten und soziale Anerkennung durch andere bietet. Selbstwertgefühl bei der Arbeit wird gefördert, wenn man durch KollegInnen/Vorgesetzte Bestätigung, positive soziale Gefühle wie Solidarität, Gruppenzugehörigkeit und gegenseitige Anerkennung erfährt. Dies ist eine wichtige Komponente der sozialen Unterstützung (Frese, 1989a; House, 1981; Schwarzer, Kap. 3.6 in diesem Buch).

Auch in bezug auf Selbstwertgefühl oder Selbstbewußtsein ergibt die Übersicht von Ulich und Baitsch (1987), daß es die Arbeitsinhalte sowie Handlungs- und Entscheidungsspielräume sind, die zu mehr oder weniger Selbstwertgefühl führen. Dies zeigte sich schon in der Studie von Kornhauser (1965) sowie in der Längsschnittstudie von Kohn und Schooler (1982). Bei Greif et al. (1983) hat Selbstwertgefühl im Vergleich zu psychischen Befindensbeeinträchtigungen wie Gereiztheit, psychosomatische Beschwerden, Angst oder Depressivität die höchste multiple Korrelation mit den Arbeitsinhalten Komplexität, Variabilität, Kommunikationsmöglichkeiten und Handlungsspielraum als Prädiktoren, während bei den Stressoren (Zeitdruck, Unsicherheit, organisatorische Probleme, Umgebungsbelastungen und Unfallgefährdung) die multiple Korrelation mit dem Selbstwertgefühl im Vergleich zu den anderen abhängigen Variablen am niedrigsten ist.

6. Auswirkungen von Wohlbefinden auf die Arbeit

Ein wichtige Frage ist, wie sich Variablen des Wohlbefindens auf Arbeitsverhalten auswirken. Steigt die Arbeitsleistung, wenn die Leute zufriedener sind, oder sinkt sie eher? Verschiedene eher experimentell orientierte Studien deuten darauf hin, daß eher eine qualitative und quantitative Leistungssteigerung als eine Leistungsminderung, insbesondere bei kreativen, aber auch bei analytischen Aufgaben, zu erwarten ist (Abele, 4 in diesem Band; Taylor & Brown, 1988). In der Arbeits- und Organisationspsychologie wird stärker auf die motivationale Seite abgehoben, und es werden Zusammenhänge zwischen Arbeitszufriedenheit und Leistung untersucht. Die Ergebnisse sind allerdings nicht eindeutig (Gebert & Rosenstiel, 1981; Neuberger, 1974; Rosenstiel, 1975; Six & Kleinbeck, 1989). Eine Metaanalyse von Iaffaldano und Muchinsky (1985) ergab einen mittleren Korrelationskoeffizienten von $r = .146$. Andere Untersuchungen fanden ähnliche Größenordnungen. M.E. ist diese Korrelation keinesfalls zu vernachlässigen. Denn es gibt erhebliche Störfaktoren, die höhere Zusammenhänge verhindern wie z.B. die Tatsache, daß sehr viele Personen angeben, zufrieden zu sein. Im übrigen ist Zufriedenheit nur eine Variable, die die Leistung beeinflußt (vgl. ausführlich Gebert & Rosenstiel, 1981; Rosenstiel, 1975). Vermutlich gibt es einen Deckeneffekt. Wenn jemand sehr unzufrieden oder unglücklich ist, dürfte die Leistungsbereitschaft auch nicht allzu hoch sein. Im Extremfall kann es zu Absentismus oder bewußter Leistungsverweigerung kommen. Mit zunehmender Zufriedenheit und Wohlbefinden muß die Leistung aber nicht linear steigen, da ab einem bestimmten Punkt eine weitere Verausgabung nicht mehr sinnvoll erscheint. Hier sind es dann vielmehr andere Gründe, die jemanden zu Höchstleistungen anspornen.

Insgesamt kann man aufgrund experimenteller Untersuchungen und Feldstudien zu Arbeitszufriedenheit und Leistungsvariablen festhalten, daß die positiven Beziehungen überwiegen und es dagegen kaum Belege dafür gibt, daß Wohlbefinden zu einer Leistungsreduktion führt.

7. Maßnahmen zur Förderung des Wohlbefindens

In diesem Kapitel wurden Arbeitsinhalte (Regulationsanforderungen und Kommunikationsmöglichkeiten), Belastungen (Regulationsbehinderungen) und Ressourcen (Handlungsspielraum, soziale Unterstützung) unterschieden. Als Indikatoren des Wohlbefindens werden im Bereich der Arbeits- und Organisationspsychologie vor allem Arbeits- und Lebenszufriedenheit, intellektuelle und soziale Kompetenzen und Selbstwertgefühl untersucht.

Zusammenfassend kann festgehalten werden, daß Indikatoren des Wohlbefindens (Arbeitszufriedenheit, Kompetenzentwicklung und Selbstwertgefühl) in erster Linie von den Regulationsanforderungen und Ressourcen abhängen, während psychische Befindensbeeinträchtigungen wie Angst, Depressivität, Gereiztheit oder psychosomatische Beschwerden von den als Stressoren bezeichneten Arbeitsmerkmalen, wie physikalische Umgebungsbelastungen, Zeitdruck, Rollenkonflikte etc. beeinflußt sind. Dieser Gesamteindruck zeigt sich besonders gut in einer Untersuchung von Dunckel (1985), in der clusteranalytische Verfahren angewendet wurden. Eine Gruppe der Clusteranalyse war gekennzeichnet durch geringe Stressoren, niedrige Regulationsanforderungen und wenige Ressourcen. Es zeigte sich, daß diese Gruppe zwar keine gesundheitlichen Beschwerden hatte, dafür aber niedrige Werte bei Lebenszufriedenheit, Selbstwertgefühl und Freizeitaktivitäten. Diese Ergebnisse sind insofern bemerkenswert, als die Zusammenhänge zwischen Arbeitszufriedenheit, Lebenszufriedenheit, Selbstwertgefühl sowie kognitiven und sozialen Kompetenzen selbst eher niedrig sind (Greif et al., 1983). Aus den Ergebnissen von Dunckel (1985) geht auch hervor, daß die Beseitigung von Stressoren, die zu Befindensbeeinträchtigungen führen, noch lange nicht zu einem positivem Wohlbefinden beitragen muß. Umgekehrt kann man mit seinen Arbeitsinhalten durchaus zufrieden sein und daraus ein hohes Selbstbewußtsein ziehen, aber beispielsweise unter hohem Zeitdruck leiden und darauf mit psychosomatischen Beschwerden reagieren.

Man kann weiterhin feststellen, daß Zusammenhänge zwischen Arbeitsmerkmalen und Wohlbefinden in der Regel nicht sehr hoch sind, wenn sie nicht gerade durch Methodenvarianz inflationiert sind (vgl. Zapf, 1989). Aus meßtheoretischen Gründen und aufgrund der Tatsache, daß Befindensvariablen natürlich von einer Vielzahl von Variablen abhängen, von denen Arbeitsmerkmale nur eine Gruppe sind, kann man realistischerweise kaum höhere Korrelationen erwarten (vgl. Frese, 1985; Frese & Zapf, 1988). Dies heißt keineswegs, daß diese Zusammenhänge unbedeutend sind. Es läßt sich leicht zeigen, daß belastende Arbeitsplätze, die mit Befinden weniger als $r=0.20$ korrelieren, zu einem dreifach höheren Krankheitsrisiko führen können (vgl. Frese, 1985).

Im Prinzip kann Wohlbefinden am Arbeitsplatz durch individuelle und institutionelle Maßnahmen gefördert werden, indem Stressoren und Streßreaktionen reduziert und Arbeitsinhalte und Ressourcen verbessert werden (Udris & Frese, 1988). Dies soll im folgenden kurz erläutert werden.

7.1 Institutionelle Maßnahmen:

Es gibt unterschiedliche Maßnahmen zur Arbeitsstrukturierung (Ulich, Großkurth & Bruggemann, 1973; Ulich & Baitsch, 1987). Unter *Arbeitsplatzwechsel* (job rotation) versteht man, daß Personen mit ähnlicher Arbeit die Arbeitsplätze tauschen. Durch diese Maßnahme wird insbesondere einseitigen physischen Belastungen entgegengewirkt. Die Variabilität der Arbeit wird erhöht, allerdings nicht die Komplexität und der Handlungsspielraum, die für die Persönlichkeitsförderlichkeit und das Wohlbefinden die entscheidenderen Variablen sind. Ähnliches gilt für die *Arbeitserweiterung* (job enlargement). Hier bekommt der/die Arbeitende zusätzliche Aufgaben mit ähnlicher Komplexität, so daß sich ebenfalls die Variabilität, aber nicht Komplexität und Handlungsspielräume erhöhen. Mit Arbeitsplatzwechsel und Arbeitserweiterung können Belastungen reduziert werden, die negative gesundheitliche Folgen aufweisen. Bei der *Arbeitsbereicherung* (job enrichment) wird nun die Arbeit so verändert, daß der Arbeitende einen erweiterten Handlungs- und Entscheidungsspielraum und damit einhergehend eine komplexere Tätigkeit bekommt. Bei den *teilautonomen Arbeitsgruppen* bekommt eine Gruppe von Arbeitenden einen Arbeitsauftrag und entscheidet über die Verteilung und Gestaltung der Arbeit selbst. Aus den vorangegangenen Überlegungen und Untersuchungen wird deutlich, daß es in erster Linie die letzten beiden Methoden der Arbeitsstrukturierung sind, durch die nicht nur Befindensbeeinträchtigungen reduziert, sondern auch ein Beitrag zum positiven Wohlbefinden am Arbeitsplatz geleistet werden kann.

Im wesentlichen sind die Kriterien für eine positive und das Wohlbefinden und die Persönlichkeit förderliche Arbeitsgestaltung: großer Handlungs- und Entscheidungsspielraum, gute Qualifikation, hohe Komplexität, vollständige Tätigkeiten mit einem klaren Feedback und eine abgrenzbare, gesellschaftlich sinnvolle und anerkannte Aufgabe, bei der ein Bezug zur persönlichen Leistung hergestellt werden kann, sowie Lern-, Kooperations- und Kommunikationsmöglichkeiten bei der Arbeit (Emery & Thorsrud, 1982; Hacker, 1986; empirische Belege bei Ulich & Baitsch, 1987). Darüber hinaus gibt es natürlich interindividuelle Unterschiede zwischen den Arbeitenden, die über die allgemeinen Kriterien hinaus eine differentielle, an den einzelnen angepaßte Arbeitsgestaltung erforderlich machen (Ulich, 1978, 1990).

7.2 Individuelle Maßnahmen:

Auf das Individuum bezogene Maßnahmen beinhalten, das Individuum so zu verändern, daß es mit Stressoren besser umgehen kann (beispielsweise durch Streßmanagementtraining) und daß die Ressourcen der Person erhöht werden. Die personbezogene Ressourcenerhöhung besteht in erster Linie in einer Erhöhung der fachlichen und sozialen Kompetenz. Durch die Verbesserung der fachlichen Kompetenz können die Anforderungen aus den Arbeitsaufgaben besser, d.h. streßfreier bewältigt werden. Arbeitsstrukturierung sollte immer mit Qualifizierungsmaßnahmen einhergehen, damit höhere Anforderungen auch erfüllt werden können. Da Arbeit immer im sozialen Kontext stattfindet, können durch eine Erhöhung der sozialen Kompetenz die kommunikativen Aspekte der Arbeit besser bewältigt werden (Semmer & Pfäfflin, 1978; Sonntag, 1989).

Literatur

Arvey, R.D., Bouchard, T.J., Segal, N. & Abraham, L.M. (1989). Job satisfaction: environmental and genetic components. Journal of Applied Psychology, 74, 187-192.

Becker, P. (1986). Arbeit und seelische Gesundheit. In P. Becker & B. Minsel (Hrsg.), Psychologie der seelischen Gesundheit. Band 2 (S.184-285). Göttingen: Hogrefe.

Büssing, A. (1983). Arbeitszufriedenheit und Arbeitssituation. Kölner Zeitschrift für Soziologie und Sozialpsychologie, 35, 680-708.

Büssing, A. (1984). Überprüfung psychometrischer Eigenschaften des Arbeitsbeschreibungsbogens (ABB) am Beispiel der Tätigkeit klinischer Psychologen. Zeitschrift für Arbeitswissenschaft, 38, 173-180.

Büssing, A. (1987). Arbeitsplatzunsicherheit – eine vernachlässigte Perspektive der psychologischen Arbeitslosigkeitsforschung. In M. Amelang (Hrsg.), Bericht über den 35. Kongreß der Deutschen Gesellschaft für Psychologie in Heidelberg 1986 (Bd.2, S. 609-620). Göttingen: Hogrefe.

Cooper, C.L. & Payne, R. (Eds.) (1978). Stress at work. New York: Wiley.

Cooper, C.L. & Payne, R. (Eds.) (1988). Causes, coping, and consequences of stress at work. Chichester: Wiley.

Diener, E. (1984). Subjective well-being. Psychological Bulletin, 95, 542-575.

Dunckel, H. (1985). Mehrfachbelastungen am Arbeitsplatz und psychosoziale Gesundheit. Frankfurt a.M., Bern, New York: Peter Lang.

Dunckel, H. & Zapf, D. (1986). Psychischer Stress am Arbeitsplatz. Belastungen, gesundheitliche Folgen, Gegenmaßnahmen. Köln: Bund-Verlag.

Emery, F. & Thorsrud, E. (1982). Industrielle Demokratie. Bern: Huber.

Frese, M. (1978). Partialisierte Handlung und Kontrolle: Zwei Themen der industriellen Psychopathologie. In M. Frese, S. Greif & N. Semmer (Hrsg.), Industrielle Psychopathologie (S. 159-183). Bern: Huber.

Frese, M. (1981). Arbeit und psychische Störungen. In U. Baumann, H. Berbalk & G. Seidenstücker (Hrsg.), Klinische Psyhologie – Trends in Forschung und Praxis, Bd. 4 (S.48-77). Bern: Huber.

Frese, M. (1982). Occupational socialisation and psychological development: An underemphasized research perspective in industrial psychology. Journal of Occupational Psychology, 55, 209-224.

Frese, M. (1985). Stress at work and psychosomatic complaints: a causal interpretation. Journal of Applied Psychology, 70, 314-328.

Frese, M. (1987). A theory of control and complexity: Implications for software design and integration of the computer system into the work place. In M. Frese, E. Ulich & W. Dzida (Eds.), Psychological issues of human computer interaction at the work place (pp. 313-338). Amsterdam: North-Holland.

Frese, M. (1989a). The function of social support for the relationship between stress at work and psychological dysfunctioning: crossvalidation and a longitudinal study with objective measures. In W. Bungard (Hrsg.), Mannheimer Beiträge zur Wirtschafts- und Organisationspsychologie, Heft 2/1989 (S. 1-52): Universität Mannheim.

Frese, M. (1989b). Theoretical models of control and health. In S.L. Sauter, J.J. Hurrel & C.L. Cooper (Eds.), Job control and worker health (pp. 108-128). New York: Wiley.

Frese, M. (1990). Arbeit und Emotion – ein Essay. In F. Frei & I. Udris (Hrsg.), Das Bild der Arbeit (S. 285-301). Bern: Huber.

Frese, M. & Mohr, G. (1978). Die psychopathologischen Folgen des Entzugs von Arbeit: Der Fall Arbeitslosigkeit. In M. Frese, S. Greif & N. Semmer (Hrsg.), Industrielle Psychopathologie (S. 282-320). Bern: Huber.

Frese, M. & Sabini, J. (Eds.) (1985). Goal directed behavior: The concept of action in psychology. Hillsdale: Lawrence Erlbaum.

Frese, M. & Semmer, N. (1990). Streßfolgen in Abhängigkeit von Moderatorvariablen: Die Rolle des Handlungsspielraums. In S. Greif, N. Semmer & E. Bamberg (Hrsg.), Psychischer Streß am Arbeitsplatz. Göttingen: Hogrefe, in Druck.

Frese, M. & Zapf, D. (1988). Methodological issues in the study of work stress: Objective vs. subjective measurement and the question of longitudinal studies. In C.L. Cooper & R. Payne (Eds.), Causes, coping, and consequences of stress at work (pp.375-411). Chichester: Wiley.

Gardell, B. (1978). Arbeitsgestaltung, intrinsische Arbeitszufriedenheit und Gesundheit. In M. Frese, S. Greif & N. Semmer (Hrsg.), Industrielle Psychopathologie (S. 52-111). Bern: Huber.

Gebert, D. & Rosenstiel, L. (1981). Organisationspsychologie. Person und Organisation. Stuttgart: Kohlhammer.

Greif, S. (1978). Intelligenzabbau und Dequalifizierung durch Industriearbeit? In M. Frese, S. Greif & N. Semmer (Hrsg.), Industrielle Psychopathologie (S. 232-256). Bern: Huber.

Greif, S., Bamberg, E., Dunckel, H.,Frese, M., Mohr, G., Rückert, D., Rummel, M., Semmer, N. & Zapf, D. (1983): Abschlußbericht des Forschungsprojektes „Psychischer Stress am Arbeitsplatz – hemmende und fördernde Bedingungen für humanere Arbeitsplätze". Unveröffentlicher Bericht: Universität Osnabrück.

Greif, S., Semmer, N. & Bamberg, E. (Hrsg.) (1990). Psychischer Streß am Arbeitsplatz. Göttingen: Hogrefe, in Druck.

Hacker, W. (1986). Arbeitspsychologie. Bern: Huber.

Hackman, J.R. & Lawler, E.E. (1971). Employee reactions to job characteristics. Journal of Applied Psychology, 55, 259-286.

Hackman, J.R. & Oldham, G.R. (1976). Motivation through the design of work: test of a theory. Organizational Behaviour and Human Performance, 16, 250-279.

Hackman, J.R. & Oldham, G.R. (1980). Work redesign. Reading, Mass.: Addison Wesley.

Häfeli, K., Kraft, U. & Schallberger, U. (Hrsg.) (1988). Berufsausbildung und Persönlichkeitsentwicklung. Bern: Huber.

Hartley, J. & Mohr, G. (1989). Arbeitsplatzverlust und Erwerbslosigkeit. In S. Greif, H. Holling & N. Nicholson (Hrsg.), Europäisches Handbuch zur Arbeits- und Organisationspsychologie (S.118-126). München & Weinheim: Psychologie Verlags Union.

Hoff, E.H. (1986). Arbeit, Freizeit und Persönlichkeit. Wissenschaftliche und alltägliche Vorstellungsmuster. Bern: Huber.

House, J.S. (1981). Work stress and social support. London: Addison-Wesley.

Iaffaldano, M.T. & Muchinsky, P.M. (1985). Job satisfaction and job performance: A metaanalysis. Psychological Bulletin, 97, 251-273.

Kanner, A.D., Coyne, J.C., Schaefer, C. & Lazarus, R.S. (1981). Comparison of two modes of stress measurement: Daily hassles and uplifts versus major life events. Journal of Behavioral Medicine, 4, 1-39.

Karasek, R.A. (1979). Job demands, job decision latitude and mental strain: Implications for job redesign. Administrative Science Quarterly, 24, 385 – 408.

Kieselbach, T. & Wacker, A. (Hrsg.) (1985). Individuelle und gesellschaftliche Kosten der Massenarbeitslosigkeit. Psychologische Theorie und Praxis. Weinheim: Beltz.

Kittner, M. (Hrsg.) (1985). Gewerkschaftsjahrbuch 1985. Köln: Bund-Verlag.

Kleinbeck, U. (1987). Gestaltung von Motivationsbedingungen der Arbeit. In U. Kleinbeck & J. Rutenfranz (Hrsg.), Enzyklopädie der Psychologie, Themenbereich D, Serie III, Bd. 1: Arbeitspsychologie (S. 440-492). Göttingen: Hogrefe.

Kohn, M.L. (1985). Arbeit und Persönlichkeit: Ungelöste Probleme in der Forschung. In E. Hoff, L. Lappe & W. Lempert (Hrsg.), Arbeitsbiographie und Persönlichkeitsentwicklung (S. 41-73). Bern: Huber.

Kohn, M.L. & Schooler, C. (1973). Occupational experience and psychological functioning. An assessment of reciprocal effects. American Sociological Review, 38, 97-118.

Kohn, M.L. & Schooler, C. (1978). The reciprocal effects of the substantive complexity of work on intellectual flexibility: A longitudinal assessment. American Journal of Sociology, 84, 24-52.

Kohn, M.L. & Schooler, C. (1982). Job conditions and personality: A longitudinal assessment of their reciprocal effects. American Journal of Sociology, 87, 1257-1286.

Kohn, M.L. & Schooler, C. (1983). Work and personality. An inquiry into the impact of social stratification. Norwood: Ablex.

Kornhauser, A. (1965). Mental health of the industrial worker. New York: Wiley.

Kraft, U. (1988). Berufsausbildung und die Entwicklung des Selbstkonzepts. In K. Häfeli, U. Kraft & U. Schallberger (Hrsg.), Berufsausbildung und Persönlichkeitsentwicklung (S. 115-147). Bern: Huber.

Leitner, K., Volpert, W., Greiner, B., Weber, W.G. & Hennes, K. (1987). Analyse psychischer Belastung in der Arbeit. Das RHIA-Verfahren. Köln: TÜV Rheinland.

Locke, E.A. (1976). The nature and causes of job satisfaction. In M.D. Dunnette (Ed.), Handbook of industrial and organizational psychology (pp. 1297-1349). Chicago: Rand McNally.

Loher, B.T., Noe, R.A., Moeller, N.L. & Fitzgerald, M.P. (1985). A meta-analysis of the relation of job characteristics to job satisfaction. Journal of Applied Psychology, 70, 280-289.

Mohr, G. (1986). Die Erfassung psychologischer Befindensbeeinträchtigungen bei Arbeitern. Frankfurt a.M.: Peter Lang.

Mohr, G. (1990). Arbeit und Gesundheit. In R. Schwarzer (Hrsg.), Einführung in die Gesundheitspsychologie, in Druck.

Mrasek, D. (1987). Arbeitszufriedenheit und Copingverhalten bei jugendlichen Arbeitnehmern. Unveröff. Diplomarbeit, FU Berlin.

Neuberger, O. (1974). Theorien der Arbeitszufriedenheit. Stuttgart: Kohlhammer.

Neuberger, O. (1985). Arbeit. Begriff – Gestaltung – Motivation – Zufriedenheit. Stuttgart: Enke.

Neuberger, O. & Allerbeck, M. (1978). Messung und Analyse von Arbeitszufriedenheit. Bern: Huber.

Rosenstiel, L.v. (1975). Die motivationalen Grundlagen des Verhaltens in Organisationen – Leistung und Zufriedenheit. Berlin: Duncker & Humboldt.

Sauter, S.L., Hurrel, J.J. & Cooper, C.L. (Eds.) (1989). Job control and worker health. New York: Wiley.
Schönpflug, W. (1987). Beanspruchung und Belastung bei der Arbeit – Konzepte und Theorien. In U. Kleinbeck & J. Rutenfranz (Hrsg.), Arbeitspsychologie. Enzyklopädie der Psychologie, Themenbereich D, Serie III, Band 1 (S.130-184). Göttingen: Hogrefe.
Semmer, N. (1984). Streßbezogene Tätigkeitsanalyse. Weinheim und Basel: Beltz.
Semmer, N. & Dunckel, H. (1990). Tätigkeitsanalyse. In S. Greif, N. Semmer & E. Bamberg (Hrsg.), Psychischer Streß am Arbeitsplatz. Göttingen: Hogrefe, in Druck.
Semmer, N., Pfäfflin, M. (1978). Interaktionstraining. Weinheim: Beltz.
Six, B. & Kleinbeck, U. (1989). Arbeitsmotivation und Arbeitszufriedenheit. In E. Roth (Hrsg.), Enzyklopädie der Psychologie, Themenbereich D, Serie III, Bd. 3, Organisationspsychologie (S. 348-398). Göttingen: Hogrefe.
Sonntag, Kh. (1989). Trainingsforschung in der Arbeitspsychologie. Bern: Huber.

Taylor, S.E. & Brown, J.D. (1988). Illusion and well-being: A social psychological perspective on mental health. Psychological Bulletin, 103, 193-210.
Thierry, H. & Koopman-Iwema, A.M. (1984). Motivation and satisfaction. In P.J.D. Drent, H. Thierry, P.J. Willemse & C.J. de Wolff (Eds.), Handbook of work and organizational psychology (pp. 131-174). New York: Wiley.

Udris, I. (1979). Ist Arbeit noch länger zentrales Lebensinteresse? Psychosozial, 2, 100-120.
Udris, I. & Frese, M. (1988). Belastung, Fehlbeanspruchung und ihre Folgen. In D. Frey, C. Graf Hoyos & D. Stahlberg (Hrsg.), Angewandte Psychologie: Ergebnisse und neue Perspektiven (S.427-447). München: Urban & Schwarzenberg.
Udris, I. & Mohr, G. (1982). Empirische Ansätze zur Erfassung von Gesundheit und Wohlbefinden. In F. Friczewski & W. Wotschack (Hrsg.), Arbeitsbelastung und Krankheit bei Industriearbeitern (S. 351-366). Frankfurt: Campus.
Ulich, E. (1972). Aufgabenwechsel und Aufgabenerweiterung. REFA-Nachrichten, 25, 265-275.
Ulich, E. (1978). Über das Prinzip der differentiellen Arbeitsgestaltung. Industrielle Organisation, 47, 566-568.
Ulich, E. (1990). Individualisierung und differentielle Arbeitsgestaltung. In C. Graf Hoyos & B. Zimolong (Hrsg.) Ingenieurpsychologie. Enzyklopädie der Psychologie, Themenbereich D, Serie III, Band 2 (S. 511-535). Göttingen: Hogrefe.
Ulich, E. & Baitsch, Ch. (1987). Arbeitsstrukturierung. In U. Kleinbeck & J. Rutenfranz (Hrsg.), Enzyklopädie der Psychologie, Themenbereich D, Serie II, Bd. 1: Arbeitspsychologie (S. 493-532). Göttingen: Hogrefe.
Ulich, E. & Frei, F. (1980). Persönlichkeitsförderliche Arbeitsgestaltung. In W. Volpert (Hrsg.), Beiträge zur Psychologischen Handlungstheorie (S.71-86). Bern: Huber.
Ulich, E., Großkurth, P. & Bruggemann, A. (1973). Neue Formen der Arbeitsgestaltung. Frankfurt a.M.: Europäische Verlagsanstalt.

Volpert, W. (1987). Psychische Regulation von Arbeitstätigkeiten. In U. Kleinbeck & J. Rutenfranz (Hrsg.), Arbeitspsychologie. Enzyklopädie der Psychologie, Themenbereich D, Serie III, Band 1 (S. 1-42). Göttingen: Hogrefe.
Volpert, W. Oesterreich, R., Gablenz-Kolakovic, S., Krogoll, T. & Resch, M. (1983). Verfahren zur Ermittlung von Regulationserfordernissen in der Arbeitstätigkeit (VERA). Köln: TÜV- Rheinland.

Zapf, D. (1989). Selbst- und Fremdbeobachtung in der psychologischen Arbeitsanalyse. Methodische Probleme bei der Erfassung von Streß am Arbeitsplatz. Göttingen: Hogrefe.
Zapf, D., Bamberg, E., Dunckel, H., Frese, M., Greif, S., Mohr, G., Rückert, D. & Semmer, N. (1983). Dokumentation der Skalen des Forschungsprojekts „Psychischer Streß am Arbeitsplatz – hemmende und fördernde Bedingungen für humanere Arbeitsplätze". Unveröffentlicher Bericht: Universität Osnabrück.

Manfred Fischer

Umwelt und Wohlbefinden

1. Umwelt und Wohlbefinden als Thema der Ökopsychologie

Der Frage nach den Zusammenhängen zwischen Umwelt und Wohlbefinden wird im vorliegenden Beitrag aus der Sicht der Ökopsychologie (Stokols & Altman, 1987) nachgegangen.

Die von dieser Disziplin geleistete Theorienbildung wird im ersten Kapitel an drei Ansätzen (Stimulations-, Kontroll- und Kongruenztheorie) veranschaulicht, die den Aspekt des Wohlbefindens vergleichsweise stark berücksichtigt haben.

Im zweiten Kapitel wird eine phänomenorientierte Betrachtungsweise gewählt, um – unter Vermeidung der mit einer spezifischen Theorie einhergehenden Einengung des Blickwinkels – die besondere Bedeutung des Zuhause und des wohnungsnahen Außenraums für das Wohlbefinden des Individuums herauszuarbeiten.

Die Stadt als wohl bedeutendster Lebenskontext, den der Mensch geschaffen hat, steht im Mittelpunkt der Erörterung des Abschlußkapitels. Annahmen über Besonderheiten des Verhältnisses des Menschen zur natürlichen Umwelt bilden dabei den Hintergrund, auf dem die städtische Umwelt gekennzeichnet wird.

2. Theoretische Ansätze zur Analyse des Mensch-Umwelt-Verhältnisses unter dem Gesichtspunkt des Wohlbefindens

2.1 Umwelt als Auslöser sensorischer Stimulation und elementarer Gefühle

Wie reagieren Menschen auf die ungeheure Mannigfaltigkeit an Reizen, denen sie in einer gewöhnlichen Alltagssituation ausgesetzt sind? Lassen sich diesbezüglich überhaupt Vorhersagen treffen, wenn man bedenkt, daß in solchen Situationen Umweltmerkmale als potentielle Auslöser negativer wie positiver Emotionen vielfältigste Konstellationen bilden können?

Auf dem Weg zur Beantwortung solcher Fragen könnte ein von Mehrabian und Russell (1974) entwickelter theoretischer Ansatz zu einem Meilenstein werden. Die Autoren treffen nämlich folgende Grundannahme: Menschen reagieren auf außerordentlich unterschiedliche Umwelten nur im Sinne weniger grundlegender Gefühlsdimensionen, die aber wiederum außerordentlich verschiedene Verhaltensweisen hervorrufen können. Auf faktorenanalytischem Wege haben Mehrabian und Russell drei voneinander unabhängige Dimensionen ermittelt, deren Pole sie mit „Lust-Unlust", „Erregung-Nichterregung" bzw. „Dominanz-Unterwerfung" bezeichnen.

Jedes Gefühl läßt sich danach als Kombination jeweils mehr oder minder stark ausgeprägter Lust, Erregung und Dominanz beschreiben; Umwelten jedweder Art lassen sich durch die Emotionsmuster kennzeichnen, die sie bei den meisten Personen auslösen. So unterschiedliche Situationen wie das Wartezimmer eines Arztes und ein Ausflugslokal können anhand ihrer „Emotionsprofile" auf einfache Weise miteinander verglichen werden; es bedarf lediglich einer gewissen Aufbereitung der mittels eines semantischen Differentials erhobenen Daten.

Auch Persönlichkeitsmerkmale können auf den gleichen Grunddimensionen abgebildet werden wie Umwelten und Emotionen. Einer starken Ausprägung von Neurotizismus im Sinne von Eysenck und Eysenck (1968) entspricht beispielsweise das dispositionelle Emotionsmuster „Unlust-Erregung-Unterwürfigkeit" (vgl. Mehrabian & Russell, 1974).

In einer konkreten Situation – so nehmen die Autoren an – wirkt das persönlichkeitsbedingte Emotionsmuster, das sich als traitspezifische Aktivierung von States auffassen läßt, auf das umweltbedingte Emotionsmuster moderierend ein. Ergebnis ist ein „emotionaler Gesamtzustand", dessen Lust-, Erregungs- und Dominanzkomponenten persönlichkeitsspezifisch verstärkt oder abgeschwächt erscheinen. Eine starke Neigung, sich gegenüber Umweltreizen abzuschirmen, würde z.B. dämpfend auf die Erregungskomponente einwirken, wohingegen mit schwachen Abschirmungstendenzen hohe Erregungsintensitäten einhergingen (zur Unterscheidung von „Abschirmern" und „Nichtabschirmern" vgl. Mehrabian, 1976).

Je mehr nun der emotionale Gesamtzustand eines Individuums den Charakter psychischen Wohlbefindens hat, desto stärker neigt das betreffende Individuum dazu, gegenüber der Situation „Annäherungsverhalten" zu zeigen. In dem Maße, wie es sich hingegen in der Situation als unlustbetont, nichterregt und unterworfen fühlt, sucht es, sie zu meiden.

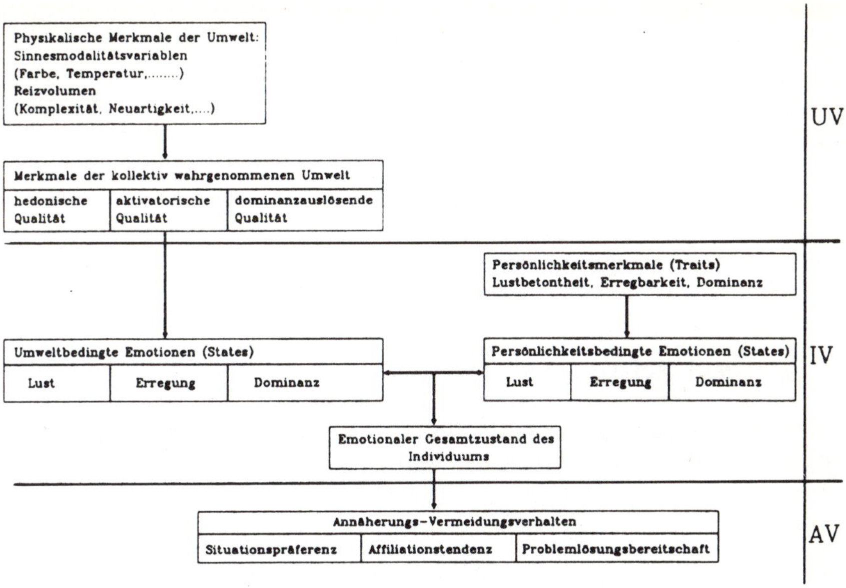

Abb. 1: Formale Struktur der Theorie von Mehrabian & Russell (1974)

Annäherungs- versus Meidungstendenzen ergeben sich – sieht man einmal von den erwähnten Persönlichkeitsmerkmalen ab – als kombinierte Wirkungen der drei Emotionsqualitäten einer Situation. In lustbetonten Situationen z.B. verstärkt sich (bis zu einer bestimmten Obergrenze) die Annäherungstendenz um so mehr, je mehr sich der erregende Charakter der Situation steigert; für unlustbetonte Situationen hingegen gilt: je höher die Erregungsqualität, desto stärker das Meidungsverhalten (Russell & Mehrabian, 1976).

Bezüglich differenzierter Vorhersagen dieser Art (bei denen wegen fehlender empirischer Basis die Dominanzdimension ausgeklammert bleibt) geht der Ansatz von Mehrabian und Russell über früher entwickelte Stimulationstheorien (z.B. Fiske & Maddi, 1961; Berlyne, 1967; Wohlwill, 1968) hinaus.

Deren Annahme einer umgekehrt-u-förmigen Beziehung zwischen Erregungspotential, sprich Komplexität, einer Situation und Annäherungsneigung (d. h. maximales Wohlbefinden bei mittlerem, minimales Wohlbefinden bzw. negative Emotionen bei sehr hohem und sehr niedrigem Erregungspotential) findet sich zwar auch bei Mehrabian und Russell, gilt aber hier nur für Situationen, die bezüglich ihrer Lust- und Dominanzqualität als neutral einzustufen sind.

Im übrigen bezeichnen Mehrabian und Russell das physikalische Äquivalent zur kollektiv (d. h. durchschnittlich) wahrgenommenen Erregungsqualität einer Situation nicht als Erregungspotential oder – wie Berlyne (1967) – als „Aktivationspotential", sondern als Informationsrate bzw. „Reizvolumen" (Mehrabian, 1976) und meinen damit den Informationsgehalt einer Situation im Sinne der Informationstheorie (Attneave, 1959). Das Reizvolumen wächst mit der Komplexität und Neuartigkeit der Situation, ist um so größer, je stärker ihre „kollativen" Merkmale (Anzahl und Heterogenität der Elemente, Unregelmäßigkeit der Anordnung, Unregelmäßigkeit der Form, Unstimmigkeiten und Unvereinbarkeit zwischen den Elementen) ausgeprägt sind und sich über die Zeit hinweg verändern.

Neben dem Reizvolumen sind nach Mehrabian und Russell (1974) die verschiedenen „Sinnesmodalitätsvariablen" (z.B. Farbe, Temperatur) als objektive Determinanten des durch die Umwelt ausgelösten primären Emotionsmusters zu berücksichtigen, also Farbton, Farbhelligkeit und Farbsättigung, Temperatur, Klanghöhe und Lautstärke, usw.

Die Autoren versuchen jedoch nicht, die Eigenart komplexerer Situationen als Kombination der Ausprägungen all dieser Variablen zu bestimmen. So wird zwar z.B. auf empirische Ergebnisse verwiesen, wonach die Lustbetontheit von Farben vor allem mit ihrer Helligkeit und Sättigung kovariiert (Wright & Rainwater, 1962); ob sich z. B. die hellen, stark gesättigten Farben der Wände eines Büros auf das aktuelle Wohlbefinden einer dort arbeitenden Person im Sinne der Erzeugung von Lustbetontheit auswirken, wie dabei die Wandfarbe mit anderen Sinnesmodalitätsvariablen sowie mit dem Reizvolumen zusammenwirkt, ist bisher nicht untersucht worden.

Auch zu der Frage, inwieweit Umwelten aufgrund ihrer materiellen Beschaffenheit Dominanzgefühle im wahrnehmenden Individuum auszulösen vermögen, liegen keine einschlägigen empirischen Studien vor. Mehrabian und Russell (1974) verweisen hier lediglich auf Wahlfreiheit als mögliche Umweltbedingung für Dominanzgefühle.

Wenn Russell und Snodgrass (1987) mit ihrer Auffassung, Emotionen seien ein Schlüsselaspekt von Mensch-Umwelt-Beziehungen recht behalten, dann haben Mehrabian und Russell einen wichtigen Beitrag zur Ökopsychologie, speziell auch zum Thema „Aktuelles Wohlbefinden", geliefert. Dennoch darf nicht übersehen werden, daß ihr Ansatz ein wesentliches Merkmal des Mensch-Umwelt-Verhältnisses ausklammert: Umwelten werden vom Menschen *bewertet,* und diese Bewertungen können das aktuelle Emotionsmuster entscheidend beeinflussen. Man stelle sich nur den Bewohner einer Obdachlosensiedlung im Vergleich mit einem Bankdirektor beim Anblick eines als „Glaspalast" gestalteten neuen Bankhochhauses vor!

Dieses Beispiel zeigt die Notwendigkeit auf, bei im Rahmen des Mehrabian & Russell-Ansatzes entwickelten Fragestellungen künftig (soziale) Kognitionen zu berücksichtigen. Damit dürfte zugleich die „umweltdeterministische“ Akzentsetzung der Autoren überwunden werden.

2.2 Umweltkontrolle und Wohlbefinden

Den immer mehr an Bedeutung gewinnenden kontrolltheoretischen Ansätzen (Fischer & Stephan, 1990; vgl. auch Fischer, 1986) liegt die Annahme zugrunde, dem menschlichen Individuum wohne ein Bestreben inne, Ereignisse und Zustände in seiner Umwelt beeinflussen, vorhersehen oder zumindest erklären zu können (vgl. hierzu auch Osnabrügge, Stahlberg & Frey, 1985). Von der Ökopsychologie wird besonders der Beeinflußbarkeit Beachtung geschenkt. Stokols (1979) versteht darunter das Ausmaß, in dem ein Individuum einen Umweltbereich so verändern oder vor Veränderungen bewahren kann, daß er in Kongruenz zu seinen persönlichen Vorlieben steht und psychisches Wohlbefinden fördert, sowie das Ausmaß, in dem die Konfrontation mit diesem Bereich vom Individuum reguliert werden kann.

Ganz ähnlich wächst für Oesterreich (1981) die Kontrollierbarkeit eines Umweltausschnitts mit der Anzahl von Handlungen und Zielen, die dort verwirklicht werden können. Spezifischer gilt ein „Handlungsbereich“ als um so besser kontrollierbar, je vielfältiger die von jeweils verwirklichten Zielen aus bestehenden Möglichkeiten der Handlungsfortsetzung und je wirksamer die jeweiligen Anschlußhandlungsmöglichkeiten bezüglich des Erreichens weiterer Ziele sind. Wahlfreiheit und Beeinflußbarkeit („Wirksamkeit“) sind also auch hier zentrale Elemente der Definition von „Kontrolle“.

Erlangung oder Erhöhung von Kontrolle, z. B. durch erfolgreiches Verändern von Handlungsbereichen in Richtung höherer Regulierbarkeit, aber auch die Steigerung der Kontrollkompetenz im Sinne einer realitätsnäheren kognitiven Abbildung eines Umweltausschnitts sind für Oesterreich (1981) mit „angenehmen Gefühlen“ verbunden. Wohlbefinden wird von ihm aber nicht nur als Handeln begleitendes bzw. sich in seinem Vollzug einstellendes Gefühl verstanden, sondern auch als Handlungsbedingung. Der Autor nimmt an, daß „Vorhersagen“ der Wirkwahrscheinlichkeiten von Handlungen den Charakter von Gefühlen haben.

Den mit der Gewinnung von Kontrolle über die Umwelt verbundenen angenehmen Gefühlen sowie den den Kontrollverlust begleitenden unangenehmen Gefühlen kommt gemäß der von Leontjew (1977) beeinflußten Handlungstheorie Oesterreichs insofern eine eminente Bedeutung zu, als über sie das „Kontrollstreben“ reguliert wird, das für die Spezies Mensch eine „Überlebensfunktion“ erfüllt.

In der Tat scheint die Annahme einer organismusinhärenten Bereitschaft, Kontrolle zu übernehmen und ihre Ausübung zu genießen, nicht abwegig zu sein. Schon zwei Monate alte Kinder verstehen es mit zunehmender Erfahrung immer besser, ein in ihrem visuellen Wahrnehmungsfeld aufgehängtes Mobile durch Kopfbewegungen (über ein druckempfindliches Kissen technisch bewerkstelligt) in Schwingungen zu versetzen. Sie lernen – so Watson und Ramey (1972), die Verfasser dieser Studie, – die Stimulation unter Kontrolle zu bringen, und sie reagieren auf diesen Erfolg mit lebhaftem Lächeln, Gurrlauten und gesteigerter visueller Aufmerksamkeit.

Die Auffassung, sich selbst als die Umwelt beeinflussend zu erleben, stehe mit positiv getönten Emotionen in Zusammenhang, ist zum erstenmal explizit von White (1959) vertreten worden. Nach ihm ist es die Befriedigung des „Effektanzmotives", mit der dieses positive Gefühl eigener Wirksamkeit einhergeht.

Da Wirksamkeit im Sinne der Beeinflussung der Umwelt deren Zugänglichkeit voraussetzt, ist es nur folgerichtig, wenn Proshansky, Ittelson und Rivlin (1970) ähnlich wie Oesterreich (1981) von einer auf Maximierung der Wahlfreiheit abzielenden Grundtendenz des Verhaltens ausgehen. Diesbezüglich erfolgreich zu sein, verspricht dem Individuum „perzipierte Freiheit" (Steiner, 1970), eine von der Forschung kaum beachtete Spielart psychischen Wohlbefindens.

Frühkindliche Erfahrungen wie das Erleben von Wahlfreiheit beim Aufsuchen von Objekten und Räumen könnten zusammen mit über responsive Umwelten vermittelten Wirksamkeitsgefühlen die Basis bilden für die Entwicklung generalisierter stabiler Erwartungen (Gunnar, 1980), Einfluß auf die Umwelt nehmen zu können, so etwa für „Internale Kontrollüberzeugungen" (Rotter, 1966) oder „Selbstwirksamkeits"-Erwartungen (Bandura, 1977), beides Korrelate des Wohlbefindens.

Eine besondere Form von Kontrolle als Auslöser positiver Gefühle haben Allen und Greenberger (1980) in einer Reihe von Laborexperimenten untersucht: die destruktive Einwirkung auf die physische Umwelt. Die Möglichkeit, z.B. einen Turm aus Holzklötzchen zu zerstören, war bei ihren Versuchspersonen mit einer Erhöhung der wahrgenommenen Kontrolle sowie einer Verbesserung des allgemeinen Gefühlszustandes verbunden. Die Freude über den Zerstörungserfolg fiel dabei um so größer aus, je komplexer das zerstörte Objekt war.

Im theoretischen Teil ihrer Ausführungen entwickeln Allen und Greenberger (1980) Annahmen darüber, was die physische Umwelt zu einem außerordentlich effektiven „Instrument" zur Erzeugung von Kontrollerleben (als besonderer Form aktuellen Wohlbefindens) macht. Destruktives Handeln ist danach durch hohe Erfolgswahrscheinlichkeit und unmittelbare Rückmeldung über das Handlungsergebnis gekennzeichnet und geht mit als angenehm empfundener hoher organismischer Erregung einher.

Eine besondere Qualität kann zerstörerisches Handeln dadurch gewinnen, daß es auf Objekte mit Symbolcharakter (Schulgebäude, Kirchen, Rathäuser) gerichtet ist. Gerade in solchen Fällen kann die Erlebnisqualität des Handelns durch positive Reaktionen anderer Personen (z.B. „Gleichgesinnter") noch aufgewertet werden.

Allen und Greenberger (1980) vermuten, daß die physische Umwelt im Alltagsleben überall dort zum bevorzugten Zielobjekt destruktiven Handelns wird, wo Personen wenig Kontrolle über ihre Lebensbedingungen ausüben können. So interpretieren sie den häufig in Trabantenstädten zu beobachtenden Vandalismus bei Jugendlichen als Versuch, sich selbst das Gefühl zu verschaffen, „etwas ausrichten zu können" (vgl. hierzu auch Klockhaus & Habermann-Morbey, 1986; Klockhaus & Trapp-Michel, 1988).

Zusammenhänge zwischen Umweltkontrolle und Wohlbefinden aufzudecken, dürfte insbesondere im Rahmen einer psychologischen Analyse ökologischer Übergänge (Einschulung, Wohnortwechsel, Verlegung in ein anderes Heim usw.) bedeutsam werden (Fischer & Stephan, 1990). Eine erfolgreiche Anpassung an die neue Umwelt wird bei solchen Übergängen wesentlich davon abhängen, ein valides internes Umweltmodell aufzubauen („passive Kontrolle") und dieses Modell im Sinne der Auswahl, Herstellung oder Erhaltung persönlichkeitskongruenter Umweltbedingungen („aktive Kontrolle") zu nutzen.

2.3 Person-Umwelt-Kongruenz als Korrelat psychischen Wohlbefindens

Die bereits von Becker (in diesem Band) erwähnte Möglichkeit einer passungstheoretischen Analyse der Bedingungen psychischen Wohlbefindens findet in der Ökopsychologie zunehmend Beachtung. Ein Vorteil dieser Ansätze gegenüber den vorher abgehandelten Stimulations- und Kontrolltheorien könnte in dem Versuch liegen, das Gesamt an Bedingungen, von denen eine Beziehung zu Wohlbefinden vermutet werden kann, zu erfassen und so zu einer überaus differenzierten Beschreibung beider Seiten des Person-Umwelt-Verhältnisses zu kommen. Das gilt zweifelsohne für das die Integration anderer Passungskonzeptionen anstrebende „Komplementaritäts-Kongruenz-Modell des Wohlbefindens" von Carp und Carp (1984), das zwar mit Blick auf ältere Menschen entwickelt worden ist, jedoch u. E. problemlos verallgemeinert bzw. für beliebige Personengruppen spezifiziert werden kann. „Kongruenz" bedeutet im Carp & Carp-Modell zum einen den Grad der *Komplementarität* zwischen den von einer Person zur angemessenen Abwicklung ihrer täglichen Aktivitäten („ADLs") benötigten Kompetenzen einerseits und den ADL-relevanten Umweltressourcen/Umweltbarrieren andererseits. Komplementarität wirkt sich über die im Vollzug der ADL erreichte Befriedigung von Bedürfnissen „niedrigerer Ordnung“ (im Sinne der Motivhierarchie Maslows) positiv auf Wohlbefinden aus.

Eine zweite Form von Person-Umwelt-Kongruenz, ebenfalls als Bedingung psychischen Wohlbefindens konzipiert, definieren die Autoren als *Ähnlichkeit* zwischen der Stärke der Bedürfnisse höherer Ordnung auf der einen und den hinsichtlich der Befriedigung dieser Bedürfnisse bedeutsamen Umweltmerkmalen auf der anderen Seite.

Die dem in Abbildung 2 veranschaulichten Modell zugrundeliegenden Annahmen lassen sich mit Carp und Carp wie folgt zusammenfassen:

Wohlbefinden erreicht eine Person in dem Maße, in dem ihre Kompetenzen der zur Erhaltung eines unabhängig geführten Lebens notwendigen Erfüllung der Umweltanforderungen gerecht werden, sowie in dem Maße, in dem die Umwelt Befriedigung ermöglicht, und zwar nicht nur hinsichtlich der existentiellen Bedürfnisse, sondern auch der Bedürfnisse höherer Ordnung (z. B. Gesellung, Privatheit, ästhetisches Erleben).

Auf die von den Autoren vorgenommenen Differenzierungen dieser Grundannahme kann hier nur hingewiesen werden, so auf die Berücksichtigung von Moderatorvariablen (vgl. Abbildung 2), die im Falle einer Anwendung des Modells in der Forschung zum Zwecke der Spezifizierung der Beziehungen zwischen Prädiktoren und Kriterien zu berücksichtigen wären.

Nicht unerwähnt bleiben sollte hingegen die Auffassung des Autorenpaars, daß bei ökopsychologischen Analysen zum Wohlbefinden objektive Variablen zu berücksichtigen sind, deren transaktionale Beziehungen zur Person nicht zuletzt zu Zwecken einer an der physikalischen Umwelt ansetzenden – auch z.B. den Architekten überzeugenden – Interventionsplanung geklärt werden müssen. Aus dieser Zielvorstellung heraus bemühen sich Carp und Carp um die Bestimmung der für die jeweilige Fragestellung als bedeutsam erachteten Merkmale der objektiven Umwelt („E_0“). Als E_0-Variablen finden z.B. die Entfernung zwischen Wohnung und Schnellbahn-Station, die Dichte und Variabilität der Flächennutzung im Wohnviertel oder das Vorhandensein von Lärmschutz-Einrichtungen Berücksichtigung.

Bezüglich der Möglichkeiten zur Befriedigung von Bedürfnissen höherer Art wird vor allem Wert darauf gelegt, den Grad der sozialen Homogenität als objektives Merkmal zu erfassen. Denn günstige Möglichkeiten zur Befriedigung des Bedürfnisses, unter seinesgleichen zu sein, scheinen mit stärkerer Partizipation, besserer Gesundheit, größerer Wohnzufriedenheit und höherer Lebensmoral einherzugehen (Teaff,

Lawton, Nahemow & Carlson, 1978). E_0-Variablen weisen in einer Studie von Carp und Carp (1982) signifikante multiple Korrelationen zu den 13 Kriteriumsvariablen auf, unter denen neben verschiedenen Maßen für die Zufriedenheit mit der Wohnumwelt (Ästhetik, Sicherheit, Luftqualität, Privatheit, Nachbarn usw.) auch eine zur Messung von Wohlbefinden als geeignet erachtete Skala zu finden ist.

Will man eine Bewertung des Carp & Carp-Ansatzes vornehmen, so gilt es zunächst darauf hinzuweisen, daß er deutliche Parallelen zu der unabhängig davon entwickelten Theorie der seelischen Gesundheit von Becker (1982) aufweist. Hier wie dort wird die Fähigkeit zur Bewältigung von Anforderungen hervorgehoben und auf die Bedeutung diesbezüglich begünstigender Umweltbedingungen verwiesen. Der beeindruckend große methodische Aufwand, mit dem versucht wird, diese objektiven Bedingungen des Wohlbefindens zu spezifizieren, ist dabei sicher eine Besonderheit des Carpschen Beitrags.

Insofern als er bisher lediglich korrelative Zusammenhangsmuster berichtet, aber nicht erklärt, sollte künftig die theoretische Weiterentwicklung im Vordergrund stehen.

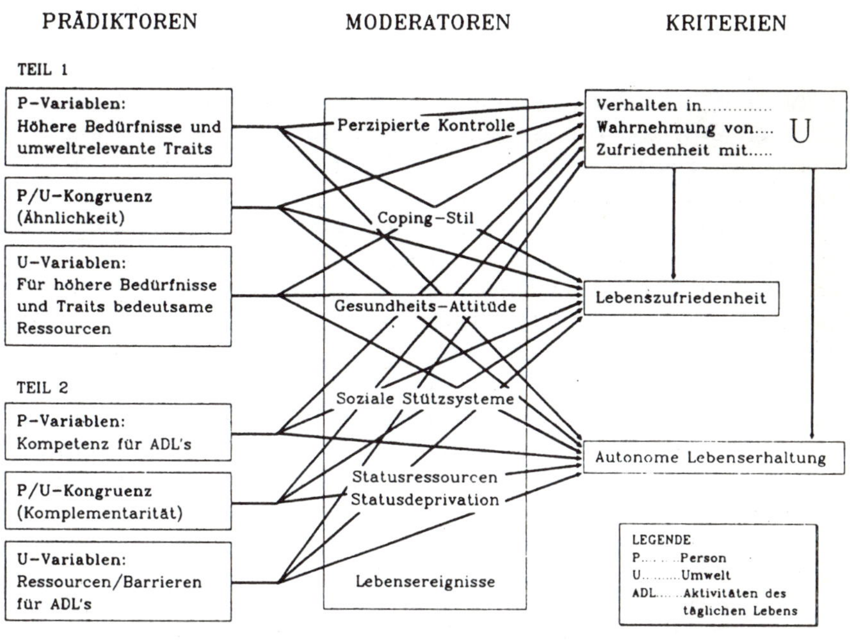

Abb. 2: Das Komplementaritäts-Kongruenz-Modell des Wohlbefindens (modifiziert nach Carp & Carp, 1984, p. 284)

3. Phänomenorientierte Ansätze zur Beschreibung von Umwelten als Kontexten menschlichen Wohlbefindens

Während im vorausgehenden Kapitel theoretische Ansätze zum Ausgangspunkt der Analysen des Mensch-Umwelt-Verhältnisses unter dem Gesichtspunkt des Wohlbefindens gemacht worden sind, wollen wir uns im folgenden bestimmten Realitätsbereichen in einer eher phänomenologisch-deskriptiven Weise annähern (vgl. Fischer, 1984[2]). Ein für menschliches Wohlbefinden zweifelsohne außergewöhnlich wichtiger Wirklichkeitsausschnitt ist die häusliche Umwelt, die jedoch – vermutlich aufgrund ihres Privatheitscharakters – bisher nur selten zum Gegenstand empirischer psychologischer Forschung gemacht worden ist.

3.1 Das Zuhause als existentielle Voraussetzung psychischen Wohlbefindens

Allein an der Vielfalt der psychischen Funktionen, die der Behausung des Menschen zugeschrieben werden, läßt sich ihre existentielle Bedeutung für sein Wohlbefinden erahnen (vgl. auch Flade, 1987; Tognoli, 1987):

(1) Das Zuhause ist ein *zentraler Ort,* um den herum der Mensch seine gesamte Aktivität organisiert, ein Ort, mit dem er „verwurzelt" und an den er emotional gebunden ist, ein „Ankerpunkt" (Wapner, 1981), von dem aus er – wissend, daß er jederzeit wieder zurückkehren kann – die Umwelt jenseits der häuslichen Grenzen freier explorieren kann. Sich ein Zuhause schaffen, heißt darüber hinaus, ein primäres Territorium (Altman, 1975) abstecken, Kontrolle über einen Umweltbereich gewinnen, heißt *Raumaneignung* als spezifische Form der Befriedigung dieses elementaren Kontrollstrebens. Wo diese Aneignung nicht eingeschränkt wird, findet sie in der *Personalisierung* der Umwelt ihren Ausdruck, in der individuumspezifischen Gestaltung, Ausstattung und Benennung des Wohnbereichs (Korpela, 1989).
(2) Das Zuhause vermittelt *personale Kontinuität.* Für Tognoli (1987, p. 659) verbinden sich mit „Kontinuitätserleben" Aspekte wie Erbe, Verwurzelung, Leben und Tod, Zeit, Lebensspanne einer Generation, Herkunft usw., die eine wesentliche Rolle in der Rekonstruktion der eigenen Biographie spielen. Die Erinnerung an die häusliche Umwelt, in der man seine Kindheit verbracht hat, löst eine Vielfalt an subjektiv bedeutsamen Assoziationen aus (Tognoli, 1987).
(3) Die häusliche Umwelt wird als *privates Refugium* erlebt, in das man sich aus der öffentlichen Welt zurückziehen, von Rollenzwängen befreien kann, als Ort, wo Bewegungen und Ausdruck von Emotionen keiner sozialen Norm unterworfen werden müssen.

(4) Mit dem Begriff „Zuhause“ verbindet sich bei vielen Menschen die Vorstellung eines *Ortes, wo soziale Interaktionen besonderer Intensität und Intimität* abgewickelt werden. Wohlbefinden als Korrelat intrafamilialer Wechselbeziehungen dürfte dabei vor allem in der „offenen Familie“ gegeben sein, die sich gemäß der Typologie von Kantor und Lehr (1975) von der geschlossenen und der „unstrukturierten“ Familie durch das Bestreben auszeichnet, in der Raum-, Zeit- und Energienutzung ein Gleichgewicht zwischen Kohäsion und Individualität aufrechtzuerhalten sowie die Grenzen zwischen innerfamiliärem und Nachbarschaftsbereich permeabel zu machen.

Die vorausgehenden Ausführungen zur häuslichen Umwelt lassen sich als Komponenten einer Idealkonzeption verstehen. Für künftige empirische Forschung in diesem wichtigen Bereich ließe sich aber folgende „Ausgangshypothese“ formulieren: Wenn die häusliche Umwelt ihre Funktionen der Aktivitätszentralisierung, Aneignung, Personalisierung, der personalen Kontinuität, des Refugiums, des offenen Familienlebens in angemessener Weise erfüllt, dann sind die Transaktionen der Bewohner mit dieser Umwelt von einem hohen Maß an Wohlbefinden begleitet.

3.2 Der wohnungsnahe Außenraum – ein erweitertes Zuhause?

Für das heranwachsende Kind kann die Möglichkeit, von der sicheren Basis der häuslichen Umwelt aus „Aktionsräume“ im Freien zu erschließen, von außerordentlicher Bedeutung sein.

Das Ideal einer autonomen Aneignung der Welt durch das heranwachsende Individuum setzt jedoch eine bestimmte Beschaffenheit dieser Welt voraus. Es läßt sich nicht verwirklichen, wenn das Wohngebiet von einer Bahnlinie oder verkehrsreichen Straße durchzogen wird oder in unmittelbarer Nähe einer Industriezone oder eines Hafens liegt.

Aber auch die „sichere“ Trabantenstadt mit ihren mit Standardgeräten ausgestatteten Spielplätzen bietet dem Kind nur sehr begrenzt Räume und Objekte an, die es „erobern“ kann, um dabei zu erleben, wie das die ersten selbständigen Schritte in eine „Außenwelt“ hinein begleitende Gefühl ängstlicher Erregtheit von positiven Emotionen der Effektanz (White, 1959) oder Dominanz (Mehrabian & Russell, 1974) verdrängt wird.

Die Aufnahme von Umweltbeziehungen besteht für Hart (1979) in zwei grundlegenden Prozessen, die in einem komplementären Verhältnis zueinander stehen und deren Vollzug mit psychischem Wohlbefinden verbunden ist: im kognitiven Prozeß des Ordnens und Benennens der Umwelt, gleichzusetzen mit Bedeutungszuweisung, sowie im motorischen Prozeß der Umweltgestaltung, also der Veränderung ihrer physischen Beschaffenheit. Ein Paradebeispiel für die Entfaltung dieser Prozesse sieht Hart in Transaktionen mit der Umwelt, die er als „Ortsbildung“

(„place-making") bezeichnet. Gemeint ist damit das im Zuge autonom gesteuerten Verhaltens vollzogene Auffinden von Orten sowie ihre personspezifische Gestaltung und – ganz wichtig – Benennung. Wege, Pfade, Orte usw., die vom Individuum selbst gefunden und geformt worden sind, erweisen sich in den Feldstudien Harts als hochbewertete Umweltausschnitte, die z. B. gegenüber den von Planern vorgegebenen Wegenetzen eindeutig bevorzugt werden.

Wie sind Umwelten konkret beschaffen, die Kindern die Entwicklung solcher Ortsidentitäten, das Erleben des wohnungsangrenzenden Außenraums als „erweitertes Zuhause" ermöglichen? Für Hart (1979) müßten solche Umwelten all jene Elemente enthalten, die von den meisten Planern systematisch entfernt werden: Sand und Schmutz, kleine seichte Tümpel oder Bäche, sanfte Hügel, niedrige Bäume und Büsche, hohes Gras usw. Im Gegensatz zu den von Planern als „offener Raum" erlebten riesigen Rasenflächen, wie sie in vielen Trabantenstädten zu finden sind, erfüllen die von Hart als ideal bewerteten Umgebungen das Kriterium der „funktionalen Komplexität", d. h., sie erlauben eine große Vielfalt an Aktivitäten (betasten, bauen, klettern, sich verbergen usw.). An diesem Kriterium gemessen sind z. B. auch Abenteuerspielplätze mit ihren leicht beweglichen und manipulierbaren Spielmaterialien im Hinblick auf das Wohlbefinden und die davon nicht unabhängige Entwicklung des Kindes als weitaus günstigere Umwelten zu betrachten als konventionelle Spielplätze (Wohlwill & Heft, 1987).

Vielleicht lassen sich die Zusammenhänge, die Yarrow, Rubenstein und Pedersen (1975) für den innerhäuslichen Bereich herausgefunden haben, auf den wohnungsnahen Außenraum verallgemeinern: Umwelten, die durch hohe *Variabilität* (Anzahl und Verschiedenartigkeit der Objekte), *Komplexität* (Formen- und Farbenreichtum der Objekte) und *Responsivität* gekennzeichnet sind, erfreuen das Kind nicht nur durch die Aktivitätenvielfalt, die sie ermöglichen, sie fördern auch seine Präferenz für Neuartiges und damit eine grundlegende Disposition, sich aktiv der Umwelt zuzuwenden. Je stärker sich diese Disposition aber ausprägt, desto wahrscheinlicher wird es dem Individuum in seinem weiteren Leben gelingen, Orte zu finden oder zu schaffen, die Wohlbefinden gewähren, indem sie Identität erlebbar machen.

Der Aufbau einer „Ortsidentität" (Proshansky, 1978) oder „Ortsverbundenheit" („place attachment", Rivlin, 1987) ist nicht nur für die Entwicklung des Kindes von außerordentlicher Bedeutung. An einem Ort zu wohnen, der einem bis in den letzten Winkel vertraut ist, dessen Wahrnehmung Erinnerungen weckt, an dem man auf den ersten Blick den Nachbarn vom Fremden unterscheiden kann, an dem man die Nachbarskinder mit Namen kennt, dürfte in allen Lebensphasen erheblich dazu beitragen, daß sich ein Mensch wohl fühlt. So treffen denn auch Shumaker und Taylor (1983) explizit die Annahme eines Zusammenhangs zwischen Ortsverbundenheit einerseits und seelischem wie körperlichem Wohlbefinden andererseits. Allerdings scheint Ortsverbundenheit z.B. in der amerikanischen Kultur, deren Modaltyp durch hohe geographische Mobilität gekennzeichnet ist (vgl. Kopf, 1977), nicht die Regel zu sein. In der Nachbarschaftstypologie von Warren (1978) etwa fehlt bei vier der von ihm unterschiedenen sechs *Nachbarschaftstypen* die Bildung lokaler Gruppen. Die nähere Kennzeichnung der Typen läßt jedoch daran zweifeln, daß in den entsprechenden Wohngebieten überwiegend Menschen mit kosmopolitischer Einstellung und hochmobilem Lebensstil in räumlicher Nähe, im übrigen aber in freigewählter, lustvoll genossener Unabhängigkeit voneinander wohnen.

Am wenigsten trifft dieses Bild auf die „anomische Nachbarschaft" zu, deren Bewohner keinerlei Partizipation und Identifikation zeigen und weder in lokale Gruppen noch in die größere Gemeinde eingebunden sind. Warren bewertet solche Nachbarschaften als „gänzlich desorganisiert" und „atomisiert".

Im Gegensatz dazu steht der Typ der „integralen Nachbarschaft", die durch eine Vielzahl an Interaktionen zwischen ihren Bewohnern auffällt sowie durch ein hohes Maß an Partizipation in lokalen Gruppen wie auch in Organisationen außerhalb des eigentlichen Wohnareals. Diese Nachbarschaft bildet ein lokales und kosmopolitisches Zentrum zugleich und stellt für Warren den Idealtyp dar.

Diese Wertorientierung wird indes vielleicht eher von einer Reihe von Ökopsychologen (z.B. Brown, 1987; Proshansky, 1978; Rivlin, 1987; Stokols & Shumaker, 1981) als vom Durchschnittsamerikaner geteilt. In der Repräsentativumfrage von Fried (1982) etwa stellten sich Nähe zur natürlichen Umwelt und bauliche Qualität der Wohnsiedlung als gute Prädiktoren der Wohnzufriedenheit heraus; nur eine Minderheit der Befragten erachtete die Einbindung in lokale Gruppen als bedeutsam. Dennoch wird wohl niemand bezweifeln, daß die Erforschung der Bedingungen, unter denen sich „integrale Nachbarschaften" bilden und – z.B. durch wechselseitige soziale Unterstützung (vgl. Schwarzer & Leppin in diesem Band) – zum Wohlbefinden ihrer Mitglieder beitragen, genauso wichtig und notwendig ist wie die Analyse der psychosozialen Implikationen geographischer Mobilität als einer „normalen" Begleiterscheinung der Entwicklung industrieller Gesellschaften (Fischer & Fischer, 1981).

Einen bemerkenswerten konzeptionellen Beitrag zum Phänomen der „Ortsverbundenheit" haben Shumaker und Taylor (1983) mit ihrer nach den Ebenen Individuum, Gruppe und Nachbarschaft differenzierten Bedingungsanalyse geleistet.

Die Bildung nachbarlicher Gruppen, für die z.B. bei uns im Städtebau der Nachkriegszeit nur selten die architektonischen Voraussetzungen geschaffen worden sind (vgl. Sodhi, 1957), wird nach Shumaker und

Taylor erleichtert, wenn sich ein Wohnareal auf irgendeine Weise positiv von der Umgebung abhebt, wenn es deutlich wahrnehmbare Grenzen aufweist – Sodhi spricht hier von „optischen Einheiten" – und Kongruenz zwischen Gruppenfunktionen und Ortsmerkmalen besteht. Ein Beispiel für solche sozialräumliche Übereinstimmung wäre eine an kulturellen Ritualen festhaltende Bewohnerschaft in einem unter Denkmalschutz gestellten „Häuserensemble".

Über die genannten Merkmale der physischen Umwelt hinaus betonen Shumaker und Taylor Gruppenhomogenität und Gruppenkohäsion als Korrelate einer auf das Wohnareal als Teileinheit der Nachbarschaft hin orientierten „Ortsverbundenheit".

Deren Aufbau scheint im übrigen auch dann gefördert zu werden, wenn das Areal oder die Nachbarschaft, in der es angesiedelt ist, einen *Ortsnamen* trägt (Taylor, Gottfredson & Brower, 1984; vgl. auch Rivlin, 1987; Treinen, 1965).

Zu nennen wären darüber hinaus mittels baulicher Maßnahmen oder durch Bepflanzungen geschaffene semiprivate (z.B. einem Hauseingang zugeordnete) und semiöffentliche (z.B. einem Wohnblock mit mehreren Hauseingängen zugeordnete) Übergangszonen zwischen privatem und öffentlichem Raum, die es dem Bewohner erleichtern, den wohnungsnahen Außenraum als Territorium zu definieren und gegenüber Eindringlingen zu verteidigen. Dieses Prinzip wird von Newman (1972) als städtebauliche Maßnahme der Kriminalitätsvorbeugung empfohlen.

Übergangszonen können eine wichtige Pufferfunktion ausüben: „Das Zugehen auf partiell Fremde ist leichter vom sicheren Hort der vertrauten Haustür, von Garten oder Wohnweg aus möglich als über das anonyme Grün eines Wohnblocks. Im Hochhaus sind die Umschaltzonen zu kurz. Daher tendieren die Leute dazu, sich gegenseitig aus dem Weg zu gehen" (Günter, 1980, S. 99). Die Autorin hat eine Reihe weiterer Bestimmungsmerkmale für einen „prokommunikativen Raum" zusammengestellt, von denen insbesondere die Möglichkeit zu bestimmten Tätigkeiten (Autowaschen, Reparaturen und Bastelarbeiten, Gartenarbeit usw.) erwähnenswert ist, insofern als diese Tätigkeiten eine Katalysatorfunktion im Hinblick auf Kontaktaufnahme im wohnungsnahen Freiraum zu haben scheinen.

4. Stadt und Natur: Auf der Suche nach den idealen Kontextbedingungen eines glücklichen Lebens

Über die Hälfte der Menschheit lebt heute in Städten oder städtischen Ballungsgebieten; in Industriestaaten wie der Bundesrepublik Deutschland erreicht der Anteil der städtischen an der Gesamtbevölkerung sogar schon etwa 80 Prozent.

Was macht die städtische Umwelt als Lebenskontext so attraktiv? Nach Hamblin (1977) hat der Mensch mit der Stadt eine Lebensform entwickelt, die ihm die Freiheit gibt, in seiner Lebensorganisation zwischen vielfältigsten Aktivitäten zu wählen und so seine Selbstverwirklichung zu erreichen.

Auch für Proshansky (1978) ist die städtische Umwelt vergleichsweise reich an Gelegenheiten zur Selbstverwirklichung und zum Aufbau eines differenzierten Repertoires an Kompetenzen. In der städtischen Umwelt aufwachsen, heißt danach auch, bessere persönliche Voraussetzungen für erfolgreiches Handeln und damit einhergehendes Wohlbefinden zu erwerben.

Daß sich der Mensch mit dem Übergang zur städtischen Lebensform eine seiner Psyche angemessene Umwelt erst geschaffen habe – wie Hamblin vermutet –, wird allerdings von Autoren bezweifelt, die sich einer evolutionstheoretischen Sichtweise befleißigen (vgl. Knopf, 1987). Um zu überleben – so argumentieren sie –, mußten die Menschen nicht nur Informationen aus der natürlichen Umwelt in effizienter Weise assimilieren, sie mußten auch eine Vorliebe für diese Art der Informationsaufnahme entwickeln. Menschen haben daher eine angeborene Präferenz für die in der natürlichen Umwelt gegebenen Stimulationsmuster.

Aus dieser Sicht lebt der gegenwärtige Mensch bevorzugt in Umwelten, an die er biogenetisch nicht angepaßt ist; zwar sei er in der Lage, diese Inkongruenz zu bewältigen, weitaus besser funktioniere er jedoch in Umwelten, deren Attribute jenen Umgebungen ähnlich sind, in denen die Spezies Mensch evolvierte. Empirische Evidenz für die Stichhaltigkeit dieser Annahme wird in dem wiederholt erbrachten Nachweis einer Präferenz des Menschen für Reizkonstellationen gesehen, wie sie in den Savannen Ostafrikas vorherrschen (Orians, 1980; Balling & Falk, 1982), also am vermuteten Ort der Evolution des menschlichen Organismus (Leakey, 1976).

Aber nicht nur für die mit Baumgruppen durchsetzte Steppenlandschaft hat der Mensch eine Vorliebe entwickelt; er scheint sich auch am wohlsten zu fühlen, wenn er wie seine Vorfahren, die Jäger und Sammler, in nicht zu großen Gruppen lebt, in sozialen Gebilden, wo jeder jeden kennt. Aufgrund dieser Adaptation – so vermuten Eibl-Eibesfeldt und Hass (1985) – sei die Stadt mit ihren Menschenmassen eine pathogene Umwelt. Das immer wiederkehrende Aufeinandertreffen von einander Fremden wirke als Stressor, verschiebe unser zwischenmenschliches Verhalten hin auf Mißtrauen.

Im Einklang mit dieser Annahme stehen die bei Milgram (1970) berichteten Forschungsergebnisse zur sozialen Gleichgültigkeit, insbesondere auch zur geringen Hilfsbereitschaft des Großstädters gegenüber seinen Mitmenschen.

Wenn Milgram die Herausbildung solcher Normen des sozialen Nicht-Engagements auf die Reizüberflutung des Stadtbewohners zurückführt, so wählt er jedoch – wie auch Eibl-Eibesfeldt und Hass – eine stark vergröbernde Sichtweise.

Menschen unterscheiden sich in ihrem optimalen Stimulationsniveau (u.a. Mehrabian & Russell, 1974). Während z.B. für eine stark introvertierte Person das Passantengedränge und die Geräuschkulisse auf der Rambla einer spanischen Großstadt eine „Reizüberflutung" darstellen mag, kann dieselbe Stimuluskonstellation für das ausgeprägt extravertierte Individuum nahe seinem optimalen Stimulationsniveau liegen (vgl. Eysenck, 1973).

Darüber hinaus ist darauf hinzuweisen, daß der kritische Faktor „Reizvolumen" über die verschiedenen Areale der Stadt hinweg eine erhebliche Variabilität aufweist (Korte, 1978), so daß der Stadtbewohner seine bevorzugten Aufenthaltsorte in Grenzen gemäß seinem personspezifischen Reizoptimum wählen kann.

Über diesen Aspekt der Stimulationsoptimierung weit hinausreichend, könnte Wahlfreiheit in vielfacher Hinsicht als Merkmal in Betracht gezogen werden, über das sich die Besonderheit der städtischen Umwelt bestimmt. Nirgendwo sonst dürfte das Angebot an „Behavior Settings" (Barker, 1968) so reichhaltig sein – man denke nur an sportliche Großereignisse, Kunstausstellungen, gastronomische Einrichtungen, Karate-Clubs usw.! Umfang und Vielfältigkeit von Behavior Settings machen aber die Lebensqualität einer Gemeinde aus (Barker & Schoggen, 1973; Harloff, 1986) und stecken die Grenzen ab, innerhalb derer das einzelne Gemeindemitglied seine „persönlichen Projekte" (Little, 1983) verwirklichen bzw. seine höher entwickelten Bedürfnisse befriedigen und damit Person-Umwelt-Kongruenz als Voraussetzung aktuellen wie habituellen Wohlbefindens herstellen kann (vgl. Carp & Carp, 1984).

Die vorausgehenden Ausführungen machen deutlich, daß die Frage, ob die Stadt eine ideale Kontextbedingung menschlichen Lebens ist, nicht definitiv beantwortet werden kann. Zumindest vorerst wird man gut beraten sein, sich der Auffassung von Krupat (1984) anzuschließen, dergemäß die Stadt ein Ort multipler und kontrastierender Realitäten ist, ein Ort, der gut ist für bestimmte Menschen und schlecht für andere, besser zu bestimmten Zeiten und schlechter zu anderen, geeignet für bestimmte Zwecke, ungeeignet für andere.

Diese sehr allgemeine Formel sollte jedoch nicht darüber hinwegtäuschen, daß sich Städte hinsichtlich ihrer Lebensqualität erheblich voneinander unterscheiden (vgl. z.B. die systematische Studie von Liu, 1976) und derzeit noch hoch zu bewertende städtische Kommunen möglicherweise keine Ausnahmen darstellen hinsichtlich einer weltweit zu beobachtenden Stadtentwicklung, die sich immer mehr krisenhaften Zuständen annähert (vgl. Hamm, 1983). Man denke nur an die Entstehung von Elendsvierteln in den Randzonen der Kernstädte oder die rasant ansteigende Zahl von Obdachlosen in vielen Großstädten, an Grundwasserprobleme, Verkehrschaos, Luftverschmutzung, Müllhalden usw., Erscheinungen, welche das urbane Leben, einst als Triumph des Menschen über die Abhängigkeit von der Natur gefeiert, heute vielen als Lebensweise erscheinen lassen, die ihre eigenen Grundlagen zu zerstören droht.

In einer Zeit, in der sich die Belastungsgrenzen der natürlichen Umwelt und der menschlichen Anpassungsfähigkeit abzuzeichnen beginnen, scheinen sich die Wissenschaften verstärkt einer Analyse des Mensch-Natur-Verhältnisses zuzuwenden, in der Hoffnung auf Erkenntnisse, auf denen eine krisenbewältigende Umweltplanung aufbauen könnte. Erste Forschungsergebnisse hierzu kann die Ökopsychologie anbieten (zusammenfassend Knopf, 1987).

Sie verweisen zum einen auf die besondere Potenz der natürlichen Umwelt, Spannungen bei jenen Menschen zu reduzieren, die den Stressoren des städtischen Lebens zu entfliehen suchen. Solche Stadtbewohner erleben die Natur als einen Ort, wo sie Kontrolle über das Reizvolumen, mit dem sie konfrontiert sind, sowie über ihre Handlungen und Sozialkontakte ausüben können, als einen Ort, wo sie nicht immerfort für die Konsequenzen ihres Tuns Verantwortung übernehmen müssen und wo nicht fortwährend Forderungen von anderen an sie herangetragen werden.

Zum anderen machen diese Ergebnisse deutlich, wie bedeutsam Transaktionen mit der natürlichen Umwelt hinsichtlich der Vermittlung von Kompetenzgefühlen sein können. Im Falle der Kongruenz zwischen persönlichen Fertigkeiten und Umweltanforderungen kann dieses Gefühl den Charakter eines „transzendentalen Zustandes“ gewinnen, in dem die Grenzen zwischen Selbst und Umwelt sowie zwischen Vergangenheit, Gegenwart und Zukunft verschwimmen (Csikszentmihalyi, 1975; vgl. dazu auch die Beiträge von Becker und Schwenkmezger in diesem Band).

Während Kontroll- und Kompetenzgefühle sicher auch durch eine gemäß dem von Lynch (1981) entwickelten Idealmodell gestaltete städtische Umwelt vermittelt werden können, scheint die Natur bezüglich bestimmter Erlebnisformen einzigartig und unersetzlich zu sein. Dieses spezifische *„Naturerleben“* wird hervorgerufen durch Umwelten, die aufgrund ihrer „Lesbarkeit“ („legibility“) Wahrnehmung und Verständnis erleichtern, die einem „mysteriös“ erscheinen, also den Eindruck erwekken, daß ihre Exploration mit weiterem Informationsgewinn verbunden ist, die als Refugium, also als frei von Gefahren erlebt werden (Kaplan, 1976).

Wenn schon eine geringfügige „Anreicherung" einer gebauten Umwelt mit Vegetation genügt, um einen signifikanten Anstieg der Präferenz für diese Umwelt zu erzielen (vgl. Ulrich, 1983), so darf man mit einer „ökologische Stadterneuerung" (z.B. Hahn, 1982) tatsächlich die Hoffnung verbinden, daß die Städte der Zukunft wieder stärker zu Orten des Wohlbefindens werden.

Literatur

Allen, V. L. & Greenberger, D. B. (1980). Destruction and perceived control. In A. Baum & J. E. Singer (Eds.), *Advances in Environmental Psychology. Vol. 2.* (pp. 85-111). Hillsdale, N. J.: Erlbaum.

Altman, I. (1975). *The environment and social behavior. Privacy, personal space, territory, crowding.* Monterey, Cal.: Brooks/Cole.

Attneave, F. (1959). *Applications of information theory to psychology: A summary of basic concepts, methods, and results.* New York: Holt, Rinehart, and Winston. (deutsch: Informationstheorie in der Psychologie. Grundbegriffe, Techniken, Ergebnisse. Bern: Huber, 1969^2).

Balling, J. D. & Falk, J. H. (1982). Development of visual preference for natural environments. *Environment and Behavior, 14,* 5-28.

Bandura, A. (1977). Self-efficacy: Toward a unifying theory of behavioral change. *Psychological Review, 84,* 191-215.

Barker, R. G. (1968). *Ecological Psychology.* Stanford, Cal.: Stanford University Press.

Barker, R. G. & Schoggen, P. (1973). *Qualities of community life.* San Francisco: Jossey Bass.

Becker, P. (1982). *Psychologie der seelischen Gesundheit. Band 1. Theorien, Modelle, Diagnostik.* Göttingen: Hogrefe.

Berlyne, D. E. (1967). Arousal and reinforcement. In D. Levine (Ed.), *Nebraska Symposium on motivation* (pp. 1-110). Lincoln, Nebraska: University of Nebraska Press.

Brown, B. B. (1987). Territoriality. In D. Stokols & I. Altman (Eds.), *Handbook of environmental psychology. Vol. 1* (pp. 505-531). New York: Wiley.

Carp, F. M. & Carp, A. (1982). A role for technical environmental assessment in perceptions of environmental quality and well-being. *Journal of Environmental Psychology, 2,* 171-191.

Carp, F. M. & Carp, A. (1984). A complementary/congruence model of well-being of mental health for the community elderly. In I. Altman, M. P. Lawton & J. F. Wohlwill (Eds.), *Elderly people and the environment (=Human Behavior and Environment, Advances in Theory and Research, Vol. 7)* (pp. 279-336). New York: Plenum Press.

Csikszentmihalyi, M. (1975). Play and intrinsic rewards. *Journal of Humanistic Psychology, 15,* 41-63.

Eibl-Eibesfeldt, I. & Hass, H. (1985). Sozialer Wohnungsbau und Umstrukturierung der Städte aus biologischer Sicht. In I. Eibl-Eibesfeldt & Mitarbeiter (Hrsg.), *Stadt und Lebensqualität. Neue Konzepte im Wohnungsbau auf dem*

Prüfstand der Humanethologie und der Bewohnerurteile (S. 49-85). Stuttgart: Deutsche Verlags-Anstalt.
Eysenck, H. J. (1973). Personality and the law of effect. In D. E. Berlyne & K. B. Madsen (Eds.), *Pleasure, reward, preference. Their nature, determinants, and role in behavior* (pp. 133-166). New York: Academic Press.
Eysenck, H. J. & Eysenck, S. B. G. (1968). *Manual: Eysenck Personality Inventory.* San Diego: Educational and Industrial Testing Service.

Fischer, M. (1984[2]). Phänomenologische Analysen der Person-Umwelt-Beziehung. In S. H. Filipp (Hrsg.), *Selbstkonzeptforschung. Probleme, Befunde, Perspektiven* (S. 47-73). Stuttgart: Klett-Cotta.
Fischer, M. (1986). Die Gestaltung des Lebensraums Behinderter aus ökopsychologischer Sicht. In K. H. Wiedl (Hrsg.), *Rehabilitationspsychologie. Grundlagen, Aufgabenfelder, Entwicklungsperspektiven* (S. 117-131). Stuttgart: Kohlhammer.
Fischer, M. & Fischer, U. (1981). Wohnortwechsel und Verlust der Ortsidentität als nicht-normative Lebenskrisen. In S. H. Filipp (Hrsg.), *Kritische Lebensereignisse* (S. 139-153). München: Urban und Schwarzenberg.
Fischer, M. & Stephan, E. (1990). Kontrolle und Kontrollverlust. In L. Kruse, C.F. Graumann & E.-D. Lantermann, *Ökologische Psychologie. Ein Handbuch in Schlüsselbegriffen.* Weinheim und München: Psychologie Verlags Union (im Druck).
Fiske, D. W. & Maddi, S. R. (1961). *Functions of varied experience.* Homewood, Ill.: Dorsey Press.
Flade, A. (1987). *Wohnen psychologisch betrachtet.* Bern: Huber.
Fried, M. (1982). Residential attachment: Sources of residential and community satisfaction. *Journal of Social Issues, 38,* 107-120.

Günter, J. (1980). *Leben in Eisenheim. Arbeit, Kommunikation und Sozialisation in einer Arbeitersiedlung.* Weinheim: Beltz.
Gunnar, M. R. (1980). Contingent stimulation: A review of its role in early development. In S. Levine & H. Ursin (Eds.), *Coping and health* (pp. 101-119).New York: Plenum Press.

Hahn, E. (Hrsg.) (1982). *Siedlungsökologie. Ökologische Aspekte einer neuen Stadt- und Siedlungspolitik.* Karlsruhe: Müller.
Hamblin, D. J. (1977). *Die ersten Städte. Die Frühzeit des Menschen.* Reinbek: Rowohlt.
Hamm, B. (1983). The coming crisis of urban society. *Ekistics, 50,* 277-283.
Harloff, H. J. (1986). Das Behavior Setting-Konzept Barkers im Dienste der Umweltgestaltung. In G. Kaminski (Hrsg.), *Ordnung und Variabilität im Alltagsgeschehen* (S. 230-250). Göttingen: Hogrefe.
Hart, R. (1979). *Children's experience of place.* New York: Irvington.

Kantor, D. & Lehr, W. (1975). *Inside the family.* San Francisco: Jossey Bass.
Kaplan, S. (1976). Adaptation, structure, and knowledge. In G. T. Moore & R. G. Golledge (Eds.), *Environmental knowing: Theories, research, and knowledge* (pp. 32-45). Stroudsburg, Pa.: Dowden, Hutchinson, & Ross.
Klockhaus, R. & Habermann-Morbey, B. (1986). *Psychologie des Schulvandalismus.* Göttingen: Hogrefe.

Klockhaus, R. & Trapp-Michel, A. (1988). *Vandalistisches Verhalten Jugendlicher.* Göttingen: Hogrefe.
Knopf, R. (1987). Human behavior, cognition, and affect in the natural environment. In D. Stokols & I. Altman (Eds.), *Handbook of Environmental Psychology. Vol. 1* (pp. 783-825). New York: Wiley.
Kopf, E. (1977). Untarnishing the dream: Mobility, opportunity, and order in modern America. *Journal of Social History, 11,* 206-227.
Korpela, K. M. (1989). Place-identity as a product of environmental self-regulation. *Journal of Environmental Psychology, 9,* 241-256.
Korte, C. (1978). Helpfulness in the urban environment. In A. Baum, J. E. Singer & S. Valins (Eds.), *Advances in Environmental Psychology, Vol. 1: The urban environment* (pp. 85-109). Hillsdale, N. J.: Lawrence Erlbaum Associates.
Krupat, E. (1984). *People in cities. The urban environment and its effects.* Cambridge: Cambridge University Press.

Leakey, R. E. F. (1976). Hominids in Africa. *American Scientist, 64,* 174-178.
Leontjew, A. N. (1977). *Probleme der Entwicklung des Psychischen.* Kronberg: Athenäum.
Little, B. R. (1983). Personal projects: A rationale and method for investigation. *Environment and Behavior, 15,* 273-309.
Liu, B. C. (1976). *Quality of life indicators in U.S. metropolitan areas: A statistical analysis.* New York: Praeger.
Lynch, K. (1981). *A theory of good city form.* Cambridge, Mass.: MIT Press.

Mehrabian, A. (1976). *Public places and private spaces. The psychology of work, play, and living environments.* New York: Basic Books. (deutsch: Räume des Alltags oder wie die Umwelt unser Verhalten bestimmt. Frankfurt/Main: Campus, 1976)
Mehrabian, A. & Russell, J. A. (1974). *An approach to environmental psychology.* Cambridge, Mass.: The Massachusetts Institute of Technology Press.
Milgram, S. (1970). Das Erleben der Großstadt. Eine psychologische Analyse. *Zeitschrift für Sozialpsychologie, 1,* 142-152.

Newman, O. (1972). *Defensible space.* New York: MacMillan.

Oesterreich, R. (1981). *Handlungsregulation und Kontrolle.* München: Urban & Schwarzenberg.
Orians, G. (1980). Habitat selection: General theory and applications to human behavior. In J. Lockard (Ed.), *Evolution of human social behavior* (pp. 49-66). New York: Elsevier.
Osnabrügge, G., Stahlberg, D. & Frey, D. (1985). Die Theorie der kognizierten Kontrolle. In D. Frey & M. Irle (Hrsg.), *Theorien der Sozialpsychologie. Band III: Motivations- und Informationsverarbeitungstheorien* (S. 127-172). Bern: Huber.

Proshansky, H. M. (1978). The city and self-identity. *Environment and Behavior, 10,* 147-169.
Proshansky, H. M., Ittelson, W. H. & Rivlin, L. G. (1970). Freedom of choice and behavior in a physical setting. In H. M. Proshansky, W. H. Ittelson & L. G. Rivlin (Eds.), *Environmental psychology: Man and his physical setting* (pp. 173-183). New York: Holt, Rinehart, and Winston.

Rivlin, L. G. (1987). The neighborhood, personal identity, and group affiliations. In I. Altman & A. Wandersman (Eds.), *Neighborhood and community environments (= Human Behavior and Environment. Advances in Theory and Research. Vol. 9)* (pp. 1-34). New York: Plenum Press.

Rotter, J. B. (1966). Generalized expectancies for internal versus external control of reinforcement. *Psychological Monographs, 80* (whole No. 609).

Russell, J. A. & Mehrabian, A. (1976). Some behavioral effects of the physical environment. In S. Wapner, S. B. Cohen & B. Kaplan (Eds.), *Experiencing the environment* (pp. 5-18). New York: Plenum Press.

Russell, J. A. & Snodgrass, J. (1987). Emotion and the environment. In D. Stokols & I. Altman (Eds.), *Handbook of Environmental Psychology. Vol. 1* (pp. 245-280). New York: Wiley.

Shumaker, S. A. & Taylor, R. B. (1983). Toward a clarification of people-place relationships: A model of attachment to place. In N. R. Feimer & E. S. Geller (Eds.), *Environmental psychology: Directions and perspectives* (pp. 219-251). New York: Praeger.

Sodhi, K. S. (1957). Sozialpsychologische Aspekte des Wohnungsbaus. *Sociologus (Neue Folge), 7,* 147-162.

Steiner, I. D. (1970). Perceived freedom. In L. Berkowitz (Ed.), *Advances in Experimental Social Psychology. Vol. 5* (pp.187-247). New York: Academic Press.

Stokols, D. (1979). A congruence analysis of human stress. In I. G. Sarason & C. D. Spielberger (Eds.), *Stress and anxiety. Vol. 6* (pp. 27-53). Washington: Hemisphere.

Stokols, D. & Shumaker, S. A. (1981). People in places: A transactional view of settings. In J. H. Harvey (Ed.), *Cognition, social behavior, and the environment* (pp. 441-488). Hillsdale, N. J. : Lawrence Erlbaum Associates.

Stokols,D. & Altman, I. (1987). *Handbook of environmental psychology. Vol. 1 and 2.* New York: Wiley.

Taylor, R. B., Gottfredson, S. D. & Brower, S. (1984). Neighborhood naming as an index of attachment to place. *Population and Environment, 7,* 103-125.

Teaff, J. D., Lawton, M., Nahemow, L. & Carlson, D. (1978). Impact of age integration on the well-being of elderly tenants in public housing. *Journal of Gerontology, 33,* 126-133.

Tognoli, J. (1987). Residential environments. In D. Stokols & I. Altman (Eds.), *Handbook of environmental psychology. Vol. 1* (pp. 655-690). New York: Wiley.

Treinen, H. (1965). Symbolische Ortsbezogenheit. Eine soziologische Untersuchung zum Heimatproblem. *Kölner Zeitschrift für Soziologie und Sozialpsychologie, 17,* 73-97 und 254-297.

Ulrich, R. S. (1983). Aesthetic and affective response to natural environments. In I. Altman & J. F. Wohlwill (Eds.), *Behavior and the natural environment (= Human Behavior and Environment, Vol. 6)* (pp. 85-125). New York: Plenum.

Wapner, S. (1981). Transactions of persons-in-environments: Some critical transitions. *Journal of Environmental Psychology, 1,* 223-239.

Warren, D. E. (1978). Explorations in neighborhood differentiations. *The Sociological Quarterly, 19,* 310-331.

Watson, J. S. & Ramey, C. T. (1972). Reactions to response-contingent stimulation in early infancy. *Merrill-Palmer Quarterly, 18,* 219-227.
White, R. W. (1959). Motivation reconsidered: The concept of competence. *Psychological Review, 66,* 297-333.
Wohlwill, J. F. (1968). Amount of stimulus exploration and preference as differential functions of stimulus complexity. *Perception and Psychophysics, 4,* 307-312.
Wohlwill, J. F. & Heft, H. (1987). The physical environment and the development of the child. In: D. Stokols & I. Altman (Eds.), *Handbook of environmental psychology. Vol. 1* (pp. 281-328). New York: Wiley.
Wright, B. & Rainwater, L. (1962). The meanings of color. *Journal of General Psychology, 67,* 89-99.

Yarrow, L. J., Rubenstein, J. L. & Pedersen, F. A. (1975). *Infant and environment: Early cognitive and motivational development.* New York: Halsted.

Ursula Diebschlag

Ernährung und Wohlbefinden

Über Einflüsse von Ernährung und Nahrungsbestandteilen auf Verhalten und Psyche wurde schon in der Antike berichtet, so empfahlen ägyptische Priesterärzte Zitronen gegen Unglück und Zwiebeln gegen Schlaflosigkeit und die Griechen bestimmte Diäten bei psychischen Erkrankungen. Heute scheint gesichert, daß Ernährung der physischen und psychischen Gesundheit dient und so Einfluß hat auf psychische, neuronale und autonome Funktionen wie Verhalten, Stimmung und Befindlichkeit, Sinnes- und Bewegungsaktivität, Appetit und Emotionen, sowie Verdauung, Herz-Kreislauf-Tätigkeit, Respiration und Körpertemperatur. Dabei interagieren diese physischen und psychischen Variablen und wirken ihrerseits auch auf die Ernährung. Mehrere korrelative Zusammenhänge zwischen der Aufnahme spezifischer Nährstoffe und einigen psychologischen Größen wurden bisher aufgewiesen, die Frage nach der Kausalität jedoch nicht hinreichend beantwortet. Untersuchungen zum umfassenden Einfluß von Ernährung auf das Wohlbefinden sind nicht bekannt, mögliche Ansatzpunkte sollen im folgenden dargelegt werden.

1. Ernährung im ganzheitlichen Sinne und Wohlbefinden

Subjektives Wohlbefinden ist abhängig von der Qualität der Beziehung eines Individuums zu seiner Umgebung. Es stellt eine komplexe Funktion von positiven und negativen Bedingungen dar, die relativ unabhängig von einander wirksam sind. Ereignisse, die ein Individuum im täglichen Leben erfährt und bewältigt, haben signifikanten Einfluß auf das Wohlbefinden (Kanner, Coyne, Schaefer & Lazarus, 1981; Reich, Mc Call, Grossman, Zautra & Guarnaccia, 1988). Dabei verstärken häufig Handlungen, die aus einem inneren Interesse heraus geschehen („desires“), die positive Komponente und solche, die eher von Forderungen aus der Umgebung herrühren („demands“), die negative Komponente des Wohlbefindens (Reich & Zautra, 1983).

Auch der Bereich der Ernährung (Nahrungserwerb, -zubereitung, -aufnahme und -verdauung) ist ein Teil dieser Umgebung, mit dem der Mensch umgehen will und muß. Und es ist denkbar, die Gegenüberstellung extrinsisch und intrinsisch motivierter Handlungen ebenfalls auf diesen Bereich zu übertragen. So kann ein gesunder, normalgewichtiger Mensch mit gutem Eßverhalten eher seinen eigenen Wünschen entsprechend essen und trinken (desire) und so sein Wohlbefinden fördern, wohingegen ein ernährungsbedingt Kranker oder Übergewichtiger auf Diätvorschriften und Anordnungen Rücksicht nehmen muß (demand) oder bei Mißachtung seiner Situation häufig nicht wirklich genußvoll, sondern mit schlechtem Gewissen ißt. Sein Wohlbefinden wird durch Nahrungsaufnahme zumindest in geringerem Maße positiv beeinflußt. Nach Reich und Zautra (1983) fühlen wir uns wohl, wenn wir eine intrinsisch motivierte Handlung durchführen (z.B. dem Appetit, dem gerichteten Wunsch nach speziellen Lebensmitteln, nachgeben). Handeln wir dann nicht, fühlen wir uns nicht zwangsläufig schlechter, wir vergrößern aber auch nicht unser Vergnügen oder Wohlbefinden. Stillen wir andererseits nur Hunger, nehmen also primär zur Sättigung Nahrung auf, so wird die positive Komponente des Wohlbefindens eher nicht gefördert; ignorieren wir allerdings Hunger und Durst, kommt es zur andauernden oder vermehrten Unzufriedenheit.

Das der Nahrungsaufnahme vorausgehende Verlangen ist jedoch meist eine Mischform von Hunger und Appetit, deren Entstehung primär durch zentralnervöse und periphere physiologische Mechanismen erklärbar ist (vgl. Becker & Leschik, 1980; Nicolaidis, 1986). Der gesamte Bereich der Befriedigung von Ernährungsbedürfnissen, so auch von Hunger und Appetit, wird aber ebenfalls von außen beeinflußt. Er ist abhängig von kulturellen, sozialen und ökonomischen Verhältnissen, von Erziehung, Gewohnheiten, Normen, von Werbung oder auch äußeren Bedingungen, unter denen eine Mahlzeit eingenommen wird (visuelle und auditive Einflüsse, Gerüche). Lebensmittel und Speisen haben für jeden Konsumenten „auf Grund der individuellen Bewertung und der emotionalen Stellungnahme einen spezifischen Aufforderungscharakter“ (Möhr, 1988, S. 236), der das Ernährungsverhalten mitbestimmt.

Diese externen Einflußmöglichkeiten erschweren die Identifizierung der Auswirkung von Ernährung auf Wohlbefinden erheblich. Sie können so stark sein, daß sie zu falschem Ernährungsverhalten, entsprechenden krankhaften Störungen und damit verbundenen Veränderungen des Befindens führen. Zu solchen schweren Ernährungsverhaltensstörungen zählen Anorexia und Bulimia nervosa. Das Ziel einer Anorektikerin ist ein äußerst geringes, subjektives Idealgewicht. Obwohl die extreme Gewichtsreduktion aus der Sicht eines Gesunden mühevoll und befindensverschlechternd zu sein scheint, fördert die Patientin ihr Wohlbefinden, indem sie sich dem Idealgewicht mehr und mehr nähert. Die mit dem Abmagern verbundenen körperlichen Beschwerden (z.B.

aufgrund hormoneller Verschiebungen) spielen zunächst keine entscheidende Rolle. Kommt es aber zu schweren chronischen Symptomen, ist anzunehmen, daß diese die Befindlichkeit verschlechtern. Bulimia ist gekennzeichnet durch Eßattacken und anschließendes Erbrechen. Diese Eßanfälle werden von Patienten zunächst als lustbetont und spannungsreduzierend erlebt, erhalten aber in ihrem Verlauf und vor allem gegen Ende eine negative Bewertung des Befindens durch den dann auftretenden, unangenehmen körperlichen Zustand (z.B. Magenschmerzen) und durch die aufkommende Angst vor dem Dickwerden. Diese Angst ist nach dem Erbrechen zwar wieder reduziert, wodurch eine Befindensverbesserung erfolgen kann, aber gleichzeitig setzen Schuld- und Unzulänglichkeitsgefühle ein, die wiederum negativ auf Wohlbefinden wirken. Es ist also anzunehmen, daß sich das Profil des Wohlbefindens einer Bulimikerin ständig stark verändert.

2. Ernährung, Gesundheit und Wohlbefinden

Ernährung dient der gesunden Entwicklung, der Gesunderhaltung und Gesundung eines Organismus, also zunächst der physischen Gesundheit. Aber haben körperliche Gesundheit und/oder Ernährung auch direkten Einfluß auf seelische Gesundheit, die mit Wohlbefinden eng verknüpft zu sein scheint (Becker & Minsel, 1986)? Die psychologische Literatur nennt als Indikatoren des subjektiven Wohlbefindens Glück, Lebenszufriedenheit und positiven Affekt. Weitere Einflußgrößen wie sozialer Kontakt, Aktivität, Persönlichkeit und Gesundheit werden diskutiert (Diener, 1984). Mehrere Autoren bestätigen eine Beziehung zwischen selbsteingeschätzter Gesundheit und Wohlbefinden (u.a. Markides & Martin, 1979; Ray, 1979; Toseland & Rasch, 1979). In anderen Studien verlor die Korrelation zwischen Gesundheit und subjektivem Wohlbefinden jedoch an Signifikanz, als weitere Faktoren (z.B. Freizeitaktivität) miteinbezogen wurden (Mancini & Orthner, 1980). Es ist also möglich, daß physische Gesundheit nur indirekt auf das Wohlbefinden wirkt und Grenzen für wohlbefindensbeeinflussende Größen setzt. Wichtig ist nicht, wie wohl sich eine Person aufgrund ihres Gesundheitsstatus fühlt, sondern was ihre Gesundheit ihr erlaubt zu tun (Diener, 1984).

So kann sich ein Diabetiker, der eine Diät einhalten muß, durchaus wohlfühlen. Weicht er allerdings von seiner Diät ab und sein Gesundheitszustand verschlechtert sich, verringert sich auch sein Wohlbefinden, da gewohnte Aktivitäten oder Beziehungen für ihn erschwert sind. Demgegenüber kann sich ein Gesunder nach medizinischen Richtlinien optimal, also „gesund“ ernähren, hat dies aber nicht internalisiert und vermindert durch ständigen Verzicht auf wohlschmeckende Speisen sein Befinden. Oder die Kost einer Person ist unausgewogen, entspricht ihren Wünschen, aber nicht ihrem Bedarf, doch sie vergrößert dadurch ihr Wohlbefinden (z.B. Essen gegen Einsamkeit, Streß oder Langeweile besonders bei Adipösen).

Jedoch kann dies nur bei kurzfristiger Betrachtungsweise gelten, denn *langfristig* führt eine unausgeglichene Ernährung zu Gesundheitsstörungen, die dann das Wohlbefinden, wenn auch über andere Parameter, negativ beeinflussen. Ein Mensch, der ständig eine gesunde Kost zu sich nimmt, hat eher die Möglichkeit, sich auch in Zukunft im allgemeinen, also relativ stabil wohlzufühlen. Bei der Entstehung *momentanen* Wohlbefindens spielt die Ernährung als Voraussetzung für körperliche Gesundheit wohl nur eine sekundäre Rolle. Hier stehen kurzfristig wirksame Faktoren der Nahrungsaufnahme wie Sättigung oder sensorische Reize (Geschmack, Geruch, Aussehen) im Vordergrund.

3. Nahrungsinhaltsstoffe und Wohlbefinden

Mögliche kausale Zusammenhänge zwischen einzelnen Nährstoffen und psychologischen Parametern sind wenig geklärt. Mehrere korrelative Untersuchungen zeigten Effekte auf Verhalten und kognitive Prozesse, nur in wenigen Studien wurden Stimmung und Befindlichkeit (bzw. Wohlbefinden) erhoben.

Mehr als 40 Nährstoffe (Kohlenhydrate, Eiweiße, Fette, Vitamine und Mineralstoffe) bestimmen unseren Zellstoffwechsel. Auch das Gehirn ist in diese biochemischen Prozesse eingebunden und reagiert im Rahmen seiner kognitiven und emotionalen Funktionen schon auf minimale Konzentrationsveränderungen dieser Substanzen (Bylinsky, 1978). Im folgenden soll auf mögliche Einflüsse ausgewählter Nährstoffe auf die Gehirnfunktionen und damit verbundene Veränderungen des Befindens eingegangen werden.

3.1 Kohlenhydrate

Kohlenhydrate sind die am weitesten verbreiteten organischen Stoffe. Sie sind für den menschlichen Organismus leicht verwertbar, er spaltet sie in ihre Grundbausteine, die Monosaccharide, und nutzt sie als Energielieferanten. Eine Ausnahme bilden die Ballaststoffe, hochmolekulare Kohlenhydrate, die unverdaulich, aber dennoch notwendig sind. Kohlenhydratreich sind hauptsächlich pflanzliche Lebensmittel mit hohem Zucker- oder Stärkegehalt.

Da das Gehirn einen hohen Energiebedarf hat, aber über keine Energiedepots verfügt, ist es auf einen ständigen Zufluß von Sauerstoff und Glucose (ein Monosaccharid) angewiesen (Siebert, Gessner & Klasser, 1986). Alle Gehirnfunktionen sind so von der Kohlenhydratzufuhr über die Nahrung und einem spezifischen Transportsystem an der Bluthirnschranke abhängig. Verhaltens- und Befindensveränderungen nach Einnahme von kohlenhydratreicher Kost werden im Zusammenhang mit Proteinen im folgenden Abschnitt diskutiert.

3.2 Proteine

Eiweiße sind hochmolekulare, sehr komplexe chemische Verbindungen tierischer und pflanzlicher Herkunft, die als Grundbausteine Aminosäuren in arteigener Anzahl und Sequenz enthalten. Acht essentielle und 16 weitere Aminosäuren sind für den Organismus vor allem zum Aufbau unterschiedlicher Zellstrukturen und zur Bildung von Enzymen, Hormonen und anderen Substanzen der fundamentalen Körperfunktionen von Bedeutung. Mehrere Aminosäuren, Amine und Peptide spielen Schlüsselrollen im Gehirn. Indem sie Substrate für die Synthese von Proteinen und Neurotransmittern darstellen, modulieren sie neuronale Aktivität und nehmen so Einfluß auf Verhalten und autonome Prozesse (Diebschlag, Hellhammer, Lehnert & Murison, in Druck). Im folgenden soll auf zwei essentielle Aminosäuren, Tryptophan und Tyrosin, eingegangen werden, die über die Nahrung aufgenommen werden müssen, deren Funktion als Präkursoren von Neurotransmittern schon weitgehend aufgeklärt ist und deren Einflußnahme auf psychische Parameter zumindest andeutungsweise untersucht wurde.

Tryptophan ist für die Synthese von Serotonin, Histamin und Glycin notwendig. Zusammen mit anderen langkettigen, neutralen Aminosäuren (LNAA) gelangt es nach Aufnahme eiweißreicher Kost in das Blut und passiert die Bluthirnschranke mit Hilfe eines aktiven Transportmechanismus (Wurtman & Pardridge, 1979). Da alle LNAA um dieses Carrier-Molekül konkurrieren, ist die Tryptophanaufnahme in das Gehirn von der Anwesenheit übriger Aminosäuren abhängig; der Tryptophantransport kann also durch eine Konzentrationsverringerung anderer LNAA verbessert werden (Fernstrom, 1987). Dies geschieht nach der Aufnahme kohlenhydratreicher Lebensmittel und entsprechend hohem Blutzuckergehalt. Der darauffolgende Anstieg der Insulinkonzentration im Blut bewirkt, daß die konkurrierenden Aminosäuren in peripheres Gewebe abwandern und Tryptophan, das zu 80 % an Albuminmoleküle im Plasma gebunden ist, vermehrt die Bluthirnschranke passieren kann (Spring, Chiodo & Bowen, 1987). In den serotonergen Neuronen wird Tryptophan schließlich über enzymatische Reaktionen zu Serotonin umgewandelt (Fernstrom,1987). So führen eine erhöhte Tryptophanaufnahme bzw. kohlenhydratreiche Kost zu gesteigerter serotonerger Aktivität.

Der Einfluß von Serotonin auf endokrine und autonome Funktionen, auf Verhalten, Stimmung und psychische Erkrankungen wurde oft beschrieben (vgl. Hellhammer, 1983; Soubrie, 1986; Wurtman, Hefti & Melamed, 1981). Es scheint, daß eine Stimulation des serotonergen Systems den Organismus in einen trophotropen Zustand versetzt, kognitives, emotionales, motorisches und autonomes Arousal dämpft und Entspannung fördert, aber auch ein Nachlassen von Initiative und Motivation hervorruft, die Bewußtseinsschwelle für positive und negative Affekte erhöht und psychomotorische Leistung verschlechtert (Spring, 1986; Spring, Chiodo & Bowen, 1987). So reduzierte beispielsweise eine einmalige Tryptophan-Applikation, die dem Tagesbedarf an dieser Aminosäure für die Versuchspersonen entsprach, signifikant die Wachsamkeit (alertness; erhoben mit Visual Analogue Mood Scales) gegenüber Placebo. Auch die mit Hilfe des Profile of Mood States gemessene subjektive Aktiviertheit wurde vermindert und die Müdigkeit erhöht (Lieberman, Corkin, Spring, Growdon & Wurtman, 1983). Folglich ist es denkbar, daß ein Individuum sein mentales und autonomes Arousal durch selektives Essen von Proteinen bzw. Kohlenhydraten steuert und daß eine Person, die besonders zu bestimmten Tageszeiten oder in spezifischen Situationen (Streß) vorwiegend Kohlenhydrate zu sich nimmt (carbohydrate-craver), versucht, so Stimmung und Befinden zu regulieren. Dies würde bedeuten, daß bei zentralem Serotoninmangel vermehrt Kohlenhydrate (Süßigkeiten) wegen ihrer psychopharmakologischen Wirkung konsumiert werden. Erwähnenswert ist hierbei, daß die Einnahme von d-1-Fenfluramin, das die serotonerge Neurotransmission fördert, carbohydrate-craving reduziert bzw. erübrigt (Wurtman, 1984).

Diesem „No-Go-System" der serotonergen Neurone steht das „Go-System" der Katecholamine (Dopamin, Adrenalin und Noradrenalin) gegenüber; zwischen beiden antagonistischen Systemen kommt es zu Interaktionen und einer funktionellen Balance (Zuckerman, 1986). Eine vermehrte Aufnahme von *Tyrosin*, der essentiellen Präkursor-Aminosäure für Katecholamine, kann so Einfluß auf mentale und autonome Funktionen entgegen den Tryptophaneffekten haben. Der Level des jeweiligen Neurotransmitters wird durch Neuroregulatoren (z.B. Monoaminoxidase, MAO) ausbalanciert und stabilisiert. Die physiologischen und psychischen Konsequenzen einer erhöhten Tyrosin-Verfügbarkeit im Gehirn sind bisher nicht vollständig geklärt. Jedoch zeigen zahlreiche Studien, daß das noradrenerge System sehr empfindlich auf jeglichen Streß reagiert, daß eine diätetische Tyrosin-Applikation Streßsymptome, wie Bluthochdruck, reduziert (Diebschlag, Lehnert, Reche, Warnecke, Hellhammer & Beyer, in Druck) und Poststreßsymptome, wie Verhaltensdepression, Schläfrigkeit und subjektives Unbehagen, präventiert (Lehnert, Reinstein & Wurtman, 1984). Wohlbefindenverschlechternde Faktoren von Streß und Poststreß können demnach durch Tyrosingaben, evtl. auch durch ständig erhöhte Aufnahme von tyrosinreichen Lebensmitteln verringert werden, eine Verbesserung des aktuellen Befindens in diesen Situationen scheint dann denkbar.

3.3 Lipide

Natürliche Lipide (Fette) enthalten Triglyceride, deren Hauptkomponenten kurz- bis langkettige Fettsäuren mit unterschiedlichem Sättigungsgrad des Moleküls sind. Der Aufbau der Fettsäuren bestimmt die physikalischen und chemischen Eigenschaften und Funktionen der Lipide; mehrfach ungesättigte Fettsäuren sind essentiell und hauptsächlich in pflanzlichen Lebensmitteln enthalten. Fette sind die Hauptenergielieferanten für den Organismus, wesentliche Bestandteile der Membranen von Zellen und Zellorganellen und Ausgangssubstanz für wichtige biologische Verbindungen (z.B. Prostaglandine, die in ihrer Funktion vergleichbar mit den Katecholaminen sind).

Fettsäuren gelangen durch Diffusion über die Bluthirnschranke und finden im Gehirn hauptsächlich als Bestandteile von mikrosomalen, mitochondrialen und synaptischen Membranen Verwendung. Variierende Fettgehalte einer Diät haben Modifizierungen der Fettsäurezusammensetzung dieser Membranen und möglicherweise auch Veränderungen von neuronalen Funktionen zur Folge (Foot, Cruz & Clandini, 1982). So können membrangebundene Enzyme in ihrer Aktivität geschwächt und die Verfügbarkeit von Proteinen und Aminosäuren durch die sich verändernde Membrandurchlässigkeit reduziert werden. Beides hat Einfluß auf Neurotransmittermetabolismen. Außerdem wird angenommen, daß einige Phospholipide direkt in die Signalübertragung an Membranen involviert sind. In einigen psychologischen Studien zeigten sich Effekte durch ausgewählte Fettzusammensetzung einer Diät auf Schmerzempfindlichkeit (Yehuda, Leprohon-Greenwood, Dixon & Coscina, 1986), Eßverhalten (Crane & Greenwood, 1987) und kognitive Funktionen (Coscina, Yehuda, Dixon, Kish & Leprohon-Greenwood, 1986).

3.4 Vitamine und Mineralstoffe

Vitamine sind chemisch unterschiedliche organische Verbindungen, die dem Organismus in kleinen Mengen zugeführt werden müssen. Als Bestandteil vieler Enzyme und Coenzyme sind sie zur Ausübung verschiedener physiologischer, biokatalytischer Funktionen notwendig. Die meisten Vitamine gelangen mittels eines ungesättigten, spezifischen Transportmechanismus über die Bluthirnschranke, so daß ernährungsbedingt erhöhte Vitaminkonzentrationen im Blut die Verfügbarkeit von Vitaminen im Gehirn verbessern können. Viele Vitamine haben als Coenzyme, bzw. als an der Coenzymbildung beteiligte Faktoren große Bedeutung im Rahmen zentralnervöser Funktionen, denn die Enzyme der Neurotransmittersynthese sind nur in Kombination mit solchen Coenzymen wirksam (Greenwood & Craig, 1987).

Effekte von Einzelvitaminen auf Verhalten und Befinden wurden bisher nur bei Vitaminmangelzuständen und entsprechenden Störungen des Gehirnstoffwechsels nachgewiesen, so für Vitamin E (Towfiqhi, 1981) und die B-Vitamine (Dakshinamurti, 1977). Vitamine haben aber Einfluß auf fast alle Stoffwechselvorgänge, so daß die direkte Auswirkung nur eines Vitamins auf Verhalten oder Befindlichkeit nicht erfaßbar zu sein scheint.

Mineralstoffe sind anorganische Nahrungsbestandteile, die in Ionenform vorliegen und aufgrund ihrer Konzentration im Körper und ihrer Bedarfszahlen in Mengen- und Spurenelemente eingeteilt werden. Die für den Menschen essentiellen Mineralstoffe sind überall im Organismus zu finden, und entsprechend groß ist das Spektrum ihrer Funktionen. Obwohl die Informationen wie bei den Vitaminen noch gering sind, ist es sicher, daß einige Elemente für neuronale Funktionen und deren psychische Auswirkungen eine Rolle spielen, da auch sie in enzymatische Reaktionen der Neurotransmission involviert sind (Sourkes, 1979). Zu den Symptomen einiger Mineralstoffmängel zählen Appetitbeeinträchtigung, Stimmungsveränderungen und Verhaltensstörungen.

So ist Calcium im zentralen Nervensystem, wie generell, an der Übertragung nervöser Impulse an Zellmembranen beteiligt, Ca-Mangel führt zu nervöser Anspannung, Unruhe, Reizbarkeit, Schlafstörungen und Depression (Pearson & Long, 1982). Auch Magnesium steuert durch Sicherung von membranbedingten Potentialen die Erregbarkeit einer Zelle. Zusätzlich hat Magnesium katalysatorischen Einfluß auf enzymatische Reaktionen im Rahmen der Synthese von Acetylcholin, Serotonin und Katecholaminen und der für diese Neurotransmitter typischen neuronalen Funktionen. Symptome einiger psychiatrischer Erkrankungen konnten durch Mg-Applikation reduziert werden; Alkoholiker, die in der Regel unter Mg-Mangel leiden, zeigten unabhängig vom Trinkverhalten eine signifikante Befindlichkeitsverbesserung nach Mg-Substitution, ebenso wie Hypertoniker nach einer vierwöchigen Behandlung mit Magnesium (vgl. Diebschlag, in Vorbereitung).

4. Schlußbemerkung

Die Annahme, daß Ernährung, angefangen von der Lebensmittelwahl bis hin zur Nahrungsaufnahme und -verdauung viele psychische Aspekte, so auch das Wohlbefinden beeinflußt, scheint erlaubt. Jedoch fehlen wissenschaftliche Nachweise, ob diese Effekte vorhanden sind und vor allem wie sie zustande kommen. Auswirkungen bestimmter Nährstoffe auf die Befindlichkeit liegen in Einzelbefunden vor, sind aber meist nur im Falle der Fehlernährung, also des Mangels eines oder mehrerer essentieller Substanzen von Relevanz. Allgemein anwendbare Therapie- oder Beratungsmodelle zur Verbesserung von Lebensqualität und Befindlichkeit durch Ernährung können noch nicht entwickelt werden. Bisher kann nur davon ausgegangen werden, daß eine „gesunde", also „nicht krank machende" Ernährung *langfristig* Wohlbefinden erhält, evtl. auch fördert. Solch eine Kost muß bedarfsdeckend, ausgewogen, d.h. auch keinen Inhaltsstoff betonend sein, sie soll möglichst arm an Rückständen, Zusatzstoffen und Umweltgiften sein und regelmäßig in kleinen Mengen bei günstigen Eßgewohnheiten eingenommen werden. *Kurzfristige*, aktuelle Befindensverbesserung ist auch durch ernährungsphysiologisch minderwertige Nahrung möglich. Dies sollte jedoch nur in Einzelfällen geschehen, in Gesprächen mit Verbrauchern und Patienten zwar erklärend erwähnt, aber nicht empfohlen werden.

Literatur

Becker, D.P. & Leschik, E. (1980). Regulation von Hunger und Sättigung. *Naturwissenschaftliche Rundschau, 33,* 47-51.

Becker, P. & Minsel, B. (1986). *Psychologie der seelischen Gesundheit, Bd. 2: Persönlichkeitspsychologische Grundlagen, Bedingungsanalysen und Förderungsmöglichkeiten,* Göttingen: Hogrefe.

Bylinsky, G. (1978). Food and your mood. In G. Bylinsky, *Mood Control,* New York: Charles Scribner's Sons.

Coscina, D.V., Yehuda, S., Dixon, L.M., Kish, S.J. & Leprohon- Greenwood, C.E. (1986). Learning is improved by a soybean oil diet in rats. *Life Sciences, 38,* 1789-1794.

Crane, S.B. & Greenwood, C.E. (1987). Dietary fat source influences neuronal mitochondrial monoamine oxidase activity and macronutrient selection in rats. *Pharmacology and Biochemistry of Behavior, 27,* 1-6.

Dakshinamurti, K. (1977). B Vitamins and nervous system function. In R.J. Wurtman & J.J. Wurtman (Eds.), *Nutrition and the Brain, 1* (pp. 249-319). New York: Raven Press.

Diebschlag, U. (1990). Zentralnervöse und autonome Effekte von Magnesium (in Vorbereitung).

Diebschlag, U., Hellhammer, D., Lehnert, H. & Murison, R. (1989). Diet and health: An overview of behavioral and autonomic effects of food constituents. In L.R. Schmidt, P. Schwenkmezger, J. Weinman & S. Maes (Eds.), *Health Psychology: Theoretical and Applied Aspects*, London: Harwood Academic Publishers (in Druck).

Diebschlag, U., Lehnert, H., Reche, A., Warnecke, W., Hellhammer, D. & Beyer, J. (1989). Effects of the precursor amino acids l-tyrosine and l-tryptophan on stress-induced blood pressure increases in borderline hypertensives. *Acta Endocrinologica* (in Druck).

Diener, E. (1984). Subjective well-being. *Psychological Bulletin, 95*, 542-575.

Fernstrom, J.D. (1987). Food-induced changes in brain serotonin synthesis: Is there a relationship to appetite for specific macronutrients? *Appetite, 8*, 163-182.

Foot, M., Cruz, T.F. & Clandini, M.T. (1982). Influence of dietary fat on the lipid composition of rat brain synaptosomal and microsomal membranes. *Biochemical Journal, 208*, 631-640.

Greenwood, C.E. & Craig, R.E. (1987). Dietary influences on brain function: Implications during periods of neuronal maturation. *Current Topics in Nutrition and Disease, 16*, Basic and Clinical Aspects of Nutrition and Brain Development, 159-216.

Hellhammer, D. (1983). *Gehirn und Verhalten*, Münster: Aschendorff.

Kanner, A.D., Coyne, J.C., Schaefer, C. & Lazarus, R.S. (1981). Comparison of two modes of stress measurement: Daily hassels and uplifts versus major life events. *Journal of Behavioral Medicine, 4*, 1-39.

Lehnert, H., Reinstein, D.K. & Wurtman, R.J. (1984). Tyrosine reverses the depletion of brain norepinephrine and the behavioral deficits caused by tail-shock stress in rats. In E. Usdin, R. Kretnansky & I. Axelrod (Eds.), *Stress: The Role of Catecholamines and other Neurotransmitters (pp. 81-91)*, New York: Gordon and Breach.

Lieberman, H., Corkin,S., Spring, B., Growdon, J.H. & Wurtman, R.J. (1983). Mood, performance and sensibility: Changes induced by food constituents. *Journal of Psychiatric Research, 17*, 135-145.

Mancini, J.A. & Orthner, D.K. (1980). Situational influences on leisure satisfaction and morale in old age. *Journal of the American Geriatric Society, 28*, 466-471.

Markides, K.S. & Martin, H.W. (1979). A causal model of life satisfaction among the elderly. *Journal of Gerontology, 34*, 86-93.

Möhr, M. (1988). Psychologische Aspekte des Ernährungsverhaltens. *Wissenschaftliche Zeitschrift der Humboldt Universität zu Berlin, R. Med., 37*, 234-237.

Nicolaidis, S. (Ed.).(1986). *Appetite. Determinants and Consequences of Eating and Drinking, 7*, Serotoninergic System, Feeding and Body Weight Regulation, London: Academic Press.

Pearson, J.E. & Long, T.J. (1982). Counselors, nutrition, and mental health. *The Personnel and Guidance Journal, 3*, 389-392.

Ray, R.O. (1979). Life satisfaction and activity involvement: Implications for leisure service. *Journal of Leisure Research, 11*, 112-119.

Reich, J.W., McCall, M.A., Grossman, R.M., Zautra, A.J. & Guarnaccia, C.A. (1988). Demands, desires, and well-being: An assessment of events, responses, and outcomes. *Journal of Community Psychology, 16*, 392-402.

Reich, J.W. & Zautra, A.J. (1983). Demands and desires in daily life: Some influences on well-being. *American Journal of Community Psychology, 11*, 42-58.

Siebert, G., Gessner, B. & Klasser, M. (1986). Energy supply of the central nervous system. *Bibliotheca Nutritio et Dieta, 38*, 1-26.
Soubrie, P. (1986). Reconciling the role of central serotonin neurons in human and animal behavior. *The Behavioral and Brain Sciences, 9*, 319-364.
Sourkes, T.L. (1979). Nutritional cofactors required for monoamine synthesis in nervous tissue. In R.J. Wurtman & J.J. Wurtman (Eds.), *Nutrition and the Brain, 3* (pp. 265-299), New York: Raven Press.
Spring, B. (1986). Effects of food and nutrients on the behavior of normal individuals. In R.J. Wurtman & J.J. Wurtman (Eds.), *Nutrition and the Brain, 7* (pp. 1-47), New York: Raven Press.
Spring, B., Chiodo, J. & Bowen, D.J. (1987). Carbohydrates, tryptophan and behavior: A methodological review. *Psychological Bulletin, 102*, 234-256.

Toseland, R. & Rasch, J. (1979). Correlates of life satisfaction: An AID analysis. *International Journal of Aging and Human Development, 10*, 203-211.
Towfiqhi, J. (1981). Effect of chronic Vitamin E deficiency on the nervous system of the rats. *Acta Neuropathologica, 54*, 261-267.

Wurtman, J.J. (1984). The involvement of brain serotonin in excessive carbohydrate snacking by obese carbohydrate cravers. *Journal of the American Dietetic Association, 84*, 1004-1007.
Wurtman, R.J., Hefti, F. & Melamed, E. (1981). Precursor control of neurotransmitter synthesis. *Pharmacological Reviews, 32*, 315-335.
Wurtman, R.J. & Pardridge, W.M. (1979). Circulating tryptophan, brain tryptophan and psychiatric disease. *Journal of Neural Transmission, 15*, 227-236.

Yehuda, S., Leprohon-Greenwood, C.E., Dixon, L.M. & Coscina, D.V. (1986). Effects of dietary fat on pain threshold, thermoregulation and motor activity in rats. *Pharmacology and Biochemistry of Behavior, 24*, 1775-1777.

Zuckerman, M. (1986). Serotonin, impulsivity, and emotionality. *The Behavioral and Brain Sciences, 9*, 348-349.

Andrea Abele, Walter Brehm und Thomas Gall

Sportliche Aktivität und Wohlbefinden

Wohlbefinden hängt in hohem Maße mit Aktivität und dabei speziell mit Bewegungsaktivität zusammen. Der Mensch ist in seiner Entwicklung ebenso wie in seinem Befinden an biologische Gesetze gebunden. Eines der wichtigsten dieser Gesetze besagt, daß ein gesunder Organismus der Tendenz folgt, Körpersysteme und körperliche Fähigkeiten (Ausdauer, Kraft, Beweglichkeit) an körperliche Beanspruchungen anzupassen. Die Anpassungsprozesse sind durch Dosierungen der Belastungen optimierbar (Richtung, Intensität, zeitlicher Umfang, zeitliche Abfolge, vgl. z.B. Weineck, 1988, 22f). Bleiben entsprechende Belastungen aus, wird die körperliche Funktionstüchtigkeit gestört. Mißbefinden in vielfältiger Form ist die Folge solcher Störungen.

Im Lebensstil moderner Industriegesellschaften werden Bewegungen weitgehend vermieden, körperliche Belastungen werden immer weiter reduziert. Man läßt sich bewegen – im Auto, auf der Rolltreppe oder im Fahrstuhl – Maschinen und Automaten machen körperlichen Einsatz überflüssig. Liegen und Sitzen sind die dominierenden Körperhaltungen im Alltag geworden. Passives Erholen – z.B. vor dem Fernsehschirm – ist die häufigste Form des „Ausgleichs" für die vielfältigen, oft als Überforderung wahrgenommenen psychischen Anforderungen in Beruf und Familie (vgl. z.B. Tokarski & Schmitz-Scherzer, 1985, 103f).

In dieser Situation kommt sportlicher Aktivität eine große Bedeutung für den Erhalt und die Herstellung von Funktionstüchtigkeit, Wohlbefinden und Lebensqualität zu. Wenn die sportlichen Belastungsreize – im Sinne eines Gesundheits- und Breitensports – in ihrer Ausrichtung und Dosierung die zentralen Faktoren der körperlichen Leistungsfähigkeit Ausdauer, Kraft und Beweglichkeit umfassend und mit der notwendigen Regelmäßigkeit ansprechen, wird die körperliche Funktionstüchtigkeit erhalten, verbessert oder auch wiederhergestellt (Hollmann et al., 1983; Weineck, 1988). Damit ist auch eine wesentliche Grundlage zum Erhalt oder zur Wiederherstellung des aktuellen sowie des habituellen Wohlbefindens geschaffen. Darüber hinaus können die vielfältigen Erfahrungsmöglichkeiten bei sportlicher Aktivität zusätzliche Quellen insbesondere für aktuelles Wohlbefinden sein – genannt seien hier soziale

Erfahrungen, Naturerfahrungen, Leistungserfahrungen, Körpererfahrungen sowie Erfahrungen im Rahmen des Spielcharakters breitensportlicher Aktivität.

„Gesundheit“ und „Wohlbefinden“ sind wesentliche Motive für breitensportliche Aktivität (vgl. Abele & Brehm, 1990; Oldridge, 1984, 467; Schlagenhauf, 1977, 178), und die Bedeutung sportlicher Aktivität für die Gesundheit und das Wohlbefinden ist über 90% der erwachsenen Bevölkerung bekannt (vgl. Forsa-Umfrage, 1986; Mrazek, 1984; Wankel, 1988, 273f). Trotz dieses Wissens treiben nur etwa 15 Prozent der Bevölkerung mit einer Regelmäßigkeit Sport, die präventive Wirkungen erwarten läßt (vgl. Oldridge, 1984, 467f). Die Wahrscheinlichkeit, zu diesen 15 Prozent zu gehören, korreliert in erheblichem Maße mit positiven Erfahrungen des Wohlbefindens und der Befindensregulation beim Sporttreiben (vgl. Abele & Brehm, 1990).

Was das Verständnis von Wohlbefinden anbelangt, so wird hier in Anlehnung an die Gesundheitsdefinition der Weltgesundheitsorganisation von drei Bereichen ausgegangen, dem psychischen, dem physischen und dem sozialen Wohlbefinden. Dabei gilt, daß bei sportlicher Aktivität das physische und psychische Befinden immer und gleichzeitig angesprochen wird, das soziale Befinden dann, wenn sportliche Aktivität soziale Interaktion beinhaltet.

In diesem Beitrag werden im ersten Kapitel jeweils zwei im Kontext sportlicher Aktivität besonders bedeutsame Elemente dieser drei Bereiche aufgegriffen: die „Stimmung“ und die „Grundgestimmtheit“ als Elemente des psychischen Befindens; die „Beschwerdewahrnehmung“ und die „Wahrnehmung körperlicher Fähigkeiten“ als Elemente des physischen Befindens; sowie das „Erleben von sozialer Einbindung und Unterstützung“ und das „Erleben von Einfluß“ als Elemente des sozialen Befindens. Im zweiten Kapitel werden einige bei sportlicher Aktivität ausgelöste physiologische Prozesse beschrieben und potentielle Zusammenhänge mit der Stimmungsregulation diskutiert. Im abschließenden dritten Kapitel werden einige Folgerungen abgeleitet.

1. Empirische Befunde zum Einfluß sportlicher Aktivität auf das psychische, physische und soziale Wohlbefinden

1.1 Sportliche Aktivität und psychisches Wohlbefinden

Von den beiden im folgenden aufgegriffenen Befindenselementen bezieht sich „Stimmung“ auf das aktuelle Wohlbefinden, „Grundgestimmtheit“ bezieht sich auf das habituelle Wohlbefinden, d.h., es handelt sich einerseits um kurzfristige, andererseits um langfristig erreichbare Effekte sportlicher Aktivität.

1.1.1 Beeinflussung der Stimmung

In der amerikanischen Literatur der 70er Jahre wurden Stimmungsveränderungen bei und nach Sport unter den Stichworten *„feel-better-phenomenon“* sowie *„runner's high“* diskutiert (z.B. Sachs, 1984). Mit ersterem wurde die generell gehobenere Stimmung bezeichnet, die nach einer sportlichen Aktivität sehr häufig auftritt. Mit letzterem wurden Phasen euphorischer oder sogar tranceartiger Zustände umschrieben, die sich während einer sportlichen Ausdauerbelastung – vor allem beim Laufen – einstellen können. Die Literatur der 80er Jahre ist durch eine zweifache Ausdehnung gekennzeichnet: Ging es bei den früheren Studien hauptsächlich um das Laufen, so haben spätere Studien auch andere Sportbereiche berücksichtigt. Basierten die frühen Studien hauptsächlich auf Explorationen und qualitativen Erhebungen, so haben spätere Studien verstärkt standardisierte Meßinstrumente verwendet. Es wurde z.B. festgestellt, daß sportliche Aktivität, die einen unteren Belastungsschwellenwert überschreitet, Spannungen abbaut und (State-) Angst reduziert, wobei dieser positive Zustand etwa 2-4 Stunden anhält (vgl. z.B. Morgan, 1987).

In einer ganzen Reihe weiterer Studien wurden aktuelle Stimmungsveränderungen umfassender untersucht. Auch diese Studien zeigen relativ übereinstimmend positive Effekte der sportlichen Aktivität auf die Stimmung der Sporttreibenden. Die jeweiligen Kontrollgruppen wiesen im Vergleich zu den Sportgruppen keine oder wesentlich geringere Stimmungsveränderungen auf. Bei den zur Kennzeichnung von Ergebnistrends ausgewerteten Studien sind die Stichproben alle dem Breitensport zuzuordnen. Während im enlischsprachigen Raum in sechs der sieben ausgewerteten Studien die POMS (profile of mood scales; McNair et al.,1971) zur Stimmungsmessung verwendet wurde, kamen im deutschsprachigen Raum in neun der zwölf ausgewerteten Studien die BFS (Befindlichkeitsskalen; Abele & Brehm, 1986) zum Einsatz. Die Stimmung wurde mit Hilfe dieser Skalen jeweils unmittelbar vor und unmittelbar nach der sportlichen Aktivität erfaßt. Zur Erfassung weiterer Variablen (z.B. wahrgenommene Belastung, Zufriedenheit mit der Leistung) wurden weitere, zumeist ad hoc konstruierte Meßinstrumente eingesetzt. Bei einer Auswertung der vorliegenden Studien (vgl. genauer Abele & Brehm, i.V.) lassen sich folgende Trends erkennen:

In Situationen sportlicher Aktivität, deren zentrale Intention mit *„Fitness“* umschrieben werden kann – in den vorliegenden Studien wurden bislang Laufen, Schwimmen und angeleitete Fitnesskurse (Aerobic, Skigymnastik, Konditionstraining, Jazzgymnastik etc.) untersucht –, ist die Stimmung unmittelbar nach der sportlichen Aktivität sowohl in den negativen als auch in den positiven Bereichen deutlich besser als vor der sportlichen Aktivität: Man fühlt sich nach Fitnessaktivitäten weniger erregt, ärgerlich, energielos und deprimiert; und man fühlt sich aktivierter, in gehobenerer Stimmung sowie ruhiger (z.B. Abele & Brehm, 1984, 1985, i.V., Berger & Owen, 1983, Christen, 1986, Dyer & Crouch, 1988).

In Situationen sportlicher Aktivität, deren zentrale Intention mit *„Spiel und Wettkampf"* umschrieben werden kann – in den vorliegenden Studien wurden bislang insbesondere die Sportspiele Tennis, Fußball und Volleyball untersucht – ist der festgestellte „Spannungsbogen" besonders auffällig. Die Ausgangswerte in den Skalen Aktiviertheit und Erregtheit sind direkt vor dem Spiel ungewöhnlich hoch, z.B. deutlich höher als vor Fitnessaktivitäten. Vermutlich sind diese Stimmungsaspekte zu diesem Zeitpunkt bereits durch die nachfolgende Wettkampfsituation beeinflußt. Nach dem Spiel verringern sich diese hohen Ausgangswerte jeweils unabhängig vom Spielausgang bedeutsam (auch wenn die Aktiviertheit bei verlorenen Spielen z.T. stärker abnimmt als bei gewonnenen). In der Mehrzahl der anderen Stimmungsaspekte bestehen Unterschiede zwischen gewonnenen Spielen, nach denen sich die Stimmung verbessert, sowie verlorenen Spielen, nach denen sich die Stimmung verschlechtert (vgl. Abele & Brehm, i.V., Abele, Brehm & Hässlein, 1988).

In Situationen sportlicher Aktivität, deren zentrale Intention mit *„Vorbereitung auf den Wettkampf"* (Trainingssituation) umschrieben werden kann, zeigen sich folgende Befunde: Während sich in Mannschaftssportarten die Stimmung beim Training kaum verändert (Fußball) oder sich sogar leicht negativ einfärbt (Volleyball), unterscheiden sich Läufer, die sich auf einen Wettkampf vorbereiteten, in ihrer Stimmungsveränderung kaum von Läufern, die ohne Wettkampforientierung laufen (vgl. Abele & Brehm, i.V.).

In Situationen, deren zentrale Intention mit *„Entspannung"* umschrieben werden kann – in den vorliegenden Studien wurden bislang Yoga und Massage untersucht – kam es insbesondere zu einer Verbesserung negativer Stimmungsaspekte, der positive Bereich wurde weniger tangiert. Reduziert wurden Spannung, Ängstlichkeit, Deprimiertheit, Verwirrtheit und Ärger (vgl. Berger & Owen, 1988, Weinberg, Jackson & Kolodny, 1988). Auch wenn Yoga und Massage keine sportlichen Aktivitäten sind, sind diese Ergebnisse insofern interessant, als „Entspannung" auch im Kontext sportlicher Aktivität (z.B. Gymnastik) eine wesentliche Rolle spielt und als diese Situationen einen Kontrast zum Spannungsaufbau durch sportliche Aktivitäten bilden.

Systematische Untersuchungen zu situativen und personalen Auslösebedingungen von Stimmungsveränderungen bei sportlicher Aktivität liegen bislang nur wenige vor. Die folgenden Aussagen sind deshalb noch spekulativ und beziehen sich ausschließlich auf den Situationstyp „Fitness" (Fitnesskurse, Laufen, Schwimmen):

– Das *„Ausgangsniveau der Stimmung“* vor der sportlichen Aktivität beeinflußt die Stimmungsänderung (Abele & Brehm, 1986, Berger & Owen, 1988). Personen mit eher schlechter Ausgangsstimmung profitieren mehr als Personen mit eher guter Ausgangsstimmung (vgl. aber methodische Probleme von Decken- und Regressionseffekten bei der Stimmungsmessung). Auch profitieren nicht alle Teilnehmer von sportlicher Aktivität. Über die Studien hinweg zeigen sich bei etwa 75 Prozent der Teilnehmer Stimmungsverbesserungen, 15 Prozent erleben keine Veränderungen und bei etwa 10 Prozent verschlechtert sich die Stimmung.

– Zwischen den *„Einstellungen zum Sport“* und den Stimmungsveränderungen besteht kein Zusammenhang (Abele & Brehm, 1985).

– Dagegen besteht ein Zusammenhang zwischen den *„Motiven für die eigene sportliche Betätigung“* und den Stimmungsveränderungen (Abele & Brehm, 1985). Man fühlt sich nach der sportlichen Aktivität wohler, wenn kurzfristig erfüllbare Motive (z.B. sich anstrengen, Spaß haben), langfristig erfüllbare Motive (z.B. ausdauernder werden, eine sportliche Figur bekommen) überlagern.

– Man fühlt sich nach der sportlichen Aktivität wohler, wenn man mit sich und der eigenen sportlichen Leistung *zufrieden* ist (Abele & Brehm, 1986).

– Man fühlt sich nach der sportlichen Aktivität wohler, wenn die eigene Anstrengung als *„mittlere Belastung“* erlebt wurde (Abele & Brehm, 1986, 1989, Berger & Owen, 1988). Bei objektiv mittlerer oder sogar niedriger Belastung, die jedoch einen physiologisch vernünftigen individuellen unteren Schwellenwert überschreitet, sind die Stimmungsverbesserungen größer als bei objektiv hoher Belastung (Gall, 1987).

– Man fühlt sich nach dem Sport wohler, wenn die Programmvorgaben den *„Erlebnis- und Spaßaspekt“* fördern (Abele & Brehm, 1989, Berger & Owen, 1988).

– *„Rhythmisierungen“* der sportlichen Aktivität wirken sich ebenfalls positiv auf die Stimmung aus (Abele & Brehm, 1989).

1.1.2 Beeinflussung der Grundgestimmtheit.
„Grundgestimmtheit“ kann als eine Art motivationale Dauertönung verstanden werden, die den Hintergrund für das aktuelle Erleben abgibt. Über kumulative Wirkungen aktueller Sich-Wohlfühlen-Effekte sowie über durch regelmäßiges Sporttreiben hervorgerufene physiologische Veränderungen kann sportliche Aktivität zu einer längerfristigen Stabilisierung der Grundgestimmtheit beitragen.

Bis zu Beginn der 80er Jahre wurde dem Zusammenhang zwischen sportlicher Aktivität und Grundgestimmtheit überwiegend in therapeutischen Situationen nachgegangen. Im Trend zeigen sich positive Auswirkungen der sportlichen Aktivität auf Depression und (trait-)Angst (im Überblick vgl. Buffone, 1984, Folkins & Sime 1981, Schwenkmezger, 1985). Spätere Untersuchungen bezogen sich auch auf den Breitensport und auf weitere Faktoren der Grundgestimmtheit (z.B. Berger & Owen, 1988, Blumenthal et al., 1982, Sidney & Shepard, 1976; genauer vgl. Abele & Brehm, i.V.). In diesen Studien wurde die Grundgestimmtheit jeweils zu Beginn und am Ende des jeweils durchgeführten Sportprogramms erfaßt. Die durchgeführten Sportprogramme sind sehr heterogen (z.B. Lauftrainings, Aerobic, Schwimmen), teilweise fehlen auch ausreichende Informationen zur Beurteilung dieser Programme. Die Programme erstreckten sich im Schnitt über einen Zeitraum von etwa drei Monaten. Die eingesetzten Meßinstrumente sind ebenfalls heterogen. Folgende Punkte können vorläufig herausgestellt werden:

— In neun von vierzehn einschlägigen Studien werden positive Veränderungen der Grundgestimmtheit zumindest in einigen der untersuchten Bereiche berichtet. Die restlichen fünf Studien erbrachten keine Veränderungen.

— In den fünf Studien mit Kontrollgruppen gab es nur teilweise Unterschiede zwischen diesen und den Trainingsgruppen. Allerdings handelte es sich nur in zwei Fällen um Kontrollgruppen ohne sportliche Betätigung (Christen, 1986, Hughes, Casal & Leon, 1986), in den anderen Fällen waren die Mitglieder der Kontrollgruppe zwar nicht am Programm beteiligt, aber individuell ebenfalls in irgendeiner Form sportlich aktiv.

— In einigen Studien zeigten sich positive Veränderungen sowohl der Grundgestimmtheit als auch physiologischer Parameter (Christen, 1986; Emery & Blumenthal, 1988; Goldwater & Collis, 1985; Williams & Getty, 1986), in anderen traten dagegen lediglich physiologische Veränderungen auf (Hughes et al., 1988; King et al., 1988).

— Der Vergleich eines aeroben mit einem nicht aeroben Training erbrachte keine unterschiedlichen Wirkungen auf die — jeweils positiv veränderte — Grundgestimmtheit (Williams & Getty, 1986).

Aus diesen Befunden können vorläufig drei Folgerungen abgeleitet werden:

a) Physische Belastung ist wahrscheinlich zwar eine notwendige, keinesfalls jedoch eine hinreichende Bedingung für die Verbesserung der Grundgestimmtheit.

b) Physiologische Veränderungen korrespondieren *nicht* notwendigerweise mit psychologischen Veränderungen.

c) Die Art der jeweiligen Programmgestaltung scheint eine wichtige Moderatorvariable zu sein. So handelte es sich in einigen der Studien, in denen keine Veränderungen festgestellt wurden, um ein ausgesprochen einfallsloses Fitnessprogramm (z.B. Blumenthal et al., 1982; Hughes,

Casal & Leon, 1986), z.T. wurde überhaupt kein gesondertes Programm durchgeführt (z.B. Berger & Owen, 1988); z.T. mußten die Trainingsprogramme allein zu Hause absolviert werden (z.B. King et al., 1989).

1.2 Sportliche Aktivität und physisches Wohlbefinden

Die Forschungsergebnisse der Sportmedizin legen nahe, daß durch geeignete sportliche Aktivitäten sowohl präventive als auch therapeutische Effekte erzielt werden können (vgl. z.B. Hollmann, 1985b; Hollman et al., 1983; Weineck, 1988). Entsprechende Erwartungen an sportliche Aktivitäten werden durch die Werbemaßnahmen der Sportverbände und -vereine (z.B. der Slogan des Deutschen Sportbundes „Sport ist die beste Medizin") verstärkt und popularisiert. Unter diesen Voraussetzungen ist zu erwarten, daß sowohl die „Wahrnehmung von Beschwerden" als auch die „Wahrnehmung körperlicher Fähigkeiten", die als Elemente des physischen Befindens hier diskutiert werden, von sportlicher Aktivität beeinflußt werden.

Die Ergebnisse bisheriger Längsschnittstudien zeigen mehrheitlich positive Veränderungen der *Beschwerdewahrnehmung* im Verlauf sportlichen Aktivität. Uson und Larrosa (1982) sowie Blumenthal, Schocken et al. (1982) stellten im Bereich des Seniorensports (Alter 60-85 Jahre) positive Veränderungen des perzipierten Beschwerdestatus nach der Teilnahme an einem mehrwöchigen Sportprogramm fest. Zu ebensolchen Ergebnissen kamen Blumenthal, Williams et al. (1982) bei 16 Teilnehmern an einem 10-wöchigen Fitnessprogramm, die im Vergleich zur Kontrollgruppe eine signifikante Verbesserung ihres allgemeinen Gesundheitsstatus wahrnahmen. Auch die von Brehm und Pahmeier (1990) vorliegenden Ergebnisse von 45 Personen, die aus der ärztlichen Praxis mit allgemeinen und speziellen Beschwerden in ein einjähriges Sportprogramm überwiesen worden waren, weisen signifikante Verbesserungen im perzipierten generellen Beschwerdestatus aus. Eine Studie von Myrtek und Villinger (1976) brachte dagegen keine Veränderung der Beschwerdewahrnehmung; allerdings wurden dort Studenten mit einem recht guten Ausgangsniveau des Gesundheitszustandes untersucht. Die fehlende Veränderung kann als Deckeneffekt interpretiert werden.

Eine Vielzahl von physiologischen und medizinischen Studien belegt eindrucksvoll, daß durch ein an der individuellen Situation orientiertes, regelmäßiges Training positive Veränderungen zentraler körperlicher Fähigkeiten (Ausdauer, Kraft, Beweglichkeit) in überschaubaren Zeiträumen geplant erreichbar sind (vgl. z.B. Weineck, 1988). Auch das subjektive *„Sich fit Fühlen"* verbessert sich im Laufe sportlicher Aktivität auf der Grundlage einer entsprechenden Wahrnehmung der körperlichen Fähigkeiten. In der bereits zitierten Studie von Goldwater und Collis (1985) gab es sowohl bei den objektiven als auch bei den subjektiven Fitness-Werten signifikante Verbesserungen. In einer Studie von King et al. (1989) wurden 120 Frauen und Männer (Alter M = 48) zufällig einer Aerobic-Gruppe oder einer Kontrollgruppe zugeordnet. Das Programm dauerte 6 Monate, trainiert wurde bis zu fünfmal die Woche zwischen 50 und 60 Minuten. Im physiologischen Bereich ergaben sich u.a. signifikante Verbesserungen der Vitalkapazität, im psychologischen Bereich ergaben sich signifikante Verbesserungen bei der Beurteilung der „Fitness", des „Aussehens" sowie des „Gewichts". Auch in der bereits zitierten über den Zeitraum von einem Jahr laufenden Längsschnittstudie von Brehm und Pahmeier (1990) veränderte sich die „Wahrnehmung der körperlichen Fähigkeiten" positiv.

1.3 Sportliche Aktivität und soziales Wohlbefinden

Die dritte Dimension eines umfassenden Wohlbefindens, das soziale Befinden, wurde bislang bei der Untersuchung des Zusammenhangs zwischen sportlicher Aktivität und (Wohl-)Befinden sowohl konzeptionell als auch empirisch praktisch vollständig vernachlässigt. In Anlehnung an die in Studien zu interpersonellen Beziehungen gefundenen Dimensionen von Zuwendung/Liebe und Einfluß/ Macht (vgl. z.B. Maslow, 1954) wird hier auf die beiden Elemente „Erleben sozialer Einbindung und Unterstützung" sowie „Erleben von sozialem Einfluß" abgehoben.

Für die Wichtigkeit des Elements *„Erleben sozialer Einbindung und Unterstützung"* auch im Kontext sportlicher Aktivität gibt es einige Evidenzen. So gelten insbesondere die kleinen und mittleren Sportvereine als „Orte der Geselligkeit": Die Geselligkeit wird hier mit durchschnittlich zwei Stunden pro Woche und damit etwa einem Drittel der im Verein verbrachten Zeit veranschlagt (Schlagenhauf 1977, 93f). So treffen sich über 60 Prozent der Teilnehmer an Seniorensportprogrammen auch außerhalb dieser Programme zu vielfältigen weiteren gemeinsamen Aktivitäten, und Geselligkeit ist ein zentrales Motiv für die Teilnahme an diesen sportlichen Aktivitäten selbst (Brehm & Kurz, 1988).

Auch das *„Erleben von sozialem Einfluß"* ist ein im Zusammenhang mit sportlichen Leistungssituationen – etwa im Sportspiel – vermutlich sehr wichtiger Aspekt des Befindens (vgl. Erdmann, 1987). Auch hier liegen für den Kontext sportlicher Aktivität weder geeignete Meßinstrumente noch spezifische (Längsschnitt-) Studien vor.

2. Überlegungen zur Bedeutung einiger physiologischer Prozesse für die Regulation des Befindens bei sportlicher Aktivität

Wenn auch physiologische Veränderungen keinesfalls als alleinige Erklärung für Wohlbefindenseffekte bei sportlicher Aktivität herangezogen werden können, so sind sie doch bedeutsame Elemente eines multikausalen Erklärungsansatzes. Abschließend sollen deshalb einige für Wohlbefindenseffekte bei sportlicher Aktivität vermutlich wichtige physiologische Prozesse angesprochen werden.

Die Vermutung, daß die Befindensregulation mit manchen der Stoffe zusammenhängt, die der Körper unter sportlicher Belastung vermehrt produziert, liegt insofern nahe, als einige dieser Stoffe sich auch in Gehirnregionen finden, die direkt mit der Emotionsregulation befaßt sind: Der *Hypothalamus* ist die zentrale, integrierende Regulierungsinstanz, die für ein gleichbleibendes inneres Milieu sorgt. Man kann ihn – in Anlehnung an Begriffe aus der Computersprache – als „neuroendokrines Interface" (SCHMIDT et al. 1985, 143) benennen, da er zwischen endokrinem und neuronalem System arbeitet und vermittelt. U.a. beeinflußt der Hypothalamus auf neuronalem Wege oder durch Releasing-Hormone (RH) die Hormondrüsen und wird umgekehrt von diesen beeinflußt. Eine Störung der RH-Produktion beeinflußt die Grundgestimmtheit negativ. Entsprechende Störungen werden z.B. mit der Entstehung von Depressionen in Zusammenhang gebracht (vgl. Gold et al 1988). Der Hypothalamus steht in enger Verbindung mit dem *limbischen System,* das seinerseits u.a. auf die RH-Produktion des ersteren einwirkt. Stoffe wie Noradreanalin, Cortisol, ACTH, die bei sportlicher Belastung vermehrt produziert werden, führen zu Veränderungen innerhalb dieses Systems, vermutlich auch zu Veränderungen der Stimmung. Die *monoaminergen Systeme* beeinflussen alle anderen Gehirnareale, inklusive Hypothalamus und limbisches System. Ihr Name ergibt sich aus der Umsetzung von Dopamin, Serotonin und Noradrenalin in diesen ZNS-Bereichen. Wird das Gehirn an Stellen gereizt, die ihrerseits von noradrenergen Neuronen aktiviert werden, treten Lust- und Unlustgefühle auf. Dies legt die Hypothese nahe, daß das bei sportlicher Belastung vermehrt anfallende Noradrenalin sich indirekt (positiv) auf die Stimmung auswirkt.

2.1 Die Bedeutung der Streßhormone Adrenalin und Noradrenalin

Adrenalin und *Noradrenalin* gehören zu den *Katecholaminen,* die sowohl als Hormone als auch als Neurotransmitter/-modulatoren eingesetzt sind. Ihre Wirkung ist verschieden je nach Rezeptor, an den sie ihre Information weitergeben. Adrenalin und sein Synergist Noradrenalin initiieren komplexe physiologische Reaktionen, die letztlich einer erhöhten Leistungsbereitschaft bzw. optimalen Energiebereitstellung dienen. Die Wirkung ist von der produzierten Menge, aber auch von der Anzahl der entsprechenden Rezeptoren und deren Affinität sowie, wichtig bei sportlichen Aktivitäten, vom Laktatspiegel abhängig (Jakowlew, 1977, 65). Langfristig werden über einen erhöhten Katecholamin-Ausstoß Wirkungen auf das vegetative Nervensystem erwartet. Allgemein läßt sich zum Katecholamin-Haushalt sagen, daß bei primär psychischer Belastung Adrenalin, bei vorwiegend physischer Belastung hingegen Noradrenalin ausgeschüttet wird (Guttmann, 1982, 118). Bei leichter Belastung verändert sich der Noradrenalin (NA)-Spiegel im Blut nicht: Christensen et al. (1979) fanden einen linearen Anstieg von Herzfrequenz (HF) und Plasma-NA Konzentration erst, wenn die HF um mehr als 25 Schläge pro Minute über den Ruhewert stieg. Dagegen steigen die Katecholaminwerte bei hoher körperlicher Belastung (z.B. Marathonlauf) bis zu 500% über den Ruhewert an (vgl. Appenzeller & Schade, 1979, Schrode, 1986, 108). Offensichtlich hängt die Ausschüttung der Katecholamine von der Art und Intensität der Belastung ab. Rieckert (1986) merkt an, daß im „steady state“ (Sauerstoffaufnahme und -verbrauch stehen im Gleichgewicht) die Adrenalin-Werte fast auf dem Ruheniveau bleiben. Muß jedoch eine Sauerstoffschuld eingegangen werden, steigen beide Katecholamine stark an.

Daß Katecholamine und Befinden zusammenhängen, ist seit dem klassischen Versuch von Schachter und Singer (1962) bekannt. Sie verabreichten einem Teil der Versuchsteilnehmer Adrenalin und konnten in einem ausgeklügelten Versuchsaufbau emotionale Reaktionen beobachten. Die Stärke der emotionalen Reaktion hing von der erregenden Adrenalin-Wirkung ab, die Richtung aber von den jeweils auftretenden Kognitionen. Katecholamine wirken sich auch auf Wachsamkeit und Konzentrationsfähigkeit aus, da sie den Sauerstofftransport zum Gehirn und dessen Versorgung mit Glukose verbessern (Jänig, 1985, 125; vgl. auch Brück, 1985, 744). In verschiedenen Gehirnregionen wird Noradrenalin als Transmitter verwendet. Die Bedeutung der noradrenergen Neuronen wird dahingehend gedeutet, daß sie – nach Aktivierung durch jede Art von Streß – vermutlich dämpfend auf das ZNS wirken und dieses dadurch in Belastungssituationen vor Überforderung schützen, andererseits auch eine Art Kontrolleure sind, die die Erregbarkeit im ZNS relativ konstant halten (vgl. hierzu vor allem Jänig, 1985, 153-156). Diesen Gehirnregionen gemeinsam ist, daß sie sowohl kurz- als auch langfristig Stimmungen beeinflussen (vgl. Bösel, 1981, 197). Psychopharmaka wirken direkt oder indirekt auf diese Systeme, indem sie beispielsweise deren Stoffwechsel erniedrigen (führt zu Verminderung von Angst) oder die Wirkung von Noradrenalin und Serotonin verstärken (Linderung von Depressionen). Falls sich auch belastungsinduzierte erhöhte Blut-Katecholaminwerte zentral, d.h. in den fraglichen Hirnregionen physiologisch auswirken, dann ist eine Änderung der Stimmungslage durch körperliche Belastung über diese Mechanismen durchaus wahrscheinlich (vgl. auch Jänig, 1985, bes. 154-156).

2.2 Die Bedeutung von Beta-Adrenorezeptoren

Adrenorezeptoren sind die wohl am besten erforschten Rezeptoren überhaupt. Sie stellen quasi „Schlösser“ im Organismus dar, in die als „Schlüssel“ Adrenalin und Noradrenalin passen. Ähnlich wie bei Schloß und Schlüssel, bewirkt Hormon oder Rezeptor für sich allein nichts. Die richtige Substanz am richtigen Rezeptor aber führt z.B. zu einer chemischen Reaktion in Körperzellen. Eine Erregung der ß1-Rezeptoren wirkt auf Zellebene meist stimulierend; eine Erregung der ß2-Rezeptoren meist hemmend.

Zur Veränderung der Beta-Adrenorezeptorenzahl im Zusammenhang mit sportlicher Belastung liegen eine Reihe von Studien vor: Butler et al. (1982) ermittelten bei Schwimmern vor und nach einem 2-monatigen intensiven Trainingsprogramm die maximale Sauerstoffaufnahmefähigkeit (als Bruttokriterium für Leistungsfähigkeit) und die Rezeptorzahl pro Zelle. Die Autoren fanden eine klare inverse Beziehung zwischen Fitness und ß-Adrenorezeptorenzahl (1982, 62). Aus diesem Ergebnis wurde u.a. gefolgert, daß sportliche Aktivität ähnliche seelische Auswirkungen wie die Einnahme der verbreiteten „Beta-Blocker“ habe, denn – so die Argumentation – wo keine Adrenorezeptoren sind, kann kein „Streßhormon“ wirken, also wird der Mensch ruhiger. Diese Untersuchung wurde jedoch mehrfach kritisiert (vgl. Bieger et al., 1982; Bristow et al., 1982). Auch Lehmann et al. (1984) untersuchten Veränderungen der Beta-Adrenorezeptoren an trainierten Marathon-Läufern und untrainierten Vergleichspersonen. Nach einer Ausdauerbelastung auf dem Laufband wurde bei beiden Gruppen die Rezeptorendichte pro Zelle ausgezählt: Bei den Untrainierten gab es etwa 1300 Rezeptoren pro Zelle bei den Trainierten etwa 2150. Sie sehen dies als mögliches Zeichen einer Ökonomisierung der Herzarbeit bei den trainierten Läufern, und zusammen mit anderen Ergebnissen könnte dies einen trainingsbedingten Anstieg in der Katecholamin-Empfindlichkeit bedeuten (vgl. ähnlich Bieger et al., 1982). Das Ziel einer Studie von Bieger et al. (1982) war, zu klären, ob die Katecholaminansprechbarkeit auf Rezeptorebene geregelt wird, was als Zeichen einer ökonomischen Anpassung an Leistungsanforderungen betrachtet werden könnte. Zwei Ergebnisse sind im vorliegenden Zusammenhang bedeutsam: akute körperliche Belastung führte, bei konstanter Rezeptorenzahl, zu einer um 5% bis 30% erhöhten Bindungsaffinität, d.h. Bereitschaft, Katecholamine zu binden; bei „ausdauertrainierten Athleten“ zeigte sich eine um 24,8% höhere Bindungskapazität als bei der untrainierten Vergleichsgruppe, und zwar vorwiegend auf der Basis erhöhter Rezeptorzahlen.

Die trainingsbedingte Adaptation des Adrenorezeptoren-Katecholamin-Systems läuft vermutlich folgendermaßen ab: Trainierte weisen niedrigere basale Katecholamin-Spiegel auf, wobei gleichzeitig das Gewebe empfindlicher für deren Wirkung ist. Dies dient dazu, unter körperlicher Belastung mehr Energie schneller zur Verfügung stellen zu können. Die trainingsbedingte Adaptation des Systems erfolgt zum Teil über eine erhöhte Rezeptorzahl. Quasi als gesunde Nebenwirkung könnte die Stimmung kurz- und längerfristig positiv beeinflußt werden.

2.3 Die Bedeutung von ß-Endorphin (ß-ED)

Morphin ist der Menschheit seit langem als Rauschmittel bekannt, die entsprechenden Rezeptoren im Körper fand man erst in jüngerer Zeit. Ihre genauen Aufgaben sind bis heute nicht völlig klar, vermutet werden Einflüsse auf Analgesie, Atmung, Blutdruck- und Blutzuckerspiegelregulation, psychische Verfassung und andere Bereiche (vgl. Wildmann & Krüger, 1986).

In einer Reihe von Untersuchungen wurde erforscht, ob und wie sich der *ß-ED-Spiegel* bei akuter und chronischer körperlicher Belastung verändert: Nach zwei- bis dreistündiger sportlicher Belastung fand Wurster (1984) einen ß-ED-Anstieg auf das 5-bis 6-fache, verglichen mit den Werten bei kurzzeitiger Laufbandarbeit (105). Das Maximum lag unmittelbar nach Belastungsende. Bei Colt et al. (1981) liefen trainierte Langstreckenläufer zwischen 6,4 und 12,8 km, einmal mit geringer Intensität, einmal nahe der maximalen Belastung. Nach dem leichten Lauf war der Endorphinspiegel bei 45% der Läufer angestiegen, nach dem schweren bei 80%. Dabei zeigte sich ein inverser Zusammenhang: je mehr Trainingsjahre ein Läufer hatte, desto geringer war der Anstieg von Endorphin im Plasma. Dearman et al. (1983) fanden, daß der prozentuale Anteil am Endorphin mit der Geschwindigkeit des Laufes variiert. Krüger et al. (1986) weisen darauf hin, daß die Belastungsstruktur eine große Rolle spielt. Der Anstieg an ß-ED ist nicht unbedingt am Ende einer Belastung maximal, sondern (individuell verschieden) vor dem letzten Lauf einer Wiederholungsbelastung.

Insgesamt ist durch eine Reihe von Untersuchungen belegt, daß nach akuter körperlicher Belastung (meist durch Laufen) der Serumspiegel von ß-Endorphin deutlich höher liegt als vorher. Die Anstiege liegen zwischen etwa 100 Prozent und mehr als 500 Prozent (vgl. Harber & Sutton, 1984, 159). Harber und Sutton (1984) nehmen jedoch an, daß ein Einfluß peripher gemessener ß-ED-Werte auf Stimmung (noch) nicht nachgewiesen sei, da die Blut-Hirn-Schranke nur selektiv durchlässig ist.

Wirkungen von ß-ED lassen sich indirekt nachweisen über eine selektive Blockierung der entsprechenden Rezeptoren. Arentz et al. (1986)

führten bei einer körperlichen Belastung eine Blockade mit Naloxon durch und zeigten, daß sich infolge dessen das Schmerzempfinden erhöhte, daß die Körpertemperatur sich nicht veränderte und daß keine Veränderung der Stimmung eintrat. Alle diese Effekte waren jedoch ohne Naloxon-Blockade aufgetreten.

2.4 Die Bedeutung des Konzentrations-Hormons ACTH

Das *adrenocorticotrophe Hormon (ACTH)* wird ebenfalls bei körperlicher Belastung vermehrt produziert, vor allem, um die Ausschüttung der Steroid-Hormone aus der Nebennierenrinde anzuregen. ACTH wird zusammen mit ß-ED aus demselben Molekül (POMC) hergestellt und wirkt selbst bei peripherer Verabreichung auf das ZNS. Auf welchem Wege dies geschieht, ist bislang unbekannt. Die bisher beschriebenen Wirkungsbereiche umfassen Aktivierung, Stimmung und vor allem Aufmerksamkeitsprozesse (vgl. z.B. Born et al., 1987). Im Hinblick auf Aufmerksamkeitsprozesse werden zwei Wirkungsmechanismen angenommen: ACTH erhöht entweder die sensorischen Schwellen oder die Wahrnehmungsgeschwindigkeit. Offenbar beeinträchtigen Bruchstükke des ACTH die selektive Wahrnehmung, erhöhen aber andererseits die allgemeine Aufmerksamkeit. Born et al. (1987) vermuten, diese Verschiebung könnte auch für berichtete Stimmungsverbesserungen verantwortlich sein.

3. Folgerungen

Wie der vorliegende Überblick zeigt, gibt es eindeutig positive Zusammenhänge zwischen sportlichen Aktivitäten und Wohlbefinden. Diese Zusammenhänge sind jedoch keinesfalls ubiquitär, sondern von bestimmten Randbedingungen abhängig; sie sind keinesfalls monokausal, sondern durch ein komplexes Zusammenspiel physiologischer, motivationaler und kognitiver Faktoren hervorgerufen; und sie sind nur teilweise sportspezifisch, d.h. einige der genannten Effekte lassen sich auch durch andere Aktivitäten erzielen. Das Sport-Spezifikum liegt in *gleichzeitigen* Einwirkungen auf physische und psychische, teilweise auch soziale Befindenselemente.

Wenn auch konkrete Untersuchungen zu den Rahmenbedingungen sportlicher Aktivitäten, die kurz- und längerfristig das Wohlbefinden fördern, noch selten sind, so können aus einer Betrachtung der Programme jener Studien, in denen positive Veränderungen erzielt wurden, doch einige anwendungsbezogene Ansatzpunkte genannt werden:

— *Belastungsrichtung:* möglichst vielseitige und umfassende Beanspruchung von Ausdauer, Kraft und Beweglichkeit.

– *Belastungsintensität:* Ziel sind präventiv wirksame Belastungen auf einem subjektiv als mittelhoch empfundenen Anstrengungsniveau. Insbesondere zu Beginn eines Programms sollten jedoch die für physiologische Anpassungsprozesse wichtigen Schwellenwerte zugunsten erzielbarer psychologischer Wirkungen auch unterschritten werden.

– *Belastungsdauer:* 45-60 Minuten; Belastungshäufigkeit: 2 bis 3 Mal pro Woche.

– *Dauer der Programme:* mindestens drei Monate, besser länger.

Neben diesen Belastungsbedingungen sollten die Programme auf einige wesentliche personale Bedingungen abgestimmt sein:

– Die sportliche Aktivität sollte von den Teilnehmern sowohl kurzfristig als auch längerfristig als *sinnvoll* angesehen werden.

– Die Programme sollten so gestaltet sein, daß die Anstrengung individuell *Spaß* macht und daß man mit der eigenen Anstrengung auch *zufrieden* sein kann.

– Die Programme sollten insgesamt so gestaltet sein, daß man nach dem Programm Lust hat, *weiterzumachen.*

– Ziel ist eine überdauernde *„Sportbindung"*, das Erleben von Wohlbefinden ist hierfür eine wesentliche Voraussetzung.

Literatur

Abele,A. & Brehm,W. Wohlbefinden und sportliche Aktivität. i.V.

Abele, A. & Brehm, W. (1990). Gesundheit als Anreiz für freizeitsportliche Aktivitäten im Erwachsenenalter? In H. Lutter & A. Thomas (Hrg.), *Der Beitrag der Sportpsychologie zur Zielbestimmung einer modernen Erziehung und Ausbildung im Sport.* Köln: BPS Verlag, im Druck.

Abele, A. & Brehm, W. (1989). Changes in the State of Being in Physical Education through the Variation of Work Load and Rhythm. *International Journal of Physical Education, XXVI,* 11-18.

Abele, A. & Brehm, W. (1986). Zur Konzeptualisierung und Messung von Befindlichkeit. Die Entwicklung der Befindlichkeitsskalen (BFS). *Diagnostica, 32,* 209-228.

Abele, A. & Brehm, W. (1985). Einstellungen zum Sport, Präferenzen für das eigene Sporttreiben und Befindlichkeitsveränderungen nach sportlicher Aktivität. *Psychologie in Erziehung und Unterricht, 32,* 263-270.

Abele, A. & Brehm, W. (1984). Befindlichkeitsveränderungen im Sport. Hypothesen, Modellbildung und empirische Befunde. *Sportwissenschaft, 14,* 252-275.

Abele, A., Brehm, W. & Hässlein, C. (1988). Befindlichkeitsveränderungen beim Tennis in Abhängigkeit vom Spielausgang. Universität Erlangen: Institut für Psychologie.

Appenzeller, O. & Schade,D. (1979). Sympathetic Activity during a marathon Race. *Neurology, 29,* 542.

Arentz, T., de Meirleir, K. & Hollmann, W. (1986). Die Rolle der endogenen Peptide während Fahrradergometerarbeit. *Deutsche Zeitschrift für Sportmedizin, 37,* 210-219.

Berger, B.G. & Owen, D.R. (1988). Stress Reduction and Mood Enhancement in four Exercise Moods: Swimming, Body Conditioning, Hatha Yoga, and Fencing. *Research Quarterly for Exercise and Sport, 59,* 148-159.

Berger, B.G. & Owen, D.R. (1983). Mood Alteration with Swimming. *Psychosomatic Medicine, 45,* 425-433.

Bieger, W., Zittel, R., Zappe, H. & Weicker, H. (1982). Einfluß körperlicher Aktivität auf die Katecholamin-Rezeptoraktivität. *Deutsche Zeitschrift für Sportmedizin, 33,* 249.

Blumenthal, J., Schocken, D., Needels, T. & Hindle, P. (1982). Psychological and Physiological Effects of Physical Conditioning on the Elderly. *Journal of Psychosomatic Research, 26,* 505-510.

Blumenthal, J.A., Williams, R.S., Needels, T.L. & Wallace, A.G. (1982). Psychological Changes Accompany Aerobic Exercise in Healthy Middle-Aged Adults. *Psychosomatic Medicine, 44,* 529-536.

Bösel, R. (1981). *Physiologische Psychologie.* Berlin, New York: De Gruyter.

Born, J., Fehm, H. & Voigt, K. (1987). ACTH and Attention in Humans: A Review. *Neuropsychobiology, 15,* 165 -186.

Brehm, W. & Kurz, D. (1988). Sport ab 50. Eine Analyse mit pädagogischem Interesse am Beispiel einer Kommune (Stadt Bielefeld) und eines Großvereins (Bielefelder Turngemeinschaft). *Bielefelder Beiträge zur Sportwissenschaft, ganzer Bd.5.*

Brehm, W. & Pahmeier, I. (1990). Sport als Mittel in der ambulanten Versorgung. Universität Bielefeld: Projektbericht, Abteilung Sportwissenschaft.

Bristow, M., Ginsburg, R., Minobe, W., Cubicciotti, R., Sageman, S., Lurie, K., Billingham, M., Harrison, D. & Stinson, E. (1982). Decreased Catecholamine Sensitivity and ß-Adrenergic-Receptor Densitiy in failing Human Hearts. *The New England Journal of Medicine, 307,* 205-211.

Brück, K. (1985). Funktionen des endokrinen Systems. In R. Schmidt & G. Thews (Hrg.), *Physiologie des Menschen* (S. 719-751). Bern, Heidelberg, New York: Springer.

Buffone, G.W. (1984): Exercise as a therapeutic adjunct. In J. Silva & R. Weinberg (Eds), *Psychological Foundations of Sport* (pp 445-451). Champaign: Human Kinetics Publ..

Butler, J., O'Brien, M., O'Malley, K. & Kelly, J. (1982). Relationship of Beta-Adrenoreceptor Density to Fitness in Athletes. *Nature, 298,* 60-62.

Christen (1986). Ausdauertraining und psychisches Befinden. Zürich: Technische Hochschule.

Christensen, N., Galbo, H., Hansen, J., Hesse, B., Richter, E. & Trap-Jensen, J. (1979). Catecholamines and Exercise. *Diabetes, 28,* 58-62.

Colt, E., Wardlaw, S. & Frantz, A. (1981). The Effect of Running on Plasma ß-Endorphin. *Life Sciences, 28,* 1637-1640.

Dearman, J. & Francis, K. (1983). Plasma Levels of Catecholamins, Cortisol, and ß-Endorphins in male Athletes after running 26.2, 6 and 2 Miles. *Journal of Sports Medicine and Physical Fitness, 23,* 30-38.

Dyer, J.B. & Crouch, J.G. (1988). Effects of running and other activitys on moods. *Perceptual and Motor Skills, 67,* 43-50.

Emery, L.F. & Blumenthal, J.A. (1988). Effects of Exercise Training on psychological Functioning in healthy Type A Men. *Psychology and Health, 2,* 367-379.

Erdmann, R. (1987): *Relativierte Macht. Das Machtmotiv und seine sportpädagogische Bedeutung.* St. Augustin: Richarz.

Folkins, C.H. & Sime, W. (1981). Physical Fitness Training and Mental Health. *American Psychologist, 36,* 373-389.

Forsa Umfrage (1986). Der neue Körperkult. *Stern, 48,* 186-200.

Gall, Th. (1987). Befindlichkeitsveränderungen im Sport. Zum möglichen Stellenwert körperlicher Belastung. Universität Bielefeld: Abteilung Sportwissenschaft.

Gold, P., Goodwin, F. & Chrousos, G. (1988). Clinical and Biochemical Manifestations of Depression. Relation to the Neurobiology of stress (Second of two parts). *The New England Journal of Medicine, 319,* 413-420.

Goldwater, B.C. & Collis, M.L. (1985). Psychologic Effects of Cardiovascular Conditioning: A Controlled Experiment. *Psychosomatic Medicine, 47,* 174-181.

Guttmann, G. (1982). *Lehrbuch der Neuropsychologie.* Bern, Stuttgart, Wien: Huber.

Harber, V. & Sutton, J. (1984): Endorphins and Exercise. *Sports Medicine, 1,* 154-171.

Hollmann, W. (Hrg.) (1985b). *Zentrale Themen der Sportmedizin.* Berlin: Springer.

Hollmann, W., Rost, R., Dufaux, B. & Liesen, H. (1983). *Prävention und Rehabilitation von Herzkreislaufkrankheiten durch körperliches Training.* Stuttgart: Hippokrates.

Hughes, J.R., Casal, D.C., Leon, A.S. (1986). Psychological Effects of Exercise: A Randomized Cross-Over Trial. *Journal of Psychosomatic Research, 30,* 355-360.

Jänig, W. (1985). Das vegetative Nervensystem. In R. Schmidt & G. Thews (Hrg.), *Physiologie des Menschen* (S. 119-157). Bern, Heidelberg, New York: Springer.

Jakowlew, N. (1977). *Sportbiochemie.* Leipzig: Barth.

King, A.C., Taylor, C.B., Haskell, W.C. & DeBusk, R.F. (1989). Influence of regular Aerobic Exercise on psychological Health. *Health Psychology, 8,* 905-925.

Krüger, A. & Wildmann, J. (1986). Anstieg des ß-Endorphinspiegels bei Wiederholungsbelastungen. *Deutsche Zeitschrift für Sportmedizin, 33,* 245-250.

Lehmann,M., Dickhut,H., Schmid,P., Porzig,H. & Keul, J. (1984). Plasma Catecholamines, ß-adrenergic Receptors, and isoproterenol Sensitivity in Endurance trained and non-endurance trained Volunteers. *European Journal of Applied Physiology and Occupational Physiology, 52,* 362-369.

Manz, H., Stegmann, H., Weiler, B. & Kindermann, W. (1984). Verhalten der Plasmakatecholamine bei Ausdauerbelastungen unterschiedlicher Intensität. In D. Jeschke (Hrg.), *Stellenwert der Sportmedizin in Medizin und Sportwissenschaft* (S. 153-157). Berlin, Heidelberg, New York, Tokyo: Springer.

Maslow, A. (1954). *Motivation and Personality.* New York: Harper.

McNair, D.M., Lorr, M. & Droppleman, L.F. (1971). *Manual for the Profile of Mood States.* San Diego: Educational and Industrial Testing Service.

Morgan, W.P. (1987). Reduction of State Anxiety Following Acute Physical Activity. In W. Morgan & S. Goldston (Eds.), *Exercise and Mental Health* (pp. 105-111). Washington: Hemisphere Publishing Corporation.

Motulsky, H. & Insel, P. (1982). Adrenergic Receptors in Man. *The New England Journal of Medicine, 307,* 18-29

Mrazek, J. (1984). Körper-Fragebogen. Die Verkörperung des Selbsts, Ergebnisse der Psychologie heute Umfrage. *Psychologie heute, 2,* 50-58.

Myrtek, M. & Villinger, V. (1976). Psychologische und physiologische Wirkungen eines fünfwöchigen Ergometertrainings bei Gesunden. *Medizinische Klinik, 71,* 1623-1630.

Oldridge, N.B. (1984). Adherence to Adult Exercise Fitness Programs. In J. Matarazzo & S. Weiss (Eds), *Behavioral Health* (pp 467-487). New York: Wiley.

Rieckert, H. (1986). *Leistungsphysiologie: Eine themenorientierte Darstellung für Sportstudenten, Sportlehrer und Sportärzte.* Schorndorf: Hofmann.

Sachs, M.L. (1984). Psychological Well-Being and Vigorous Physical Activity. In J. Silva, & R. Weinberg (Eds.), *Psychological Foundations of Sport* (pp 435-444). Champaign: Human Kinetics Publ..

Schachter, S. & Singer, J.E. (1962). Cognitive, social, and physiological Determinants of emotional State. *Psychological Review, 69,* 379-399.

Schlagenhauf, K. (1977). *Sportvereine in der Bundesrepublik Deutschland. Teil I. Strukturelemente und Verhaltensdeterminanten im organisierten Freizeitbereich.* Schorndorf: Hofmann.

Schmidt, R. & Thews, G. (Hrgs.) (1985). *Physiologie des Menschen.* Berlin, Heidelberg, New York: Springer.

Schmole, M., Wildmann, J. & Krüger, A. (1985). Endorphin, Mood and Personality – new Aspects of psychological Research concerning the State – Trait – Controversy. Universität Göttingen: Institut für Sportwissenschaft.

Schrode, M. (1986). *Psychophysiologie sportlicher Belastung.* Schorndorf: Hofmann.

Schwenkmezger, P. (1985). Welche Bedeutung kommt dem Ausdauertraining in der Depressionstherapie zu? *Sportwissenschaft, 15,* 117-135.

Sidney, K.H. & Shepard, R.J. (1976). Attitudes towards Health and physical Activity in the elderly. Effects of a physical Training Program. *Medicine and Science in Sports, 8,* 246-252.

Tokarski, W. & Schmitz-Scherzer, R. (1985). *Freizeit.* Stuttgart: Teubner.

Uson, P. & Larrosa, V. (1982). Physical Activities in Retirement Age. In J. Partington, T. Orlick & J. Salmela (Eds.), *Sport in Perspective* (pp 149-151). Ottawa: Sport in perspective Inc..

Wankel, L.M. (1988). Exercise Adherence and Leisure Activity. In R. Dishman (Ed.), *Exercise Adherence. Its impact on public Health* (pp. 369-396). Champaign: Human Kinetics Publ., 369-396.

Weineck, J. (1988). *Sportbiologie.* Erlangen: Perimed.

Weinberg, R., Jackson, A. & Kolodny, K. (1988). The relationship of Massage and Exercise to Mood Enhancement. *The Sport Psychologist, 2,* 202-211.

Wildmann, J. & Krüger, A. (1986). Die Rolle endogener opioider Peptide beim Langstreckenlauf. *Deutsche Zeitschrift für Sportmedizin, 37,* 201-210.

Williams, J.M. & Getty, D. (1986). Effect of Levels of Exercise on Psychological Mood States, Physical Fitness, and Plasma Beta-Endorphin. *Perceptual and Motor Skills, 63,* 1099-1105.

Wurster, K. (1986). *Einfluß von Leistungssport auf das endokrine System der Frau.* Berlin: Springer.

Andrea Abele

Auswirkungen von Wohlbefinden oder: Kann gute Laune schaden?

Positive Befindlichkeit, Glück und Wohlbefinden haben hohe Priorität in der individuellen Lebensplanung. Glück und Wohlbefinden möglichst vieler Menschen sind Leitidee für gesellschaftspolitisches Handeln. Diese hohe individuelle und soziale Gewichtung bezieht sich nicht nur auf die Positivzustände selbst, sondern auch auf ihnen zugeschriebene weitere positive Funktionen wie Schutz vor Mißbill und Krankheit und Förderung von Friedfertigkeit und Nächstenliebe. Wohlbefinden könnte Voraussetzung für Wachstumsmotive sein, die Aktivität und Motivation einer Person steigern, ihre Soziabilität erhöhen, ihre Aufgeschlossenheit und ihre Problemlösekompetenz vergrößern, eine positive Weltsicht fördern, die Gesundheit und die Gesundheitswahrnehmung in positive Richtung beeinflussen.

Glück und Wohlbefinden verstanden als individuelle Lebensqualitäten werden in ihren Auswirkungen jedoch nicht nur positiv gesehen, sondern es gibt auch einen ambivalenten Beiklang: Bereits das Wort „Glück" hat die doppelte sprachliche Verwendungsmöglichkeit als „glücklich sein" und „Glück haben", von der lediglich erstere eine eindeutig positive Konnotation besitzt, während letztere passives, fremdkontrolliertes, teilweise auch unverdientes Erleben andeutet. Glück entzieht sich weitgehend der willentlichen Planung, und das Streben nach Glück vereitelt es möglicherweise (Frankl, 1976). Glück und Wohlbefinden können als subjektive Kategorien von allgemeinen sittlichen Wertmaßstäben ablenken; im Erleben von Glück und Wohlbefinden ist bereits zukünftiger Mangel impliziert, da dieses im Sinne kontinuierlichen Erlebens immer höhere Vollkommenheit erfordert (z.B. Hegel, Kant zitiert nach Bäumer & Helmes, 1983). Die Assoziation des Schlaraffenlandes, das seine Bewohner faul und träge macht und das ihnen nach einer Weile buchstäblich „zum Halse heraushängt", sowie die Annahme der Hochstimmung, die sorglos und oberflächlich werden lassen soll, sind weitere Beispiele. Negative Konsequenzen von Wohlbefinden könnten sein, daß dieses die Menschen träge werden läßt, soziale Beziehungen schwächt, zu Egoismus, Selbstzentrierung, Sorglosigkeit, Oberflächlichkeit, Beeinflußbarkeit und Illusionen verführt (vgl. auch Veenhoven, 1989).

Eine globale Betrachtung dieser Ambivalenz geht über den Rahmen einer empirischen Analyse hinaus. Sie erfordert die Beschäftigung mit ethisch-moralischen Fragen nach der Sinngebung des Lebens sowie mit Fragen nach der Bestimmbarkeit, der Subjektivität versus Objektivität von Glückskategorien. Einige der vermuteten positiven und weniger positiven Konsequenzen von Wohlbefinden lassen sich jedoch als Hypothesen fassen und hinsichtlich ihrer Tragfähigkeit empirisch prüfen.

Die Unterteilung von aktuellem Wohlbefinden als variabler Zustand und habituellem Wohlbefinden als mehr oder weniger stabile Disposition (vgl. Becker in diesem Band) ist auch im vorliegenden Kontext hilfreich: Aktuelles Wohlbefinden wird als „gehobene Stimmung" in seinen Auswirkungen insbesondere im Bereich der experimentellen Sozialpsychologie untersucht. Hierbei interessiert weniger, wie sich die Stimmung im einzelnen manifestiert bzw. wodurch sie hervorgerufen wurde, sondern vielmehr, daß eine subjektiv erlebte positive Veränderung des momentanen Befindens eintritt und in ihren Effekten erforscht werden kann.

Die Teilnehmer entsprechender Studien werden mit Hilfe unterschiedlicher Induktionstechniken in positive oder negative Stimmung versetzt und die Auswirkungen dieser Induktionen auf die jeweils interessierenden Denk- und Handlungsprozesse werden mit den Ergebnissen einer Kontrollgruppe in „Durchschnittsstimmung" verglichen. Es wurden teilweise direkte Stimmungsmanipulationen vorgenommen, teilweise erfolgten diese indirekt über die Vermittlung positiver Erfahrungen: Als Induktionstechniken dienten z.B. die Erinnerung an besonders positive Lebensereignisse (vgl. Abele, 1990), das Lesen evaluativ positiver Selbstaussagen (Velten, 1968), das Hören schöner Musik (Clark, 1983; Mecklenbräuker & Hager, 1986), das Anschauen eines lustigen Filmes (Isen, Daubman & Nowicki, 1987), unverhoffte Belohnungen (Isen & Levin, 1972), hypnotische Beeinflussungen (Bower, 1981) oder auch Erfolg bei einer Aufgabe (Isen, 1970). Die Wirksamkeit entsprechender Induktionstechniken wird über verschiedene Formen der Selbsteinschätzung erhoben und kann als weitgehend gesichert angesehen werden. Die Stimmungsauswirkungen halten im allgemeinen zwischen 10 und 15 Minuten an (Abele, 1990, Frost & Green, 1982; Isen, Clark & Schwartz, 1976).

Habituelles Wohlbefinden wird in seinen Auswirkungen insbesondere in der Persönlichkeits- und Gesundheitspsychologie sowie in der soziologischen Umfrageforschung analysiert. In diesen Bereichen wurde der Operationalisierung und Messung dessen, was – in verschiedenen Facetten – als Wohlbefinden bezeichnet werden kann, besondere Aufmerksamkeit geschenkt, doch interessiert im vorliegenden Kontext ebenfalls weniger das „Was" als vielmehr das „Was folgt" aus diesen Maßen.

Da der vorliegende Beitrag speziell auf die Auswirkungen positiver Zustände bezogen ist, müssen Befunde zu den Auswirkungen negativer Zustände und Stimmungen sowie manche Asymmetrien in den Effekten positiver versus negativer Befindlichkeiten unerwähnt bleiben. Der Vergleichsmaßstab für die Befundinterpretation ist immer die „Durchschnittsstimmung" (weitergehend vgl. Abele, i.V.).

Nach einführenden rahmentheoretischen Überlegungen werden Auswirkungen von Wohlbefinden auf Aktivität, Anstrengungsbereitschaft und Partizipation, auf soziales Handeln und soziale Beziehungen, auf Gedächtnisleistungen, Denk- und Urteilsbildungsprozesse, auf Beschwerdewahrnehmung und Beschwerden, auf die Beeinflußbarkeit, auf das erlebensbezogene Nachdenken sowie auf Problemlösen und Leistung diskutiert und theoretische Annahmen zu diesen Phänomenbereichen dargestellt. Abschließend werden einige Folgerungen theoretischer und empirischer Art abgeleitet.

1. Rahmentheoretische Überlegungen

Betrachtet man die Auswirkungen emotionaler Zustände im Rahmen allgemeiner handlungstheoretischer Ansätze, so ist zu fragen, welche Bedeutung den Emotionen bei der Generierung von Handlungszielen, d.h. von Absichten, und welche ihnen bei der Durchsetzung dieser Handlungsziele, d.h. bei der Handlungskontrolle, zukommt. „Handlungskontrolle" bezieht sich hierbei auf den Prozess der Steuerung und Regulation von Handlungsabläufen. Während sich traditionelle handlungstheoretische Konzeptualisierungen hauptsächlich mit kognitiven und motorischen Kontrollprozessen beschäftigten und Emotionen im allgemeinen als „Störenfriede" des geordneten Handlungsflusses ansahen, haben neuere Ansätze die eigenständige Funktion eines *emotionalen Handlungskontrollsystems* erkannt und entsprechend drei Handlungskontroll- bzw. -regulationssysteme unterschieden, ein motorisches, ein kognitives und ein emotionales (z.B. Dörner, Schaub & Stäudel, 1988, Lantermann, 1983, Kuhl, 1983, Nitsch, 1986). Drei interdependente emotionale Handlungsregulationsprozesse können unterschieden werden: Emotionen regulieren die Aktivierung und damit die Antriebskraft eines Menschen (vgl. z.B. M. Eysenck, 1982, Strongman, 1988, Wagner, 1988), sie sind wichtige Einflußgrößen bei der Generierung von Motivationen und Absichten (z.B. Dörner et al., 1988, Simon, 1967) und sie können als Schaltstellen für Aufmerksamkeits- und Denkprozesse betrachtet werden (z.B. Abele, 1988, Fiedler, 1988, Isen, 1984, Kuhl, 1983). Im Sinne der gestalttheoretischen Konzeptualisierung sind hierbei intensive Gefühle „Figur"-Phänomene, die einen direkten und bewußt wahrnehmbaren Einfluß ausüben, während – aktuelle und habituelle – Stimmungen eher den „Grund“ (verstanden als Hintergrund) des Handelns darstellen und einen weniger starken und bewußt wahrnehmbaren Einfluß ausüben. Positive Emotionen der Freude, des Wohlbefindens und der guten Laune sind meist durch eine als angenehm empfundene Aktivierung gekennzeichnet, sie fördern eine Motivation zur Aufrechterhaltung des gegenwärtigen Zustandes, und sie fördern eine breite Aufmerksamkeitsorientierung nach außen sowie ganzheitliche Denkprozesse. Während einige Detailaspekte dieser emotionalen Handlungsregulationsprozesse bereits recht gut erforscht worden sind, ist ihre „dynamische Interaktion“ (Dörner et al., 1988) im Rahmen des gesamten Handlungsregulationssystems noch wenig elaboriert.

2. Auswirkungen von Wohlbefinden auf Anstrengungsbereitschaft und Partizipation

Werden glückliche und zufriedene Menschen faul und sinkt bei diesen die Anstrengungsbereitschaft? Bereits Aristoteles hat darauf hingewiesen, daß Glück ein Beiprodukt von Aktivität sei. Die erhöhte physiologische Aktivierung im Zustand positiver emotionaler Befindlichkeiten könnte zu einer generellen Intensivierung dominanter Handlungsimpulse führen. Isen (z.B. 1987) vertritt dagegen die These, daß positive emotionale Befindlichkeiten die Motivation zur Aufrechterhaltung dieses Zustands mit sich bringen, und daß positive Stimmungen und Wohlbefinden insbesondere solche Aktivitäten fördern, die dem Stimmungserhalt dienen bzw. die zumindest nicht stimmungsbeeinträchtigend wirken. Man könnte dies als *Hypothese einer differentiellen Aktivitätsförderung* bezeichnen.

Empirische Befunde sind mit der Annahme einer differentiellen Aktivitätsförderung durch positive Befindlichkeiten gut vereinbar: Cunningham (1988, a) fand z.B., daß Versuchsteilnehmer, die experimentell in positive Stimmung versetzt worden waren, mehr Interesse an angenehmen Aktivitäten äußerten als die entsprechende Kontrollgruppe. Mediatoren dieses Befunds waren bessere Ergebniserwartungen und höhere eigene Energieeinschätzungen der Gruppe in guter Stimmung. Positive Befindlichkeit steigert die Motivation und Persistenz bei der Bearbeitung von Aufgaben (z.B. Sarason, Potter & Sarason, 1986; vgl. auch Taylor & Brown, 1988, S. 199). Motivation und Persistenz wiederum erhöhen – wenn nicht sofort, dann längerfristig – die Erfolgswahrscheinlichkeit und damit auch die positive Befindlichkeit. Isen und Patrick (1983) untersuchten die Auswirkungen guter Laune auf die Risikobereitschaft. Sie fanden, daß gut gelaunten Versuchsteilnehmer im Vergleich zur Kontrollgruppe bei ihrer Entscheidung sehr viel stärker die Folgen ihres Handelns bedachten. Sie waren bei hohen Gewinnchancen risikobereiter, bei niedrigen Gewinnchancen dagegen vorsichtiger als die Kontrollgruppe (vgl. auch Isen & Geva, 1987).

Klandermans (1989) diskutiert Arbeiten zu politischen Protestbewegungen auf dem Hintergrund der Frage, ob Unzufriedenheit eine notwendige Voraussetzung für politisches Engagement sei bzw. ob umgekehrt Zufriedenheit und Wohlbefinden politisch abstinent werden lassen. Er kommt zu dem Schluß, daß sowohl Unzufriedenheit als auch Zufriedenheit politisches Engagement anregen können. Zufriedene Menschen hätten höhere Erfolgserwartungen für ihr Handeln und kämen zu günstigeren Kosten – Nutzen Abwägungen als unzufriedene Menschen. Geringere Veränderungsmotivation könne durch erhöhte Erfolgserwartungen ausgeglichen werden. Faßt man unter Anstrengungsbereitschaft und Partizipation im weitesten Sinn auch die Arbeitsplatzsicherung, so ist eine Arbeit von Verkley und Stolk (1989) einschlägig. Die Autoren interpretieren eine einjährige follow-up Studie mit Arbeitnehmern und Arbeitslosen dahingehend, daß bei Konstanthaltung anderer Einflußfaktoren „glückliche Arbeitnehmer“ eine höhere Chance haben, ihren Job zu behalten als unglückliche; „glückliche Arbeitslose“ haben eine höhere Chance, wieder einen Job zu finden als unglückliche Arbeitslose.

Aus diesen Befunden kann sicherlich nicht der Schluß gezogen werden, daß lediglich gute Laune aktivitätsfördernd wirkt, und es kann auch nicht der Schluß gezogen werden, daß gute Laune immer eine Aktivitätssteigerung mit sich bringt. Die zitierten Daten legen dagegen nahe, daß aktuelles Wohlbefinden eine differentielle Aktivitätssteigerung mit sich bringt, die mit subjektiven Kosten – Nutzen Erwägungen und mit Erfolgserwartungen zusammenhängt.

3. Auswirkungen von Wohlbefinden auf soziales Handeln und soziale Beziehungen

Für die Vermutung einer Schwächung sozialer Beziehungen durch Wohlbefinden gibt es keine empirischen Belege. Forschungen zu prosozialem Verhalten und Altruismus, zu Sympathiebeurteilungen und zu sozialen Beziehungen haben im Gegenteil in vielfältigen Varianten gezeigt, daß positive Stimmung Spendenbereitschaft und Hilfeleistung fördert (z.B. Berkowitz, 1987; Überblicke bei Bierhoff, 1988; Clark & Isen, 1982; Isen, 1987) und soziale Beziehungen stärkt (z.B. Cunningham, 1988 b; Veenhoven, 1989 a). Personen, die zufällig eine Münze in einem Telefonautomat gefunden haben, oder denen ein kleines Geschenk gemacht wurde, sind bereit, mehr zu helfen als Personen, die diese Erfahrung nicht hatten (Isen & Levin, 1972); Erfolgserlebnisse bei einer Aufgabe führen zu einer Stimmungssteigerung und zu erhöhter

Spendenbereitschaft (z.B. Isen, 1970). Auch dann, wenn soziale Vergleichsprozesse die Schlußfolgerung nahelegen, daß es einem selbst besser geht als anderen, steigt die Hilfsbereitschaft an (vgl. Aderman & Berkowitz, 1970).

Arbeiten zu Wohlbefinden und sozialen Beziehungen haben gezeigt, daß positive Befindlichkeit zu vermehrter Kontaktbereitschaft führt (Batson et al., 1979), die intime Selbstenthüllung fördert (Cunningham, 1988 b) und die Kooperationsbereitschaft in Verhandlungssituationen steigert (Carnevale & Isen, 1986). Bohrnstedt und Felson (1983) fanden bereits bei Kindern einen Zusammenhang zwischen positiver Selbsteinschätzung und Popularität bei Gleichaltrigen. Hinsichtlich Ehechancen kommt Veenhoven (1989 a) bei einer Analyse vielfältiger Quer- und Längsschnitt-Umfragedaten zu dem Schluß, daß es einen kausalen Einfluß von Glück und Zufriedenheit auf die Wahrscheinlichkeit, einen (Ehe-)Partner zu finden, gibt: Glückliche und zufriedene Menschen finden leichter einen Partner als unglückliche. Becker (1989) fand im Rahmen von Studien zum Trierer Persönlichkeitsfragebogen positive Korrelationen zwischen den Skalen Wohlbefinden, Selbstwertgefühl und Liebesfähigkeit.

Neben den bereits angeführten theoretischen Überlegungen zur aktivitätsfördernden Wirkung positiver Befindlichkeiten sowie zur Motivation des Stimmungserhalts spielt im Bereich des Einflusses von Stimmungen auf soziales Handeln und soziale Beziehungen der Aspekt der *Reziprozität sozialen Handelns* sowie die *Selbstbelohnungsqualität prosozialer Akte* eine Rolle: Wer sich wohlfühlt, ist eher freundlich und hilfsbereit, findet andere eher sympathisch und ist offen; wer mit anderen freundlich umgeht und hilfsbereit ist, Sympathie bekundet und offen ist, erhöht damit die Wahrscheinlichkeit reziproker Handlungen beim Interaktionspartner; und er verstärkt damit ein positives Selbstbild als soziabler und anderen zugewandter Mensch. Weitergehende theoretische Interpretationen, die sich stärker auf kognitive Faktoren der Gedächtnissuche, der Informationsverarbeitung und der Denkstile in Abhängigkeit von der Stimmung beziehen, folgen weiter unten.

4. Auswirkungen von Wohlbefinden auf Gedächtnisleistungen

Die Frage lautet hier, ob, und wenn ja wie, positive Emotionen selektive Gedächtnisleistungen begünstigen. Schon die frühe Gedächtnispsychologie hat gezeigt, daß Emotionen Einfluß auf das Lernen, Behalten, Erinnern und Vergessen haben (vgl. Bousfield, 1950; Eagle, 1983; Jäger,

1959). Positives Material wird besser und schneller erinnert als negatives, und in positiver Stimmung lernt man positives Material leichter und erinnert sich auch besser an positive Gedächtnisinhalte. Die Gedächtniseffekte positiver Emotionen können unter dem Stichwort *„Stimmungskongruenz“* zusammengefaßt werden (z.B. Blaney, 1986; Bower, 1981; Fiedler, 1985; Isen, 1987): Wohlbefinden fördert die Erinnerung positiver Gedächtnisinhalte sowie die Speicherung gegenwärtigen Erlebens im Sinne einer Positivselektion.

Gerade in diesem Bereich gibt es deutliche Asymmetrien in den Effekten positiver versus negativer Stimmungen (vgl. z.B. Blaney, 1986; Isen, 1987), wobei die Effekte positiver Stimmungen stabiler zu sein scheinen als diejenigen negativer Befindlichkeiten.

Zur theoretischen Interpretation dieser Befunde wurden Netzwerkmodelle des Gedächtnisses herangezogen, deren Grundgedanken lautet, daß die Aktivierung eines Gedächtnis„knotens“ eine Aktivierung benachbarter „Knoten“ nach sich zieht, die in ihrer Stärke umgekehrt proportional zur Entfernung vom zentral aktivierten Knoten ist (vgl. Bower, 1981). Nimmt man nun an, daß nicht nur semantische Inhalte, sondern auch die einer bestimmten Erinnerung zugehörigen *Emotionen als Netzwerkknoten* gespeichert sind, dann ist die einfachere Verfügbarkeit emotionskongruenter Gedächtnisinhalte erklärbar: Die Aktivierung einer Emotion würde die Aktivierung anderer Gedächtnisinhalte gleicher bzw. ähnlicher emotionaler Tönung implizieren.

Allerdings tritt der Stimmungskongruenzeffekt positiver Emotionen nicht immer auf, sondern ist von bestimmten Randbedingungen abhängig: Stimmungskongruente Gedächtnisspeicherung bzw. Erinnerung tritt insbesondere dann auf, wenn das zu behaltende bzw. zu erinnernde positive Material ich-nah und wenig strukturiert ist und wenn es sich um Produktionen im Sinne einer konstruktiven Gedächtnissuche im Gegensatz zu Reproduktionen im Sinne eines einfachen Wiedererkennenstests handelt (Fiedler, 1985; Fiedler, Pampe & Scherf, 1986; Isen, 1987). Eine Ergänzung bzw. Modifikation der genannten Annahme der Emotionsknoten im Rahmen einer assoziativen Netzwerktheorie des Gedächtnisses ist deshalb diejenige des *emotionalen „priming“*: Da Emotionen konstitutiver Bestandteil der Gedächtnisspeicherung sind, können sie bei Fehlen anderer effektiver Strukturierungen und Suchhilfen die Gedächtnissuche beeinflussen („priming“) und dann entsprechend die Erinnerung kongruenten Materials erleichtern. Gibt es dagegen andere bzw. eindeutigere Suchhilfen, dann treten Emotionseinflüsse in den Hintergrund. Gerade in diesem Bereich gibt es jedoch eine Reihe konkurrierender theoretischer Modelle, und die theoretische Durchdringung der nicht ganz einheitlichen Befunde zu Emotionseinflüssen auf das Gedächtnis kann noch nicht als voll befriedigend bezeichnet werden.

5. Auswirkungen von Wohlbefinden auf Urteilsbildungsprozesse

Benutzen Menschen in guter Laune eine „rosa Brille“ bei der Selbst- und Weltsicht, und wenn ja, kann das für sie schädlich sein? Bei dieser Thematik geht es um häufig recht kurzfristige und instabile Effekte der momentanen Befindlichkeit auf die Beurteilung einer Vielzahl sozialer Sachverhalte. Die Beurteilung selbst kann im einen Extrem eine situativ generierte Meinungsäußerung sein, die nur wenig bzw. kaum Bezug auf gespeicherte Gedächtnisinhalte nimmt, z.B. die Bewertung einer Person, die man zum ersten Mal sieht, oder die spontane Beurteilung einer Meinungsäußerung; sie kann im anderen Extrem eine elaborierte Verknüpfung und Verarbeitung gespeicherter und momentaner Informationen darstellen, z.B. die Beurteilung eines gerade gelesenen Buches auf dem Hintergrund der Kenntnis des Gesamtwerkes des Autors. Diese „Spontaneität“ versus „Reflektiertheit“ der jeweiligen Urteilsbildung wiederum könnte eine Moderatorvariable für starke versus schwache Einflüsse momentaner Stimmungen auf die Urteilsbildung sein.

Für den Fall, daß Beurteilungen elaboriert, reflektiert und stark auf gespeicherte Gedächtnisinhalte bezogen gefällt werden, folgen aus den obigen Netzwerk- versus priming-Interpretationen unterschiedliche Vorhersagen: Das Netzwerkmodell würde generelle Stimmungseffekte auf die Urteilsbildung vorhersagen, d.h. positivere Urteile in guter als in durchschnittlicher oder schlechter Stimmung. Die Stärke dieser Stimmungseffekte sollte von der Ähnlichkeit zwischen dem stimmungsauslösenden Ereignis und dem jeweiligen Urteilsgegenstand abhängig sein, da ja die Aktivierung entsprechender Netzwerkknoten von ihrer Nähe/Ähnlichkeit zum ursprünglich aktivierten Knoten abhängig ist (vgl. hierzu Johnson & Tversky, 1983). Die Vorhersage würde z.B. lauten, daß eine durch Lesen einer schönen Geschichte hervorgerufene gute Stimmung die Wahrscheinlichkeitseinschätzung positiver Ereignisse, die dem in der Geschichte geschilderten ähnlich sind, stärker beeinflußt als die Wahrscheinlichkeitseinschätzung positiver Ereignisse, die dem in der Geschichte geschilderten unähnlich sind. Die priming- Annahme, d.h. Stimmung als Such- und Strukturierhilfe, würde dagegen einen Stimmungseinfluß vermuten, der von der Anzahl vorhandener anderer urteilsrelevanter Informationen abhängig ist: Je weniger urteilsrelevante andere Informationen vorhanden sind, desto größer sollte der Einfluß der momentanen Stimmung sein.

Nimmt man dagegen an, daß viele Urteile recht „spontan“ abgegeben werden und nur geringfügig bereits vorhandene Wissens- und Meinungsbestände reflektieren, dann reichen diese gedächtnisbezogenen Modelle zur Vorhersage von Stimmungseinflüssen auf die Urteilsbildung nicht aus. Es müssen Hypothesen generiert werden, die die Stimmung zum Urteilszeitpunkt als unmittelbare urteilsrelevante Bewertungsgrundlage selbst berücksichtigen: Wenn man guter Laune ist, dann kann diese Positivbefindlichkeit im Sinne einer *Fehlattribution* auf andere Urteilsbereiche generalisiert werden. Diese Fehlattribution bzw. Generalisierung sollte umso stärker auftreten, je weniger man eine eindeutige Begründung für die eigene Stimmung hat (vgl. z.B. Forgas & Bower, 1988; Schwarz, 1989). Läßt sich die eigene Stimmung dagegen eindeutig „erklären", d.h. auf eine bestimmte Ursache zurückführen, dann ist die Generalisierung auf andere Urteilsbereiche weniger wahrscheinlich (vgl. z.B. Schwarz & Clore, 1983). Darüber hinaus sollte diese Fehlattribution umso stärker auftreten, je globaler das Urteil ist, und umso schwächer, je spezifischer es ist (vgl. Schwarz, Strack, Kommer & Wagner, 1987).

5.1 Urteile über die eigene Person und Lebenssituation

Eine Vielzahl von Studien beschäftigt sich mit Urteilsbildungsprozessen über die eigene Person und Lebenssituation in Abhängigkeit von der momentanen Stimmung. Einige Beispiele: Sarason et al. (1986) führten u.a. Feldstudien mit Kadetten durch, die an einem Trainingslager teilnahmen. Ein Teil dieser Kadetten wurde aufgefordert, über sechs Wochen hinweg Tagebücher zu führen, in denen entweder nur belastende Ereignisse oder belastende Ereignisse und deren Bewältigung (Studien III und IV) oder positive Ereignisse (Studie V) aufgezeichnet werden sollten. In parallelisierten Kontrollgruppen wurden keine Tagebücher geführt. Obwohl die Experimentalgruppen und die Kontrollgruppen demselben Tagesablauf unterlagen, führte sowohl das Schreiben von Tagebüchern zu belastenden Ereignissen als auch das Schreiben von Tagebüchern zu belastenden Ereignissen plus deren Bewältigung zur Einschätzung stärkerer Stressbelastung, das Schreiben von Tagebüchern zu positiven Ereignissen dagegen zu Einschätzungen geringerer Stressbelastung als in der Kontrollgruppe. Forgas, Bower und Krantz (1984) fertigten in einer Studie Videoaufnahmen der Interaktion jeweils zweier ihrer Versuchsteilnehmer an. Einen Tag später wurden diese Personen mittels Hypnose in fröhliche oder traurige Stimmung versetzt und ihnen dann die Videoaufzeichnung gezeigt. Ihre Aufgabe bestand darin, das eigene Verhalten und das des Partners hinsichtlich positiver und negativer Anteile zu beurteilen. Im Vergleich zu externen Beobachtern schätzten die gut gelaunten Versuchsteilnehmer sowohl ihr eigenes Verhalten als auch das des Partners wesentlich positiver ein. Schwarz und Clore (1983) konnten zeigen, daß durch gutes Wetter hervorgerufene gute Laune zu einer höheren Einschätzung der Lebenszufriedenheit führte. Wies man die Personen allerdings explizit auf das gute Wetter hin – und gab ihnen damit implizit eine Erklärung für ihre gute Laune –, dann erfolgte keine höhere Einschätzung der Lebenszufriedenheit. Schwarz et al. (1987) fanden, daß die aktuelle Stimmung Einfluß auf die Beurteilung der allgemeinen Lebenszufriedenheit hat, während die Beurteilung spezifischer

Bereiche (z.B. Arbeits- und Wohnzufriedenheit) keinem Stimmungseinfluß unterlag. Cohen, Towbes und Flocco (1988) fanden, daß experimentell induzierte gute Stimmung dazu führte, daß die Versuchsteilnehmer im Vergleich zur Kontrollgruppe in einem entsprechenden Fragebogen generell wesentlich weniger negative Lebensereignisse berichteten, ein Ergebnis, das über den vorliegenden Kontext hinaus auch für die kritische Lebensereignisforschung methodisch bedeutsam ist. Taylor und Brown (1988) schließlich formulierten eine sozialpsychologische Theorie des Wohlbefindens und der seelischen Gesundheit und zeigten, daß glückliche und gut gelaunte Personen generell positivere Urteile über die eigene Person und die eigenen Lebensumstände abgeben als Personen, die nicht in gehobener Stimmung sind. Sie schätzen die Möglichkeiten ihrer Handlungskontrolle höher ein, sie halten sich in vielen Bereichen für über dem Durchschnitt liegend und sie haben für sich selbst eine noch optimistischere Zukunftsperspektive als für andere Menschen. Diese Urteile lassen sich in vielen Fällen als „Illusionen", d.h. Realitätsverzerrungen, entlarven. Trotzdem scheinen sie für das Wohlergehen nicht unfunktional zu sein (vgl. auch Stahlberg, Osnabrügge & Frey, 1985).

Selbst wenn in experimentellen Studien die Auswirkung der manipulierten Stimmung auf den entsprechenden Urteilsbildungsbereich funktional interpretiert werden kann, ist damit das Kausalitäts- und das Prognoseproblem in einem umfassenderen Sinn, nämlich ob Wohlbefinden längerfristig zu positiveren Urteilen in unterschiedlichen Bereichen führt, ob positive Urteilsbildung zu Wohlbefinden führt oder ob sich die beiden Bereiche gegenseitig beeinflussen bzw. von Drittvariablen determiniert werden, noch nicht befriedigend geklärt. Wenn die Analyse von Taylor und Brown (1988) zutrifft, so müßte es zumindest einige Bereiche geben, in denen die Erfassung des allgemeinen Wohlbefindens eine Vorhersage spezifischer Zufriedenheitsmaße zu einem späteren Meßzeitpunkt ermöglicht. Headey und Veenhoven (1989) sind dieser Frage mittels der Daten einer australischen panel Befragung nachgegangen, aus der von vier Meßzeitpunkten Ergebnisse zur perzipierten Lebensqualität vorlagen. Ohne an dieser Stelle auf Einzelheiten der Untersuchung eingehen zu können, erlaubten verschiedene kausalanalytische Auswertungen die Prüfung von bottom up (Zufriedenheiten in einzelnen Lebensbereichen verursachen die Gesamtzufriedenheit) versus top down (Gesamtzufriedenheit verursacht Einzelzufriedenheiten) Modellen der Lebenszufriedenheit. Die Gültigkeit eines top down Ansatzes zeigte sich insbesondere in den Bereichen Berufszufriedenheit, Zufriedenheit mit dem Lebensstandard und Zufriedenheit mit Ist – Ideal Diskrepanzen. Ein bottom-up Einfluß wurde dagegen tentativ für negative Lebensereignisse festgestellt, d.h. das Erleben negativer Lebensereignisse führt wahrscheinlich kausal zu einer geringeren Lebenszufriedenheit (siehe jedoch oben Cohen et al., 1988).

5.2 Urteile über andere Personen

Auch die Beurteilung anderer Personen fällt – genauso wie die Interaktion mit ihnen (s.o. 3) – in guter Stimmung positiver aus als in schlechter Stimmung. Geht man davon aus, daß Erfolgserlebnisse die Stimmung positiv beeinflussen, dann sind Studien von Lott und Lott (z.B., 1972) einschlägig, die zeigten, daß Kinder, die unabhängig voneinander im gleichen Raum ein Spiel spielten, bei dem sie entweder erfolgreich oder erfolglos waren, die anderen Kinder mehr mochten, wenn sie Erfolg gehabt hatten. Griffitt (1970) ließ seine Versuchsteilnehmer entweder in einem heißen oder in einem angenehm temperierten Raum eine unbekannte Stimulusperson einschätzen und fand, daß die Bewertungen, die in dem angenehm temperierten Raum abgegeben worden waren, wesentlich positiver ausfielen. Gouaux (1971) manipulierte die Stimmung der Versuchsteilnehmer direkt über das Anschauen eines lustigen oder eines traurigen Films und fand ebenfalls, daß nach Anschauen des lustigen Films eine andere Person wesentlich positiver eingeschätzt wurde. Die bereits oben erwähnte Studie von Forgas et al. (1984) geht über diese Befunde insofern noch hinaus, als die in guter Laune erfolgte positivere Beurteilung des Interaktionspartners nach einer tatsächlich stattgefundenen Interaktion auftrat. Frühere Arbeiten verwendeten zur Erklärung dieses Phänomens hauptsächlich lerntheoretische Annahmen zur sekundären Verstärkung: nach dem Kontiguitätsprinzip ist zu vermuten, daß sich positive emotionale Befindlichkeiten auf die Bewertung anwesender Personen auswirken, unabhängig davon, ob diese anderen Personen in einem ursächlichen Zusammenhang mit der Stimmung stehen oder nicht (vgl. Lott & Lott, 1972). Neuere Arbeiten haben jedoch gezeigt, daß z.B. Attributionsprozesse die Beurteilung anderer Personen moderieren (z.B. Nemeth, 1970) und die sekundäre Verstärkungsannahme der Komplexität der Befunde nicht gerecht werden kann. Kognitive Mediatoren sind – zumindest zusätzlich – bedeutsam.

5.3 Urteile über soziale Sachverhalte

Schließlich werden auch Urteile über eine Vielzahl sozialer Sachverhalte, über Chancen und Risiken des Lebens, über politische und gesellschaftliche Themen etc., durch die emotionale Befindlichkeit einer Person zum Zeitpunkt der Urteilsbildung beeinflußt. Johnson und Tversky (1983, Experiment 4) ließen z.B. ihre Versuchsteilnehmer kurze Geschichten über Positivereignisse lesen, die sie in gehobene Stimmung versetzten. Anschließend schätzten die Versuchsteilnehmer 21 verschiedene Risiken für das Leben bzw. die Lebensqualität hinsichtlich der Wahrscheinlichkeit ihres Eintretens ein. Diese Urteile verglichen sie dann mit denen einer Kontrollgruppe, die keine Positivgeschichte gelesen hatte. Bei 20 der 21 Risiken gab die Versuchsgruppe signifikant niedrigere Schätzungen ab als die Kontrollgruppe. Hierbei spielte die Ähnlichkeit der zur Stimmungsinduktion verwendeten Geschichte mit den einzuschätzenden Risiken keine Rolle (vgl. auch die Experimente 1-3 bei Johnson und Tversky, 1983).

Anhand dieser Studie ist nicht zu entscheiden, ob die Schätzungen der gutgelaunten Versuchsteilnehmer auch realistischer waren als diejenigen der Kontrollgruppe. Insofern kann auch die Frage, ob solche niedrigeren Risikoeinschätzungen potentiell gefährlich sein könnten, nicht beantwortet werden.

Forgas und Moylan (1987) befragten Kinobesucher, die gerade entweder einen fröhlichen, traurigen oder aggressiven Film gesehen hatten, nach ihren Meinungen zu politischen und strafrechtlichen Themen sowie zu Zukunftserwartungen und der eigenen Lebenszufriedenheit und verglichen diese mit einer Kontrollgruppe von Personen, die unmittelbar vor dem Kinobesuch waren. Die Kinobesucher, die einen fröhlichen Film gesehen hatten, gaben in allen Bereichen positivere Urteile ab als die Kontrollgruppe und die Besucher trauriger oder aggressiver Filme. Kraiger, Billings und Isen (1987) fanden, daß auch die Bewertung verschiedener Aufgaben in guter Stimmung positiver ist als in Neutralstimmung.

5.4 Theoretische Einordnung

Insgesamt findet sich also eine Vielzahl von Befunden dafür, daß Wohlbefinden die berühmte „rosa Brille" bei der Selbst- und Weltsicht fördert. Diese positiveren Urteile in guter als in „Durchschnittsstimmung" können teilweise als gedächtnisbezogene Stimmungskongruenzeffekte interpretiert werden, als durch die Stimmung geleitete Gedächtnissuchprozesse, die mit höherer Wahrscheinlichkeit stimmungskongruentes als stimmungsinkongruentes Material zu Tage fördern. Hierbei finden sich jedoch keinerlei Hinweise in Richtung der obigen netzwerktheoretischen Annahme eines durch die Ähnlichkeit zwischen stimmungsauslösendem Ereignis und Urteilsgegenstand moderierten Stimmungseffekts. Die Studie von Johnson und Tversky (1983) zeigt im Gegenteil explizit, daß der Stimmungseinfluß unabhängig von der Ähnlichkeit zwischen stimmungsauslösendem Stimulus und dem jeweiligen Urteil ist (vgl. auch Forgas & Moylan, 1987). Die netzwerktheoretische Interpretation stimmungsabhängiger Urteile wird nicht gestützt. Die Annahme von Stimmung als Suchhilfe, d.h. priming Faktor, kann dagegen nach den vorliegenden Befunden auch für den Urteilsbildungsbereich aufrechterhalten werden (z.B. Sarason et al., 1986).

Theoretisch bedeutsam und weiterführend sind ebenfalls die Befunde, die sowohl das Auftreten als auch das Ausbleiben von Stimmungseffekten demonstrieren (z.B. Schwarz & Clore, 1983, Schwarz et al., 1987). Eine Interpretation hierfür ist die oben angedeutete Möglichkeit von Fehlattributionen: Liegen keine eindeutigen Begründungen für das eigene Wohlbefinden vor, wird die eigene Befindlichkeit auf den Urteilsgegenstand umso eher fehlattribuiert, je unspezifischer das Urteil ist; ist die eigene Befindlichkeit dagegen eindeutig – subjektiv – erklärbar, dann scheidet sie als Beurteilungsgrundlage aus. Gerade diese Erforschung systematischer Variationen beim Auftreten bzw. Fehlen von Stimmungseffekten auf die Urteilsbildung verdient insgesamt noch stärkere Beachtung (vgl. auch Forgas & Bower, 1988). In entsprechend angelegten Studien ließe sich z.B. klären, welche Stimmungseffekte bei systematischer Variation von eher spontanen, gedächtnisunbeeinflußten, versus eher reflektierten, gedächtnisabhängigen Urteilen auftreten; ob bzw. wie das Vorhandensein versus Fehlen anderer effektiver Suchhilfen den Stimmungseffekt moderiert; und welchen Einfluß gleichzeitig die subjektive Erklärbarkeit bzw. Nichterklärbarkeit der Stimmung ausübt. Nur über eine solche systematische Variation ließen sich alternative theoretische Konzeptualisierungen, die bisher noch relativ unverbunden nebeneinanderstehen, auf ihren Geltungsbereich und ihre Tragfähigkeit prüfen.

6. Auswirkungen von Wohlbefinden auf die Beschwerdewahrnehmung und auf Beschwerden

„Gesundheit“ hat eine objektive und eine subjektive Konnotation. Im objektiven Sinn handelt es sich um medizinisch feststellbare Indikatoren der körperlichen Funktionsfähigkeit, im subjektiven Sinn handelt es sich um das Erleben von Beschwerdefreiheit, Funktionstüchtigkeit und Wohlbefinden. Im Sinne der obigen Urteilsbildungsstudien könnte vermutet werden, daß aktuelles Wohlbefinden dann zu einer reduzierten Beschwerdewahrnehmung führt, wenn die Beschwerdeindikatoren wenig eindeutig sind („priming“) und wenn darüberhinaus die eigene Stimmung im Sinne einer „Fehlattribution“ auf andere Urteilsbereiche übertragbar ist.

Es gibt bereits einige Studien, die einen Zusammenhang zwischen experimentell induziertem Mißbefinden und Beschwerdewahrnehmung aufgewiesen haben (z.B. Croyle & Uretsky, 1987; vgl. auch Taylor & Brown, 1988). Eine neue Arbeit von Savoley und Birnbaum (1989) analysiert, ob auch experimentell induzierte positive Stimmung die Beschwerdewahrnehmung beeinflussen kann. Im ersten Experiment wurden grippe- und schnupfenerkrankte Studenten durch eine Vorstellungsmethode in fröhliche, traurige oder neutrale Stimmung versetzt und ihre Symptomberichte vor und nach der Stimmungsinduktion verglichen: Während vor der Stimmungsinduktion keine Unterschiede in der Symptomwahrnehmung bestanden, war die Beschwerde- und Schmerzwahrnehmung in der positiv induzierten Gruppe anschließend signifikant niedriger als in der Neutral- und der negativ induzierten Gruppe. Die Messung gesundheitsbezogener Selbstwirksamkeitserwartungen erbrachte ebenfalls, daß diese in der positiv induzierten Gruppe wesentlich höher lagen als in den beiden anderen Gruppen. Zwischen den Bedingungen gab es jedoch keinen Unterschied bei der durchschnittlichen Anzahl insgesamt genannter Symptome. Die Experimente 2 und 3 zeigten darüber hinaus, daß gesundheitsbezogene Zukunftserwartungen bei den grippekranken Studenten von ihrer Stimmung unabhängig waren, bei den gesunden Studenten dagegen durch eine positive Stimmungsinduktion noch positiver wurden, als sie ohnehin schon waren. Diese Ergebnisse stehen in guter Übereinstimmung mit den obigen Annahmen zu Stimmung und Urteilsbildung: Wird bei Grippeerkrankten nach einem eindeutigen Kriterium, nämlich der Zahl der Symptome, gefragt, dann gibt es keinen Stimmungseinfluß. Wird dagegen nach nicht eindeutig bestimmbaren Kriterien gefragt (Schmerzwahrnehmung, gesundheitsbezogene Selbstwirksamkeitserwartungen), dann tritt ein Stimmungseinfluß auf; ist man nicht krank, dann erhöht die gute Stimmung den Optimismus hinsichtlich zukünftiger Gesunderhaltung, ist man dagegen krank, dann ist dieses Datum relevanter als die Stimmung.

Scheier und Carver (1987) referieren Quer- und Längsschnittstudien zu *dispositionellem Optimismus* und physischer Gesundheit. „Dispositioneller Optimismus“ wurde mit der LOT Skala (life orientation test) erfaßt, die mittels acht 5-stufiger Skalen (plus 4 filler items) positive und negative Zukunftserwartungen mißt.

Selbst wenn dieses Maß nicht eindeutig dem Wohlbefinden im bisher besprochenen Sinn entspricht, sind die Befunde hier insofern interessant, als sie in guter Übereinstimmung mit den bereits referierten Daten und theoretischen Überlegungen zu den Auswirkungen aktueller Stimmungen stehen. Darüberhinaus haben Smith, Pope und Rhodewalt (1989) gezeigt, daß der über die LOT Skala gemessene Optimismus hoch negativ mit Neurotizismus korreliert. Dies deutet darauf hin, daß „Optimismus“ zumindest eine Facette des habituellen Wohlbefindens ist.

Sowohl quer- als auch längsschnittlich war Optimismus negativ mit Symptomberichten korreliert, während umgekehrt der physische Gesundheitsstatus kein Prädiktor für Optimismus war. Bei einer Studie, die die Genesung nach bypass-Operationen erforschte, wurde der Genesungsverlauf der optimistischen Patienten von den behandelnden Ärzten als signifikant zügiger und problemloser eingeschätzt als derjenige pessimistischer Personen (vgl. ähnlich Frey, Rogner, Schüler, Körte & Havemann, 1985). Sechs Monate nach der Operation bestand eine hochsignifikante Korrelation zwischen Optimismus und subjektiver Lebensqualität. Als zwischen Optimismus und Gesundheit vermittelnde Mechanismen wurden Bewältigungsstrategien und physiologische Parameter vermutet. Tatsächlich zeigte sich, daß Optimismus mit effektiven, problembezogenen Bewältigungsstrategien, insbesondere mit der Strategie der „positiven Reinterpretation“, korreliert. Es zeigte sich ebenfalls, daß die kardiovaskuläre Regeneration (gemessen über systolischen Blutdruck) bei und nach Stress bei Optimisten kontinuierlicher verläuft als bei Pessimisten.

Umfragestudien von van der Werff und Sanderman (1989) zum Einfluß von subjektiv berichtetem Wohlbefinden auf objektive Gesundheits- bzw. Krankheitsindikatoren erbrachten keine protektive Wirkung dieser Variable (ähnlich van Dam, 1989). Einen sehr eindeutigen Beleg für die gesundheitsfördernde Wirkung von Wohlbefinden liefert dagegen eine Arbeit von Deeg und van Zonneveld (1989), die anhand einer holländischen Längsschnittstudie mit über 65-jährigen und einem Zeitrahmen von bis zu 18 Jahren zeigen konnten, daß die Lebenszufriedenheit ein bedeutsamer Prädiktor der Lebensdauer ist: „Für einen 70-jährigen Mann mit durchschnittlicher Gesundheit verspricht eine Lebenszufriedenheit, die eine Standardabweichung über dem Durchschnitt liegt, eine Verlängerung des Lebens um 20 Monate" (Deeg & van Zonneveld, 1989, S. 29).

Die bisher vorliegenden Befunde zu diesem Punkt lassen sich dahingehend zusammenfassen, daß bei – nach „objektiven" Kriterien – gesunden und wieder gesundeten Personen gute Laune und habituelles Wohlbefinden die gesundheitsbezogenen Selbstwirksamkeitserwartungen in günstige Richtung beeinflussen und zu einer verbesserten Lebensqualität beitragen können. Bei Kranken hilft das aktuelle Wohlbefinden dabei, Beschwerden und Schmerzen besser zu ertragen. Der Einfluß aktuellen und habituellen Wohlbefindens auf Genesungschancen ist dagegen uneindeutig und tendenziell eher gering. Die Ergebnisse scheinen jedoch gegenüber den verwendeten Erhebungsmethoden (experimentelle versus Feldforschung) nicht invariant zu sein.

7. Auswirkungen von Wohlbefinden auf die Beeinflußbarkeit

Hat die momentane Stimmung eines Menschen Einfluß auf seine Beeinflußbarkeit? Bei einer Studie von Milberg und Clark (1988) wurden die Versuchsteilnehmer nach einer anfänglichen Stimmungsinduktion aufgefordert, sich zu entscheiden, welche von zwei vorgegebenen Geschenkalternativen sie wie häufig haben wollten. Ein Teil der Versuchsteilnehmer erhielt keine weiteren Erläuterungen, ein anderer Teil wurde aufgefordert, möglichst Alternative (a) zu wählen. Gut gelaunte Versuchsteilnehmer ließen sich durch diese Aufforderung stärker beeinflussen als solche in Durchschnittsstimmung. Die Autoren nennen drei Interpretationsmöglichkeiten für diesen Befund: Die *positivere Bewertung* des Kommunikators und der Botschaft in guter Laune könnte der Mediator der höheren Beeinflußbarkeit sein; gute Laune könnte generell die *Zustimmungstendenz* erhöhen; und gute Laune könnte im Sinne einer *Fehlattribution* auf die jeweilige Mitteilung generalisiert werden. Eine weitere Hypothese für potentiell stärkere Beeinflußbarkeit von Personen in guter im Vergleich zu Neutralstimmung rekurriert darauf, daß es emotionsinduziert unterschiedliche Verarbeitungsprozesskapazitäten geben könnte. *„Prozeßdefizite"* in guter im Vergleich zu Durchschnittsstimmung wären darauf zurückzuführen, daß gute Laune zu einer stärkeren kognitiven Beanspruchung führt als durchschnittliche Laune, da mehr positives als neutrales Material im Gedächtnis gespeichert und entsprechend verfügbar ist und positives Material auch semantisch breiter elaboriert ist als neutrales und negatives (vgl. Boucher & Osgood, 1969). Diese Prozeßdefizite sollten sich in einer weniger genauen Prüfung der mitgeteilten Argumente und entsprechend einer ähnlichen Beeinflußbarkeit durch stichhaltige und weniger stichhaltige Argumente äußern. Prüfungen dieser Hypothese beziehen sich durchweg auf experimentelle Studien zur Einstellungsänderung. Hierbei wurden die Beteiligten nach einer anfänglichen Einstellungsmessung zu einem bestimmten Thema in unterschiedliche Stimmung versetzt und erhielten danach Argumente zu diesem Einstellungsbereich. Anhand einer zweiten Einstellungsmessung wurde untersucht, ob bzw. wie diese Argumente die anfänglich geäußerte Einstellung beeinflußt hatten (Bless, Bohner, Schwarz & Strack, in Druck; Worth & Mackie, 1987; Mackie & Worth, 1989). Die vorliegenden Befunde lassen sich übereinstimmend dahingehend zusammenfassen, daß gut gelaunte Menschen ihre Einstellungen generell nicht leichter veränderten als schlecht gelaunte oder Personen in „Durchschnittslaune". Positive Stimmung führte jedoch in Übereinstimmung mit der Prozeßdefizithypothese im Vergleich zu Neutral-oder Negativstimmungen zu einer weniger elaborierten Verarbeitung der vorgelegten Argumente und insofern zu ähnlicher Beeinflußbarkeit durch schwache wie durch starke Argumente; dies allerdings auch nur unter den Bedingungen, daß sich die Versuchsteilnehmer nicht beliebig Zeit zur Prüfung der Argumente nehmen konnten (Mackie & Worth, 1989) oder wenn sie die Argumentprüfung nicht neben einer gleichzeitig zu bearbeitenden Distraktoraufgabe vornehmen mußten (Bless et al., in Druck). Hieraus folgt, daß Prozeßdefizite aufgrund von guter Laune nur unter spezifischen Randbedingungen zu erwarten sind bzw. durch andere Faktoren wie z.B. genügend Zeit zur Argumentprüfung oder Motivation und Konzentration, ausgeglichen werden können.

Die Hypothese der Prozeßdefizite ist weiterhin deshalb als vorläufig zu betrachten, weil auch negative Stimmungen – aus anderen Gründen – zu Prozeßdefiziten führen sollten. Dies war jedoch bei den bisherigen Befunden (Bless et al., in Druck) nicht der Fall.

Zusammenfassend wird die Hypothese stärkerer Beeinflußbarkeit in guter Laune durch die vorliegenden Befunde weder gestützt noch widerlegt. Auch die Mediatoren einer potentiell stärkeren Beeinflußbarkeit in guter Laune sind unklar.

8. Auswirkungen von Wohlbefinden auf das erlebensbezogene Nachdenken

Sind Personen, die sich wohlfühlen, besonders selbstbezogen? Bertrand Russell hat in seinem klassischen Ratgeber „Die Eroberung des Glücks" (deutsch, 1977, Original, 1930) darauf hingewisen, daß eine wesentliche Voraussetzung von Glück der sachliche und interessengeleitete Umweltbezug des Menschen sei. Unglück entstehe dagegen durch eine zu große „Selbstvertiefung". Empirische Studien zum Zusammenhang zwischen Depression und selbstbezogenen Gedanken stützen seine These genauso wie Studien zu den Auswirkungen „objektiver Selbstaufmerksamkeit" (z.B. Duval & Wicklund, 1972) und Studien zum Zusammenhang zwischen der Valenz des jeweils erlebten Ereignisses und der Art und dem Ausmaß des Nachdenkens über es (z.B. Abele, 1985; Weiner, 1985).

Eine Studie zu sozialen Kognitionen über positive versus negative Situationen und Emotionen (Abele, 1985) erbrachte z.B., daß über positive Befindlichkeiten generell weniger nachgedacht wird und wenn, dann deskriptiv-evaluativ, während beim Nachdenken über Mißbefinden analytische Elemente stärker enthalten sind (vgl. Abb.1).

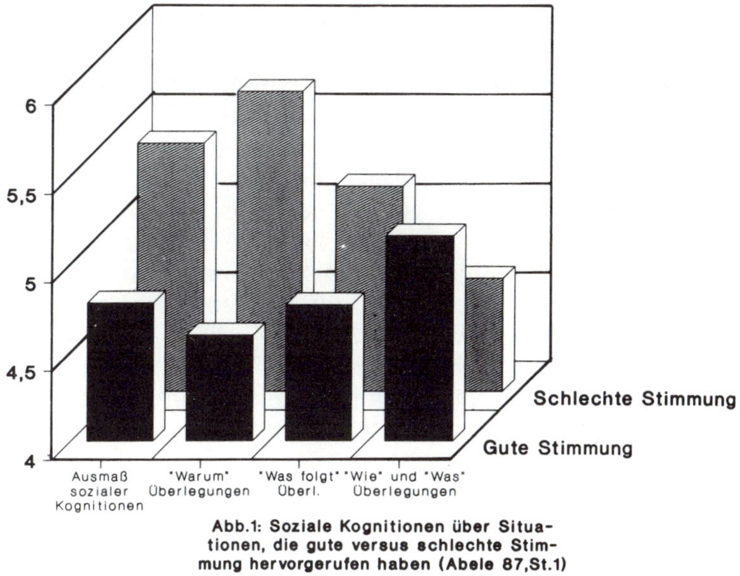

Abb. 1: Soziale Kognitionen über Situationen, die gute versus schlechte Stimmung hervorgerufen haben (Abele 87, St.1)

Auch Weiner (1985) kommt in einem Literaturüberblick zu den Auslösebedingungen von Kausalattributionen zu dem Ergebnis, daß über positive Ereignisse sehr viel weniger Kausalattributionen vorgenommen werden als über negative Ereignisse (vgl. auch Bohner, Bless, Schwarz und Strack, 1988).

Vergleicht man diese Befunde mit den oben zitierten Gedächtnisstudien, dann tut sich das interessante Ergebnis auf, daß über positive Ereignisse aktuell weniger nachgedacht wird als über negative Ereignisse; daß positive Ereignisse jedoch besser erinnert werden als negative. Es ist hier nicht die Stelle, auf Erklärungsmöglichkeiten für diese Asymmetrie einzugehen, die möglicherweise mit differentiellen Vergessensprozessen für positives versus negatives Material zusammenhängt (vgl. z.B. Eagle, 1983; Jäger, 1959). Wichtig ist im vorliegenden Kontext vielmehr deren Konstatierung und die Folgerung, daß positive Emotionen nicht mit Selbstorientierung einhergehen.

Zusammen mit den obigen gedächtnispsychologischen Ergebnissen und den Befunden zur generell positiven Einschätzung der eigenen Lebensperspektive läßt sich aus diesen Ergebnissen ableiten, daß Wohlbefinden die *Außenorientierung* auf angenehme Umweltgegebenheiten und die Aktivierung einer Vielzahl passender Gedächtnisinhalte fördert, daß es eher der Erwartung des einzelnen entspricht als Mißbefinden, und daß es entsprechend *subjektiv nicht erklärungsbedürftig* ist. Der im Vergleich zu Mißbefinden geringere Beschäftigungsaufwand ermöglicht eine eindeutige Aufmerksamkeitsrichtung nach außen, auf die Umwelt. Das Nachdenken gut gelaunter Menschen scheint breiter, vielfältiger, anschaulicher und weniger fokussiert zu sein als das Nachdenken von Personen in Durchschnittsstimmung oder das Nachdenken von Personen in schlechter Laune. Aus diesen Überlegungen folgt u.a. das Konstrukt der *emotionsinduzierten Denkstile*: Emotionen sollen danach „Schaltstellen" für zwei prinzipiell mögliche, jedoch unterschiedlich häufig und in unterschiedlichen Kontexten eingesetzte Denkstile sein: einen eher *„analytisch-sequentiellen" Denkstil*, der durch Aufmerksamkeitszentrierung sowie hierarchisch-sequentielles Vorgehen bei der Problembearbeitung gekennzeichnet ist; sowie einen eher *„intuitiv-ganzheitlichen" Denkstil*, der durch defokussierte, breite Aufmerksamkeit und durch paralleles Vorgehen bei der Problembearbeitung gekennzeichnet ist (genauer vgl. Abele, 1988, in Druck; Fiedler, 1988; Kuhl, 1983). Positive Emotionen sollen eher einen intuitiven und ganzheitlichen Denkstil fördern, während Durchschnittsstimmung und negative Emotionen eher einen analytisch-sequentiellen Denkstil induzieren.

9. Auswirkungen von Wohlbefinden auf Problemlösen und Leistung

Welche empirische Basis hat die Befürchtung, daß Wohlbefinden die Anstrengungsbereitschaft unterminiert, die Person leichtsinnig und sorglos macht, ihre Problemlösekompetenz und Leistung senken könnte? Aus dem Bisherigen lassen sich unterschiedliche Hypothesen ableiten: Nach der Hypothese der differentiellen Aktivitätssteigerung und der Motivation zum Stimmungserhalt sollte Wohlbefinden insbesondere solche Aktivitäten fördern, die erfolgversprechend sind, z.B. die Anstrengung bei mittelschweren Aufgaben. Nach dem Konstrukt der emotionsinduzierten Denkstile ist eine aufgabenspezifische Leistungsbeeinflussung zu erwarten: Aufgaben, deren Lösung durch einen intuitiv-ganzheitlichen Denkstil gefördert werden, z.B. Kreativitätsleistungen, sollten in guter Laune besser bearbeitet werden; Aufgaben, die eine gezielte Konzentration und ein analytisch-sequentielles Vorgehen erfordern, sollten dagegen in „Durchschnittsstimmung" besser gelöst werden. Nach der Prozeßdefizithypothese sollte gute Laune im Vergleich zu einer „Neutralstimmung" dagegen – unter Zeitdruck – generell zu einer Leistungsminderung führen. Schließlich gibt es die Hypothese eines doppelten Einflusses von Stimmungen: Möglicherweise wirken Stimmungen sowohl auf automatisierte, d.h. dem Bewußtsein wenig oder gar nicht zugängliche Informationsverarbeitungs- und Verhaltenssteuerungsprozesse, als auch auf kontrollierte bzw. kontrollierbare Prozesse des Denkens und Handelns (Abele & Brehovsky, in Druck; Clark & Isen, 1982; vgl. auch Morris, 1989). Auswirkungen auf erstere zeigen sich z.B. bei allgemeinen Aktivierungen, bei gedächtnisbezogenen Stimmungskongruenzeffekten, bei stimmungsbezogenen Fehlattributionsprozessen in der Urteilsbildung, bei emotionsinduzierten Denkstilen, möglicherweise auch bei Defiziten in den Verarbeitungsprozessen; Auswirkungen auf letztere könnten sich gerade im Ausbleiben ansonsten zu erwartender Stimmungseffekte zeigen, d.h. bei stimmungsunabhängigen Urteilen sowie bei differentiellen Effekten der Stimmung in Abhängigkeit von individuellen Fähigkeiten zur Handlungskontrolle.

Bei einer Studie von Abele (in Druck) wurde der Effekt positiver Stimmung auf einen Teilaspekt von kreativer Leistung direkt in einem vorher-nachher Meßwiederholungsdesign geprüft. Die Versuchsteilnehmer mußten zu Beginn den Subtest „Worteinfall" des LPS (Horn, 1962) bearbeiten. In jeweils 2 Minuten sollten sie möglichst viele Wörter zu zwei vorgegebenen Buchstaben aufschreiben. Im Anschluß an diese Aufgabe wurden sie je nach Versuchsbedingung gebeten, ein sehr schönes oder ein sehr trauriges oder ein affektiv neutrales Lebensereignis zu erinnern und aufzuschreiben. Diese Ereignisschilderung führte zu einer kongruenten Stimmungsveränderung, d.h. Stimmungssteigerung in der Gruppe mit positiver Ereignisschilderung, Stimmungssenkung in der

Gruppe mit negativer Ereignisschilderung, keine Veränderung in der Gruppe mit neutraler Ereignisschilderung. Eine vierte Gruppe erhielt keine Erinnerungsaufgabe. Zuletzt war die Parallelform des Worteinfall-Tests zu bearbeiten. Unter der Annahme von Übungseffekten war davon auszugehen, daß alle Teilnehmer bei der zweiten Aufgabe besser abschneiden. Wenn gute Laune im Sinne der differentiellen Aktivitätshypothese und der Hypothese emotionsinduzierter Denkstile zu höherer Anstrengungsbereitschaft und zu einem stärker intuitiv-ganzheitlichen Denken führt, dann sollte die Leistungssteigerung in der Positivgruppe überproportional hoch ausfallen. Wenn gute Laune im Sinne der Hypothese von Prozeßdefiziten dagegen zu einer Leistungsbeeinträchtigung führt, sollte die Leistungssteigerung in der positiv induzierten Gruppe entsprechend niedriger als in den beiden Kontrollgruppen ausfallen. Es gab insgesamt keine Übungseffekte, die beiden Kontrollgruppen verringerten ihre Leistungen um 3% bzw. 2%; die Gruppe mit positiver Stimmungsinduktion dagegen verbesserte ihre Leistung im Mittel um 20%, d.h. ein und dieselbe Person konnte ihre Leistung um im Durchschnitt ein Fünftel erhöhen, wenn sie in guter Stimmung war.

Die kreativitätssteigernde Wirkung positiver Stimmung wurde im Gruppenvergleich auch in Studien von Green und Noice (1988), von Isen, Johnson, Mertz und Robinson (1985), Isen et al. (1987) sowie Abele und Hilbring (1989) belegt und kann als gesichert angesehen werden. In Bezug auf kreative Leistungen kann insofern die Prozeßdefizithypothese der guten Laune nicht aufrechterhalten werden, während die Hypothese eines stärker intuitiven Denkstils bei guter Laune Unterstützung erfährt.

Die Hypothese eines stärker intuitiv-ganzheitlichen Denkstils in guter Laune ist mit diesen Befunden jedoch erst teilweise belegt. Eine genauere Analyse erfordert stimmungsabhängige Leistungsmessungen bei verschiedenen Typen und Schwierigkeiten von Aufgaben. Hiermit könnte auch die differentielle Aktivitätshypothese genauer geprüft werden. Isen, Means, Patrick und Nowicki (1982) zeigten z.B., daß gute Stimmung bei analytischen Aufgaben leistungsmindernd wirken kann. Ähnliche Befunde erbrachten Studien von Knapp (1986) und Spieß (1988). Studien von Abele (i.V.), Abele und Brehovsky (in Druck) und Abele und Hilbring (1989) mit unterschiedlichen Typen von Aufgaben erbrachten dagegen keinerlei leistungsbeeinträchtigende Wirkungen guter Laune im Vergleich zu einer Kontrollbedingung.

Zusammenfassend ist zum gegenwärtigen Erkenntnisstand weder die Frage nach den leistungsfördernden bzw. -beeinträchtigenden Wirkungen guter Laune noch die Frage nach der theoretischen Interpretation dieser Effekte abschließend zu beantworten. Als gesichert kann gelten, daß gute Laune die Lösung von solchen Aufgaben fördert, die durch ganzheitliches Denken erreicht werden können, z.B. Kreativitätsaufgaben. Die Befunde zur Leistung bei stärker analytischen Aufgaben sind dagegen uneinheitlich. Es gibt eine ganze Reihe von Ergebnissen, die mit der Hypothese eines stärker intuitiv-ganzheitlichen Denkstils in guter Laune zu vereinbaren sind, ebenso einige Befunde, die mit der Hypothese einer differentiellen Aktivitätssteigerung durch gute Laune vereinbar sind; und es gibt einige Befunde, die die Hypothese von Prozeßdefiziten in guter Laune – zumindest als alleinigen Erklärungsansatz – nicht stützen.

10. Folgerungen

Zusammenfassend erbringen diese Befunde eine ganze Reihe von Belegen für günstige Auswirkungen aktuellen und habituellen Wohlbefindens auf das Denken und Handeln einer Person: Die Aktivitätsbereitschaft steigt insbesondere hinsichtlich solcher Handlungen, die mit einer gewissen Erfolgswahrscheinlichkeit verknüpft sind, wobei die subjektive Erfolgswahrscheinlichkeit im Zustand des Wohlbefindens erhöht ist; prosoziale Aktivitäten (Hilfeleistung, Kontaktbereitschaft) und zwischenmenschliche Beziehungen werden intensiviert; positive Aspekte der Situation werden eher beachtet und behalten; positive Erinnerungen werden eher aktiviert; Urteile über die eigene Person, über Handlungs- und Kontrollmöglichkeiten, über Zukunftsperspektiven, die Lebenssituation im besonderen und im allgemeinen fallen positiver aus; die Intensität der Beschäftigung mit der eigenen Person und mit Ursachen des eigenen Handelns und Erlebens sinkt; gut gelaunte Gesunde nehmen den eigenen Gesundheitszustand aktuell und prospektiv positiver wahr; gut gelaunte Kranke fühlen sich teilweise etwas weniger beeinträchtigt; die Kreativität ist im Vergleich zur „Neutralstimmung" höher; Problemlösekompetenz und Leistung steigen in vielen Fällen an. Negativerfahrungen bleiben zwar auch bei gut gelaunten Menschen nicht ohne Auswirkungen: Es gibt einen kausalen Einfluß von negativen Lebensereignissen auf die Verringerung der Zufriedenheit (s.o. Headey & Veenhoven, 1989); Kranke sind etwas weniger „illusionär" in ihrer Gesundheitseinschätzung als Gesunde (Teile der Ergebnisse von Savoley & Birnbaum, 1989); und „positives Denken" ist kein Allheilmittel (van der Werff & Sanderman, 1989; van Dam, 1989). Einige Befunde können jedoch in Richtung geringerer Auswirkungen von Negativitätserfahrungen gut gelaunter Menschen interpretiert werden, z.B. die geringere subjektive Präsenz negativer Lebensereignisse (Cohen et al., 1988) oder die geringere subjektive Beeinträchtigung durch Krankheitssymptome (Scheier & Carver, 1987).

Welche Befunde gibt es für potentiell aversive und schädliche Effekte von Wohlbefinden? In Umkehrung der obigen Befunde zu Anstrengungsbereitschaft und Partizipation könnte man argumentieren, daß gute Laune die Anstrengungsbereitschaft reduziert, wenn die Erfolgseinschätzung und die Kosten – Nutzen Analyse unter ein kritisches Maß fallen. Inaktivität, mangelnde Handlungsimpulse und Sorglosigkeit könnten die Folge sein. Kuhl und Schulz (1986) haben z.B. für den Sport argumentiert, daß positive Emotionen eine Belastung für die Anforderungsbewältigung darstellen und zu Leistungsbeeinträchtigungen führen könnten. Empirische Daten liegen hierzu jedoch nicht vor. Anekdotische Evidenzen von sehr guten Schülern, die sich ihrer Leistung „zu" sicher sind und dann unmotiviert und sorglos werden, weisen in ähnliche Richtung. Man könnte argumentieren, daß die oben referierten „rosa Brille" Effekte bei der Urteilsbildung einer realistischen Weltsicht entgegenstehen und insofern möglicherweise kumulativ und über die Zeit negative Auswirkungen auf die Person selbst haben, z.B. wenn Risiken (zu) niedrig eingeschätzt werden, eigene Kontrollmöglichkeiten bei der Gesundheitsvorsorge (zu) hoch veranschlagt werden, die Zukunft (zu) rosig gemalt wird. Becker und Minsel (1986) referieren einige Befunde negativer Effekte einer „extremen" rosa Brille. Ein potentiell aversiver Effekt könnte sein, daß man in guter Laune eher geneigt ist, anderen zu vertrauen, und sich insofern leichter beeinflussen läßt; sowie daß unter bestimmten Randbedingungen Argumente weniger sorgfältig geprüft werden als in „Durchschnitts-" oder in schlechter Laune und insofern eine Beeinflußbarkeit auch durch schlechte Argumente besteht. Hier sind jedoch weitere Forschungen erforderlich, um die Stabilität und Generalisierbarkeit dieser Befunde zu prüfen. Schließlich könnte es ein potentiell schädlicher Effekt aktuellen Wohlbefindens sein, daß in diesem Zustand bestimmte Typen von Aufgaben (d.h. analytische Aufgaben) weniger gut bearbeitet werden. Auch hier gilt jedoch, daß weitere Forschung erforderlich ist, um die gegenwärtig kontroverse Befundlage zu klären.

Es muß hier noch einmal darauf verwiesen werden, daß diese Analyse ausschließlich auf den Vergleich positiver aktueller und habitueller Befindlichkeiten mit „Durchschnittsstimmungen" bezogen ist und keine Aussagen über ähnliche oder unterschiedliche Wirkungen negativer Befindlichkeiten wie z.B. Traurigkeit, Angst oder Ärger erlaubt.

Zusammenfassend kann ein Teil der obigen skeptischen Annahmen zu Wohlbefinden und dessen Konsequenzen angesichts der gegenwärtigen Befundlage eindeutig zurückgewiesen werden. Teilweise sind potentielle aversive Effekte durch die bisherigen Studien noch nicht hinreichend geprüft. Z.B. wurde noch zuwenig untersucht, wie sich unterschiedliche Intensitäten von Wohlbefinden auswirken. Es könnte sein, daß die in den meisten Experimenten erzeugten „milden" positiven Stimmungen andere Auswirkungen haben als z.B. starke Freudegefühle nach einer extrem positiven Erfahrung. Es wurde bereits darauf verwiesen, wie wichtig in der Emotionsforschung die Unterscheidung von „Stimmungen" (als „Grund"-Phänomene) und „Gefühlen" (als „Figur"-Phänomene) ist. Im Zusammenhang mit dieser Intensitätsabstufung könnte es sein, daß leichte Positivillusionen bzw. eine schwach rosa getönte Brille zur Stabilisierung des Wohlbefindens beitragen, daß aber überzogene Positivillusionen und ein unrealistischer Optimismus dem Wohlbefinden abträglich sind. Es könnte sein, daß habituelles Wohlbefinden im Sinne einer gelassen-optimistischen Grundstimmung andere Auswirkungen hat als das häufige Schwanken zwischen Extremen des „Himmelhoch-Jauchzens" und des „Zu-Tode-betrübt-Seins". Neben der Untersuchung unterschiedlicher Intensitäten von – aktuellem und habituellem – Wohlbefinden fehlen darüber hinaus längsschnittliche Studien zu den Auswirkungen von *Wohlbefinden als Prozess.*

Die theoretische Interpretation der Auswirkungen von Wohlbefinden auf das Denken und Handeln einer Person muß das komplexe Zusammenspiel der Effekte auf verschiedenen Ebenen der Handlungskontrolle sowohl aktuell als auch über eine längere Zeitspanne hinweg beachten. Generelle aktuelle Mediatoren zwischen positiver Befindlichkeit und entsprechenden Denk- und Handlungsauswirkungen sind die mit positiver Stimmung einhergehende physiologische und psychologische Aktivierung sowie die in positiver Stimmung erhöhte Außen- bzw. Umweltorientierung einer Person. Spezifischere aktuelle Mediatoren beziehen sich sowohl auf automatisierte Prozesse der Informationsverarbeitung und der Verhaltenssteuerung, als auch auf kontrollierte Denk- und Handlungsprozesse. Hierzu gehören: durch selektive Gedächtnissuche und selektive Informationsverarbeitung hervorgerufene Stimmungskongruenzeffekte, Prozesse der sekundären Verstärkung, Prozesse der Generalisierung und Fehlattribution eigener Befindlichkeit, intuitiv-ganzheitliche Denkstile, Aufmerksamkeitsbeanspruchungen und damit verbundene Prozeßdefizite, sowie differentielle Erfolgs- und Risikoeinschätzungen und damit verbundene differentielle Aktivitätsbereitschaften. Hinsichtlich längerfristiger Mediatoren und hinsichtlich sozialer Interaktionsprozesse sind darüberhinaus Selbstverstärkung und Reziprozität zu nennen. Aufgabe zukünftiger Forschung wird es sein, die dynamische Interaktion dieser Mediatoren zu erforschen und sie in das oben angedeutete handlungstheoretische Rahmenmodell zu integrieren.

Literatur

Abele, A. (1985). Thinking about thinking. Causal, evaluative and finalistic cognitions about social situations. *European Journal of Social Psychology, 13,* 315-332.

Abele, A. (1987). Erwartung und Valenz als Auslösebedingungen von Nachdenkprozessen. Erlangen: Memorandum des Psychologischen Instituts.

Abele, A. (1988). *Problemlösungsfördernde und -beeinträchtigende Wirkungen guter Laune.* Erlangen: Memorandum des Psychologischen Instituts.

Abele, A. (1990). Die Erinnerung an positive und negative Lebensereignisse. Untersuchungen zur stimmungsinduzierenden Wirkung und zur Gestaltung der Texte. *Zeitschrift für experimentelle und angewandte Psychologie, 37,* 181-207.

Abele, A. (in Druck). An asymmetrical processes model of positive and negative moods' in fluences on creativity.

Abele, A. (i.V.). Der Einfluß von Stimmungen auf das problemlösende Denken. Heidelberg: Springer.

Abele, A. und Brehovsky, M. (in Druck). Mood, action control, competence and performance in speed and power tests.

Abele, A. und Hilbring, S. (1989). Stimmung, Handlungskontrolle, heuristische Kompetenz und das Lösen eines Interpolations- und eines Syntheseproblems. Erlangen: Manuskript.

Aderman, D. und Berkowitz, L. (1970). Observational set, empathy and helping. *Journal of Personality and Social Psychology, 14,* 141-148.

Amthauer, R. (1970). *IST 70. Intelligenz-Struktur-Test.* Göttingen: Hogrefe.

Bäumer, R. und Helmes, G. (1983). Tendenzen der gegenwärtigen Glücksdiskussion. *Zeitschrift für Literaturwissenschaft und Linguistik, 50,* 99-127.

Batson, C.D., Coke, J.S., Chard, F., Smith, D., und Taliaferro, A. (1979). Generality of the „glow of good will": Effects of mood on helping and information acquisition. *Social Psychology Quarterly, 42,* 176-179.

Becker, P. (1989). *Der Trierer Persönlichkeitsfragebogen.* Göttingen: Hogrefe.

Berkowitz, L. (1987). Mood, self-awareness, and willingness to help. *Journal of Personality and Social Psychology, 52,* 721-729.

Bierhoff, H.W. (1988). Affect, cognition, and prosocial behavior. In K. Fiedler und J. Forgas (Eds.). *Affect, cognition and social behavior.* (pp. 167-182). Göttingen: Hogrefe.

Blaney, Y.P. (1986). Affect and memory: A review. *Psychological Bulletin, 99,* 229-246.

Bless, H., Bohner, G., Schwarz, N., und Strack, F. (in Druck). Happy and mindless? Moods and the processing of persuasive communications. *Personality and Social Psychology Bulletin.*

Bohner, G., Bless, H., Schwarz, N. und Strack, F. (1988). What triggers causal attributions? The impact of valence and subjective probability. *European Journal of Social Psychology, 18,* 335-345.

Bohrnstedt, G.W. und Felson, R.B. (1983). Explaining the relations among children's actual and perceived performances and self-esteem: A comparison of several causal models. *Journal of Personality and Social Psychology, 45,* 43-56.

Boucher, J. und Osgood, C. (1969). The Pollyanna Hypothesis. *Journal of Verbal Learning and Verbal Behavior, 8,* 1-8.

Bousfield, W.A. (1950). The relationship between mood and the production of affectively toned associates. *Journal of General Psychology, 42,* 67-85.

Bower., G.H. (1981). Mood and memory. *American Psychologist, 36,* 129-148.

Carnevale, P.J. und Isen, A.M. (1986). The influence of positive affect and visual access on the discovery of integrative solutions in bilateral negotiations. *Organizational Behavior and Human Decision Processes, 37,* 1-13.

Clark, D.M. (1983). On the induction of depressed mood in the laboratory: Evaluation and comparison of the Velten and musical procedures. *Advances in Behaviour Research und Therapy, 5,* 225-228.

Clark, M. und Isen, A.M. (1982). Toward understanding the relationship between feeling states and social behavior. In A. Hastorf und A.Isen (Eds). *Cognitive Social Psychology.* (pp. 73-109). New York: Elsevier.

Cohen, L.H., Towbes, L.C. und Flocco, R. (1988). Effects of induced mood on self-reported life events and perceived and received social support. *Journal of Personality and Social Psychology, 55,* 669-674.

Croyle, R.T. und Uretzky, M.B. (1987). Effects of mood on self appraisal of health status. *Health Psychology, 6,* 239-253.

Cunningham, M.R. (1988a). What do you do when you're happy or blue? Mood, expectancies, and behavioral interest. *Motivation and Emotion, 12,* 309-331.

Cunningham, M.R. (1988b). Does happiness mean friendlyness? Induced mood and heterosexual self-disclosure. *Personality and Social Psychology Bulletin, 14,* 283-297.

Dam van F. (1989). Does happiness heal? In R. Veenhoven (Ed.). *How harmful is happiness?* (pp. 17-23). Rotterdam: Universitaire Pers.

Deeg, D. und Zonneveld van R. (1989). Does happiness lengthen life? In R. Veenhoven (Ed.). *How harmful is happiness?* (pp. 29-43). Rotterdam: Universitaire Pers.

Dörner, D., Schaub, H. und Stäudel, T. (1988). Ein System zur Handlungsregulation oder die Interaktion von Emotion, Kognition und Motivation. *Sprache und Kognition, 7,* 217-232.

Duval, S. & Wicklund, R. (1972). *A theory of objective self awareness.* New York: Academic Press.

Eagle, M. (1983). Emotion und Gedächtnis. In H. Mandl und G. Huber (Hrg.). *Emotion und Kognition.* (pp. 85-122). München: Urban und Schwarzenberg.

Eysenck, M. (1982). *Attention and arousal. Cognition and performance.* Berlin: Springer.

Fiedler, K. (1985). Zur Stimmungsabhängigkeit kognitiver Funktionen. *Psychologische Rundschau, 36,* 125-134.

Fiedler, K. (1988). Emotional mood, cognitive style, and behavior regulation. In K. Fiedler und J. Forgas (Eds.). *Affect, cognition and social behavior.* (pp. 100-119). Toronto: Hogrefe.

Fiedler, K., Pampe, H. und Scherf, U. (1986). Mood and memory for tightly organized social information. *European Journal of Social Psychology, 16,* 149-164.

Forgas, J.P. und Bower, G.H. (1988). Affect in social and personal judgments. In K. Fiedler, und J. Forgas (Eds.). *Affect, cognition and social behavior.* (pp. 183-208). Göttingen: Hogrefe.

Forgas, J.P. und Moylan, S. (1987). After the movies: Transient mood and social judgement. *Personality and Social Psychology Bulletin, 13,* 467-477.

Forgas, J.P., Bower, G.H. und Krantz, S.E. (1984). The influence of mood on the perception of social interaction. *Journal of Experimental Social Psychology, 20,* 497-513.

Frankl, V.E. (1976). Paradoxien des Glücks. In. *Was ist Glück? Ein Symposium.* München, 108-126.

Frey, D., Rogner, O., Schüler, M., Körte, C. und Havemann, D. (1985). Psychological determinants in the convalescence of accident patients. *Basic and Applied Social Psychology, 6,* 317-328.

Frost, R. und Green, M. (1982). Velten mood induction procedure effects: Duration and postexperimental removal. *Personality and Social Psychology Bulletin, 8,* 341-347.

Gouaux, C. (1971). Induced affective states and interpersonal attraction. *Journal of Personality and Social Psychology, 20,* 37-43.

Greene, T. & Noice, H. (1988). Influence of positive affect upon creative thinking and problem solving in children. *Psychological Reports, 63,* 895-898.

Griffitt, W. (1970). Environmental effects on interpersonal affective behavior: Ambient effective temperature and attraction. *Journal of Personality and Social Psychology, 15,* 240-244.

Headey, B. und Veenhoven R.(, 1989). Does happiness induce a rosy outlook? In R. Veenhoven (Ed.). *How harmful is happiness?* (pp. 106-127). Rotterdam: Universitaire Pers.

Horn, W. (1962). *Leistungsprüfsystem (LPS).* Göttingen: Hogrefe.

Isen, A.M. (1970). Success, failure, attention and reactions to others: The warm glow of success. *Journal of Personality and Social Psychology, 15,* 294-301.

Isen, A.M. (1984). Toward understanding the role of affect in cognition. In R.S. Wyer und T.K. Srull (Eds.). *Handbook of social cognition,* Vol. 3. (pp. 174-236). Hillsdale, NJ: Erlbaum.

Isen, A.M. (1987). Positive affect, cognitive processes, and social behavior. Advances *in Experimental Social Psychology, 20,* 203-253.

Isen, A.M. und Geva, N. (1987). The influence of positive affect on acceptable level of risk: The person with a large canoe has a large worry. *Organizational Behavior and Human Decision Processes, 39,* 145-154.

Isen, A.M. und Levin, P.F. (1972). The effect of feeling good on helping: Cookies and kindness. *Journal of Personality and Social Psychology, 21,* 384-388.

Isen, A. und Means, B. (1984). The influence of positive affect on decision making strategy. *Social Cognition, 2,* 18-31.

Isen, A.M. und Patrick, R. (1983). The effect of positive feelings on risk taking: When the chips are down. *Organizational Behavior and Human Performance, 31,* 194-202.

Isen, A.M., Clark, M. und Schwartz, M. (1976). Duration of the effect of good mood on helping: „Footprints in the sands of time". *Journal of Personality and Social Psychology, 34,* 385-393.

Isen, A.M., Daubmann, K. und Nowicki, G. (1987). Positive affect facilitates creative problem solving. *Journal of Personality and Social Psychology, 52,* 1122-1131.

Isen, A.M., Johnson, M., Mertz, E. und Robinson, G. (1985). The influence of positive affect on the unusualness of word associations. *Journal of Personality and Social Psychology, 48,* 1411-1426.

Isen, A.M., Means, B., Patrick, P. und Nowicki, G. (1982). Some factors influencing decision making strategy and risk taking. In Clark, M. und Fiske, S. (Eds.). *Affect and Cognition.* (pp. 243-261). Hillsdale, N.J.: Erlbaum.

Jäger, A. O. (1959). Einige emotionale, conative und zeitliche Bedingungen des Erinnerns. *Zeitschrift für experimentelle und angewandte Psychologie, 6,* 737-765.

Johnson, E.J. und Tversky, A. (1983). Affect, generalization and the perception of risk. *Journal of Personality and Social Psychology, 45,* 20-31.

Klandermans, B. (1989). Does happiness soothe political protest? In R. Veenhoven (Ed.). *How harmful is happiness?* (pp. 61-78). Rotterdam: Universitaire Pers.

Knapp, A. (1986). Die Auswirkung emotionaler Zustände auf das Lösen eines sozialen Dilemmas. *Zeitschrift für Sozialpsychologie, 17,* 160-172.

Kraiger, K., Billings, R. und Isen, A.M. (1989). The influence of positive affective states on task perceptions and satisfaction. *Organizational Behavior and Human Decision Processes, 44,* 12-25.

Kuhl, J. (1983). Emotion, Kognition und Motivation: II. Die funktionale Bedeutung der Emotionen für das problemlösende Denken und für das konkrete Handeln. *Sprache und Kognition, 4,* 228-253.

Kuhl, J. (1985). Fragebogen zur Erfassung von Handlungs- und Lageorientierung (HAKEMP). München, unv. Manuskript.

Kuhl, U. & Schulz, P. (1986). *Emotionale Belastungen im Sport.* Köln: Bps Verlag.

Lantermann, E. (1983). Kognitive und emotionale Prozesse beim Handeln. In: H. Mandl & G. Huber (Hrg.). *Emotion und Kognition.* (pp. 248-292). München: Urban & Schwarzenberg.

Lott, B.E. und Lott, A.J. (1972). The power of liking. *Advances in Experimental Social Psychology, 6,* 109-148.

Mackie, D. und Worth, L. (1989). Processing deficits and the mediation of positive affect in persuasion. *Journal of Personality and Social Psychology, 57,* 27-40.

Mecklenbräuker, S. und Hager, W. (1986). Zur experimentellen Variation von Stimmungen. Ein Vergleich einer deutschen Adaptation der selbstbezogenen Velten-Aussagen mit einem Musikverfahren. *Zeitschrift für experimentelle und angewandte Psychologie, 23,* 71-94.

Milberg, S. und Clark, M. (1988). Moods and compliance. *British Journal of Social Psychology, 27,* 79-90.

Nemeth, C. (1970). Effects of free versus constrained behavior on attraction between people. *Journal of Personality and Social Psychology, 15,* 302-313.

Nitsch, J. (1986). Zur handlungstheoretischen Grundlegung der Sportpsychologie. In: H. Gabler, J. Nitsch und R. Singer (Hrg.). *Einführung in die Sportpsychologie. Teil 1: Grundthemen.* (pp. 188-270). Schorndorf: Hofmann.

Oswald, W.-D. und Roth, E. (1978). *Der Zahlenverbindungstest (ZVT).* Göttingen: Hogrefe.

Russell, B. (1977). *Eroberung des Glücks. Neue Wege zu einer besseren Lebensgestaltung.* Frankfurt (Original „The conquest of happiness“ London, 1930).

Sarason, I.G., Potter III, E.H. und Sarason, B.R. (1986). Recording and recall of personal events: Effects on cognitions and behavior. *Journal of Personality and Social Psychology, 51,* 347-356.
Savoley, P. und Birnbaum, D. (1989). Influence of mood on health relevant cognitions. *Journal of Personality and Social Psychology, 57,* 539-551.
Scheier, M.F. und Carver Ch.S. (1987). Dispositional optimism and physical well-being: The influence of generalized outcome expectancies on health. *Journal of Personality, 55,* 170-210.
Schwarz, N. (1989). Feeling as information. Informational and motivational functions of affective states. Mannheim: Zuma.
Schwarz, N. und Clore, G.L. (1983). Mood, misattributions, and judgements of wellbeing. Informative and directive functions of affective states. *Journal of Personality and Social Psychology, 45,* 513-523.
Schwarz, N., Strack, F., Kommer, D. und Wagner, D. (1987). Soccer, rooms and the quality of your life: Mood effects on judgements of satisfaction. *European Journal of Social Psychology, 17,* 69-79.
Simon, H. (1967). Motivational and emotional controls of cognition. *Psychological Review, 74,* 29-39.
Smith, T.W., Pope, K.M. und Rhodewalt I. (1989). Optimism, neuroticism, coping, and symptom reports: An alternative interpretation of the life orientation test. *Journal of Personality and Social Psychology, 56,* 640-648.
Spieß, K. (1988). Einfluß von Emotionen auf den Musterübereinstimmungsvergleich. *Zeitschrift für experimentelle und angewandte Psychologie, 35,* 317-344.
Stahlberg, D., Osnabrügge, G. und Frey, D. (1985). Die Theorie des Selbstwertschutzes und der Selbstwerterhöhung. In D. Frey und M. Irle (Hrg). *Theorien der Sozialpsychologie.* Band III. Motivations- und Informationsverarbeitungstheorien. (S. 79-126). Bern: Huber.
Strongman, K. (1988). *The Psychology of Emotion.* Chichester: Wiley.

Taylor, S.und Brown, J. (1988). Illusion and well-being: A social-psychological perspective on mental health. *Psychological Bulletin, 103,* 193-210.

Veenhoven, R. (Ed.) (1989a). *How harmful is happiness?* Rotterdam: Universitaire Pers.
Veenhoven, R. (1989b). Does happiness bind? In R. Veenhoven (Ed.). *How harmful is happiness?* (pp. 44-60). Rotterdam: Universitaire Pers. (a)
Velten, E. (1968). A laboratory task for the induction of mood states. *Behaviour Research und Therapy, 6,* 473-482.
Verkley, H. und Stolk J. (1989). Does happiness lead into idleness? In R. Veenhoven (Ed.). *How harmful is happiness?* (pp. 79-93). Rotterdam: Universitaire Pers.
Visser A. (1989). Are the satisfied more docile? In R. Veenhoven (Ed.). *How harmful is happiness?* (pp. 24-28). Rotterdam: Universitaire Pers.

Wagner, H. (1988). The peripheral physiological differentiation of emotions. In Wagner, H. und Manstead, A. (Eds.). *Handbook of Social Psychophysiology.* (pp. 77-98). Chichester: Wiley.
Weiner, B. (1985). „Spontaneous“ causal thinking. *Psychological Bulletin, 97,* 74-84.

Werff van der J. und Sanderman R. (1989). Does happiness buffer stress? In R. Veenhoven (Ed.). *How harmful is happiness?* (pp. 7-16). Rotterdam: Universitaire Pers.
Worth, L. und Mackie, D. (1987). Cognitive mediation of positive affect in persuasion. *Social Cognition, 5,* 76-94.

Sachregister

Über die AutorInnen

Prof. Dr. Andrea Abele-Brehm, Institut für Psychologie, Universität Erlangen, Bismarckstraße 1, 8520 Erlangen: Stimmungseinflüsse auf Denken und Handeln, Gesundheitspsychologie.

Prof. Dr. Peter Becker, Universität Trier, Fachbereich I – Psychologie, Postfach 3825, 5500 Trier: Seelische Gesundheit, Psychodiagnostik, Gesundheitspsychologie.

Prof. Dr. Hermann Brandstätter, Universität Linz, Institut für Pädagogik und Psychologie, Abt. für Sozial- und Wirtschaftspsychologie, A-4040 Linz-Auhof: Emotionen im Alltag, Bedingung des subjektiven Wertes von Geld.

Prof. Dr. Walter Brehm, Universität Bielefeld, Abt. Sportwissenschaft, Postfach 8640, 4800 Bielefeld 1: Sportpädagogik, Sportpsychologie.

Prof. Dr. Hanns-Dietrich Dann, Institut für Psychologie und Erziehungswissenschaftliche Fakultät, Friedrich-Alexander-Universität, Regensburger Straße 160, 8500 Nürnberg 30: Subjektive Theorien und interaktives Handeln, soziale Interaktion und Kommunikation in der Schule, Aggressionsforschung.

Dr. Ursula Diebschlag, Universität Trier, Fachbereich I – Psychologie, Postfach 3825, 5500 Trier: Diätische Beeinflussung der zentralnervösen Neurotransmitterstoffwechsel.

Dr. Manfred Fischer, Universität Trier, Fachbereich I – Psychologie, Postfach 3825, 5500 Trier: Stadtplanung, ökologische Übergänge.

Dr. Renate Frank, Fachbereich Psychologie der Justus-Liebig-Universität Gießen, Otto-Behaghel-Straße 10, 6300 Gießen: Körperliches Wohlbefinden, Supervision von Psychotherapien.

Thomas Gall, Universität Bielefeld, Postfach 8640, 4800 Bielefeld 1: Sportpädagogik, Sportpsychologie.

Prof. Dr. Lothar Laux, Universität Bamberg, Markusplatz 3, 8600 Bamberg: Personzentrierte Persönlichkeitspsychologie, Streß- und Emotionsbewältigung, Selbstdarstellung.

Anja Leppin, Dipl.-Psych., Dipl.-Pol., Freie Universität Berlin, Fachbereich Erziehungs- und Unterrichtswissenschaften (FB 12), Insitut für Psychologie (WE 7), Habelschwerdter Allee 45, 1000 Berlin 33: Soziale Unterstützung, kognitive Determinanten von Gesundheitsverhalten, soziale Vergleichsprozesse.

Dr. Philipp Mayring, Lehrstuhl Psychologie und Foschungsstelle Universität Augsburg, Universitätsstraße 10, 8900 Augsburg: Gerontologie, Emotionsforschung (Glück), Qualitative Methoden.

Prof. Dr. Ralf Schwarzer, Freie Universität Berlin, Fachbereich Erziehungs-und Unterrichtswissenschaften (FB 12), Institut für Psychologie (WE 7), Habelschwerdter Allee 45, 1000 Berlin 33: Gesundheitsverhalten, Streß, Soziale Unterstützung.

Prof. Dr. Peter Schwenkmezger, Universität Trier, Fachbereich I – Psychologie, Postfach 3825, 5500 Trier: Emotionspsychologie, Gesundheitspsychologie, Psychologische Diagnostik.

Dr. Margaret Stroebe, Staufenstraße 10, 7408 Kusterdingen-Wankheim.

Prof. Dr. Wolfgang Stroebe, Psychologisches Institut, Universität Tübingen, 7400 Tübingen: Gesundheitspsychologie, Trauer und Gesundheit; Sozialpsychologie, Arbeitsmotivation in Gruppen.

Dr. Hannelore Weber, Universität Bamberg, Markusplatz 3, 8600 Bamberg: Streß- und Emotionsforschung, Ärgerforschung, Gesundheitspsychologie, Bewältigung.

Dr. Dieter Zapf, Institut für Psychologie, Wirtschafts- und Organisationspsychologie, Universität München, Leopoldstraße 13, 8000 München 40: Streß am Arbeitsplatz, Arbeitsanalyse, Fehler in der Mensch-Computer Interaktion.